U0207272

肝衰竭诊疗临床教程

主　编　辛绍杰　李　进　李　克

副主编　胡瑾华　赵　军　游绍莉　徐东平　万志红

编　者　（以姓氏笔画为序）

万志红	王开利	王永刚	王建军	王海波
申力军	邢汉前	吉程程	朱　冰	刘　妍
刘婉姝	刘俊薇	刘晓燕	刘鸿凌	许　彪
牟劲松	李　克	李　晨	李　雷	李晓东
杨昊臻	肖　珑	吴贻琛	辛绍杰	沈宏辉
宋芳娇	张军昌	张惠英	陈　婧	林　芳
赵　军	赵　鸿	荣义辉	胡瑾华	柳芳芳
姚红宇	徐东平	郭　聪	高登莲	唐永红
常　丹	童晶晶	游绍莉	臧　红	颜　丽

科学出版社

北京

内 容 简 介

本书编者结合国内外肝衰竭临床和基础研究的最新进展,针对肝衰竭救治临床工作及各级医院医师和护士在培训中提出的常见问题、肝衰竭救治的难点热点问题,详细阐述了肝衰竭及相关并发症内科治疗、肝衰竭人工肝与血液净化技术、肝衰竭器官功能支持技术及肝衰竭相关最新研究进展。

本书紧密结合临床,实用性强,适合肝病科临床医护人员在日常工作中阅读参考。

图书在版编目(CIP)数据

肝衰竭诊疗临床教程/辛绍杰,李进,李克主编.—北京:科学出版社,2017.6

ISBN 978-7-03-053216-9

Ⅰ.①肝⋯　Ⅱ.①辛⋯②李⋯③李⋯　Ⅲ.①肝功能衰竭－诊疗－教材　Ⅳ.①R575.3

中国版本图书馆 CIP 数据核字(2017)第 113792 号

责任编辑:程晓红 / 责任校对:张小霞
责任印制:肖　兴 / 封面设计:吴朝洪

科 学 出 版 社 出版

北京东黄城根北街 16 号
邮政编码:100717
http://www.sciencep.com

北京通州皇家印刷厂 印刷
科学出版社发行　各地新华书店经销

*

2017 年 6 月第　一　版　　开本:787×1092　1/16
2017 年 6 月第一次印刷　　印张:19 1/2
字数:465 000

定价:98.00 元
(如有印装质量问题,我社负责调换)

前　言

　　肝衰竭是由多种因素引起的严重肝脏损害,导致其合成、解毒、排泄和生物转化等功能发生严重障碍或失代偿,出现以凝血功能障碍、黄疸、肝性脑病、腹水等为主要表现的一组临床症候群,严重威胁患者生命健康。

　　近年来我国肝衰竭临床及基础研究取得一些重要进展。乙型肝炎病毒(HBV)感染仍是我国发生肝衰竭的主要病因,随着HBV抗病毒药物的广泛和逐渐地规范应用,以及大众生活方式的改变,我国肝衰竭病因构成发生明显变化,不明原因肝衰竭及重症酒精性肝病患者增加,对临床救治提出新的挑战。国家科技部科技重大专项在"十一五""十二五"期间,对HBV相关慢加急性肝衰竭设置专项课题研究,HBV相关慢加急性肝衰竭临床救治成功率显著提高。人工肝血液净化技术特别是器官功能支持技术在肝衰竭救治中的广泛应用,对肝衰竭救治成功率的提高起到了不可或缺的作用。生物人工肝研究、细胞移植及其他生物技术治疗研究也有许多可喜结果。《肝衰竭诊疗指南》的制定和更新,促进了我国肝衰竭的规范诊治。但同时肝衰竭临床救治仍面临很多难题,如何进一步提高救治成功率、挽救患者生命,是我们每一位面对患者的临床工作者天天遇到和必须思考的问题,这需要我们细致的临床观察、不断积累的临床经验总结,还需要不断地更新知识,以及正确地应用和掌握新技术。

　　本书作者常年从事肝衰竭诊治临床一线工作,许多作者作为课题组成员有幸参与了国家科技部科技重大专项"十一五""十二五"肝衰竭课题研究,对肝衰竭临床工作有更深体会。本书根据近年国内外肝衰竭临床、基础研究最新进展及相关最新指南,针对肝衰竭救治临床工作及各级医院医师和护士在培训中提出的常见问题、肝衰竭救治的难点热点问题,详细阐述了肝衰竭及相关并发症内科治疗、肝衰竭人工肝与血液净化技术、肝衰竭器官功能支持技术及肝衰竭相关最新研究进展。本书紧密结合临床,实用性强,适合肝病科临床医护人员在日常工作中阅读参考。

解放军第302医院　辛绍杰　李　进　李　克

2017年1月

目 录

第1章　肝衰竭概述 ……………………………………………………………… （1）

第2章　不同病因肝衰竭的诊疗 ……………………………………………… （14）

　第一节　乙型肝炎病毒相关肝衰竭 ……………………………………… （14）

　第二节　甲型肝炎病毒感染肝衰竭 ……………………………………… （19）

　第三节　戊型肝炎病毒感染肝衰竭 ……………………………………… （23）

　第四节　非嗜肝病毒性肝衰竭 …………………………………………… （26）

　第五节　药物性肝衰竭 …………………………………………………… （33）

　第六节　重症酒精性肝炎 ………………………………………………… （37）

　第七节　自身免疫性急性肝衰竭 ………………………………………… （42）

　第八节　不明原因肝衰竭的诊治 ………………………………………… （45）

　第九节　老年肝衰竭的诊治特点 ………………………………………… （48）

　第十节　特殊人群肝衰竭的诊治 ………………………………………… （53）

第3章　肝衰竭主要并发症的处理 …………………………………………… （64）

　第一节　肝衰竭腹水的诊治 ……………………………………………… （64）

　第二节　肝衰竭合并消化道出血 ………………………………………… （70）

　第三节　肝衰竭的肺部并发症 …………………………………………… （82）

　第四节　急性肾损伤和肝肾综合征 ……………………………………… （89）

　第五节　肝衰竭并发肠衰竭 ……………………………………………… （99）

　第六节　重症肝病并发侵袭性真菌病的诊断与处理 ………………… （109）

第4章　肝衰竭的血液净化 …………………………………………………… （116）

　第一节　肝衰竭的血液净化总论 ……………………………………… （116）

　第二节　开展人工肝与血液净化技术的基本条件 …………………… （124）

　第三节　人工肝血液净化治疗血管通路的建立 ……………………… （130）

　第四节　人工肝血液净化的抗凝治疗 ………………………………… （135）

　第五节　血液/血浆透析滤过 ………………………………………… （140）

　第六节　血液/血浆灌流吸附 ………………………………………… （146）

　第七节　连续性血液净化 ……………………………………………… （152）

　第八节　血浆置换 ……………………………………………………… （155）

　第九节　分子吸附再循环系统 ………………………………………… （158）

第5章　肝衰竭器官功能支持技术 …………………………………………… （162）

　第一节　肝衰竭时呼吸系统的监护治疗 ……………………………… （162）

第二节　肝衰竭合并肝性脑病的重症监护 ································· (167)

第三节　肝衰竭的肾功能支持技术 ····································· (171)

第四节　肝衰竭的消化系统功能支持技术 ································· (175)

第五节　肝衰竭合并感染性休克的器官支持 ······························ (180)

第六节　肝衰竭的营养支持 ·· (187)

第七节　晚期肝病心血管系统的变化 ···································· (193)

第八节　肝衰竭气管镜的应用 ··· (202)

第九节　肝衰竭的镇静镇痛 ·· (206)

第十节　肝衰竭经外周中心静脉置管维护 ································· (217)

第6章　肝衰竭研究进展 ·· (220)

第一节　肝衰竭与免疫 ··· (220)

第二节　乙型肝炎病毒基因变异与乙型肝炎重症化 ························· (223)

第三节　乙型肝炎病毒 S 区基因变异研究进展 ···························· (233)

第四节　自然杀伤细胞在乙型肝炎病毒感染中的意义 ······················· (236)

第五节　NLRP3 炎性体及其在急性肝损伤中的作用 ························ (246)

第六节　血红素氧合酶-1 在肝肾疾病中的作用研究进展 ····················· (251)

第七节　慢加急性肝衰竭早期肾损伤标志物检测的临床意义 ··················· (254)

第八节　肝硬化急性肾损伤的早期临床诊断 ······························ (258)

第九节　肝衰竭预后的早期预测 ······································· (262)

第十节　乙型肝炎病毒相关慢加急性肝衰竭前期的诊疗 ······················ (266)

第十一节　重症肝病的生物治疗与细胞治疗 ······························ (272)

第十二节　干细胞移植治疗肝衰竭的细胞来源与干细胞归巢的分子机制 ··········· (275)

第十三节　干细胞移植治疗肝衰竭的临床应用 ···························· (282)

第十四节　生物人工肝支持系统 ······································· (288)

第十五节　诱导性多能干细胞与肝疾病 ·································· (293)

第十六节　HBV 感染终末期肝病抗病毒治疗的管理 ························· (301)

第 1 章 肝衰竭概述

　　肝衰竭是多种因素引起的严重肝损害,导致其合成、解毒、排泄和生物转化等功能发生严重障碍或失代偿。肝衰竭可以发生在以前没有肝损害和已经有肝疾病的患者,具有广泛的临床、生化和神经生理改变,其特征是合成、调节及解毒等功能损害,出现以凝血功能障碍、黄疸、肝性脑病、腹水等为主要表现的一组临床症候群。

一、肝衰竭相关概念与分类

　　1. 肝功能不全　　严重的肝疾病可以不同程度地影响肝代谢功能,甚至是更重要的其他功能,结果是导致肝功能不全或部分肝功能不全,呈现出不同的临床症状和生化检查结果异常。某些代谢功能衰竭或多或少地影响肝功能不全的进程和严重程度,特别是解毒功能和蛋白代谢功能受损更为严重。

　　2. 急性肝功能不全和急性肝衰竭　　1761 年,J. W. 莫干尼第一次描述了"急性黄色萎缩的肝脏",1842 年,K. Rokitansky 提出了可以看作是相同的"急性黄色萎缩"。这种急性和严重的临床表现后来被称为"胆汁性恶液质"(P. J. Horaczek,1844 年)、"重型黄疸"(C. Ozanam,1849 年)、"acholia"(F. Th. Frerichs,1858 年)、"肝溶解(hepatolysis)"(R. Ehrmann,1922 年)、"hepatodystrophy"(G. 赫氏,1935 年)或"肝萎缩症"(R. Böhmig,1949 年)。术语"hepatargia"(Quincke,1899 年)和"肝昏迷"通常被用来表示急性或慢性肝衰竭的最后阶段。在急性病毒性肝炎过程中的急性肝衰竭被 W. Lucke 等称为"暴发性肝炎(1946 年),他们还把不太严重的过程定义为亚急性形式。而目前"急性肝衰竭"的概念,一般是指既往没有肝疾病基础、短期内因各种原因造成的大量肝细胞坏死,但欧美与亚太地区的定义尚不完全一致。

　　3. 肝功能失代偿和慢性肝功能不全　　肝功能代偿阶段通常没有肝功能不全的表现(除了轻微黄疸),常规实验室定量的功能参数如胆碱酯酶、白蛋白、胆汁酸可能都正常或有轻微改变,但肝功能试验如半乳糖试验、靛青绿试验、MEGX(利多卡因活性代谢产物)试验等可能已明显下降。肝功能失代偿阶段,表现为肝功能不全,可表现为细胞性失代偿(如在急性肝衰竭时,由于细胞毒或炎症性大块坏死)或仅表现为门静脉失代偿形式,如窦后肝内门脉高压。慢性肝功能不全是指既往存在肝疾病基础,多数是晚期肝硬化患者进行性肝功能丧失。慢性肝功能不全一般是既有肝细胞性肝功能不全也有门脉失代偿(侧支循环、肝性脑病、肝肺综合征、静脉曲张出血)。突然坏死性发作可以加重慢性和仍然处于代偿期的肝功能不全的进程,形成类似急性肝衰竭表现(慢加急性肝衰竭)。

　　4. 肝性脑病和肝昏迷　　肝性脑病是一种由于急、慢性肝功能严重障碍或各种门静脉-体循环分流异常所致的、以代谢紊乱为基础的、轻重程度不同的神经精神异常综合征。轻微型肝性脑病常无明显临床症状,肝昏迷只是肝性脑病中程度严重的一级,并不能代表肝性脑病的全部。肝昏迷按照发生机制分为肝细胞分解功能障碍性昏迷(因肝实质细胞丧失内源性昏迷)、肝细胞衰竭昏迷(代谢紊乱导致的外源性昏迷,一般有肝硬化的基础)、电解质紊乱昏迷(所谓的假性昏迷,一般为医源性电解质紊乱)和混合性昏迷。肝性脑病的命名、分型及分级见表 1-1,表 1-2。肝性脑病是严重肝病常见的并发症及病死原因之一,当肝性脑病进展至昏迷时,病死率可达 80%～90%。

表 1-1　国际胃肠病学联合会对肝性脑病命名的建议

分型	命名	亚型	亚亚型
A	急性肝衰竭相关性肝性脑病		
B	门体分流但无明显肝疾病的肝性脑病		
C	肝硬化和门静脉高压或门体分流相关肝性脑病	发作性肝性脑病	诱因型
			自发型
			复发型
		持续性肝性脑病	轻型
			重型
			治疗依赖型
		轻微肝性脑病	

注:A. 急性(acute);B. 分流(bypass);C. 肝硬化(cirrhosis)

表 1-2　肝性脑病 West Haven 分级标准

分级	神经系统表现
0	人格改变不明显,没有扑翼样震颤
1	轻微的认知改变,注意力受损,睡眠改变,欣快或抑郁,可能会出现轻度扑翼样震颤
2	嗜睡或冷漠,定向障碍,不适当的行为,口齿不清,扑翼样震颤
3	定向障碍,怪异的行为,半昏迷,扑翼样震颤消失
4	昏迷

目前国际国内普遍的分类:急性肝衰竭、慢加急性肝衰竭和慢性肝衰竭。

二、急性肝衰竭

1. 定义　临床上,急性肝衰竭(acute liver failure,ALF)黄疸发生后有三类不同的病程:①暴发性或超急性肝衰竭(在 1 周内发生肝性脑病);②急性肝衰竭(肝性脑病发生在 7～21d);③亚急性肝衰竭(肝性脑病发生在 21d 至 26 周)。尽管存在肝昏迷和脑水肿,30%～40%的超急性肝衰竭患者能够存活。与此相反,亚急性肝衰竭存活率只有 10%～20%。而目前普遍接受的 ALF 定义为 26 周内由于最严重的肝功能紊乱和(或)肝细胞大块坏死,而没有肝病史,伴随有黄疸,最终发展到肝昏迷(内源性昏迷)。一般情况下这种情况可以逆转(C. Trey et al.,1970),另外都必须有凝血障碍(D. F. Schafer, et al,1989)。

我国将 26 周内发生的肝衰竭分为 ALF 和亚急性肝衰竭。ALF 的定义是:急性起病,2 周内出现Ⅱ度及以上肝性脑病(按Ⅳ度分类法划分)并有以下表现者:①极度乏力,有明显厌食、腹胀、恶心、呕吐等严重消化道症状;②短期内黄疸进行性加深;③出血倾向明显,血浆凝血酶原活动度(PTA)≤40%[或国际标准化比值(INR)≥1.5],且排除其他原因;④肝进行性缩小。根据作者在ICU中的实践,可能国外学者的分类更符合临床实践需要。

2. **发生率和病因**　急性肝衰竭并不罕见,但是由于区域不同而病因不同,发病率也不同。急性肝衰竭的病因多样。原发或继发肝炎病毒感染是好发的原因,病毒种类随地区不同而不同。另一个原因是药物(特别是对乙酰氨基酚等),然后是真菌毒素、乙醇和四氯化碳、热休克(达10%的病例)、摇头丸及血管性疾病。

(1)主要嗜肝病毒:HAV,HBV,HCV,HDV重叠感染HEV及HBV突变株,HCV和HAV重叠感染。

(2)非嗜肝病毒:腺病毒、柯萨奇病毒、巨细胞病毒、EB病毒、单纯疱疹病毒(1型、2型)、疱疹病毒6型、副流感病毒、副黏病毒、微小病毒B19、带状疱疹病毒、黄热病病毒、登革热病毒。

(3)细菌和寄生虫:钩端螺旋体、李斯特菌、疟原虫、结核杆菌和立克次体。

(4)化学物质:四氯化碳、氯仿、硝基丙烷、三硝基甲苯、黄磷。

(5)真菌毒素:毒鹅膏菌、环柄菇。

(6)毒素:蜡样芽胞杆菌催吐毒素、蓝藻细菌的微囊藻毒。

(7)药物与医用制剂:别嘌醇、胺碘酮、抗反转录病毒药物、卡马西平、复方磺胺甲噁唑、环丙孕酮、氨苯砜、去羟肌苷、双硫仑、"摇头丸"、安氟醚、氟他胺、吡格列酮、氟烷、羟氯喹、干扰素、异氟烷、异烟肼、卡瓦提取物、酮康唑、赖诺普利、甲氨蝶呤、甲基多巴、单胺氧化酶抑制药、尼鲁米特(雄激素对抗药)、尼美舒利、氧氟沙星、奥美拉唑、对乙酰氨基酚、吩噻嗪、苯妥英钠、吡洛芬、丙硫氧嘧啶、利福平、柳氮磺吡啶、四环素、丙戊酸。

(8)乙醇。

(9)代谢原因:妊娠期急性脂肪肝、α_1-抗胰蛋白酶缺陷、红细胞生成性原卟啉病、遗传性果糖不耐受、半乳糖血症、HELLP综合征、Reye综合征、酪氨酸血症、Wilson病。

(10)缺血:巴德-吉亚利综合征、热休克、肝动脉结扎、休克肝、肝小静脉阻塞病。

(11)恶性肿瘤浸润:白血病、恶性肿瘤大块肝转移、霍奇金病、黑色素瘤、非霍奇金淋巴瘤、肾细胞癌、肝细胞癌。

(12)自身免疫性肝炎。

(13)化脓性胆管炎。

(14)心力衰竭。

(15)空肠回肠短路。

3. **发病机制**　各种引起急性肝衰竭的共同靶结构通常是肝细胞或亚细胞生物膜,除此之外,任何对这些生物膜的损伤引起了钙离子向肝细胞的内流,均可引起细胞内环境的严重紊乱,最终导致细胞死亡。

在缺氧的情况下,氧应激主要位于细胞外,这是库普弗细胞、中性粒细胞产生自身激活的地方,激活后产生炎症介质和细胞毒性物质。一个重要的发病机制是"激发作用(priming effect)"程度,一般导致氧自由基产生增加。脂质过氧化物的形成可引起大面积肝细胞损伤。由病毒感染引起的急性肝衰竭、氟烷肝炎等,过度的免疫反应有重要意义。还有些是由于生物毒性代谢产物作为新抗原来激活免疫。由于细胞和体液免疫反应的网络改变,通过协同和相互作用,作为急性肝衰竭的始动原因导致肝细胞严重损伤和广泛坏死。全身反应表现为其他器官及功能也受影响,产生广泛的临床表现和并发症。

1966年第一次有报道,由对乙酰氨基酚引起急性肝衰竭。由于可诱导的CYPIIE2作用,对乙酰氨基酚代谢成极度活性分子 N-乙酰-p-苯醌-亚胺(NAPQI),此分子与细胞蛋白共价结合。NAPQI对肝细胞有很强的毒性作用,小量的NAPQI可以被谷胱甘肽中和,但是大量的NAPQI(服用对乙酰氨基酚＞10g),肝内源性谷胱甘肽消耗殆尽,不能完全中和NAPQI。因此谷胱甘肽的消耗程度和肝细胞受损的程度直接相关。谷胱甘肽可以通过给予谷胱甘肽的前体N乙酰半胱氨酸补充。

真菌毒素特别是 α-鹅膏毒素对肝毒性非常大,此毒素抑制mRNA多聚酶B,阻碍RNA合成,致死剂量大约0.1mg/kg,相当于10～50g(1～3个)的毒蘑菇,根据患者的年龄、健康状态及肠道的吸收程度和组织中的弥散情况的不同损伤程度不同。耐热的真菌毒素(鹅膏蕈碱)能够进行肠肝循环。

4. 病理生理　病理解剖显示,由于在肝衰竭发生时肝充血,肝衰竭早期有肝肿大。随着疾病进一步发展,肝实质大块坏死形成肝萎缩。组织学上,急性肝衰竭有广泛的非典型改变。①根据病因,广泛的急性坏死性肝炎的形态学改变是广泛的细胞坏死。坏死程度用形态学来测定仍然有功能的肝实质细胞的肝容量份数,可以产生相对可靠的存活率信息,判定预后。全肝的单位容量完整细胞的肝容量份数(HVF)正常值是85%,下降到＜30%(阈值28%～35%)可能意味着患者无法存活。②由毒物或低氧引起的急性肝衰竭,肝细胞的大块脂肪变性变化很大。在以小泡和损害细胞器为特征的弥漫性脂肪变性时,不能检测到肝细胞坏死(如妊娠时的急性脂肪肝、Reye综合征)。③在这两种"经典"的形态学改变之间,还有混合性,如以不同病变程度和类型结合的组织学改变。有时,还可能发现某些病因特异的改变。从形态学的观点,急性肝衰竭是可逆的,甚至可获得完全再生。与肝脏再生的能力相比,先前的肝细胞坏死并不是恢复的决定因素。也有报道说病毒诱导的急性肝衰竭可转化成慢性肝炎。作为暴发性肝炎的最后阶段(也称急性肝萎缩或亚大块坏死),可形成萎缩后的瘢痕肝(土豆肝)。萎缩后瘢痕形成可能是硬化的特殊形式。肝功损害状态及肝昏迷在组织学上不能鉴别。

5. 临床表现　急性肝衰竭症状变化较大且迅速,病程进展可以在数天或呈亚急性形式。

(1)一般症状:急性过程、进展迅速、症状明显,如疲劳、食欲缺乏、恶心、虚弱、厌倦、腹胀、淡漠和昼夜节律改变。

(2)脑病:一般1～2d快速进展,明显的构音困难、肌震颤、手指颤动、注意力不集中和扑翼样震颤。躁动和运动亢进及幻觉明显,可能有尖叫。脑病可分为4期,Ⅰ期和Ⅱ期完全可逆。但在Ⅱ期有30%～35%的致死率。Ⅲ期可逆性不大,嗜睡木僵伴有混乱,行为异常、反射亢进、巴宾斯基征、阵挛、痉挛及眼球震颤都可以见到,此期可以对声音刺激有反应。EEG显示脑基础活动缓慢伴有双相和三相电位。病死率升高到50%。Ⅳ期患者处于深度昏迷,无反射状态:没有角膜反射和失去肌肉张力,脑电波扁平成直线状态,病死率为80%～90%。

(3)脑水肿:肝昏迷阶段,由于水潴留和(或)血管扩张,70%～80%的患者脑压增加,随后脑灌注减少和缺氧。颅内压＞2.67kPa(20mmHg)以上。脑水肿是血管源性和(或)细胞毒性,一般以后者为主。临床表现一般为呼吸节律改变(呼吸过快)、高血压和心率减慢、肌张力增加。呃逆表明脑干损伤或缩窄。瞳孔扩大是由于动眼神经受压。有时看到球结膜水肿,表明预后极差。30%～60%的脑水肿是致命的。

（4）黄疸：伴随暴发性的肝细胞裂解坏死，昏迷可以在几小时内发生，甚至在黄疸发生前出现。多数情况是昏迷前黄疸已然出现。开始时间和深度不尽相同。严重黄疸（>20mg/dl）被认为是预后差的标志。

（5）肝臭：患者呼出气体的甜腻芳香味道（硫醇衍生物）可以作为急性肝衰竭的表现之一，但并不总是存在。给予肠道吸收困难的抗生素（巴龙霉素）可以减轻肝臭味。

（6）发热：通常都有发热；多数在38℃，但也可能是脓毒症表现。有些病例是否与苯胆烷醇酮（etiocholanolone）有关尚无定论，血清中可以定量此物。细菌感染引起的发热需要适当的治疗。毒素（组织毒素、内毒素）也是发热的原因之一。

（7）肝大小：肝也可能呈现正常大小或者由于充血或脂肪浸润而增大。肝快速萎缩需要床边超声或CT确定者，预后差。

6. 实验室检查　动态观察实验室检查结果对肝衰竭的诊断、并发症和预后的评估有重要意义。

（1）血清丙氨酸转氨酶（ALT）、天冬氨酸转氨酶（AST）、谷氨酸脱氢酶（GDH）、乳酸脱氢酶（LDH）：肝细胞损伤后这些酶类升高很快，但随着疾病进展而下降，表明肝实质细胞减少或酶合成紊乱，而疾病一开始就明显升高的酶迅速下降，是预后不良的表现。

（2）胆红素：血清胆红素可以极度升高。

（3）Quick值：Ⅱ、Ⅴ、Ⅶ、Ⅸ和Ⅹ凝血因子下降，这些因子是残存肝功能的可靠指标。因子Ⅷ增加。随着大量肝细胞破坏，在1d或2d内因子Ⅴ和Ⅶ下降非常明显（相应的因子半衰期），Quick值也下降。

（4）胆碱酯酶：疾病进一步发展，胆碱酯酶下降，鉴于其半衰期较长，可以用来评估残存肝功能。

（5）电解质：可以出现低钠和低钾。一般情况下，血清镁、磷和锌也降低。

（6）族特异性组分蛋白（GCP）：这个蛋白（α_2-球蛋白）在肝合成并结合肌动蛋白。GCP在肝细胞坏死时释放，但在急性肝衰竭因合成急剧减少而血清水平降低。

7. 并发症　急性肝衰竭患者因各自的并发症不同而表现出不同的病程和预后。实验室全面的检查通常能早期发现并发症。

（1）凝血紊乱：33%～35%的急性肝衰竭患者出现严重的消化道出血，皮下出血也很常见。另外，还可以发生弥散性血管内凝血（DIC）。因出血和凝血紊乱而死亡的患者占病死患者的20%～25%。凝血紊乱的病理生理基础是凝血和纤溶系统中的因子合成减少、抑制因子和活性因子的灭活减少，还有血小板功能紊乱或血小板数量较少及隐性凝血病。测定部分凝血活酶时间（PTT）和因子Ⅴ对凝血紊乱诊断有极大帮助。高水平的血栓素-抗血栓素Ⅲ复合体（TAT）表明预后不良。出现门静脉高压会增加上消化道出血的危险。

（2）急性肾损伤（AKI）：约50%的肝衰竭患者会出现肾功能不全。表现为3种形式：①由于低血容量造成的肾前性AKI；②急性肾小管坏死，主要继发于低血压，有管型尿，尿钠浓度高（50～70mmol/L），尿肌酐/血清肌酐（Cr）比值下降（<20）或尿尿素/血清尿素比下降（<3）；③肝肾综合征（HRS）。

（3）呼吸功能不全：一般情况下首先表现为呼吸性碱中毒（$PCO_2 < 30mmHg$，pH >7.5），主要是由于呼吸强度增加和频率过快。尽管出现过度通气但仍出现明显的低氧血症，这主要是由于氧弥散障碍造成。原因是微血栓形成、间质水肿和外周血管张力增加。由于

PCO_2 减少导致的中枢神经生化机制及脑循环灌流障碍增加了呼吸功能不全，接近 80% 的肝昏迷（Ⅲ和Ⅳ度）患者需要呼吸功能支持。

（4）酸碱平衡紊乱：开始一般为代谢性碱中毒（由于尿素合成减少伴随碳酸盐消耗减少），还可以重叠呼吸性碱中毒（由于肺功能紊乱），进一步发展出现代谢性酸中毒（由于肾功能不全）和呼吸性酸中毒（由于肺功能不全）。在严重或晚期患者，50% 的昏迷患者出现乳酸性酸中毒，原因是糖异生受限。

（5）循环紊乱：一般情况下，急性肝衰竭患者开始伴有高动力循环。进一步发展，80% 的患者出现低血压，导致肝、脑和肾的低灌注。同时，可见外周血管扩张。心动过缓多是由于脑水肿。心血管功能下降一般认为是预后不良的征兆。晚期患者对扩容和儿茶酚类药物无应答。

（6）低血糖：25%～40% 的病例会出现低血糖并容易被忽视。低血糖的原因是肝内的糖原含量减少，糖原合成和糖异生减少及高胰岛素血症（肝内胰岛素灭活较少）。即使静脉补充葡萄糖，这种低血糖也很难纠正。再者，伴随低血糖还有低血钾的危险，甚至还可出现低血磷，需要补充磷并且连续监测血清磷和钙（反应性低血钙也很危险）。

（7）胰腺炎：急性肝衰竭患者高淀粉酶的发生率可达 55%。胰腺炎的原因是多因素的。20%～30% 的胰腺炎可通过临床或超声诊断。

（8）感染：80% 的急性肝衰竭患者容易并发细菌感染，其中 10% 是导致死亡的直接原因。有时缺乏感染的典型表现如发热和白细胞升高。但是降钙素水平（>0.58ng/ml）是细菌感染的一个有效生物学标志。呼吸道和尿道是最常见的感染部位。痰、尿及导管拔除后均应进行常规细菌学检查。厌氧菌和需氧菌血培养也都应进行。急性肝衰竭患者还有真菌感染风险。

8. 预后　急性肝衰竭的生存率是 10%～40%。生存率有如此大的波动，原因很多。对乙酰氨基酚或毒蘑菇的中毒预后较好，因为目前有针对的确定治疗。年轻患者（10～40 岁）一般有较好的预后。HAV 的感染预后也较好。Wilson 病和巴德-吉亚利综合征的患者及昏迷程度在Ⅲ和Ⅳ期的患者预后差（>80% 的患者死亡），分析原因是并发症如出血、肾或呼吸功能不全、感染较多。<10 岁或>40 岁的患者预后差。氟烷、药物或病毒性肝炎（丁型肝炎、妊娠期 HEV 感染）引起的急性肝衰竭预后也差。一些实验室的结果可以帮助估计病程、肝功能和预后，如血清胆红素、凝血因子、胆碱酯酶等。

肝再生能力对于肝克服急性肝衰竭这样的严重损伤非常重要。再生期之后，需要良好的细胞团块，肝容积份数>45% 才能保证存活。有些因子也能表明良好的肝再生，如甲胎蛋白（AFP）、GGT、HGF、EGF 等。

三、慢性肝衰竭

1. 定义　慢性肝衰竭是在已经存在的慢性肝病的基础上疾病的进展，一般发生于各种病因导致的晚期肝硬化。但任何肝病都可以是慢性肝衰竭潜在的原因。许多物质和事件可以触发肝衰竭，嗜酒和感染及服用某些药物是最主要的原因。慢性肝衰竭的临床表现包括代偿形式和失代偿形式。慢性肝衰竭的两个阶段影响肝细胞或门静脉系统，可以是单独的也可以以一种为主（细胞性或门静脉性代偿或失代偿），多数是同时发生。因此临床表现和实验室检查的结果反映肝功能不全或部分肝功能不全。

2. 临床表现

（1）一般表现：乏力、淡漠、食欲缺乏、注意力不集中、饱胀感、腹胀等。有些症状如腹胀不断加重、间断出现的大便和尿颜色的改变,可能是即将出现肝功能不全的先兆。蜘蛛痣变红,肝掌颜色变深,舌头颜色的改变(潮湿的猩红色变成干燥的红梅色),贫血(皮下或黏膜出血、叶酸缺乏、红细胞生存期较少),血小板减少(消耗性凝血、稀释、免疫性血小板减少,隐藏在脾内、骨髓的抑制)。

(2)慢性肝脏功能不全失代偿:慢性肝功能不全失代偿的特征是出现严重、威胁生命的并发症:①腹水和水肿;②凝血障碍和出血;③肝性脑病;④肝肾综合征;⑤肝肺综合征;⑥肝功能下降。肝功能下降特别有意义的是肝基本功能受到严重损害如解毒功能(氨解毒、生物转化、自由基清除、网状内皮系统清除功能)、重要蛋白的合成和生化系统的物质调节,这些都是出现并发症的前兆。胆红素的代谢异常表现为黄疸的增加,也是预后不良的征兆。

(3)肝性脑病:肝性脑病(HE)描述的是全部的神经精神综合征,可以在急慢性肝病中出现。门静脉系统脑病(PSE)强调了门体分流,伴有肝硬化。肝昏迷(Ⅲ和Ⅳ期)是最终全部丧失意识(昏迷、深度睡眠)。临床上潜在的亚临床 HE 及Ⅰ度和Ⅱ度 HE 可以发展很快,只见到昏迷阶段。一般来说,慢性肝功能不全可以看作是肝衰竭性昏迷,即外源性昏迷。复发性肝性脑病表明存在慢性肝病,特别是肝硬化。

(4)腹水和水肿:严重肝病出现腹水和水肿,表明有严重的水、电解质代谢紊乱。这些并发症是肝硬化失代偿或慢性肝功能不全的标志。同时可伴有胸腔积液,只有胸腔积液而不伴有腹水的情况少见但也能见到。

(5)肝肾综合征:所有导致肝功能不全的疾病也可以引起肝肾综合征。此综合征多见于失代偿性肝硬化(终末性肝硬化时肾功能不全)。涉及肾皮质血管的收缩,肾小球滤过率急剧下降(尿量<500ml/d,甚至无尿)。同时可见体循环血管扩张和高动力型心功能。生存时间很短,病死率很高。

(6)凝血障碍和出血:15%～30%的肝硬化患者,凝血障碍导致临床上有出血倾向,有危险的大量出血也可以发生如鼻出血、牙龈出血、皮下出血、瘀斑瘀点及弥散性的瘀点,特别是手术瘢痕周围。胃肠道出血中上消化道出血占 80%～85%,下消化道出血占 15%～20%。

四、慢加急性肝衰竭

慢加急性肝衰竭(ACLF)的概念所描述的是,在本来代偿良好的肝疾病的基础上发生的急性肝功能不全,临床上突然的疾病加重伴随黄疸、肝性脑病和(或)肝肾综合征。所谓"急性"表明有一定的可逆性。关于 ACLF 的定义,不同国家、地区有不同的认识(表 1-3)。

亚太肝病学会(APASL)关于慢加急性肝衰竭的共识,是指以前诊断过或没有诊断过慢性肝病的患者出现急性肝损伤表现为黄疸(血清胆红素>5mg/dl)、凝血功能障碍(INR>1.5 或 Pa<40%)、4 周内并发腹水和(或)肝性脑病。此处胆红素标准与国内 ACLF 的定义不同,国内 ACLF 胆红素>171μmol/L(10mg/dl)。

目前欧美国家更强调多脏器衰竭。并且把 ACLF 分成 3 型:①发生在慢性肝病基础上(无肝硬化);②发生在肝硬化基础上;③发生在肝硬化失代偿基础上。在 CANONIC 研究中,利用改良的 CLIF-C 评分,评估患者的严重性,其严重性被分成 3 级(表 1-4),具有器官衰竭的才被定义为 ACLF。结果发现,只有肝失代偿者病死率低于 5%,而具有一个肝外器官失代偿的 28d 病死率达到 20%,具有 3 个肝外器官失代偿的增加到 70%。并且认为白细胞升高是死亡的独立危险因素,因此 ACLF 时应特别关注脓毒症。

表 1-3　慢加急性肝衰竭的定义

给出定义的组织	定义
World Congress of Gastroenterology (2014) 世界胃肠病大会	具有慢性肝病(有或没有以前诊断的肝硬化)患者出现急性肝失代偿而导致的肝衰竭(黄疸及 INR 延长)及一个或多个肝外器官衰竭,并且增加了从发生到 28d 及 3 个月的病死率的综合征
Asia-Pacific Association for the study of Liver Disease(2009)亚太肝病研究学会	有慢性肝病(以前诊断过或没有诊断过)的患者出现急性肝损害,表现为黄疸及凝血障碍,4 周内伴发腹水和(或)肝性脑病
European and American association for the study of liver disease(2011)欧美肝病研究学会	以前存在慢性肝病出现急性加重,通常与诱发事件相关,并且由于多器官衰竭增加了 3 个月的病死率
中华医学会感染病学分会肝衰竭与人工肝学组 中华医学会肝病学分会重型肝病与人工肝学组(CMA,2012)	在慢性肝病基础上,短期内发生急性或亚急性肝功能失代偿的临床症候群,表现为:①极度乏力,有明显的消化道症状;②黄疸迅速加深,血清 TBil 大于正常值上限 10 倍或每日上升≥17.1μmol/L;③出血倾向,PTA≤40%(或 INR≥1.5),并排除其他原因者;④失代偿性腹水;⑤伴或不伴有肝性脑病

表 1-4　CLIF-C 评分(源于 SOFA 评分)

	评分-1	评分-2	评分-3
肝(胆红素 μmol/L)	<103	104~206	>206
肾脏(肌酐 μmol/L)	<175	176~310	>310 或肾替代治疗
脑分级(West-Haven)	0	1~2	3~4
凝血(INR)	<2.0	2.0~2.4	≥2.5
循环(平均动脉压 mmHg)	≥70	<70	血管活性药物
呼吸			
Pa/FiO_2	>300	201~300	≤200
SpO_2/FiO_2	>357	215~357	≤214

注:器官衰竭的定义是肾得分在 2 分或 2 分以上即定义为衰竭,其余的器官 3 分定义为衰竭

Pa. 氧分压;FiO_2. 吸入氧份数;SpO_2. 外周毛细血管氧饱和度

CLIF-C. the chronic liver failure consortium organ failure score(慢性肝衰联盟器官衰竭评分)

　　ACLF 发生的诱因多样,包括①已知的肝毒性因子(病毒的重叠感染、大量饮酒、肝毒性药物、吸食毒品);②外源性因素(如脓毒症、上消化道出血、胃肠道出血、腹泻、低氧)。急性肝衰竭一般是连续的一些损伤因素形成的恶性循环。临床和实验室结果的突然变化都是对急性肝衰竭的应答。这些结果的变化也是潜在并发症如凝血障碍、HE 及腹水和(或)HRS 的一些表现。

五、我国现行肝衰竭的分类及诊断

　　我国 2012 年《肝衰竭诊治指南》提出:根据病理组织学特征和病情发展速度,肝衰竭可分为 4 类:急性肝衰竭(acute liver failure,ALF)、亚急性肝衰竭(subacute liver failure,SALF)、

慢加急性(亚急性)肝衰竭(acute-on-chronic liver failure,ACLF)和慢性肝衰竭(chronicliver failure,CLF)。具体定义见表 1-5。

表 1-5 各类肝衰竭的临床定义

分 类	定 义
急性肝衰竭	急性起病,无基础肝病史,2 周以内出现以Ⅱ度以上肝性脑病为特征的肝衰竭临床表现
亚急性肝衰竭	起病较急,无基础肝病史,2～26 周出现肝衰竭的临床表现
慢加急性(亚急性)肝衰竭	在慢性肝病基础上,出现急性(通常在 4 周内)肝功能失代偿的临床表现
慢性肝衰竭	在肝硬化基础上,出现肝功能进行性减退引起的以腹水或肝性脑病等为主要表现的慢性肝功能失代偿的临床表现

1. 临床诊断 肝衰竭的临床诊断需要依据病史、临床表现和辅助检查等综合分析而确定。

(1)急性肝衰竭:急性起病,2 周内出现Ⅱ度及以上肝性脑病(按Ⅳ度分类法划分)并有以下表现者:①极度乏力,有明显厌食、腹胀、恶心、呕吐等严重消化道症状;②短期内黄疸进行性加深;③出血倾向明显,血浆凝血酶原活动度(PTA)≤40%(或 INR≥1.5),且排除其他原因;④肝进行性缩小。

(2)亚急性肝衰竭:起病较急,2～26 周出现以下表现者:①极度乏力,有明显的消化道症状;②黄疸迅速加深,血清总胆红素(TBil)大于正常值上限 10 倍或每日上升≥17.1μmol/L;③伴或不伴有肝性脑病;④出血倾向明显,PTA≤40%(或 INR≥1.5)并排除其他原因者。

(3)慢加急性(亚急性)肝衰竭:在慢性肝病基础上,短期内发生急性或亚急性肝功能失代偿的临床症候群,表现为:①极度乏力,有明显的消化道症状;②黄疸迅速加深,血清 TBil 大于正常值上限 10 倍或每日上升≥17.1μmol/L;③出血倾向,PTA≤40%(或 INR≥1.5),并排除其他原因者;④失代偿性腹水;⑤伴或不伴有肝性脑病。

(4)慢性肝衰竭:在肝硬化基础上,肝功能进行性减退和失代偿:①血清 TBil 明显升高;②白蛋白明显降低;③出血倾向明显,PTA≤40%(或 INR≥1.5),并排除其他原因者;④有腹水或肝门静脉高压等表现;⑤肝性脑病。

2. 组织病理学表现 组织病理学检查在肝衰竭的诊断、分类及预后判定中具有重要价值。肝衰竭发生时(慢性肝衰竭除外),肝组织学检查可观察到广泛的肝细胞坏死,坏死的部位和范围因病因和病程不同而不同。按照坏死的范围程度,可分为大块坏死(坏死范围超过肝实质的 2/3)、亚大块坏死(占肝实质的 1/2～2/3)、融合性坏死(相邻成片的肝细胞坏死)及桥接坏死(较广泛的融合性坏死并破坏肝实质结构)。在不同病程肝衰竭肝组织中,可观察到一次性或多次性新旧不一的肝细胞坏死病变。

(1)急性肝衰竭:肝细胞呈一次性坏死,可呈大块或亚大块坏死或桥接坏死,伴存活肝细胞严重变性,肝窦网状支架塌陷或部分塌陷。

(2)亚急性肝衰竭:肝组织呈新旧不等的亚大块坏死或桥接坏死;较陈旧的坏死区网状纤维塌陷,或有胶原纤维沉积;残留肝细胞有程度不等的再生,并可见细、小胆管增生和胆汁淤积。

(3)慢加急性(亚急性)肝衰竭:在慢性肝病病理损害的基础上,发生新的程度不等的肝细胞坏死性病变。

(4)慢性肝衰竭:主要为弥漫性肝纤维化及异常增生结节形成,可伴有分布不均的肝细胞坏死。

3. 临床分期 根据临床表现的严重程度,亚急性肝衰竭和慢加急性(亚急性)肝衰竭可分为早期、中期和晚期。

(1)早期:①有极度乏力,并有明显厌食、呕吐和腹胀等严重消化道症状;②黄疸进行性加深(血清 TBil≥171μmol/L 或每日上升≥17.1μmol/L);③有出血倾向,30%＜PTA≤40%(或 1.5＜INR≤1.9);④未出现肝性脑病或其他并发症。

(2)中期:在肝衰竭早期表现基础上,病情进一步发展,出现以下两条之一者:①出现Ⅱ度以下肝性脑病和(或)明显腹水、感染;②出血倾向明显(出血点或瘀斑),20%＜PTA≤30%(或 1.9＜INR≤2.6)。

(3)晚期:在肝衰竭中期表现基础上,病情进一步加重,有严重出血倾向(注射部位瘀斑等),PTA≤20%(或 INR≥2.6),并出现以下 4 条之一者:肝肾综合征、上消化道大出血、严重感染、Ⅱ度以上肝性脑病。

此外,2012 年我国《肝衰竭诊治指南》提出了肝衰竭前期的概念,为发生肝衰竭前的一种疾病状态,临床特征为:①极度乏力,并有明显厌食、呕吐和腹胀等;②黄疸升高(TBil≥51μmol/L,≤171μmol/L),且每日上升≥17.1μmol/L;③有出血倾向,40%＜PTA≤50%(或 1.5＜INR≤1.6)。

六、肝衰竭治疗

所有的保守措施都基于 4 条原则:①预防和治疗并发症。②替代由于肝功能不全不能充分合成的物质。③帮助度过毒物消除期,直到肝功能和再生过程改善或肝移植能够进行。④促进肝再生。急性肝衰竭患者或失代偿慢性肝功能不全患者(如昏迷Ⅲ～Ⅳ期、顽固性腹水、肝肾综合征、弥散性血管内凝血、胃肠道出血)需要在重症监护病房内监护和治疗,最好在有移植中心的医院。

1. 一般治疗措施 监护治疗包括监护心血管系统(血压、脉搏和 ECG)和呼吸频率。每小时记录患者体温和尿量。用能够称重的床每天测体重。液体平衡应严密监测。对有风险的患者保证有预防感染的措施,必须要有正规的预防肺炎的物理措施,推荐采取头部抬高位(30°～40°)。应放置中央静脉导管(监测中心静脉压、肠道外营养)、鼻胃管、导尿管,进行监测。建议经鼻供氧。有条件可插入颅内压监测探针,可以早期发现脑水肿。

如果患者没有麻痹性肠梗阻,建议从鼻导管给予胃肠营养,可以降低肠道纤毛萎缩从而减少细菌移位。如果给予肠道外营养 6697.4～8371.7kJ/d(1600～2000kcal/d),应持续静脉输注葡萄糖和脂肪乳(MCT)。可出现高三酰甘油血症,这表示有脂肪代谢紊乱,也可能是糖吸收增多,这可以导致肝细胞脂肪变性和肝功能下降。避免应用果糖、山梨醇糖和木糖醇。给予高剂量的水溶性维生素很重要。应密切监测电解质和血糖,任何异常都应该立即纠正。低磷血症的风险必须肠道外早期纠正。对于顽固性病例如顽固性酸碱平衡紊乱和水肿,推荐使用血液滤过。低蛋白血症需要用无盐的白蛋白纠正。75%的患者需要人工通气,目标是控制过度通气。N-乙酰半胱氨酸可以提高组织氧供,在 CCl_4 中毒时也推荐使用,甚至在不同病因引起的急性肝衰竭中都推荐使用。为了预防上消化道出血可使用 H_2 受体拮抗药,如奥美拉唑。给予新鲜血浆和抗血栓素Ⅲ是纠正血浆凝血紊乱的有效措施。

由于细胞和体液免疫的严重损伤,细菌感染极其常见(达 80% 的患者)。30% 的患者可出现真菌感染,病死率达 50%。因可能缺乏感染的临床症状,需要严密筛查细菌学证据,及时进行抗感染治疗。尽管抗生素预防治疗并不推荐,但对有些患者应该考虑,因为感染的加重对预后有很大影响。肠道菌群或肠道净化能有效抑制细菌或真菌感染。肠道净化主要是联合服用制霉菌素和庆大霉素或乳果糖。

2. 特殊治疗措施　除了对乙酰氨基酚和毒蘑菇中毒外,针对肝衰竭病因的治疗尚不多。早期用干扰素治疗暴发性乙型病毒性肝炎被证明是失败的;拉米夫定、恩替卡韦可以改善 HBV 相关肝衰竭预后。

对乙酰氨基酚中毒:肝损伤(>10g)在 48h 内表现明显,因此首先必须通过胃灌洗清除未吸收的部分并进行肠道清洗。药物治疗给予 N-乙酰半胱氨酸。剂量 150mg/kg,快速推注(15～20min),然后 50mg/kg 持续 4h 以上,另外的 16h 最后按照 100mg/kg(20h 内 300mg/kg),这个治疗越快越好(最好在中毒后 12～15h)。但即使 36h 后也有肝保护作用。患者血药浓度检测,对乙酰氨基酚 4h 内低于 200 μg/ml 或 12h 低于 <60 μg/ml 预后较好。

鹅膏菌中毒:大约有 12h 的无症状潜伏期,然后胃肠道相出现。必须进行胃灌洗和肠道清洗,越快越好,灌洗液使用生理盐水。肠道给予活性炭。给予呋塞米利尿,如果需要同时补充液体(CVP 维持在 $10cmH_2O$)。经过大约 1d 的症状不明显期后,肝肾相出现。此毒性可以被青霉素抑制[1MU/(kg·d),持续 3d 注射]。水飞蓟及水飞蓟宾临床试验证实治疗有效。推荐剂量为 30～50mg/(kg·d),分 4 次融入葡萄糖溶液中输注,每次持续 2h,3～4d。青霉素和水飞蓟宾可联合使用。鹅膏毒素没有特异的中和制剂,但只要治疗适当,病死率很低。万一治疗失败或病情危急,须进行肝移植。

脑水肿:甘露醇(0.5g/kg 或 100ml,20% 的溶液)治疗脑水肿。如果肾功能尚好,治疗过程可以每 4 小时重复 1 次。血浆渗透压不要超过 300mmol/L,颅内压保持在 2.67kPa(20mmHg)以下。如果肾功能受限,只能由血液滤过来脱水。一般需要人工呼吸(需 PEEP 通气)。持续监测颅内压极有帮助,方法是靠硬脑膜外压探针。通常情况下,脑惊厥易于发生,因此早期应给予苯妥英钠。治疗性静脉推注硫喷妥钠可高达 150mg/h,要求有颅内压监测。其他降低颅内压的方法包括使用氨茶碱、雷尼替丁、过量的氧和半卧位。通过过度通气预防性降低 PCO_2 至 3.3～4.67kPa(25～35mmHg)可能对开始阶段的脑水肿有效。中度的低体温(核心体温降至 32～33℃ 持续 10～12h)可降低颅内压及大脑的氨吸收。门冬氨酸鸟氨酸(40g/8h 静脉输注)和福马希尼可用来治疗肝昏迷,但效果有限。多巴胺 2～4μg/(kg·h)在早期给予以稳定血压,目前多用去甲肾上腺素。

前列腺素:1987 年报道了 PGE_1 应用的有效结果,后来的前瞻性治疗研究表明 71% 的暴发性肝炎和亚急性肝炎存活,其作用可提高动脉血流和肝再生[0.1～0.6 μg/(kg·h)]。治疗过程中应注意低血压。

糖皮质激素:1952 年有人用此成功抢救了急性肝衰竭的患者,1971 年在严重酒精性肝炎中也取得了良好疗效。但用于治疗自身免疫性肝炎引起的急性肝衰竭患者并不成功。

感染的控制:由于免疫力的破坏,容易并发细菌和真菌感染,但预防性抗生素应用一直有争议。一旦发现感染,应早期应用广谱抗生素;如果发生感染性休克,应按照脓毒症休克指南治疗的早期目标,进行复苏治疗,尽快纠正血流动力学异常,尽早应用广谱抗生素等。

鉴于复杂的肝的生化功能的丧失,药物干预肝的代谢过程,每个个体都是不同的,现在使用的药物许多并没有进行过临床试验,只是在药理上或生化上有理论基础。

3. 肝支持系统　通过优化的监护治疗、监测颅内压及应用新的疗法,让患者从失代偿期过渡到肝充分再生或能够实行肝移植,目前在临床上正进行着不断的尝试。一般来说,过渡到代偿期的手段有三大技术:①体外人工肝支持系统(extracorporeal systems);②生物人工肝系统或杂交系统;③肝细胞及干细胞移植。

(1)体外人工肝支持系统:所谓的人工肝系统"artificial liver",由 K. N. Matsumura 等(1978)首次开发。此操作包括透过一悬浮的肝细胞膜进行血液透析。1987 年用于胆管癌和肝衰竭(详见第 4 章)。

(2)生物人工肝系统(bioartificial systems):生物反应器中的毛细管循环着患者的血液,部分血液已在体外氧合。组成原件包括血泵、热交换器(控制血温)、氧合器和生物反应器。系统的有效性依赖于相向方向物质的有效交换和稳定的肝细胞功能。可使用人类或动物的肝细胞及细胞培养(永生的细胞或肿瘤细胞系)。

目前主要的生物人工肝支持系统(bioartificial liver support system ,BLSS)有三类。一是体外肝辅助装置(extracorporeal liver assistance device,ELAD):采用培养在毛细管外的肝细胞来替代肝功能,毛细管外空间是纤维素乙酰酯空纤维单元。每个单元含有 200g 的 C3A 细胞,此数量可保证成功的灌流。ELAD 证明在临床中有效。二是柏林体外肝支持系统(Berlin extracorporeal liver support system,BELS):在三维环境中聚集了大约 500g 的猪肝细胞。细胞靠毛细管连接,不靠患者供氧,可以工作数周。三是模式体外肝支持系统(modular extracorporeal liver support system ,MELS):从 BELS 开发而来,由三部分组成:①细胞组分-人肝细胞;②单次通过的白蛋白透析;③透析部分-CVVH。但使用动物肝细胞,还没有解决动物源性传染病的方法。还有对异物的免疫反应及胆汁流等问题仍未解决。

(3)体外肝灌流(extracorporeal liver perfusion):回溯到 1953 年,Andrews 提出使用动物肝体外肝灌流系统清除毒素的思想。他使用此技术在狗身上进行肝替代。1958 年,Otto 等在狗实验中发现可明显降低病理性升高的血氨。1965 年,Eiseman 等首次用猪肝治疗人肝昏迷。随后有人用狒狒肝获得了进展(1968 年),但只有个别病例获得成功。此项技术在使用人肝(因医学或别的原因不能用于移植的肝)时获得了成功。猪肝现在还在使用,患者的血液通过肝门静脉或肝动脉灌入在消毒容器中的猪肝,还没有异源性感染或排斥的报道。人肝或狒狒肝效果更好。

(4)肝移植:所有的急性肝衰竭患者,肝移植都是其选择的一个方法。肝移植选择的标准一般依据的是英国国王医学院(King's College)标准或 Clichy 标准。关键的因素还是时间选择上,在适当的时间进行肝移植,主要考虑:①再生是否能消除失代偿的可能性;②延迟手术是否导致出现阻碍手术的并发症(如脑干疝、脓毒血症)。

(5)肝细胞移植(transplantation of hepatocytes):1976 年 Matas 首先在大鼠中移植成功。肝细胞移植的关键是需要分离出足够数量的活性细胞,同时需要过关的还有肝细胞冷藏技术,能够在体外复苏培养,并保证肝细胞活性。细胞被注射到移植部位或通过血管导管输注到所选器官。可使用特殊的粘附技术(如琼脂糖胶、薄壁微囊)。试验过的移植部位包括脾、肾、肺、胰、腹膜、大网膜和脂肪组织。但脾被证明是最合适的。移植胎肝细胞到脾脏甚至出现了肝小叶样结构并有胆管和静脉形成,但到目前为止还是成熟肝细胞最好。肝细胞移植需要多大量的肝细胞目前仍然没有完全解决。如果采用人肝细胞需要 10^{10} 个肝细胞/每个患者作为常规的肝细胞移植,现在的计算发现在部分切除的肝实质中至少有 $10^7 \sim 10^8$ 个肝细胞。移植肝细胞的指征是那些主要涉及肝细胞的疾病(而不是胆管)的功能衰竭。永久性移植可能对遗传性疾病是适应证,来自患者的肝细胞通过基因修饰移植给患者本人或使用正常肝细胞进行移植。1998 年有了治疗 Crigler-Najjar 的生存期达到 1 年的记录。人类肝细胞比动物肝细胞肯定更适合用于移植。动物细胞更适合临时替代。

七、未来展望

随着转基因技术的发展,转基因动物肝的出现,以及分子生物技术的发展(如靶向阻断免疫系统对肝移植物的排斥)可能会出现肝和肝细胞移植的新概念。或者出现如肾透析机器一样的肝替代物,能够无限期地替代肝,使得患者有更多的时间去实现肝再生或获得肝移植。

(李　克　游绍莉)

参 考 文 献

李兰娟,段钟平,王宇明,等.2012.肝衰竭诊治指南.中华临床感染病杂志,5(6);321-327.

Bajaj JS. 2013. Defining acute-on-chronic liver failure;will East and West ever meet? Gastroenterology,144:1337-1339.

Blei AT,Córdoba J. 2001. Hepatic Encephalopathy. Am J Gastroenterol,96;1968-1976.

E. Kuntz, H.-D. Kuntz. 2008. Hepatology ,Textbook and atlas(3rd Edition),1-13.

Gustot T,Fernandez J,Garcia E,et al. 2015. and the CANONIC Study Investigators of the EASL-CLIF Consortium. Clinical course of acute-on-chronic liver failure syndrome and effects on prognosis. Hepatology,62:243-252.

Jalan R,Pavesi M,Saliba F,et al. 2015. and the CANONIC Study Investigators;EASL-CLIF Consortium. The CLIF Consortium Acute Decompensation score (CLIF-C ADs) for prognosis of hospitalized cirrhotic patients without acute-on-chronic liver failure. J Hepatol,62;831-840.

Moreau R,Jalan R,Gines P,et al. 2013. Acute-on-chronic liver failure is a distinctsyndrome that develops in patients with acute decompensation of cirrhosis. Gastroenterology,144;1426-1437.

Olson JC,Kamath PS. 2011. Acute-on-chronic liver failure;concept,natural history,and prognosis. Curr Opin Crit Care,17;165-169.

Olson JC,Wendon JA,Kramer DJ,et al. 2011. Intensive care of the patient with cirrhosis. Hepatology,54:1864-1872.

Pan HC,Jenq CC,Tsai MH,et al. 2014. Scoring systems for 6-month mortality in critically ill cirrhotic patients;a prospective analysis of chronic liver failure—sequential organ failure assessment score(CLIF-SOFA). Aliment Pharmacol Ther,40;1056-1065.

Sarin SK,Kumar A,Almeida JA,et al. 2009. Acute-on-chronic liver failure;consensus recommendations of the Asian Pacific Association for the study of the liver (APASL). Hepatol Int. 3;269-282.

William M. Lee ,Anne M. Larson,R. Todd Stravitz. 2012. AASLD position paper;the management of acute liver failure;update 2011. Hepatology,55(3);1-18.

第 2 章　不同病因肝衰竭的诊疗

第一节　乙型肝炎病毒相关肝衰竭

乙型肝炎病毒(hepatitis B virus,HBV)感染引起的肝衰竭仍是我国肝衰竭最主要的病因。本节主要对 HBV 相关肝衰竭进行介绍。

一、病原学

HBV 属嗜肝 DNA 病毒科,基因组长约 3.2kb,为部分双链环状 DNA。HBV 侵入肝细胞后,部分双链环状 HBV DNA 在细胞核内以负链 DNA 为模板延长正链以修补正链中的裂隙区,形成共价闭合环状 DNA(cccDNA);然后以 cccDNA 为模板,转录成几种不同长度的 mRNA,分别作为前基因组 RNA 和编码 HBV 的各种抗原。cccDNA 半衰期较长,很难从体内彻底清除。HBV 已发现有 A~I 9 个基因型,在我国以 C 型和 B 型为主。我国 2012 年《肝衰竭诊治指南》明确指出,HBV 感染是导致肝衰竭最主要的病因。一项大规模临床研究显示,我国 HBV 基因型以 B、C 基因型为主,仅少量的 B/C 和 D 基因型。北方地区以 C 基因型为主,南方地区 C 基因型明显减少,部分南方地区以 B 基因型为主。C 基因型较 B 基因型 HBV 感染者更易慢性化及发生肝硬化和肝细胞性肝癌,但 B、C 基因型不影响 HBV 相关肝衰竭的发生。轻症 HBV 感染者 B 和 C 基因型未显示对病情有明显影响,但重症和终末期 HBV 感染者 C 基因型较 B 基因型患者 HBeAg 阳性率、HBV DNA 病毒载量更高,肝功能损害更严重。HBV 基本核心启动子区(BCP)、前 C 区、C 区核苷酸突变与 HBV 基因型有关,并影响 HBeAg 阳性率和 HBV DNA 的病毒载量,A1846T,C1913(A 或 G)核苷酸突变可能与 HBV 相关肝衰竭发病密切相关,C1913(A 或 G)突变是 HBV 相关肝衰竭发生的独立预测因素。

二、流行病学

HBV 感染呈世界性流行,但不同地区 HBV 感染的流行强度差异很大。据世界卫生组织报道,全球约 20 亿人曾感染过 HBV,其中 3.5 亿人为慢性 HBV 感染者,每年约有 100 万人死于 HBV 感染所致的肝衰竭、肝硬化和原发性肝细胞癌。根据 2006 年我国乙型肝炎流行病学调查表明,我国现有的慢性 HBV 感染者约 9300 万人,其中慢性乙型肝炎患者约 2000 万例。

HBV 是血源传播性疾病,主要经血(如不安全注射等)、母婴及性接触传播。由于对献血人员实施严格的 HBsAg 筛查,经输血或血液制品引起的 HBV 感染已较少发生;经破损的皮肤黏膜传播主要是由于使用未经严格消毒的医疗器械、侵入性诊疗操作和手术,不安全注射特别是注射毒品等;其他如修足、文身、扎耳环孔、医务人员工作中的意外暴露、共用剃须刀和牙刷等也可传播。母婴传播主要发生在围生期,多为在分娩时接触 HBV 阳性母亲的血液和体液传播,随着乙肝疫苗联合乙型肝炎免疫球蛋白的应用,母婴传播已大为减少。与 HBV 阳性者发生无防护的性接触,特别是有多个性伴侣者,其感染 HBV 的危险性增高。

我国肝衰竭的病因主要是 HBV 感染,这也是我国最常见的肝疾病死亡原因。对 2002—2007 年某医院 1977 例急性肝衰竭、亚急性肝衰竭、ACLF 患者的研究统计发现,ACLF 患者 1813 例,占调查患者总数的 91.70%,单纯由 HBV 感染所致的病例为 1655 例,占调查患者总数的 83.71%,其中 HBV 相关急性肝衰竭 7 例,HBV 相关亚急性肝衰竭 11 例,HBV 相关 ACLF 1637 例。HBV 相关肝衰竭病情严重、并发症多、治疗困难、病死率高。发病人群以男性居多,女性较少,年龄则以青壮年为主。随着 HBV 相关肝衰竭的分型发展及其演变,我国急性肝衰竭和亚急性肝衰竭呈减少趋势,ACLF 和慢性肝衰竭呈增加趋势。

三、发病机制

HBV 相关肝衰竭的具体发病机制尚未明确,近期国外学者针对 ACLF 提出 PIRO(predisposition,injury,response,organ)理念。predisposition 为易患性,即患者是否存在基础肝病及其严重程度,与 ACLF 经过临床干预后能否恢复至恶化前状态相关。injury 为损伤,急性打击(如 HBV 再激活、感染、炎症等)可促使发生 ACLF。response 为应答,指宿主对损伤的反应,决定了炎症反应程度及感染风险。organ 为器官,即 ACLF 容易出现除肝以外的其他器官功能衰竭。此外,国内有学者提出了 HBV 相关肝衰竭"三重打击"假说,即免疫损伤、缺血缺氧性损伤及内毒素血症,突出了缺血缺氧状态对形成肝衰竭的重要性。目前研究表明该病发病机制与以下一些因素相关。

1. 宿主因素　①有众多证据显示宿主遗传背景在乙型肝炎重症化过程中扮演重要的角色。②宿主免疫在肝衰竭发病中的作用已被广泛认可。以 CTL 为核心的细胞免疫在清除细胞内病毒方面起关键作用,同时也是造成细胞凋亡或坏死的主要因素。③宿主在发生 HBV 相关肝衰竭时出现免疫失衡,体内促炎细胞因子显著上升,抑炎细胞因子代偿性上升。

2. 病毒因素　①HBV 对肝的直接作用。研究表明,细胞内过度表达的 HBsAg 可导致肝细胞损伤及功能衰竭。HBV 的 X 蛋白也可引起肝损伤,在感染早期,X 蛋白使肝细胞对 TNF-α 等炎性介质更敏感而诱导细胞凋亡,这可能与重型乙型肝炎发病有关。②研究表明,HBV 基因变异可引起细胞坏死,导致严重的肝损害。③服用核苷(酸)类似物抗病毒药物后随意停药,对核苷(酸)类似物抗病毒药物存在耐药,HBV 反弹、复发后可导致肝衰竭。④有研究认为 HBeAg 阴性 HBV 相关肝衰竭患者的病情较 HBeAg 阳性患者更重,可能与部分 HBeAg 阴性肝衰竭患者体内存在 HBV 前 C 区变异、T 淋巴细胞亚群紊乱等因素相关,但 HBeAg 是否影响 HBV 相关 ACLF 患者预后尚存在争议。

3. HBV 再激活　免疫抑制药导致 HBV 再激活从而出现肝衰竭,目前认为,由于免疫抑制药或细胞毒性药物的使用,抑制了机体免疫功能,导致 HBV 复制显著增加,大量肝细胞被感染。而且,糖皮质激素可刺激 HBV 转录,并结合至 HBV 基因中肾上腺皮质激素应答元件而增进 HBV 增强子 I 表达,从而促进病毒 DNA 复制及 RNA 转录。当停用上述药物或药物减量后,患者免疫功能恢复,CTL 介导的免疫反应使大量被 HBV 感染的肝细胞受到破坏,导致肝衰竭,该类型肝衰竭进展迅速、免疫反应强烈,相对预后更差。

4. 毒素因素　严重 HBV 相关肝病患者,由于库普弗细胞功能严重受损,来自门静脉的大量内毒素未经解毒而进入体循环。内毒素可直接或通过激活库普弗细胞释放的化学介质引起肝坏死,且是其他肝毒物质(如半乳糖胺、四氯化碳和乙醇等)致肝坏死的辅助因素,因而可导致肝衰竭的发生。

5. 代谢因素　慢性 HBV 相关肝病患者皆存在不同程度的肝微循环障碍,血液难以进出肝,无法保证对肝细胞的营养供应。胃肠道吸收的营养成分难以进入肝,消化不良;吸收在血液中的药物难以进入肝与肝细胞接触,无法有效发挥药物疗效;代谢废物难以排出肝,成为毒素,滞留于肝,导致肝细胞损伤,而加快肝病进展。

四、临床表现

HBV 相关肝衰竭可表现为急性肝衰竭、亚急性肝衰竭、ACLF 和慢性肝衰竭,根据肝衰竭类型不同,其临床表现不同,主要出现以凝血功能障碍、黄疸、肝性脑病、腹水等为主要表现的一组临床症候群,常伴随急性肾损伤、肝肾综合征、低钠血症、肝性胃肠功能不全、出血、感染等合并症。其中 HBV 相关 ACLF 是最为多见的一种类型。一项对 242 例 HBV 相关 ACLF 患者的研究发现,53.3%的患者具有肝硬化基础,73.6%的患者合并腹水,59.9%的患者合并原发性腹膜炎,31%的患者合并肝性脑病,24.8%的患者合并肝肾综合征。

五、病原学检查

HBsAg 和(或)HBV DNA 检测为阳性,即可确诊为 HBV 感染。

六、诊断

有流行病学史,有相关临床症状及体征,有明确病原学检查,符合肝衰竭诊断标准的 HBV 感染患者可明确诊断为 HBV 相关肝衰竭。

七、鉴别诊断

HBV 相关肝衰竭需要与其他嗜肝病毒感染导致的肝衰竭、酒精性肝衰竭、自身免疫性肝衰竭、药物性肝衰竭等各种病因所致肝衰竭进行鉴别,通过病原学检测即可进行区分。

八、预后及风险评估

HBV 相关肝衰竭患者整体预后差,有报道 HBV 相关 ACLF 患者整体病死率为 31%~58%,前期、早期肝衰竭患者的预后类似,均明显好于中期、晚期肝衰竭患者,无肝硬化基础肝衰竭患者的预后明显好于存在肝硬化基础患者。

HBV 相关肝衰竭尚缺乏敏感、可靠的临床评估指标或体系。有众多学者运用皇家医学院医院(King's College Hospital, KCH)标准、Child pugh-Turcotte 评分(CTP)、终末期肝病模型(MELD)及其相关衍生模型对 HBV 相关肝衰竭患者的预后进行预测,得出不同结论。某中心对 191 例 HBV 相关 ACLF 患者进行前瞻性临床随访,分析入院时 MELD、MELD-Na、iMELD 分值对患者近期预后(12 周)的预测价值。基线 MELD、MELD-Na、iMELD 3 种模型的临界值分别为 25.07 分、25.43 分、43.11 分,c-statistic 检验值分别为 0.731、0.735、0.773,敏感度分别为 55.3%、57.7%、63.5%,特异度分别为 84.9%、84.0%、84.9%,3 种模型的预测价值均无差异。随 3 种模型分值增加,患者病死率均呈逐渐上升趋势。结果提示,基线

MELD,MELD-Na,iMELD 分值均能较好地预测初始治疗 HBV 相关 ACLF 患者的近期预后,对指导治疗具有一定的临床价值。但另一项对 327 例 HBV 相关 ACLF 患者的回顾性研究显示,包括 MELD,MELD-Na,iMELD 在内的 6 种评分体系均不能对该类患者预后进行准确性预测。为了解决临床实际问题,众多学者通过开展临床研究得出了影响 HBV 相关肝衰竭患者预后的危险因素和数学模型,但一些模型由于本身较为复杂而不易被临床采用,另一些模型由于存在样本量少、资料不完全、仅为回顾性分析、病种构成复杂等问题,而难以得到公认。笔者所在中心对 338 例 HBV 相关 ACLF 患者进行前瞻性临床随访,研究发现年龄、乙型肝炎家族史、肝性脑病、HRS,WBC,PLT,INR,总胆红素、总胆汁酸、胆碱酯酶、Cr,血清 Na,HBV DNA 载量、HBeAg 阳性与否,是预测患者近期预后(12 周)的独立危险因素,并以此建立了预后风险预测模型,Logistic(p)=−4.466 + 1.192×年龄 + 1.631×乙型肝炎家族史+1.091×HE + 1.631×HRS + 1.208×WBC−1.487×PLT + 1.092×INR + 1.446×TBil+1.608×TBA−1.101×CHE + 1.279×CRE−1.713×Na + 1.032×HBV DNA + 0.833×HBeAg,模型 c-statistic 检验值为 0.930,Cut-off 值为 3.16,敏感性为 0.860,特异性为 0.871,<3 分患者的病死率在 12% 以下,而 >6 分患者的病死率高达 96%。某中心引入 CLIF-SOFA 评分系统对 HBV 相关 ACLF 患者 4 周预后进行评价,我们发现符合 CLIF-SOFA 诊断标准的 HBV 相关 ACLF 患者病死率显著增加,CLIF-SOFA 与 MELD 评估价值相当,均明显高于 CTP,体现出较好的预测价值,但 CLIF-SOFA 并不是影响患者 4 周预后的独立危险因素。目前还有学者运用诸如脂多糖、中性粒细胞/淋巴细胞比例、CK-18,IL-6,MDSCs,Treg 等单因素指标对 HBV 相关肝衰竭患者的预后进行预测。

九、特殊治疗

(一)病因治疗

1. 对 HBV DNA 阳性的肝衰竭患者,不论其检测出的 HBV DNA 滴度高低,建议立即使用核苷(酸)类药物抗病毒治疗。在我国上市的核苷(酸)类药物中,拉米夫定、恩替卡韦、替比夫定、替诺福韦酯、阿德福韦酯等均可有效降低 HBV DNA 水平,降低肝衰竭患者的病死率,其中恩替卡韦、替诺福韦酯由于具有起效快、病毒耐药变异率低等特点,更适合该类患者选用。考虑到 HBV 相关肝衰竭患者常为终身用药,应坚持足够的疗程,避免病情好转后过早停药导致复发。对免疫抑制药所致 HBV 再激活者应以预防为主,放宽核苷(酸)类药物的适应证(HBV 血清学标志物阳性即可)。

2. 后续治疗中需注意检测病毒耐药变异,对于在拉米夫定治疗期间发生耐药的患者,可在继续应用拉米夫定的基础上加用阿德福韦酯;也可选择改用替诺福韦酯。对于在阿德福韦酯治疗期间发生耐药的患者,可加用拉米夫定、替比夫定或恩替卡韦,或者改用替诺福韦酯。对于在恩替卡韦治疗期间发生耐药的患者,可加用替诺福韦酯或者阿德福韦酯。对于在拉米夫定或者替比夫定联合阿德福韦治疗期间失败或发生耐药的患者,建议改用恩替卡韦加替诺福韦酯。

3. 由于 HBV 再激活可导致肝衰竭,对于因其他疾病而接受化疗、免疫抑制药治疗的患者,若为 HBsAg 阳性,即使 HBV DNA 阴性和 ALT 正常,也应在治疗前 1 周开始服用拉米夫定或其他核苷(酸)类似物。对于 HBsAg 阴性、抗 HBc 阳性患者,在给予长期或大剂量免疫抑制药或细胞毒药物(特别是针对 B 或 T 淋巴细胞单克隆抗体)治疗时,应密切监测 HBV DNA

和 HBsAg,若出现阳转则应及时加用抗病毒治疗。在化疗和免疫抑制药治疗停止后,应根据患者病情决定停药时间。

(二)其他治疗

1. 肾上腺皮质激素治疗 目前对于肾上腺皮质激素在肝衰竭治疗中的应用尚存在不同意见。HBV 相关肝衰竭前期或早期,若病情发展迅速且无严重感染、出血等并发症者,也可酌情使用。有学者对 24 篇肾上腺皮质激素治疗 HBV 相关肝衰竭患者进行荟萃分析,研究发现与常规内科治疗组比较,应用肾上腺皮质激素可以显著降低 HBV 相关肝衰竭患者的病死率,改善患者的凝血酶原时间(PT)、TBil 水平,而继发感染、出血等并发症的发生率未见明显升高。另外,有研究显示针对 HBV 相关肝衰竭前期患者,给予肾上腺皮质激素联合核苷(酸)类似物治疗可有效降低 HBV DNA 载量,存活患者的 HBV DNA 载量下降更为明显。

2. 干细胞治疗 HBV 相关肝衰竭具有良好的应用前景并在动物实验中获得了一定的疗效,目前临床已开展肝细胞移植治疗、外周血干细胞治疗、骨髓干细胞治疗、脐血间充质干细胞治疗等相关项目,某中心开展的自体外周血干细胞治疗取得了较好的临床疗效。

十、预防

由于 HBV 主要通过血液、体液、母婴等方式传播,因此需要制订有针对性的预防措施,同时还需要对肝衰竭前期患者充分重视,避免其进展至肝衰竭。

1. 控制传染源 在诊断出急性或慢性 HBV 感染时,应按规定向当地疾病预防控制中心报告,并建议对患者的家庭成员进行血清 HBsAg,抗-HBc 和抗-HBs 检测,并对其中的易感者(该 3 种标志物均阴性者)接种乙型肝炎疫苗。HBsAg 阳性、HBV DNA 阳性的育龄期女性如考虑怀孕应接受专科医师指导。

2. 切断传播途径 大力推广安全注射,并严格遵循医院感染管理中的标准防护原则。服务行业所用的理发、刮脸、修脚、穿刺和文身等器具也应严格消毒。注意个人卫生,不和任何人共用剃须刀和牙具等用品。进行正确的性教育,若性伴侣为 HBsAg 阳性者,应接种乙型肝炎疫苗或采用安全套;在性伙伴健康状况不明的情况下,一定要使用安全套以预防乙型肝炎及其他血源性或性传播疾病。对 HBsAg 阳性的孕妇,应避免羊膜腔穿刺,并缩短分娩时间,保证胎盘的完整性,尽量减少新生儿暴露于母血的机会。

3. 保护易感人群 接种乙型肝炎疫苗是预防 HBV 感染的最有效方法。乙型肝炎疫苗的接种对象主要是新生儿、婴幼儿、15 岁以下未免疫人群和高危人群(如医务人员、经常接触血液的人员、托幼机构工作人员、器官移植患者、经常接受输血或血液制品者、免疫功能低下者、易发生外伤者、HBsAg 阳性者的家庭成员、男性同性恋或有多个性伴侣和静脉内注射毒品者等)。乙型肝炎疫苗全程需接种 3 针,按照 0,1,6 个月程序。

4. 重视肝衰竭前期状态 由于一旦进展至肝衰竭,患者治疗难度明显增大,死亡风险明显增加,因此针对肝衰竭前期患者须给予积极治疗,密切观察病情,适时可进行人工肝治疗,预防进展至肝衰竭。

(李　晨　郭　聪　游绍莉)

参 考 文 献

李晨,刘鸿凌,臧红,等.2013.外周血髓源性抑制细胞在 HBV 相关慢加急性肝衰竭患者中表达的研究.传染病信息,26(7):343-347.

李晨,吕飒,朱冰,等.2016.乙型肝炎病毒相关慢加急性肝衰竭患者近期预后危险因素的研究.中华肝脏病杂志,24(3):207-213.

李晨,王慧芬,胡瑾华,等.2012.乙型肝炎病毒相关慢加急性肝衰竭患者外周血调节性 T 细胞、血清白细胞介素-6 表达及动态变化的研究.中华临床医师杂志(电子版),6(20):6232-6237.

李晨,王慧芬,万谟彬.2011.HBV 相关慢加急性肝衰竭患者体内细胞因子表达及动态变化的研究.传染病信息,24(3):151-155.

李晨,游绍莉,刘鸿凌,等.2014.基线 MELD、MELD-Na、iMELD3 种模型对乙型肝炎病毒相关慢加急性肝衰竭患者近期预后的评估价值.中华危重病急救医学,26(8):539-543.

刘晓燕,胡瑾华,王慧芬,等.2008.1977 例急性、亚急性、慢加急性肝衰竭患者的病因与转归分析.中华肝脏病杂志,16(10):772-775.

杨绍基,任红.2010.传染病学.7 版.北京:人民卫生出版社,23-51.

杨晓鲲,徐贵森.2013.糖皮质激素治疗乙型肝炎病毒相关性肝衰竭疗效的 Meta 分析.解放军医学杂志,38(7):581-585.

中华医学会肝病学分会,感染病学分会.2011.慢性乙型肝炎防治指南(2010 年版).中华肝脏病杂志,19(1):13-24.

中华医学会感染病学会分会肝衰竭与人工肝学组,中华医学会肝病学分会重型肝病与人工肝学组.2012.肝衰竭诊疗指南(2012 年版).中华临床感染病杂志,5(6):321-327.

Kim T Y,Kim D J.2013.Acute-on-chronic liver failure.Clin Mol Hepatol.19(4):349-359.

Liaw Y F,Kao J H,Piratvisuth T,et al.2012.Asian-Pacific consensus statement on the management of chronic hepatitis B:a 2012 update.Hepatol Int,6(3):pp531-561.

Liu H,Zhang H,Wan G,et al.2014.Neutrophil-lymphocyte ratio:a novel predictor for short-term prognosis in acute-on-chronic hepatitis B liver failure.J Viral Hepat,21(7):499-507.

Moreau R,Jalan R,Gines P,et al.2013.Acute-on-chronic liver failure is a distinct syndrome that develops in patients with acute decompensation of cirrhosis.Gastroenterology,144(7):1426-1437.

Pan C,Gu Y,Zhang W,et al.2012.Dynamic changes of lipopolysaccharide levels in different phases of acute on chronic hepatitis B liver failure.PLoS One,7(11):e49460.

Polson J,Lee W M,American Association for the Study of Liver Disease.2005.AASLD position paper:the management of acute liver failure.Hepatology,41(5):1179-1197.

Sarin S K,Kumar A,Almeida J A,et al.2009.Acute-on-chronic liver failure:consensus recommendations of the Asian Pacific Association for the study of the liver(APASL).Hepatol Int.3(1):269-282.

Zhang A,Wan Z,You S,et al.2013.Association of Hepatitis B Virus Mutations of A1846T and C1913A/G With Acute-on-Chronic Liver Failure Development From Different Underlying Chronic Liver Diseases.Hepat Mon,13(9):e12445.

第二节　甲型肝炎病毒感染肝衰竭

甲型肝炎病毒(hepatitis A virus,HAV)感染主要引起普通急性肝炎,整体预后较好。美国急性肝衰竭研究学组对 1988—2005 年 925 例发生急性肝衰竭患者的调查发现,29 例病例为 HAV 相关肝衰竭,所占比例为 3.1%。来自拉丁美洲巴西的报道显示,HAV 相关肝衰竭是 20 岁以下儿童、青少年急性肝衰竭中最重要的病因,所占比例为 33%～43%。HAV 感染者合并其他慢性肝病基础时,也可发生 ALCF。本节主要对 HAV 相关肝衰竭进行介绍。

一、病原学

HAV 属嗜肝 RNA 病毒属。HAV 呈球形,直径 27～32nm,无包膜,由 32 个亚单位结构组成。HAV 基因组为单股线状 RNA,全长由 7478 个核苷酸组成。根据核苷酸序列同源性原则,HAV 可分为 Ⅰ～Ⅶ型,其中 Ⅰ～Ⅳ 型来源于人类,我国已分离基因型均为 Ⅰ 型。感染人类的 HAV 存在 1 个血清型,因此具有 1 个抗原抗体系列,IgM 抗体是近期感染的血清学标志物,一般维持 8～12 周,IgG 抗体是既往感染的血清学标志物,可长期存在。HAV 对外界抵抗能力较强,室温下可生存 1 周,干粪中 25℃ 可生存 30d,在贝类、污水、淡水、海水、泥土中能生存数月。HAV 对有机溶剂较为耐受,但对紫外线、甲醛、氯等敏感。80℃ 5min 或 100℃ 1min 可使 HAV 灭活。

二、流行病学

人类对 HAV 普遍易感,主要通过粪-口途径感染,全世界每年约有 140 万新发患者,整体呈现发展中国家感染率高、病死率高,发达国家感染率低、病死率低的特点,WHO 根据血清 HAV 抗体阳性率划分为高度、中度、低度和极低度四个流行区。美国 HAV 年感染率为 1/10 万,我国 HAV 人群流行率(抗 HAV 阳性)约 80%,大多在青少年之前获得感染,随着甲肝疫苗的接种,发病率呈逐年下降趋势。在发达国家中,由于许多成年人既往未感染过 HAV,当感染 HAV 时容易出现严重并发症,甚至进展至肝衰竭。甲型肝炎传染源为急性期患者和隐性感染者,当抗 HAV 出现时,粪便排毒基本停止。粪便污染饮用水源、食物、蔬菜、玩具等可引起疾病流行。日常生活接触多为散发性发病,输血后甲型肝炎极为罕见。

HAV 感染主要引起普通急性肝炎,整体预后较好。WHO 的数据显示 <15 岁 HAV 感染患者病死率为 0.1%,15－39 岁 HAV 感染患者病死率为 0.3%,≥40 岁 HAV 感染患者病死率为 2.1%。美国疾病预防控制中心对 2010 年死于 HAV、HBV、HCV 感染的患者进行统计,发现 18 473 例患者中死于 HAV 感染共 96 例,占总人数的 0.03%,其中以 45－64 岁患者居多,男性明显多于女性。HAV 感染导致成年人肝衰竭较为罕见,发展中国家由于卫生条件较差,有较多儿童、青少年肝衰竭病例,均主要以急性肝衰竭为主。HAV 感染者合并其他慢性肝病基础时,也可发生 ACLF。某医院一项 875 例 HAV 感染回顾性研究显示,仅有 9 例出现 HAV 相关肝衰竭,发生率约为 1.03%。我国一项对 3233 例肝衰竭患者的研究表明,单纯 HAV 感染导致急性肝衰竭 1 例、亚急性肝衰竭 2 例,合并 HBV 感染时导致 ACLF 5 例。美国急性肝衰竭研究学组对 1988－2005 年 925 例发生急性肝衰竭患者的调查发现,29 例病例为 HAV 相关肝衰竭,所占比例为 3.1%。来自拉丁美洲巴西的报道显示,HAV 相关肝衰竭是 20 岁以下儿童、青少年急性肝衰竭中最重要的病因,所占比例为 33%～43%,与印度、巴基斯坦、南非等发展中国家情况相似。此外,孕妇也可出现 HAV 相关肝衰竭,且病死率较高。

三、发病机制

HAV 相关肝衰竭多表现为急性肝衰竭、亚急性肝衰竭,发病机制未明,考虑与以下因素相关。

1. **病毒因素** HAV 对肝具有一定的直接损害作用。HAV 经口进入体内后,由肠道进入血流,引起短暂病毒血症,1 周后进入肝细胞内复制,2 周后由胆汁排出体外。在 HAV 感染早期,由于病毒增殖,可直接破坏大量肝细胞。

2. 宿主因素　①HAV 相关肝衰竭体内可出现强烈免疫反应,以特异性 CD8$^+$T 淋巴细胞为核心的细胞免疫在清除细胞内病毒方面起重要作用,同时也是造成肝细胞凋亡或坏死的主要因素。Rezende G 等研究发现,HAV 相关肝衰竭患者体内 HAV RNA 载量明显降低,与宿主发生过度免疫反应相关。②特异性 CD8$^+$T 淋巴细胞数量通常在患者出现症状的 2～3 周后达到高峰,因此以 NKT 细胞为代表的固有免疫系统在 HAV 相关肝衰竭中也发挥着举足轻重的作用。研究表明,氨基酸插入导致 TIM1 基因出现多态性现象,延长的突变基因被 NKT 细胞表达,使得 HAV 感染肝细胞出现大量溶解,导致肝衰竭。

3. 毒素因素　严重肝病患者,由于库普弗细胞功能严重受损,来自门静脉的大量内毒素未经解毒而进入体循环。内毒素可直接或通过激活库普弗细胞释放的化学介质引起肝坏死,且是其他肝毒物质(如半乳糖胺、四氯化碳和乙醇等)致肝坏死的辅助因素,因而可导致肝衰竭的发生。

四、临床表现

HAV 相关肝衰竭患者早期由于急性病毒血症,可出现发热、畏寒症状,同时伴有乏力、食欲缺乏、恶心、呕吐、厌油、腹胀、肝区痛、尿色加深等表现。随后发热消退,出现尿黄加深、皮肤黄、眼黄、皮肤瘀斑等症状。进展至肝衰竭后,出现以凝血功能障碍、黄疸、肝性脑病、腹水等为主要表现的一组临床症候群,常伴随急性肾损伤、肝肾综合征、低钠血症、肝性胃肠功能不全、出血、感染等合并症。单纯 HAV 感染相关肝衰竭临床表现为急性肝衰竭、亚急性肝衰竭,HAV 感染合并其他慢性肝病基础时可表现为 ACLF。

我中心应用我国肝衰竭标准对 2002 年 1 月至 2012 年 12 月发生 HAV 相关肝衰竭患者进行回顾性分析,研究显示 HAV 感染者中肝衰竭发生率为 2.5%(13/525 例),平均年龄 40 岁,单纯 HAV 感染 4 例,合并其他肝病 9 例,合并其他肝病出现肝衰竭的发生率(8.3%)明显高于单纯 HAV 感染(0.96%),急性肝衰竭 2 例,亚急性肝衰竭 6 例,ACLF 5 例,对于亚急性肝衰竭、ACLF 患者的临床分期发现早期 2 例、中期 3 例、晚期 6 例。肝衰竭患者 ALT 峰值波动于 52～2386U/L,AST 峰值波动于 70～2026U/L,TBil 峰值波动于 188～560μmol/L,PA 峰值波动于 12%～38.9%。合并电解质紊乱患者 10 例,腹水患者 9 例,胸腔积液患者 2 例,原发性腹膜炎患者 4 例,肝性脑病患者 5 例,HRS 患者 2 例。

印度一项研究表明,具有肝硬化基础的患者合并 HAV 急性感染时可出现 ACLF,3 个月病死率为 44.6%。儿童在慢性肝病基础上感染 HAV 也可以出现 ACLF,印度另一项对 36 例存在慢性肝病基础的患儿研究中有 6 例合并 HAV 感染,其中 1 例出现 ACLF,5 例未发生 ACLF。

五、病原学检查

具备下列任何一项均可确诊为 HAV 感染:①抗 HAV IgM 阳性;②抗 HAV IgG 急性期阴性,恢复期阳性;③粪便中检测出 HAV 颗粒或 HAV 抗原或 HAV RNA。

六、诊断

有流行病学史,有相关临床症状及体征,有明确病原学检查,符合肝衰竭诊断标准的

HAV 感染患者可明确诊断为 HAV 相关肝衰竭。

七、鉴别诊断

由于 HAV 与 HEV 均通过粪-口途径传播,且具有相似的临床表现,因此需要与 HEV 相关肝衰竭进行鉴别,通过病原学检测即可将两种疾病区分开来。

八、预后

美国急性肝衰竭研究组对 1988—2005 年 925 例发生急性肝衰竭患者的研究表明,共有 29 例为 HAV 相关急性肝衰竭,3 周后 16 例完全恢复,9 例行肝移植治疗,4 例死亡,好转率为 55%,ALT<2600U/L,Cr176.8μmol/L>(2.0mg/dl),接受气管插管、给予升压治疗是影响 HAV 相关肝衰竭患者预后的独立危险因素。来自法国的一项研究显示,通过与普通急性 HAV 肝炎相比,HAV 相关急性肝衰竭患者具有 V 因子活性降低、TBil 水平增高、女性发病率高、HAV RNA 病毒载量低、非 Ⅰa 基因型比例高、年龄大等特点,低 HAV RNA 病毒载量、高 TBil 水平、V 因子活性降低、发生 HAV 相关急性肝衰竭是影响 HAV 感染患者预后的独立危险因素,该项研究中 HAV 相关急性肝衰竭好转率为 42%。某中心统计 2002—2012 年 HAV 相关肝衰竭好转率为 46%,与国外相关研究基本一致。印度学者对肝硬化合并 HAV 感染所致肝衰竭患者的研究中显示,3 个月患者好转率为 55.4%,Ⅲ~Ⅳ度肝性脑病、低钠血症、肾衰竭是影响该类患者预后的独立危险因素。

九、治疗

目前 HAV 相关肝衰竭的内科治疗尚缺乏特效药物和手段,无抗病毒治疗依据。原则上强调早期诊断、早期治疗,并积极防治各种并发症。肝衰竭患者诊断明确后,应进行病情评估和重症监护治疗,参考肝衰竭一般治疗手段,有条件者可考虑进行人工肝治疗,视病情进展情况进行肝移植治疗。

十、预防

(一)控制传染源

HAV 相关肝衰竭患者应隔离治疗至病毒消失,对患者粪便等排泄物进行严格管理。

(二)切断传播途径

改善环境卫生和个人卫生,加强粪便、水源管理,提供安全用水,规范污水处理,做好食品卫生、餐具消毒等工作。

(三)保护易感人群

1. 主动免疫　接种甲肝疫苗是减少 HAV 相关肝衰竭发病率最有效的方法。目前有甲肝纯化灭活疫苗和减毒活疫苗两种类型,以前者运用更为广泛,保护期可达 20 年以上。灭活疫苗成分为灭活后纯化全病毒颗粒,减毒活疫苗成分为减毒后活病毒为主。接种对象为抗 HAV IgG 阴性者,灭活疫苗接种两针(0,6 个月),减毒活疫苗接种一针。

2. 被动免疫　对近期有与 HAV 感染者密切接触的易感者,可给予人丙种球蛋白进行被动免疫预防注射,免疫期为 2~3 个月。

(李　晨　郭　聪　游绍莉)

参 考 文 献

刘晓燕,陈婧,王晓霞,等.2012.3233 例急性、亚急性、慢加急性肝衰竭病因特点分析.临床医学工程,19(5):823-825.

杨绍基,任红.2010.传染病学.7 版.北京:人民卫生出版社,23-51.

中华医学会感染病学会分会肝衰竭与人工肝学组,中华医学会肝病学分会重型肝病与人工肝学组.2012.肝衰竭诊疗指南(2012 年版).中华临床感染病杂志,5(6):321-327.

朱冰,刘鸿凌,臧红,等.2013.甲型病毒性肝炎重症化临床分析.中华实验和临床病毒学杂志,27(6):467-468.

朱世殊,张鸿飞,杨晓晋.2001.甲型肝炎病毒感染引起的儿童重型肝炎.中华实验和临床病毒学杂志,15(2):193.

Ciocca M,Moreira-Silva S F,Alegría S,et al.2007.Hepatitis A as an etiologic agent of acute liver failure in Latin America.Pediatr Infect Dis J,26(8):711-715.

Jagadisan B,Srivastava A,Yachha S K,et al.2012.Acute on chronic liver disease in children from the developing world:recognition and prognosis.J Pediatr Gastroenterol Nutr,54(1):77-82.

Kim H Y,Eyheramonho M B,Pichavant M,et al.2011.A polymorphism in TIM1 is associated with susceptibility to severe hepatitis A virus infection in humans.J Clin Invest,121(3):1111-1118.

Ly KN,Xing J,Klevens R M,et al.2014.Causes of death and characteristics of decedents with viral hepatitis,United States,2010.Clin Infect Dis,58(1):40-49.

Polson J,Lee W M,American Association for the Study of Liver Disease.2005.AASLD position paper:the management of acute liver failure.Hepatology,41(5):1179-1197.

Radha Krishna Y,Saraswat V A,Das K,et al.2009.Clinical features and predictors of outcome in acute hepatitis A and hepatitis E virus hepatitis on cirrhosis.Liver Int,29(3):392-398.

Rezende G,Roque-Afonso A M,Samuel D,et al.2003.Viral and clinical factors associated with the fulminant course of hepatitis A infection.Hepatology,38(3):613-618.

Sarin S K,Kumar A,Almeida J A,et al.2009.Acute-on-chronic liver failure:consensus recommendations of the Asian Pacific Association for the study of the liver(APASL).Hepatol Int,3(1):269-282.

Taylor R M,Davern T,Munoz S,et al.2006.Fulminant hepatitis A virus infection in the United States:Incidence,prognosis,and outcomes.Hepatology,44(6):1589-1597.

Vaughan G,Forbi J C,Xia G L,et al.2014.Full-length genome characterization and genetic relatedness analysis of hepatitis A virus outbreak strains associated with acute liver failure among children.J Med Virol,86(2):202-208.

第三节　戊型肝炎病毒感染肝衰竭

肝衰竭在我国主要由嗜肝病毒感染所致,其中乙型肝炎病毒(HBV)感染最为常见,但是戊型肝炎病毒(HEV)感染也是其中重要因素。HEV 感染在世界范围内以散发或局部流行区暴发式流行,主要发生在第三世界国家,即在亚洲、非洲、南美洲等发展中国家,我国属于高发区。据全国传染病报告,我国戊型肝炎发病率呈上升趋势,多数地区成为急性肝炎的首位因素。老年患者、妊娠妇女、有乙型肝炎或肝硬化基础病患者,HEV 感染常常病情较重,出现肝衰竭表现。

一、病原学与发病机制

戊型病毒性肝炎(简称戊肝)是由戊型肝炎病毒(HEV)引起的急性肠道传染病,流行特点类似于甲肝,经口-粪途径传播,具有明显季节性,多见于雨季或洪水之后,也可经输血、母婴垂直传播,在散发病例中,HEV 的传播可能与人群的免疫力、生活环境、卫生条件、年龄等多种因素有关,HEV 是否还存在其他传播方式尚不明确。戊型肝炎病毒为单股正链 RNA 病毒,其形态为圆球状,无外壳,直径为 32~34nm,表面结构有突起,可见实心和空心两种颗粒,实心者为完整的 HEV,空心者为不含完整基因的 HEV。HEV 主要在肝细胞中复制。戊型肝炎为急性自限性疾病,一般人群感染 HEV 后 4~6 周可完全康复,预后良好。但免疫力低下的人感染 HEV 后,可迁延为慢性肝炎,并可发展为肝硬化。老年人、婴幼儿、有慢性肝病基础的患者感染 HEV 后,可导致病情迅速恶化,其发生肝衰竭及相关并发症的概率明显增高,预后较差。与基因 1 型、2 型 HEV 相比,基因 3 型、4 型 HEV 的致病性较弱,由 3 型、4 型 HEV 引起肝衰竭的报道极为少见。

二、临床表现

潜伏期为 10~60d,平均为 40d。成年人感染多表现为临床型,儿童多为亚临床型。临床症状及肝功能损害较重。一般起病急,黄疸多见。50% 有发热,伴有乏力、恶心、呕吐、肝区痛。约 1/3 有关节痛。常见胆汁淤积状,如皮肤瘙痒、大便色变浅较甲型肝炎明显。多数肝大,脾大较少见。大多数患者黄疸于 2 周左右消退,病程 6~8 周,一般不发展为慢性。孕妇感染 HEV 病情重,易发生肝衰竭,尤其妊娠晚期病死率高(10%~39%),可见流产与死胎,其原因可能与血清免疫球蛋白水平低下有关。HBsAg 阳性者重叠感染 HEV,病情加重,易发展为急性重型肝炎。肝衰竭患者起病急,有不同程度的乏力、纳差、恶心、呕吐等消化道症状,中重度身目黄染,可出现低蛋白血症,出现水肿、少尿、腹胀等症状,伴不同程度电解质紊乱。可出现多种并发症,包括肝性脑病、肝肾综合征、上消化道出血、感染(原发性腹膜炎、肺部感染)等。

三、实验室检查

1. 血常规　血常规检查大多数患者白细胞不同程度升高,血小板下降,可出现贫血。

2. 病毒学　抗-HEV IgM 阳性和(或)抗-HEV IgG 阳性。所有没有其他原因可解释的急性、慢性肝炎都应该考虑是否存在 HEV 感染。免疫力正常的急性 HEV 感染根据抗-HEV IgM 可以诊断,抗-HEV IgG 滴度增加提示 HEV 近期感染。但不同方法检测这些抗体的特异性、敏感性和结果的一致程度不尽相同。对于免疫功能低下者由于血清转换延迟,如果怀疑 HEV 感染应当检测 HEV RNA,在急性 HEV 感染数周内可以检测血液或粪便中的 HEV RNA。但是 HEV RNA 持续时间不长,发病后大约 3 周血液中即检测不到,粪便中可继续排毒 2 周,因此可检测病毒 RNA 的"窗口"非常短暂,如果患者发病后就诊不及时,HEV RNA 检测结果阴性不能排除 HEV 近期感染,目前 HEV RNA 检测方法尚未很好标准化,敏感性及特异性不尽如人意,但是 HEV RNA 检测在评价和监测慢性戊型肝炎抗病毒治疗反应中有极其重要的作用。

3. 生化　ALT 均呈轻至重度升高。血清总胆红素明显升高(>10mg/dl,或每日升高大于 1mg/dl),且以直接胆红素升高为主,尿胆红素均为强阳性。低蛋白血症,白蛋白明显降低;

胆碱酯酶、血清总胆固醇均降低；血清碱性磷酸酶、乳酸脱氢酶、总胆汁酸不同程度升高。

4. 凝血功能　PT 不同程度延长，PTA 降低，低于 40%。

5. 其他　血尿素氮（BUN）及 Cr、血氨可升高，低血糖。

6. 影像学检查　B 超、CT 检查示肝缩小，肝形态欠规整，肝裂增宽，脾大，腹水症。

四、诊断

1. 戊型病毒性肝炎，急性肝衰竭　符合黄疸型戊肝临床诊断，起病 14d 内，出现乏力、消化道症状，黄疸等临床表现进行性加重，并可出现腹水和（或）神经精神症状（表现为烦躁不安，定向力障碍，甚至神志不清、嗜睡、昏迷），且 PTA 进行性降至 40% 以下。

2. 戊型病毒性肝炎，亚急性肝衰竭　符合黄疸型戊肝临床诊断，起病后 14d 以上至 6 个月，出现乏力、消化道症状，黄疸等临床表现进行性加重，并可出现腹水和（或）神经精神症状（表现为烦躁不安，定向力障碍，甚至神志不清、嗜睡、昏迷），且 PTA 进行性降至 40% 以下。

五、治疗

适当休息、合理营养为主，选择性使用药物为辅。防止过劳及避免应用损肝药物。早期严格卧床休息最为重要，症状明显好转可逐渐增加活动量，以不感到疲劳为原则，治疗至症状消失，隔离期满，肝功能正常可出院。饮食以易消化的清淡食物为宜，应含多种维生素，有足够的热量及适量的蛋白质。戊型肝炎肝衰竭迄今尚无特效治疗，参考肝衰竭一般治疗手段。

对有慢性肝病基础或 3 型 HEV 感染引起的重度戊型肝炎、肝功能受损严重的患者，应用利巴韦林治疗可能对促进氨基转移酶、胆红素及 INR 等的恢复有利，但是利巴韦林是否能够防止重度戊型肝炎进展为暴发性肝衰竭需要前瞻性研究进行评价。

六、预后

影响戊型肝炎肝衰竭预后的因素很多，有研究显示，多因素 Logisti 回归分析表明，重症戊型肝炎与年龄、病毒载量、饮酒过度等相关。目前临床上常采用血清总胆红素、PT 及 PTA，胆碱酯酶、血清总胆固醇、血糖等指标来判断肝衰竭的严重性。其中血清总胆红素的高低往往反映肝细胞坏死的程度。严重胆-酶分离也提示病情危重。并发症的多少和严重程度也是判断预后的重要指标，并发症越多，预后越差。有报道显示孕妇感染后病死率高达 20%，尤其处于妊娠后 3 个月的女性患者中病死率可达 10%～39%。朱冰等报道有乙型肝炎、肝硬化或酒精性肝硬化基础的患者，感染 HEV 时更容易发生肝衰竭，Kumar A 等报道有重叠感染导致伴随肝病基础的 HEV 相关 ACLF 患者，病死率平均高达 34%。

（柳芳芳　游绍莉）

参 考 文 献

唐玉兰,谭文婷,谭顺,等.2011.282 例散发性戊型肝炎流行病学及临床特征分析.第三军医大学学报,11:1178-1182.

韦勇宁,车财妍.2010.重型戊型肝炎危险因素及临床特点分析.中国现代医生,36:21-22.

张文瑾,范振平,张海燕,等.2006.重型戊型肝炎的早起预测分析.中华医学杂志,30:2143-2145.

朱冰,游绍莉,臧红,等.2012.134 例 HEV 相关肝衰竭患者临床特点分析.中华实验和临床病毒学杂志,26:
301-303.

Baylis S A,Gartner T,Nick S,et al.2012.Occurrence of hepatitis E virus RNA in plasma donations from Sweden,Germany and the United States.Vox Sang,103:89-90.

Baylis S A,Koc O,Nick S,et al.2012.Widespread distribution of hepatitis E virus in plasma fractionation pools.
Vox Sang,102:182-183.

Bose P D,Das B C,Kumar A,et al.2011.High viral load and deregulation of the progesterone receptor signaling
pathway:association with hepatitis E-related poor pregnancy outcome.J Hepatol,54:1107-1113.

Koenecke C,Pischke S,Heim A,et al.2012.Chronic hepatitis E in hematopoietic stem cell transplant patients in
a low-endemic country? Transpl Infect Dis,14:103-106.

Kumar A,Saraswat V A.2013.Hepatitis E and Acute-on-Chronic Liver Failure.J Clin Exp Hepatol,3(3):
225-230.

Legrand-Abravanel F,Kamar N,Sandres-Saune K,et al.2011.Hepatitis E virus infection without reactivation in
solid-organ transplant recipients,France.Emerg Infect Dis,17:30-37.

Liu L,Liu Y.2011.Analysis of acute to chronic hepatitis E:6-10 year follow-up.Hepatogastroenterology,58:
324-325.

Rein D B,Stevens G,Theaker J,et al.2012.The global burden of hepatitis E virus.Hepatology,55:988-997.

Schlosser B,Stein A,Neuhaus R,et al.2012.Liver transplant from a donor with occult HEV infection induced
chronic hepatitis and cirrhosis in the recipient.J Hepatol,56:500-502.

Srivastava R,Aggarwal R,Sachdeva S,et al.2011.Adaptive immune responses during acute uncomplicated and
fulminant hepatitis E.J Gastroenterol Hepatol,26:306-311.

第四节　非嗜肝病毒性肝衰竭

非嗜肝病毒性肝衰竭是一组嗜肝病毒以外的其他病毒引起的肝衰竭,包括腺病毒、柯萨奇病毒、巨细胞病毒、EB 病毒、单纯疱疹病毒(1、2 型)、疱疹病毒 6 型、副流感病毒、副黏液病毒、登革热病毒、带状疱疹病毒、黄热病病毒、微小病毒 B19 等,但常见的主要是巨细胞病毒(cytomegalovirus,CMV)、EB 病毒、单纯疱疹病毒等感染引起的肝衰竭。

一、巨细胞病毒肝衰竭

CMV 感染是由人巨细胞病毒所引起的先天性或后天获得的感染。其特征性病变是受感染细胞体积增大,胞核和胞质内出现包涵体,故又称巨细胞病毒感染。人巨细胞病毒(human cytomegalovirus,HCMV)属人疱疹病毒科 β 亚科,患者及隐形感染者可长期或间歇性通过血液、泪液、涎液、乳汁、宫颈分泌物、精液、尿液、粪便等排出病毒,通过垂直传播、水平传播、医源性传播、性传播等多种方式传播病毒。世界各地的 HCMV 感染菌较常见,35 岁以上的成年人 80%～90%可检测出抗体。但这种抗体为不完全保护作用。病毒 DNA 可掺入宿主细胞,长期呈潜伏型,偶可活化,故病毒很难被宿主完全清除。在年龄小、免疫力差的人群中有症状感染者较多,而在年长儿童和青壮年则以隐性感染居多。HCMV 感染可累及全身各个器官,肝损害多见,但发展至肝衰竭少见。本文着重介绍 HCMV 诱导的肝衰竭。

(一)发病机制和病理表现

HCMV 侵入人体后潜伏于血管平滑肌细胞和内皮细胞,病毒 DNA 片段整合到血管细胞

DNA中，激活凝血系统和细胞因子，促进血小板衍生生长因子表达，促进白细胞和血小板黏附，损伤内皮细胞。HCMV主要侵犯上皮细胞，全身各器官可受累，引起间质炎症反应、灶性坏死或肉芽肿病变。病理特征是巨细胞形成。

HCMV感染主要损害细胞免疫，表现为淋巴母细胞转化率降低。可出现单核细胞增多症表现，即末梢血中出现异常淋巴细胞，主要为活化的$CD8^+$ T淋巴细胞。在肝可引起淋巴细胞、浆细胞、单核细胞等细胞炎症反应。HCMV在免疫细胞内的复制可引起机体免疫力下降，从而增加其他机会性病原体的二重感染，且机体免疫力下降时隐性感染可能再次激活。

（二）临床表现

出现肝衰竭的患者，除有黄疸、肝脾大外，不同原因造成的感染，表现略有不同。

1. 在先天性感染的新生儿中，还可有发热、气急、发绀、紫癜、血尿、小头畸形或脑炎症状等多器官损害表现，多数于数周内死亡。

2. 在后天感染的婴幼儿中，HCMV感染也是婴儿肝炎综合征常见病因之一。除肝损害表现外，偶可发生间质性肺炎。

3. 在儿童HCMV感染者中，还可有发热、皮疹、颈前或淋巴结肿大等，个别可有肺炎、肠炎、心肌炎、多发性神经炎。外周血异常淋巴细胞增高与EBV感染相似而嗜异性凝集试验阴性。

4. 成年人HCMV感染者中，症状与儿童相似，但发热时间较长，淋巴结肿大及肝大较儿童多见。

5. 输血后感染，多在输血1～8周或以后出现症状，有发热、乏力、嗜睡、贫血等表现。

6. 器官移植后或免疫缺陷（低下）者的感染，免疫缺陷者HCMV感染发生率高，而器官移植本身就是免疫低下的各种原因中的一种，其临床表现差异大，可同时出现多器官功能损害，可有乏力、食欲缺乏、恶心等消化道症状，也可有肌肉酸痛、关节痛等。

（三）实验室检查

除肝功能损害的各项表现外，血常规可见外周血白细胞计数升高，淋巴细胞增多，异型淋巴细胞占白细胞总数10％以上，但嗜异性凝集试验阴性。

病原学方面，可在血、尿、咽部及宫颈等分泌物培养分离出病毒，但周期长，需3周以上才能判定结果，故不能满足临床早期需要。临床常用的有血清相关抗原抗体检测和组织病理学检查。

1. 血清抗体检查　CMV IgM抗体检测是诊断CMV原发感染或活动性感染的有效指标。一般原发感染后2周左右出现，持续12～28周。故其阳性表明新近感染、潜伏的病毒被激活或新生儿先天性感染。单独抗CMV IgG阳性表明曾经有过感染，双份血清效价4倍以上升高表明近期感染。

2. CMV-PP65检测　CMV-PP65蛋白是CMV的被膜蛋白，其表达与复制呈明显相关，一般活动感染时持续高水平表达，潜伏感染时表达极低，治疗后随病毒消失而阴转，常作为病毒抗原血症快速诊断的靶抗原。

3. HCMV抗原检测　用单克隆抗体酶联免疫夹心法可直接检测分泌物、体液或细胞中的HCMV抗原，不仅快速敏感，而且可排除感染细胞中非特异性IgG-Fc受体所导致的假阳性反应。

4. HCMV核酸检测　可用聚合酶链反应检测血清、尿标本中的HCMV-DNA，也可用反转录-聚合酶链反应检测 HCMV mRNA。阳性提示有 HCMV 感染,有病毒复制,但不一定就是 HCMV 病。

5. 病理学检查　细胞或组织病理学检查可见特征性巨细胞样变及包涵体,有助于诊断,但阳性率低,且不能仅此确诊。免疫组化技术可进行 CMV 抗原检测,有助于诊断。

(四)诊断

在肝衰竭的诊断基础上,排除其他病毒感染,外周血淋巴细胞百分比升高、异型淋巴细胞>10%、嗜异性凝集试验阴性,再加上上述特异性实验室检查(CMV 抗原、抗体、核酸等)阳性,即可确诊。需要指出的是,也有 HCMV 感染而淋巴细胞不高或无异常淋巴细胞出现者。

(五)治疗

除肝衰竭的一般治疗外,还有针对病因的抗病毒治疗。

1. 更昔洛韦　可抑制细胞中 HCMV-DNA 的合成,是抗 HCMV 治疗的首选药物。由于口服生物利用度低,一般静脉给药。剂量为 5mg/kg,每 12 小时 1 次,每次持续至少 1h,疗程 14～21d。预防复发或维持治疗时改为 5mg/kg,1/d,每周给药 7d,或 6mg/kg,1/d,每周给药 5d。主要不良反应为骨髓抑制,轻微者可加用粒细胞集落刺激因子,严重者需停药。阿昔洛韦对本病无效。

2. 膦甲酸钠　为 HCMV-DNA 聚合酶抑制药,可用于更昔洛韦无效、过敏或不能耐受的患者。治疗剂量为 60mg/kg,每 8 小时一次,每次持续至少 1h,疗程 2～3 周,维持剂量 90～120 mg/kg,1/d,每次持续至少 2h,每周给药 5～6d。主要不良反应是肾毒性,限制了在肾移植患者的应用,此外还有红细胞降低、电解质紊乱、胃肠不适、乏力、恶心等。

3. 高效价 HCMV 免疫球蛋白　可以中和 HCMV,阻止其细胞毒性 T 淋巴细胞效应,减轻组织损害,对病情危重患者可以与抗病毒药物联用。

二、EB 病毒肝衰竭

EB 病毒(Epstein-Barr virus,EBV)是 1964 年 Epstein 和 Barr 在研究非洲儿童恶性淋巴瘤时发现的一种亲人类 B 淋巴细胞的疱疹病毒,属疱疹病毒科 γ 亚类,主要经唾液传播,也有报道可经输血传播和性传播。其临床感染方式主要有两种,即复制性感染和潜伏感染,后者最为常见。人群对 EBV 普遍易感,大多数人感染 EBV 是无症状的,多在儿童时期发生,有报道检测 18 岁人群 EBV 血清阳性率可达 90%～95%。而显性感染大多出现在幼时未感染的成年人中。由于在幼儿时期的传染率相对较低,发达国家比发展中国家显性感染率更高。

EBV 感染引起的最常见疾病是传染性单核细胞增多症,呈自限性经过,预后大多良好。但出现呼吸、循环、神经、消化等系统并发症,或少见的慢性活动性感染、嗜血细胞综合征及器官移植或免疫缺陷者感染,则预后不良。据统计,感染 EBV 的病例中 2%～15% 可见轻微的肝炎,表现有腹部不适和恶心,肝酶升高在正常高值的 2～3 倍,部分可出现胆红素轻微升高,但很少有大量黄疸。肝功能异常大多出现在病程的第 2 周,在 2～6 周恢复。严重的肝损害很少见,一旦发生,就是急性 EBV 感染致死的主要因素。大多数暴发性病例发生在器官移植后或伴随有免疫缺陷,如 HIV 感染患者、肿瘤放化疗中等。在此,我们主要讨论 EBV 诱导的肝衰竭。

(一)发病机制和病理

EBV 是一种嗜淋巴性的人疱疹病毒,其进入口腔后先在咽部的淋巴组织内增殖,继而进入血液循环中产生病毒血症,并进一步累及淋巴系统的各组织和脏器。过去认为 EBV 只感染 B 淋巴细胞,导致 B 细胞抗原性改变,继而引起 T 淋巴细胞防御性反应。近年来认为对 EBV 易感的细胞中还包括上皮细胞、T 淋巴细胞、肝细胞。但肝细胞上是否存在 EBV 受体还有待研究。B 细胞受到 EBV 感染后引起一系列免疫反应,包括分泌各种细胞因子,表达相关基因和蛋白促进已感染病毒的细胞被杀伤,促进杀伤细胞增殖等。经过 4～6 周免疫反应使 EBV 阳性细胞显著减少后疾病自愈,故 EBV 感染多为自限性病程。

本病的病理特征是全身淋巴网状组织的良性增生,主要在淋巴结、扁桃体、增殖体、肝、脾,严重者也可见于全身各脏器,主要为血管周围淋巴细胞集结。发病 5d 肝组织可见病变,10～30d 达高峰。肝组织结构保持不变,窦状隙和汇管区有大的单核细胞浸润,多形核白细胞和淋巴细胞增多,库普弗细胞、星状细胞增生,偶见肉芽肿性改变。后期双核肝细胞和有丝分裂明显。临床痊愈后,异常细胞消失,恢复可能需要长达 8 个月的时间。无慢性化表现。持续感染是引起慢性病变的原因。

(二)临床表现

除了肝衰竭的常见表现如极度乏力、厌食、恶心、呕吐、腹胀等消化道症状外,本病还可有发热(排除细菌及真菌感染),一般体温在 38～40℃,热型不定,持续时间不定,大多热程在 2 周左右,但中毒症状不明显。常有咽峡炎或淋巴结肿大,查体可见肝脾大,严重者可能由于脾迅速增大导致脾破裂。部分患者出现多形性皮疹,可为丘疹、斑丘疹、荨麻疹或猩红热样皮疹,偶见血性皮疹,多见于躯干、前臂。其他症状还包括:眼睑水肿,少见的有无菌性脑膜炎、脑干脑炎、周围神经炎、胸腔积液、心包炎、心肌炎、肾炎、血小板减少性紫癜、溶血性贫血、再生障碍性贫血、粒细胞缺乏、腮腺肿大等症。

(三)实验室检查

除符合肝衰竭的诊断标准外,还可有以下异常。

1. 血常规　发病早期白细胞数可正常或稍低,随疾病发展可明显升高,分类中以单核细胞为主。异型淋巴细胞常出现在发病后第 1～3 周,如其比例达到 10% 或绝对值在 $1×10^9/L$ 以上则有诊断意义。

2. 嗜异性凝集试验　假阳性多见,也有假阴性可能,约有 10% 患者始终为阴性。但经豚鼠肾吸附后凝集效价仍在 1:64 以上有诊断价值,效价逐周上升 4 倍以上者意义更大。此外,嗜异性凝集试验有时在第 3 周以后才有阳性结果,故早期阴性结果并不能排除本病。

3. EBV 抗体检测　包括衣壳抗原(VCA)、膜抗原(MA)、早期抗原(EA)及核抗原(EBNA)的相应抗体。VCA-IgM 可于病后数日或 2 周内出现,其效价≥1:80 为阳性,高峰期为 2～3 个月,以后逐渐下降到固定浓度持续终身。MA-IgG 与病毒的中和反应有关,临床很少应用。EA-IgG 为近期感染或 EBV 复制活跃标志,效价>1:20 为阳性,常在临床症状期后 3～4 周达高峰,其下降速度比 VCA-IgG 快,亦有诊断价值,但临床少用。EBNA 抗体出现在恢复期并持续终身。EBNA 抗体阴性,VCA-IgM 抗体持续阳性表示 EBV 的急性持续感染。而 VCA-IgM 抗体和 EA-IgG 抗体阴性,VCA-IgG 抗体和 EBNA 抗体阳性提示为既往感染。应注意在婴儿 EBV 的抗体可能为阴性。

4. 脑脊液检查　有神经系统症状者行腰椎穿刺检查脑脊液可为正常或压力增高,白细胞增多,以淋巴细胞为主,可有异常淋巴细胞。生化显示蛋白增高,糖正常,EBV 抗体 VCA-IgM 阳性。

5. **肝病理** 除大面积肝细胞坏死外,肝门静脉周围可见淋巴细胞和单核细胞浸润。胆管可见轻微肿胀,但少见梗阻。有研究认为,EBV 并不直接感染肝脏,而是通过对 CD8+ T 淋巴细胞浸润间接损伤肝脏。尽管有别的研究证明 EBV 存在于肝细胞内,但认为宿主的 B 淋巴细胞和 T 淋巴细胞在肝损伤中占主要因素。

(四)诊断

在肝衰竭的诊断基础上,排除其他病毒感染,具有发热、咽峡炎、淋巴结和肝、脾大的典型三联征,外周血异型淋巴细胞>10%和 EBV 感染的证据(即嗜异性凝集试验阳性及相关抗体阳性)即可临床诊断。

需要指出的是,黄疸可能源于胆汁淤积性肝炎或溶血。因此任何出现黄疸的患者都应检查完整的血细胞计数和外周血涂片检查,特别是间接胆红素升高时应注意排除溶血。

(五)治疗

本病多预后不良。治疗以对症支持为主。原则上强调早期诊断、早期治疗,除肝衰竭的一般治疗外,针对病因的治疗包括抗病毒药物如阿昔洛韦、更昔洛韦、干扰素等的应用,据临床使用观察,可缩短病程,减轻临床症状。必要时肝移植也是有效的治疗方法。

三、单纯疱疹病毒肝衰竭

单纯疱疹病毒(herpes simplex virus,HSV)属于疱疹病毒科 α 亚科,根据抗原性的差别目前把该病毒分为 1 型和 2 型。HSV 在全球广泛分布,人群中感染极为普遍,潜伏和复发感染者较多见,女性多于男性。患者和带毒者是该病的传染源。病毒存在于感染者的疱疹液、病损部位分泌物及涎液和粪便中,可通过皮肤、黏膜的直接接触或性接触进入体内。HSV-1 感染大多限于口腔黏膜,HSV-2 一般与生殖器损害有关,但有时也可出现相反的情况。HSV 在肝或其他内脏器官的播散并不常见,然而女性 HSV-1 的感染可表现为无菌性脑膜炎。有 HSV 导致的暴发性肝衰竭多发生在免疫低下的人群中,如孕妇(孕晚期多见)、正在接受化疗者、HIV 患者。

(一)发病机制和病理

HSV 侵入人体后可在入侵局部形成感染,但一般情况下病毒沿该局部的神经末梢上行传入神经节内潜伏,潜伏的病毒游离存在于神经细胞内或整合至宿主细胞染色体上,在适当条件下可被激活并大量复制,再沿该神经节的神经分支下行播散到外周支配区域组织的细胞内,导致疱疹发作。在机体免疫力低下时可形成病毒血症,发生全身播散性感染。由于病毒长期潜伏于体内,因此可反复发作。

受染细胞可产生特征性的细胞内嗜酸性包涵体:Cowgry A 包涵体,特殊的免疫过氧化物酶染剂能更好地鉴别肝细胞内的包涵体;相邻受染细胞的包膜融合形成多核巨细胞;细胞坏死崩解后形成单房性薄壁水疱,四周可绕以红晕,局部呈炎症反应。初发者炎症反应较重,复发者则较轻。但累及全身感染或内脏器官感染者,其实质器官病灶处的充血反应乃至出血性坏死现象更为显著。

肝实质可见碎片样坏死,较少炎症浸润和间质细胞反应。与乙型肝炎相似,可见毛玻璃样肝细胞。

(二)临床表现

HSV 导致的肝衰竭可分为 HSV 初发性或复发性感染,起病较急,有发热、上感样症状、腹痛、白细胞或血小板减少。部分患者可出现皮肤黏膜的疱疹糜烂性损害。腹部 CT 可见大量低密度影,在增强扫描时不被强化。

HSV 导致的肝炎多进展迅速,据统计,74% 的患者可进展至急性肝衰竭,其中 90% 的患者死亡。

(三)诊断

在肝衰竭的基础上,存在明显皮肤黏膜损害者较易诊断,可用棉拭子在病损处采样或采集体液标本接种细胞,培养分离病毒做出诊断,并可采用细胞免疫组化技术进一步进行 HSV-1、HSV-2 的分型。病毒细胞培养鉴定是 HSV 诊断的金标准,但其技术条件要求高,难以在临床推广。此外病损处刮片的细胞学检查或肝活检可见多核巨细胞及细胞核内嗜酸性包涵体,有助于本病诊断,但不能仅以此作为确诊依据。而肝衰竭患者多有凝血功能障碍,除非行肝移植术,肝标本一般不易取得。

对于没有典型皮肤黏膜损害者,诊断难度较大。由于成年人 HSV 抗体检出率很高,故 HSV 抗体检测阴性有助于排除 HSV 感染(存在免疫应答功能缺陷者除外),但 HSV 抗体检测阳性对临床诊断帮助不大,此类疑难病例确诊有赖于采集标本搜索 HSV 在患者体内存在直接证据。例如,采用免疫荧光技术检测单纯疱疹病毒抗原蛋白,采用原位杂交或 PCR 技术检测单纯疱疹病毒基因成分等。

由于缺乏特异性症状,加大了对 HSV 导致肝衰竭早期诊断的难度。

(四)治疗

在肝衰竭的治疗基础上,针对病毒的标准治疗是用阿昔洛韦,越早治疗预后越好。对播散性感染推荐静脉滴注,剂量为 10mg/kg,每 8 小时 1 次。用药期间应多饮水或酌情加大静脉补液量,避免阿昔洛韦在肾小管内析出结晶,导致肾损害。已有肾功能损害的患者不宜使用本品静脉滴注。单用更昔洛韦对本病无效。较重的患者也可联合使用干扰素。浅表处局部病损可用 3% 阿昔洛韦软膏或 5% 碘苷软膏涂抹,怀疑合并细菌感染者可家用金霉素或新霉素软膏。眼部疱疹可采用 0.1% 碘苷滴眼液滴眼,1/h,病情缓解后可延长给药间歇。病损面积较大者也可外用 3% 硼酸溶液湿敷局部。

胸腺肽等免疫调节剂可调节机体免疫功能,减少感染等并发症,避免疱疹反复发作。

对于进展迅速、病情迅速恶化者,应尽快考虑肝移植。但由于全身病毒感染,肝移植也有很大的风险。肝移植联合阿昔洛韦可有效提高治愈好转率。

四、其他非嗜肝病毒诱导的肝衰竭

除上述 3 种非嗜肝病毒感染可导致肝衰竭外,还可见个案报道下述几种病毒感染导致肝衰竭。

(一)人细小病毒 B19

人细小病毒(HPV)B19 最早于 1975 年由 Cossart 首先从献血者中发现。传染源为患者和病毒携带者,主要经呼吸道传播,孕妇受感染可经宫内感染胎儿。儿童为其易感人群。其感染主要发生在儿童时期,在 15 岁的青少年中有 50% 可检测到细小病毒 B19 的特异性抗体。大多数感染是无症状的,部分常见症状包括传染性红疹、短暂的再生障碍性贫血、血管性紫癜、关节病、胎儿水肿等。肝损伤尤其是肝衰竭仅见个别报道,此外,罕见的还有心脏损害、坏死性血管炎、Kawasaki 病、巨细胞性动脉炎等。人细小病毒 B19 损伤肝机制尚不明确。目前认为是免疫机制介导或病毒直接损伤肝细胞。

诊断主要是通过检测 HPV-B19 DNA 或其特异性抗原、IgM 抗体、高滴度 IgG 抗体（急性期恢复期 4 倍以上升高），以上任一项阳性均有助于诊断。

治疗主要为对症治疗，对于免疫力低下者，可用静脉注射免疫球蛋白治疗。

（二）水痘-带状疱疹病毒

水痘-带状疱疹病毒（varicella-zoster，VZV）属疱疹病毒科 α 病毒亚科，只有一个血清型，且只对人敏感。人感染后，初次表现为水痘，如果病毒长期潜伏在机体内受某些因素影响而激活再发则表现为带状疱疹。主要通过飞沫和直接接触传播，处于潜伏期的供血者也可通过输血传播本病。水痘常见于幼儿，10 岁以下儿童占患者总数 90%。水痘本身为一种良性自限性疾病，但如发生在成年人原发感染或免疫力低下的人群中，病毒则有可能播散至内脏器官。比较常见的并发症有间质性肺炎和脑膜脑炎，少见的有肝炎和胰腺炎，仅仅少数病例报道发生暴发性肝衰竭。据调查，VZV 感染导致的肝衰竭多发生在免疫力低下的人群中，包括器官移植后、近期手术后、正在服用类固醇激素或免疫抑制药、机体功能紊乱（如哮喘、炎性肠病、恶性肿瘤、艾滋病等）。

除水痘的典型表现，皮肤表面分批出现的特征性皮疹，以及发热、寒战、乏力等全身症状外，肝衰竭的患者可突然出现较严重的腹痛或后背痛，随后出现多器官功能损害的表现。

由于其进展迅速，诊断通常都较晚，多数患者在死后尸解才得出诊断结果。在骨髓移植的患者中，有可能与移植物抗宿主反应相混淆。此外，部分患者也有可能不出现皮疹，而增大诊断难度。有皮疹的患者，可取疱疹基底组织涂片，用瑞特染色可发现多核巨细胞，用苏木精-伊红染色可查见细胞内包涵体，但涂片并不能区分 HSZ 和 VZV。血清 IgM 抗体检测阳性，双份血清 IgG 抗体由阴转阳或滴度 4 倍以上升高有诊断意义。用 PCR 方法检测外周血、病毒感染的组织如肝中的 VZV DNA，阳性可诊断。取皮肤、血液或其他受感染组织培养 VZV 或活检，阳性可诊断。由 VZV 引起的肝衰竭患者的肝组织在显微镜下可见出血性坏死、嗜酸性包涵体、细胞内病毒体和多核巨细胞，VZV 抗原免疫组化和 VZV DNA PCR 阳性。但肝衰竭的患者伴有凝血功能障碍，一般不做肝活检，往往在尸解后才能获得肝组织。

由 VZV 导致的肝衰竭多预后不良，多在发病后 3~13d 死亡，仅个别报道治愈。因此，除对症治疗及肝衰竭的常规治疗外，一旦诊断应尽早开始抗病毒治疗，推荐静脉用阿昔洛韦 10mg/kg，每 8 小时 1 次，合并有肾功能不全的患者应适当调整剂量，此外还可用伐昔洛韦、泛昔洛韦、阿糖腺苷、干扰素。根据病情需要，及时选择肝移植。

（陈　婧　胡瑾华）

参 考 文 献

牛俊奇，张清泉.2013.肝胆系统疾病.11 版.天津：科技翻译出版有限公司，250-251.

彭文伟.2000.现代感染性疾病与传染病学.北京：科学出版社，546-580.

周先志，张玲霞.2010.现代传染病学.2 版.北京：人民军医出版社，112-120.

Crum N F.2006.Epstein Barr virus hepatitis：case series and review.South Med J，99(5)：544-547.

Montalbano M，Slapak-Green G I，Neff G W.2005.Fulminant hepatic failure from herpes simplex virus：post liver transplantation acyclovir therapy and literature review.Transplant Proc，37(10)：4393-4396.Review.

Pishvaian A C，Bahrain M，Lewis J H.2006.Fatal varicella-zoster hepatitis presenting with severe abdominal pain：a case report and review of the literature.Dig Dis Sci，51(7)：1221-1225.Review.No abstract available.

Riediger C 1，Sauer P，Matevossian E，et al.2009.Herpes simplex virus sepsis and acute liver failure.Clin Transplant，23 Suppl 21：37-41.

So K，Macquillan G，Garas G，et al.2007.Urgent liver transplantation for acute liver failure due to parvovirus B19 infection complicated by primary Epstein-Barr virus and cytomegalovirus infections and aplastic anaemia.Intern Med J，37(3)：192-195.

Sánchez F，Gimeno-Bayón J L，Esgueva R，et al.2008.Fatal liver failure：molecular evidence for chronic active Epstein-Barr virus infection.Ann Diagn Pathol，12(5)：368-371.

第五节　药物性肝衰竭

药物引起的不良反应在临床上十分常见,其最常见的临床表现为发热和皮疹,药物性肝损害居第 3 位,占药物反应的 10%～15%,其中又以急性药物性肝损害最常见,临床表现为药物性肝炎、药物性胆汁淤积、药物性脂肪肝。药物性肝衰竭是由于药物作用后引起肝细胞发生大量坏死,整个肝的功能衰竭,患者病情危重、预后极差。在临床诊断的急性肝衰竭中,药物为仅次于各型病毒性肝炎的第 2 位,在暴发性肝衰竭的病例中,药物引起者占 20%～50%。如患者原有慢性肝病基础,药物更易造成严重的肝衰竭。美国急性肝衰竭最常见的病因是对乙酰氨基酚,占 36%,其次是特异体质性药物反应,占 16%,国内药物引起的急性肝衰竭则以抗结核药异烟肼最为多见。

一、引起药物性肝衰竭的病因

(一)可致肝坏死的常用西药

可致肝坏死的常用西药有氟烷、甲氧氟烷、丙氯拉嗪、氯氮䓬、地西泮、对乙酰氨基酚、丙磺舒、别嘌醇、苯巴比妥钠、苯妥英钠、苯乙酰脲、硝苯呋海因、甲基多巴、丙硫氧嘧啶、乙炔雌二醇、磺胺嘧啶、呋喃咀啶、异烟肼、丝裂霉素、吲哚美辛、地西帕明、硫酸奎尼丁、呋喃唑酮、金霉素、利福平、乙硫异烟胺、6-巯基嘌呤、光辉霉素、泛影葡胺、氯丙嗪、奋乃静、阿司匹林、烟酸、氯噻嗪、对氨基水杨酸等。

(二)具有肝毒性的中(成)药

已报道的对肝有损害的中成或单味中药主要有壮骨关节丸、黄药子(黄独)、疳积散、复方青黛丸、克银丸、小柴胡汤、望江南、蛇莓、雷公藤多苷、雷公藤片、炮甲珠、何首乌、昆明山海棠片、牛黄解毒片、炒白果、六神丸、犀黄粉、麻黄、大黄、天花粉、川楝子、贯众、蓖麻子、苍耳子、复方丹参(及丹参)注射液、铅丹、朱砂等。近年有报道消核片能导致肝损害及急性肝衰竭。

二、药物引起急性肝衰竭的机制

1. 药物的直接毒性作用　药物引起的直接肝坏死、过敏性反应、脂肪性变均可导致严重的肝衰竭。药物经肝进行生物转化后主要发生药理活性的改变,有部分药物具有直接的肝细胞毒性,药物还可作为半抗原,进入人体后与体内蛋白质结合成全抗原,引起异常的免疫反应造成肝损害。

2. 药物的生物转化　药物在肝的生物转化有两种。第一相反应是通过肝细胞内的氧化过程,将药物转化为降解或水解产物。此过程由细胞内微粒体氧化酶系统完成。药物代谢的第二相反应是与体内的活性基团或化合物结合,增加其极性而具更好的可溶性,有利于从体内排泄。

3. 药物中间代谢产物的毒性作用 药物在肝代谢转化后能增加药效的中间代谢产物者,就具有导致急性重型肝炎的潜在毒性。对乙酰氨基酚经肝代谢的中间产物具明显的肝毒性。当过量服用对乙酰氨基酚,肝将无法及时清除其代谢中间产物,此时,加上肝细胞内储存的谷胱甘肽被耗竭,失去结合解毒的能力,从而诱发肝衰竭。异烟肼在肝经乙酰化反应形成异烟酸和乙酰肼。乙酰肼能与肝细胞内大分子结构形成共价结合,直接导致肝细胞坏死。

药物引起的急性肝衰竭,可分为可预测类和特异质反应类。可预测类都是直接引起肝毒性的药物,通常发生药物反应时有明确的剂量效应关系。临床典型的病例如毒蕈中毒引起的肝坏死,四环素引起的妊娠妇女急性脂肪肝,对乙酰氨基酚过量引起的急性肝中央带坏死。特异性药物反应是否发生严重肝损害常无法预测,亦无明显的剂量效应关系,具体机制可能与药物作为半抗原引起的超敏反应,药物代谢产生的中间代谢产物介导的超敏反应,以及机体的状态及遗传特点等有关。

三、药物引起急性肝衰竭的相关因素

由药物反应引起急性肝衰竭时,还有一些因素直接关系到急性肝衰竭的发生和严重程度。

药物的生物效应及其肝毒性,直接受到肝从血流中清除药物速度的影响。但临床有慢性肝病时,对药物的敏感性增加,耐受力下降,易于发生严重肝损害的情况,应特别加以注意。研究指出,药物造成的严重肝损害可能与患者的遗传素质(genetic predisposition)相关。与生物转化和解毒系统相关的遗传变异可能改变某些药物的毒性和敏感性。这些遗传素质的特征又特别与肝细胞色素 P450 同工酶、谷胱甘肽合成酶的功能状态相关。在肝代谢药和药物性肝损害中乙醇有重要的作用。乙醇作为重要的酶诱导剂常能加速药物的代谢,从而加速药物的解毒和排泄,增加药物的耐受性。但对药物代谢后产生肝毒性的代谢产物者,其总效应则视不同条件而有差别。对慢性嗜酒者,常因谷胱甘肽的耗竭和肝细胞稳定性较差,可明显增加药物的肝毒性。同样临床对既往嗜酒者进行抗结核治疗时,亦较易诱发急性肝衰竭,特别是异烟肼与利福平联合使用的病例。

药物对药酶(即体内混合功能氧化酶系统,主要为细胞色素 P450)的作用可分为促进剂与抑制剂两类。药酶促进剂可加速药物的代谢,增加药物中间产物的形成和排泄,亦称为药酶诱导剂。临床重要的有苯巴比妥、利福平、乙醇等。药酶抑制剂则相反,可直接抑制药酶的活性,延缓药物的代谢,从而使其本身药效增强或延长。此外,对药物反应引起急性肝衰竭,可能尚有性别、营养状态、妊娠等因素的影响,但均缺乏系统的完整临床观察资料。

四、药物性肝衰竭的诊断标准和临床表现

肝衰竭诊断依据 2012 年中华医学会感染病学分会肝衰竭与人工肝学组,中华医学会肝病学分会重型肝炎与人工肝学组制订的《肝衰竭诊疗指南》的诊断标准。药物性肝炎诊断标准不一,国内目前标准有:①给予药剂后,大多于 1～4 周出现肝损害的表现(睾酮类激素例外);②初发症状可能有发热、皮疹、瘙痒等过敏表现;③周围血液内嗜酸粒细胞＞6%;④有肝内胆汁淤积或肝实质细胞损害的病理和临床征象;⑤巨噬细胞或淋巴母细胞转化试验阳性;⑥各种

病毒性肝炎血清标志阳性;⑦偶然再次给药又发生肝损害。具备上述第一条,再加上其中任何两条均可考虑为药物性肝炎。国外的诊断标准有:Danan 等 1993 年修订的"药物性肝损害因果关系评价表(RUCAM 简化评分系统)",以及 1997 年 Maria 等制订的"药物性肝损害评分系统(CDS)"。RUCAM 评分系统包括:①药物治疗与症状出现的时间关系;②病程特点;③危险因素;④伴随用药;⑤除外其他非药物因素;⑥药物肝毒性的已知情况;⑦再用药反应。诊断标准如下:①＞8 分高度可能;②6～8 分可能性大;③3～5 分可能;④1～2 分不太可能;⑤≤0 分可除外,其最高得分为 13 分。CDS 评分系统记分:①药物治疗与症状出现的时间关系;②其他病因除外;③肝外症状;④再用药反应;⑤所用药物肝损害报告。诊断标准如下:①＞17 分确定;②14～17 分可能性大;③10～13 分有可能;④6～9 分可能性小;⑤＜6 分可除外,其最高得分 20 分。

药物性肝衰竭的临床表现是基本类似于其他病因的肝衰竭,急性药物性肝衰竭时并发肝性脑病多见。临床表现主要有:①全身症状和消化道症状非常严重;②黄疸进行性加深,以肝细胞性黄疸为主;③出血倾向明显;④其他还有感染、肝性脑病等表现。

五、药物性肝衰竭的治疗

药物引起肝衰竭的临床表现与其他原因引起者基本相似,因而在处理上大多数是一致的。根据临床表现的严重程度和进展情况,可选择绝对卧床休息,给予适量的水分、电解质,补充足够的能量、维生素和微量元素,阻止肝细胞进行性坏死,促进肝细胞修复和再生,调节肝细胞的代谢,纠正体内的各种代谢失衡,维持内环境稳定、对症治疗(主要是控制并发症)、促进肝细胞再生和保护肝细胞的药物等,对严重广泛肝细胞坏死所致的药物性肝衰竭,已有采用人工肝支持系统治疗成功的经验。有条件的国家亦采用肝移植手术治疗。但药物性急性肝衰竭总的预后稍好于其他病因者,特别是停止药物后,为患者带来较大的恢复希望。药物性急性肝衰竭的治疗方法除上述针对肝衰竭的措施外,重要和可能的具体方法如下。

1. 停止药物是处理药物性肝衰竭的首要措施　一旦确定药物后,无论何种类型的肝损害,均有很大的可恢复性,停药后罕有演进为慢性肝损害的病例。

2. 抑制微粒体氧化酶的药物　此类药物可减少药物活性中间代谢产物的形成,从而减少肝细胞毒性。国外已报道用西咪替丁成功地预防和治疗动物的实验性对乙酰氨基酚所致的肝坏死,但用于人体的临床效果尚未确定。

3. 直接对肝毒性药物中间代谢产物解毒的药物　药物代谢产物与肝细胞内谷胱甘肽结合是其代谢的重要途径,并在结合后迅速由体内排泄。当体内谷胱甘肽缺乏,如饥饿、营养不良、慢性嗜酒者和过量服药者,可明显降低药物造成肝损害的阈值,增加肝对药物的敏感性和药物性肝衰竭的发生率。

甲硫氨酸(Metnionine)为治疗对乙酰氨基酚过量中毒的另一解毒药物。在体内转变为半胱氨酸,能促进体内谷胱甘肽的合成。甲硫氨酸亦应在对乙酰氨基酚过量服入后 10～15h 给予。一般口服剂量为 2.5g 每 4 小时 1 次,疗程 16h。但肝性脑病者慎用。

N-乙酰半胱氨酸为对乙酰氨基酚过量中毒的解毒药物,作为半胱氨酸的原料,在体内可增加肝合成谷胱甘肽,与对乙酰氨基酚代谢产物形成轭合物和硫醇尿盐轭合物,促进其从尿中排泄。

4. 药物血浆浓度监测　为了预测过量服用对乙酰氨基酚的患者是否发展严重急性肝衰

竭的危险,常需进行药物血浆浓度的监测。如在过量服入对乙酰氨基酚后 4h,血液对乙酰氨基酚浓度超过 200mg/L,则多会发生严重肝损害,如超过 500mg/L 则多发生肝坏死。药物监测对临床预防性使用保护药物是有重要参考价值,并对任何过量服药的处理的观察,都有重要指导作用。

5. 保护肝细胞和刺激肝细胞再生药物的应用　在药物性肝衰竭的病例,应用肝细胞的保护药物和刺激肝细胞再生的药物有重要的价值。临床已报道用甘草酸制剂预防和治疗由抗结核药物引起的急性肝衰竭取得明显效果。

6. 肝移植和人工肝　对服用超大剂量药物或原有肝病基础而发生的肝衰竭病例,一般的内科综合治疗方法,多无法阻止和逆转病情的发展。对这类严重的患者,肝移植可能是唯一的希望。但肝移植由于受到供肝及费用的影响,难以在临床上广泛使用。对严重的药物性急性肝衰竭已较明确地肯定了人工肝支持系统的独特疗效,经反复多次人工肝治疗后,患者可逐渐恢复存活。对有广泛不可逆肝坏死的病例,人工肝亦可缓解病情,作为等待肝移植期间的重要支持手段。

（刘鸿凌　游绍莉）

参 考 文 献

陈世耀,蒋晓渠,刘天舒,等.2000.药物性肝病的病因和临床表现.中华肝脏病杂志,8:244.

陈一凡,蔡皓东.1999.中药引起肝损害的调查分析.药物不良反应杂志,1(1):27-29.

顾长海.2002.暴发性病毒性肝炎的发病机理//顾长海,王宇明主编.肝功能衰竭.北京:人民卫生出版社,11-21.

韩璐,刘洁.2011.CYP2D6 基因多态性对药物代谢的影响.中国临床药理学与治疗学,16(1):106-110.

李梦东.1999.急性肝衰竭的病原学//顾长海,王宇明,主编.急性肝衰竭.成都:四川科学技术出版社,6-10.

廖莉琴.2001.试析中药所致药物性肝损害.中西医结合肝病杂志,11:60-62.

聂青和.2013.肝衰竭综合治疗进展.实用肝脏病杂志,16(1):17-19.

张立伐.1998.药物性肝损害.临床内科杂志,15(4):177.

中华医学会感染病学分会肝衰竭与人工肝学组,中华医学会肝病学分会重型肝病与人工肝学组.2013.肝衰竭诊治指南(2012 年版).实用肝脏病杂志,16(3):210-216.

Baati T,Horcajada P,Gref R,et al.2012.In vitro determination of the CYP 3A4 activity in rat hepatic microsomes by liquid-phase extraction and HPLC-photodiode array detection.J Pharmacol Toxicol Methods,66(1):29-34.

Benchiou C.1990.Criteria of drug-induced liver disorders.Report of an international consensus meeting.J Hepatol,11:272-276.

Danan G,Benichou C.1993.Causality assessment of adverse reaction to Drug-I.A novel method based on the conclusions of international consensus meeting application to drug induced liver injuries.J Clin Epidemiol,46:1323-1330.

Ellis A J,Wendon J A,Williams R.2000.Subclinical seizure activity and prophylactic phenytoin infusion in acute liver failure:a controlled clinical trial.Hepatology,32:536-541.

Fontana R J.2014.Pathogenesis of Idiosyncratic Drug-Induced Liver Injury and Clinical Perspectives.Gastroenterology,146(4):914-928.

Maria V A J,Vetorino R M M.1997.Development and validation of a clinical scale for the diagnosis of drug induced hepatitis.Hepatology,26,664-669.

Maria V，Vtetorino R M M.1997.Development and validation of a clinical scale for the diagnosis of drug-induced hepatitis.Hepatology，26；664-669.

Michael D L，John J P，Jayant A T.2014.Drug-induced liver injury.Mayo Clin Proc，89(1)；95-106.

Nury M Steuerwald，David M Foureau，H James Norton，et al.2013.Profiles of Serum Cytokines in Acute Drug-Induced Liver Injury and Their Prognostic Significance.PLoS One，8(12)；e81974.

Patel T，Roberts L，Jones B，et al.1998.Dysregulation of liver disease：An overview.Semin Liv Dis，18；105-114.

Schiodt F V，Atillasoy E，Shkil A O，et al.1999.Etiology and outcome for 295 patients with acute liver failure in the united states.Liver Transpl Sung，5；29-34.

Schneider E，Clark D S.2013.Cytochrome P450(CYP)enzymes and the development of CYP biosensors.Biosens Bioelectron，39(1)；1-13.

Speeg K V，Bay M R.1995.Prevention and treatment of drug-induced liver disease.Gasteroenterol ClinNorth Am，24(4)；1047-1056.

Strange R C，Spiteri M A，Ramachandran S，et al.2001.Glutathione-S-transferase family of enzymes.Mutat Res，482(1-2)；21-26.

Townsend D M，Tew K D.2003.The role of glutathione-S-transferase in anti-cancer drug resistance.Oncogene，22(47)；7369-7375.

Zhao Pan，Wang Chunya，Liu Weiwei，et al.2013.Causes and outcomes of acute liver failure in china.PLoS One，8(11)；e80991.

第六节　重症酒精性肝炎

酒精性肝病(alcohol liver disease，ALD)是由于大量饮酒所致的肝疾病，初期通常表现为肝细胞内的脂肪沉积，进而可发展成酒精性肝炎、酒精性肝纤维化和酒精性肝硬化。在严重酗酒时或其他因素的作用下可诱发广泛肝细胞坏死，导致重症酒精性肝炎(severe alcoholic hepatitis，SAH)，目前国际惯例特指 MDF≥32 分(maddrey discriminant function，MDF)的患者。我国肝炎目前以病毒性肝炎，特别是乙型病毒性肝炎为主，但是 ALD 在欧美国家比较常见，是导致欧美地区肝炎发病的最主要的病因。随着经济的迅速发展，人民生活水平的提高和社交圈的扩大，生活方式的改变，饮食习惯及饮食结构都发生了相应的变化，在我国由于饮酒导致的肝病发生率也呈明显上升的趋势。

一、流行病学特点

有资料回顾了近年来 ALD 的流行病学史，随着饮酒人群的不断扩大，ALD 的发病率在全球范围内持续上升，其所带来的健康危害和卫生经济负担也日益显现。研究结果显示，重度饮酒者中，80%以上有一定程度的脂肪肝，其中 10%～35%可发展为酒精性肝炎，10%～20%可发展为肝硬化。在美国 12 岁以上的人群中，约 1.11 亿人有饮酒习惯，其中青年所占比例最大，18 岁以上的人群中酒精依赖者约 1000 万人(5%)，嗜酒者约 4000 万人(20%)，ALD 已成为美国慢性肝病最常见的原因。在我国，饮酒人群数量和酒精性肝病的患病率有上升趋势，华北地区流行病学调查显示，从 20 世纪 80 年代初到 90 年代初，嗜酒者在一般人群中的比例从 0.21%升至 14.3%；21 世纪初，南方及中西部省份流行病学调查显示，饮酒人群增至 30.9%～43.4%。王辉等报道，白求恩医科大学收治酒精性肝病与同期肝病比较，1991 年为 4.2%，1995 年为 17.5%，到 1996 年增至 21.3%。此外，1994－2003 年吉林大学第一医院临床资料分析显示,酒精性肝硬化占肝硬化发病总数的比率从 1994 年的 10.8％上升为 2003 年的 24％;某医院近 10 年肝衰竭的研究调查显示酒精性肝衰竭的发病率也在逐步提高,在 2003 年占 0.3％,在 2012 年占 9.9％。

二、发病机制

人体摄入的乙醇 90％以上在肝代谢,乙醇对肝有明显的毒性作用,但酒精性肝病发病机制较为复杂,目前尚不完全清楚。ALD 可能与乙醇及其代谢产物对肝的毒性作用、氧应激、免疫介导和细胞因子、细胞凋亡、内毒素、遗传基因多态性、营养机制失衡、与病毒的叠加作用等多种因素有关。

1. **酒精代谢产物损伤** ①乙醛的化学性损害:机体摄入的乙醇 90％以上在肝代谢,经过乙醇脱氢酶,肝微粒体乙醇氧化酶系统和过氧化氢酶氧化成乙醛,乙醛可损害各种细胞器和酶的结构及功能,同时刺激免疫系统,诱发免疫反应性肝损害。损害线粒体脂肪酸的 B 氧化,引起脂质过氧化反应,抑制谷胱甘肽(GSH)的生物合成,减弱超过氧化物酶等抗氧化功能。②氧化还原反应的改变:乙醇氧化引起氧化型的辅酶 I(NAD^+)向还原型辅酶 I(NADH)转变,导致 $NADH/NAD^+$ 比例增加,影响 NAD^+ 依赖的过程如脂质和糖的代谢,并可引起三酰甘油在肝细胞内沉积。NADH 还可以干扰糖原异生过程,导致患者低血糖症。③氧应激与脂质过氧化:乙醇在肝细胞内通过细胞色素 P450 和酒精脱氢酶介导氧化形成很多自由基,对细胞内物质产生氧化损伤。肝内炎症细胞也能产生过氧化物引起氧应激。慢性乙醇摄入可导致肝内很多抗氧化剂如维生素 A、维生素 E 和谷胱甘肽等耗竭。④线粒体损害:肝细胞线粒体肿胀是酒精性肝病特征病理之一。约 25％的酒精性肝病患者中可出现线粒体巨大症,从而影响线粒体的功能。⑤铁负荷:乙醇可以干扰正常的铁代谢,大约 1/3 的嗜酒人群有铁的过度沉积,其机制可能与自由基介导的毒性有关。铁有催化脂质过氧化的作用,并对乙醇引起的肝细胞损害起到了协同的作用。

2. **免疫机制** ①细胞因子:很多炎症细胞因子都参与酒精性肝病的发病机制。酒精性肝病动物模型中发现肝肿瘤坏死因子 α(TNF-α)mRNA 表达增加,主要由库普弗细胞产生,并在细胞坏死和炎症发生前开始表达。它可引起肝细胞和肝窦内皮细胞凋亡,可以增强细胞间黏附分子-1 的表达并参与以中性粒细胞为主的炎细胞浸润。②内毒素和库普弗细胞的作用:内毒素是嗜酒者体内库普弗细胞激活的重要介质,库普弗细胞是酒精性肝病炎症和纤维化细胞因子的主要来源。近年来,多项研究证实肠源性内毒素血症在酒精性肝病甚至急性肝衰竭的发生、发展中起重要作用,慢性饮酒可引起肠道菌群失调和肠内毒素聚集这一现象已经被认识到,内毒素与库普弗细胞相互作用,可增强过氧化物和细胞因子的释放促进肝损伤。

3. **缺氧及营养失调** 过量乙醇摄入的患者,肝细胞相对处于缺血状态,特别是中央静脉周围、更易陷入低氧状态。酒精性肝病病理可表现为不同程度的脂肪变性、炎症、坏死和纤维化,且病变以肝小叶中心带(3 区带)为主,病变多发生在肝血供最差的部位,在各种诱因的打击下最容易造成组织的缺血缺氧,并形成继发性损伤。长期大量饮酒可引起消化吸收障碍而继发营养不良,而使蛋白质、维生素和矿物质缺乏,如缺乏胆碱或多不饱和磷脂酰胆碱可导致肝脂肪变性和肝纤维化。

4. **肝细胞凋亡** 酒精性肝病的发生和发展与肝细胞凋亡密切相关。凋亡与凋亡细胞的清除是保证肝正常功能的关键因素。ALD 肝组织的 TUNEL 阳性率明显高于正常肝组织,并且在局灶性肝纤维化处更为明显。小鼠 ALD 模型中肝细胞凋亡程度与饮酒时间相关,大鼠 ALD 模型肝组织学损害越严重,凋亡程度越高。

三、治疗

1. 戒酒　是治疗的最主要措施,它明显降低病死率。但禁酒时间至少 1 年半以上才能观察到具有统计学差异。ALD 患者戒酒可以改善组织学、防止病情的进展及提高生存率,疾病早期戒酒,30% 的患者可以完全恢复健康。ALD 患者戒酒 5 年比继续饮酒患者肝硬化发生率下降 10%。戒酒可以降低再出血后急性食管静脉曲张破裂率,戒酒还可降低肝纤维化。作为病因治疗,SAH 患者戒酒是最主要和最基本的措施,戒酒治疗包括行为干预和药物干预。对于被动饮酒和酒精依赖较轻者,应该在充分告知、认识过量饮酒危害的基础上,通过亲友的帮助及心理辅导、纠正不良的生活行为而彻底戒酒。

2. 营养支持　营养不良可加重酒精性肝病患者的发病率和病死率。营养不良的因素包括不良的饮食摄入量,味觉和嗅觉改变,恶心呕吐;吸收不良;高代谢状态;细胞因子诱导的炎症反应。营养不足可以包括脂溶性维生素(维生素 A,维生素 D,维生素 E)和维生素 K,维生素 B_6、维生素 B_1、维生素 B_3,以及微量元素锌、镁、硒等。欧洲临床营养与代谢协会(ESPEN)推荐的肠内或肠外营养支持以改善肝功能、心理状态,提高总生存率。营养支持也可减少肝移植后并发症的发生。美国肝脏病研究协会(AASLD)和美国胃肠病学会推荐应该对患者进行定期评估,包括能量、维生素和矿物质的缺乏,应予适当的补充,避免因减少蛋白质摄入量预防肝性脑病带来的负氮平衡。虽然营养支持至关重要,但最基本的治疗仍是禁酒。药物治疗的措施主要针对疾病的严重程度,MDF<32 分的患者,如果未进行治疗 28d 病死率仅 10%,但是 MDF≥32 分的患者未治疗病死率高达 30%~60%。

3. 激素治疗　激素治疗重症酒精性肝病患者目前仍存在争议,多数研究认为,激素治疗可提高重症酒精性肝病短期生存率,但是部分研究结果认为无明显疗效,但目前我国及欧美国家均把激素治疗作为重症酒精性肝炎患者一线治疗,我国的酒精性肝病诊疗指南也支持应用激素治疗,但国内的大样本前瞻性随机对照研究未见明确报道。

近期一个 Meta 分析结果提示激素治疗降低了重症酒精性肝炎患者的病死率。这篇文献共收集了 221 例治疗组患者 和 197 例对照组患者,28d 的生存率分别为 79.97% 和 65.7%(P=0.0005)。并且支持应用 Lille 评分评价激素治疗的反应。

我国指南建议目前常规治疗方案为 Maddrey 评分≥32 分,或 MELD 评分≥21 分患者可口服泼尼松龙每日 40mg,连用 28d,可直接停用或 3 周内逐步减量停用。激素治疗 7d 后应用 Lille 评分确定治疗反应情况,如果 Lille 评分>0.45,表明患者对糖皮质激素的反应较差,建议停用。

4. 己酮可可碱(PTX)治疗　Akriviadis E 等在研究中入组 101 例重症酒精性肝炎患者(MDF≥32 分),进行为期 4 周的双盲随机试验(PTX,400mg,每日口服 3 次)与安慰剂对照观察。其中治疗组 49 人,对照组 52 人,研究主要观察短期生存率及是否进展为 HRS,结果治疗组 12 人(24.5%)和对照组 24 人(46.1%)患者病死(P=0.037)。病死原因为 HRS 的在治疗组是 6 人(50%),对照组为 22 人[(91.7%)P=0.009]。3 个变量(年龄,肌酐水平,是否接受 PTX 治疗)是生存率的独立影响因素。肿瘤坏死因子水平与预测生存无明显相关,但是,病死组患者明显较生存组患者升高。作者认为,己酮可可碱能改善重症酒精性肝炎患者短期生存。

AASLD、ACG、EASL 及我国均把己酮可可碱作为重症酒精性肝病患者的二线治疗,特别是那些对激素治疗有禁忌的患者。

5. 联合治疗　对于联合治疗,目前也进行了一些研究,如激素与己酮可可碱联合治疗。Mathurin 等报道一项随机、多中心双盲研究,安慰剂作为对照研究,研究跨越 2 个国家 24 家医院,患者年龄在 18−70 岁重度饮酒者 Maddrey ≥32 分。270 例患者被随机分配到单纯泼尼松龙或泼尼松龙联合己酮可可碱两组,治疗 28d,主要评价 6 个月的生存率、肝肾综合征发生率及 7d 时的 Lille 评分,结果发现联合治疗没有提高 6 个月的生存率,同时在 7d 治疗时,对 Lille 评分也没有影响。激素联合美他多辛的疗效也有相应研究,墨西哥总医院报道 70 例重症酒精性肝炎患者的治疗结果,单纯治疗组接受泼尼松(40mg/d),联合治疗组泼尼松治疗(40mg/d)加美他多辛片(500mg,3/d),均治疗 30d。在 30d 和 90d,分别进行生存率、并发症、不良事件和 Lille 评估。结果 30d 存活率(74.3% 比 45.7%,$P=0.02$);在 90d 存活率(68.6% 比 20%,$P=0.0001$);发展为肝性脑病(28.6% 比 60%,$P=0.008$)和 HRS(31.4% 比 54.3%,$P=0.05$)也较少,对治疗的反应(Lille 评分)明显高于试验组(0.38 比 0.63,$P=0.001$)。不良事件的发生率,主要是胃肠道反应,在两组基本相似。他们认为美他多辛联合糖皮质激素治疗可提高重症酒精性肝炎患者的短期生存率和减少进展为肝性脑病、肝肾综合征。

6. N-乙酰半胱氨酸　N-乙酰半胱氨酸(N-AC)已被研究作为一个潜在的治疗多种疾病的药物。Nguyen-Khac 等应用 N-AC 联合激素对重症酒精性肝炎患者进行治疗,随机入组 174 例患者,85 例为联合治疗,89 例为激素单纯治疗,所有患者接受激素治疗 4 周,联合治疗组联合 N-AC 静脉注射治疗,单纯治疗组则接受生理盐水静脉输注。1 个月死亡率(8% 比 24%,$P=0.006$)两组有显著差异,但是在 3 个月(22% 比 34%,$P=0.06$)及 6 个月(27% 比 38%,$P=0.07$)无统计学差异。死因为肝肾综合征的患者,在 6 个月时有统计学差异(9% 比 22%,$P=0.02$)。因此目前关于 N-乙酰半胱氨酸在重症酒精性肝炎中的应用尚待进一步考证。

7. 肿瘤坏死因子抑制剂　肿瘤坏死因子-α(TNF-α)是一种重要细胞因子,在肝病过程中,参与肝细胞坏死及再生。在动物研究中,抗 TNF-α 被发现在酒精性肝炎中具有一定疗效,但是在人体试验中的应用尚未明确。Tilg 等应用抗 TNF-α 治疗 12 例重症酒精性肝炎患者取得良好疗效。Sharma 应用抗 TNF-α 治疗 19 例重症酒精性肝炎患者,1 个月的生存率是 89%,2 个月是 68%,治疗后 2 个月 Maddrey 评分有明显下降,但是其中 5 例患者并发感染,因此提出应用抗 TNF-α 治疗警惕感染并发症。Naveau 等随机入组重症酒精性肝炎患者(MDF≥32 分)36 例,分激素单纯治疗组及激素联合抗 TNF-α 治疗组,所有患者接受泼尼松龙(40 mg/d)口服 28d 治疗,抗 TNF-α 采用静脉注射治疗,主要评价患者 2 个月生存率,结果联合治疗组中 7 例(39%)患者及对照组中 3 例患者(18%)在 2 个月内死亡(无统计学差异)。这个研究被叫停,2 个月内联合治疗组严重感染率大于单纯治疗组($P<0.002$),由于严重的感染的潜在风险,TNF-α 抑制剂暂不推荐用于治疗酒精性肝炎。

8. 肝移植　肝移植是晚期酒精性肝病患者的有效治疗方式,其预后相对较其他病因晚期肝病患者肝移植患者好。Burra 等报道 1 年、3 年、5 年和 10 年移植存活率在 ALD 患者为 84%、78%、73% 和 58%,生存率明显高于病毒性肝炎肝硬化($P=0.04$)或隐源性肝硬化($P=0.05$)。移植后死亡的主要原因包括感染、心血管疾病和恶性肿瘤的发生。恶性肿瘤死因在移植后发生率是 23%,在病毒性肝炎肝硬化是 11%,故酒精性肝病患者在移植前应该全面排查肿瘤。

四、预后

重度酒精性肝炎有相当的病死率。Bargallo 等收集 2000－2008 年收治患者，主要收集入院时、入院 7d、入院 1 个月、入院 6 个月、入院 1 年的临床数据，第 1 个月平均病死率为 16.9%。感染性并发症与病死率相关。1 周时 MELD 评分、胆红素、尿素水平是存活的独立影响因子，只有 MELD 评分和尿素水平是 1 年后生存的预测因子，其中 MELD 评分是预测病死率相关的最佳预测指标。目前建议治疗方案流程见图 2-1。

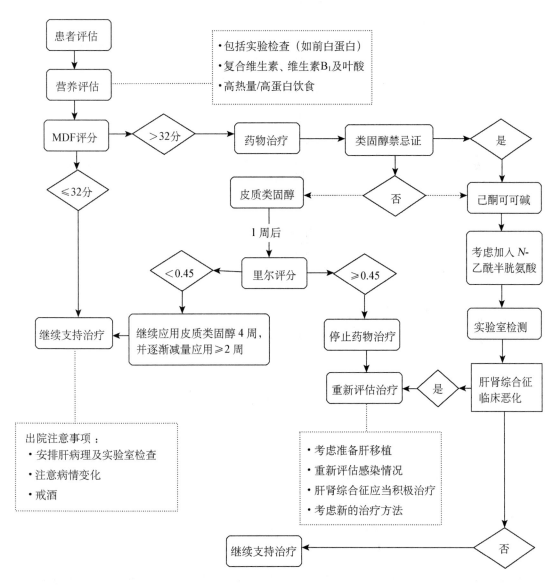

图 2-1　目前建议治疗方案流程

（朱　冰　郭　聪）

参 考 文 献

厉有名.2010.酒精性肝病的流行病学及自然史.中华肝脏病杂志,18:171-172.

全国酒精性肝病调查协作组.2007.全国酒精性肝病的多中心调查分析.中华消化杂志,27:231-234.

中华医学会肝病学分会脂肪肝和酒精性肝病学组.2006.酒精性肝病诊疗指南.中华肝脏病杂志,14:164-166.

Bardou-Jacquet E,Legros L,Soro D,et al.2013.Effect of alcohol consumption on liver stiffness measured by transient elastography.World J Gastroenterol,19:516-522.

Bargallo G A,Serra M I,Marin F I,et al.2013.Prognostic factors associated with mortality in patients with severe alcoholic hepatitis.Rev Esp Enferm Dig,105:513-520.

Burra P,Senzolo M,Adam R,et al.2010.Liver transplantation for alcoholic liver disease in Europe:a study from the ELTR(European Liver Transplant Registry).Am J Transplant,10:138-148.

European Association for the Study of Liver.2012.EASL clinical practical guidelines:management of alcoholic liver disease.J Hepatol,57:399-420.

Higuera-de la Tijera F,Servín-Caamaño AI,Cruz-Herrera J,et al.2014.Treatment with metadoxine and its impact on early mortality in patients with severe alcoholic hepatitis.Ann Hepatol,13:343-352.

Mathurin P,Louvet A,Duhamel A,et al.2013.Prednisolone with vs without pentoxifylline and survival of patients with severe alcoholic hepatitis:a randomized clinical trial.JAMA,310:1033-1041.

Mathurin P,O'Grady J,Carithers R L,et al.2011.Corticosteroids improve short-term survival in patients with severe alcoholic hepatitis:meta-analysis of individual patient data.Gut,60:255-260.

Muntaner L,Altamirano J T,Augustin S,et al.2010.High doses of beta-blockers and alcohol abstinence improve long-term rebleeding and mortalityin cirrhotic patients after an acute variceal bleeding.Liver Int,30:1123-1130.

Nguyen-Khac E,Thevenot T,Piquet M A,et al.2011.Glucocorticoids plus N-acetylcysteine in severe alcoholic hepatitis.N Engl J Med,365:1781-1789.

O'Shea R S,Dasarathy S,McCullough A J.2010.Alcoholic liver disease.Am J Gastroenterol,105:14-32;quiz 33.

Sakaguchi S,Takahashi S,Sasaki T,et al.2011.Progression of alcoholic and non-alcoholic steatohepatitis:colnnlon metabolic aspects of innate immune system and oxidative stress.Drug Metab Pharmacokinet,26:30-46.

Sharma P,Kumar A,Sharma B C,et al.2009.Infliximab monotherapy for severe alcoholic hepatitis and predictors of survival:an open label trial.J Hepatol,50:584-591.

You S,Rong Y,Zhu B,et al.2013.Changing etiology of liver failure in 3,916 patients from northern China:a 10-yearsurvey.Hepatol Int,7(2):714-720.

第七节 自身免疫性急性肝衰竭

自身免疫性肝炎的典型表现是一种慢性坏死炎性肝病,但多达25%的患者表现为急性过程,显示为类似急性肝炎的临床表现,缺乏自身免疫性肝炎典型的临床病理特征,目前尚缺乏临床和组织学诊断标准。由于许多患者对激素反应良好,如果失去激素开始治疗时机,一部分患者可能进展为肝衰竭预后不良。

一、自身免疫性急性肝衰竭的定义与发生率

自身免疫性肝炎常常有急性发病,可以表现为急性肝衰竭,如突然发生的黄疸、乏力、发热、关节疼痛,同时伴有血清转氨酶明显升高。自身免疫性肝炎被认为是一种可以表现为既往没有肝病病史的急性肝病,目前尚无明确定义,不同国家及地区在肝疾病基础、发病时间、胆红素水平、国际标准化比率(INR)、肝性脑病出现及持续时间等纳入因素及诊断标准尚未统一。美国学者多应用自身免疫性急性肝衰竭诊断,指症状(常见为黄疸)出现后 26 周内出现肝性脑病的自身免疫性肝炎;日本学者多应用急性重症自身免疫性肝炎(PTA<50%,总胆红素>20mg/dl)及暴发性自身免疫性肝炎(PTA<40%,发病 11~56d 发生肝性脑病)。但上述定义尚未得到国际自身免疫性肝炎学术组确认。

自身免疫性急性肝衰竭常见发生类型包括慢性自身免疫性肝炎急性发作、急性发病的自身免疫性肝炎、慢性自身免疫性肝炎重叠其他急性肝损害(重叠病毒感染、药物性肝损伤、毒物暴露)及在其他肝病基础上的急性发病,以及免疫调节治疗期间或肝移植之后发病的急性继发性自身免疫性肝炎。

自身免疫性急性肝衰竭在人群中的发病率尚无确切资料。在自身免疫性肝炎患者中,自身免疫性急性肝衰竭总体发生率为 2%~8%,但不同国家、地区及不同人群的发生率有所不同。在儿童急性肝衰竭中,约有 21% 的患儿未进行自身抗体检测,从而忽视自身免疫性急性肝衰竭的可能,而部分成人患者由于临床表现不典型而被错误分入不明原因急性肝衰竭中,因此实际发生率可能比目前报道的要多。

二、自身免疫性急性肝衰竭的病理与临床特征

多数自身免疫性急性肝衰竭患者具有自身免疫性肝炎和肝衰竭的临床表现,但可能表现不典型,研究显示有 25%~39% 的患者血清免疫球蛋白水平正常,29%~39% 患者抗核抗体阴性或弱阳性(≤1:40)。这部分患者虽然自身抗体阴性,但根据国际自身免疫性肝炎小组(International Autoimmune Hepatitis Group,IAIHG)评分系统的评分可能支持诊断。因此对这部分患者将临床表现结合组织病理学特点就极其重要。Stravitz 等从 1100 例病因不确定的急性肝衰竭患者中筛选出 72 例进行肝组织学分析,发现肝细胞大块坏死可分为五种类型:其中 1~3 型被认为是非特异性的,而 4 型、5 型被认为是自身免疫的病理特征,4 型在大片坏死的基础上重叠小叶中心区出血性坏死,5 型显示经典汇管周围型自身免疫性肝炎、重叠大块状坏死,有时伴有小叶中心炎症坏死。结合改良 IAIHG 评分系统,发现自身免疫性急性肝衰竭肝组织病理特征:特征性的肝大块坏死(42%)、淋巴细胞浸润(32%)、浆细胞浸润性炎症(63%)及中央静脉小静脉周围炎(65%)等,与经典自身免疫性肝炎相比,自身免疫性急性肝衰竭组织学特征多集中于小叶区。其中 42 例(58%)患者血清免疫球蛋白、抗核抗体和(或)抗平滑肌抗体阳性率明显高于非自身免疫性急性肝衰竭患者。

三、自身免疫性急性肝衰竭的诊断

经典自身免疫性肝炎的诊断已有共识,包括组织学、实验室指标、人口学等,但这些标准的重点是为了与其他原因所致慢性肝病的鉴别,而不一定适合自身免疫性急性肝衰竭的诊断。有些患者根据自身抗体阳性或其他临床线索如女性、高球蛋白血症等疑似存在自身免疫可能,

但即使有人口学、实验室依据,自身免疫性急性肝衰竭的诊断也仍然不能肯定,因为自身抗体并非特异性,而组织学检查又难以获得,因此其诊断标准尚不能达成共识。但抗核抗体和(或)抗平滑肌抗体在自身免疫性急性肝衰竭与其他不明原因急性肝衰竭的鉴别中仍有重要意义。IAIHG 的诊断评分系统可被应用于辅助诊断,一项研究表明两种积分系统各具优点,传统积分系统对缺乏或有不典型特征的自身免疫性肝炎患者具有更好的诊断敏感性,而简化积分系统对同时伴有免疫性疾病表现的患者进行排除诊断更具优势。

四、自身免疫性急性肝衰竭的治疗

对于自身免疫性急性肝衰竭患者的处理应当考虑:①采用激素治疗是否有更多益处而避免肝移植;②影响治疗反应的因素;③治疗成功的关键是什么;④哪种患者需要肝穿活检。

虽然对自身免疫性急性肝衰竭患者是否应用激素治疗仍有争议,但多数学者仍主张激素治疗。泼尼松或相当剂量的泼尼松龙是最常用的治疗措施。硫唑嘌呤的治疗作用显现缓慢,一般需要 3 个月或更长时间,与此相反,泼尼松或泼尼松龙的抗炎作用和免疫调节作用快,能很快发挥作用,多数情况下口服即可,但对于重症患者需要静脉给药。初始剂量一般选用泼尼松龙 40～60mg/d。转氨酶升高明显和凝血时间明显延长的患者,先行应用甲泼尼龙冲击治疗,继而改用泼尼松龙。泼尼松经过肝转化为其活性产物——泼尼松龙,药动学研究表明,重症肝病能抑制这种转化。但肝对泼尼松转化为泼尼松龙功能的受损不影响治疗反应,对进展性肝病不一定要应用泼尼松龙,但对于急性肝衰竭患者这种药动学尚需进一步研究,因此对于这类患者更多选用泼尼松龙。影响治疗反应的因素有年龄和 PTA,年龄较小的患者对激素反应较好,PTA 水平低的患者反应较差。

治疗成功的关键是决定什么时候选择继续激素治疗、什么时候放弃激素治疗行肝移植,因为激素疗程过长可能导致脓毒血症而失去肝移植治疗的机会。研究显示如果治疗 2 周病情没有改善,或治疗期间临床或实验室检查指标恶化,说明病情难以控制,需要更改治疗方案。如果治疗 7d,MELD 评分未显示好转,也是改变治疗方案的客观指标。钙调神经磷酸酶抑制剂、麦考酚、CD3 抗体、利妥昔单抗及阿巴西普等,都是潜在的可能干预措施,但尚未经过临床试验也未被批准用于治疗。

多数急性自身免疫性肝炎患者发病初期病情并不严重,但由于没有及时确诊及治疗,病情进展发生肝衰竭,因此,急性自身免疫性肝炎患者应当早期进行肝穿活检,尽早准确评估病情并及时予以激素治疗,这对改善预后、避免肝移植非常必要。研究显示约 7% 不明原因肝衰竭患者为自身免疫性急性肝衰竭,对激素治疗有效,可以考虑经颈静脉肝活检以明确诊断。肝移植仍是自身免疫性急性肝衰竭的有效治疗手段,确定选择肝移植的时机极为重要,但由于肝移植术后自身免疫性肝炎可以复发,故术后肝活检有助于及时发现并决定是否应用激素治疗。

(臧　红　辛绍杰　万志红)

参 考 文 献

Czaja A J.2008.Performance parameters of the diagnostic scoring systems for autoimmune hepatitis.Hepatology,48(5):1540-1548.

Czaja A J.2012.Drug choices in autoimmune hepatitis:Part A-steroids.Expert Rev Gastroenterol Hepatol,

6(5):603-615.

Czaja A J.2013.Acute and acute severe(fulminant)autoimmune hepatitis.Dig Dis Sci,58(4):897-914.

Czaja A J.2012.Autoantibody-negative autoimmune hepatitis.Dig Dis Sci,57(3):610-624.

Czock D,Keller F,Rasche F M,et al.2005.Pharmacokinetics and pharmacodynamics of systemically administered glucocorticoids.Clin Pharmacokinet,44(1):61-98.

Fujiwara K,Yasui S,Tawada A,et al.2011.Diagnostic value and utility of the simplified International Autoimmune Hepatitis Group criteria in acute-onset autoimmune hepatitis.Liver Int,31(7):1013-1020.

Latif N,Mehmood K.2010.Risk factors for fulminant hepatic failure and their relation with outcome in children.J Pak Med Assoc,60(3):175-178.

Lee W M.2012.Acute liver failure.Semin Respir Crit Care Med,33(1):36-45.

Manns M P,Strassburg C P.2001.Autoimmune hepatitis:clinical challenges.Gastroenterology,120(6):1502-1517.

Mudawi H M,Yousif B A.2007.Fulminant hepatic failure in an African setting:etiology,clinical course,and predictors of mortality.Dig Dis Sci,52(11):3266-3269.

Naiki T,Nakayama N,Mochida S,et al.2012.Novel scoring system as a useful model to predict the outcome of patients with acute liver failure:Application to indication criteria for liver transplantation.Hepatol Res,42(1):68-75.

Stravitz R T,Lefkowitch J H,Fontana R J,et al.2011.Autoimmune acute liver failure:proposed clinical and histological criteria.Hepatology,53(2):517-526.

Yasui S,Fujiwara K,Yonemitsu Y,et al.2011.Clinicopathological features of severe and fulminant forms of autoimmune hepatitis.J Gastroenterol,46(3):378-390.

第八节　不明原因肝衰竭的诊治

肝衰竭是由多种因素引起的病死率较高的严重肝疾病,全球肝衰竭的病因谱存在着地域的差异。临床上常见的引起肝衰竭的病因有病毒感染、药物/毒素、自身免疫、乙醇因素、肿瘤、肝豆状核变性、Budd-Chiari 综合征、妊娠脂肪肝等,目前临床上将应用了现代常规检测技术,如 PCR,抗原抗体检测、生化检测等,排除了常见病毒感染及以上常见病因外,部分仍不能明确病因的肝衰竭称不明原因(unknown cause)肝衰竭或隐源性(cryptogenic)肝衰竭。只是常规或部分检测,未完善检测以明确病因的列为未定原因(etiology undetermined)肝衰竭。

一、流行病学

在日本,一项肝衰竭病因学研究显示,病毒性感染为肝衰竭首要病因,占 48%(其中甲型病毒性肝炎占 6.4%,乙型病毒性肝炎占 38.8%,其他占 2.7%),药物性肝衰竭占 9.3%,不明原因肝衰竭占 32.8%。美国关于急性肝衰竭的研究显示,发病比率最高的是对乙酰氨基酚过量诱导的肝衰竭(46%),其次是不明原因肝衰竭(14%)。英国报道对乙酰氨基酚过量诱导的肝衰竭发病率最高(61%);其次是病毒感染相关肝衰竭(26%);第三是不明原因肝衰竭(16%)。葡萄牙报道不明原因肝衰竭占肝衰竭患者 26%,澳大利亚占 12%,北欧报道占 43%,法国报道占 18%。解放军 302 医院统计 2002－2011 年 10 年收治的肝衰竭患者中,病毒感染仍是我国肝衰竭主要病因(84.14%);其次就是不明/未定原因肝衰竭,占 9.47%;第三位是占 3.06% 的药物性肝衰竭。同时我们在肝衰竭病因学统计分析中发现,不明原因肝衰竭占急性、亚急性肝衰竭的比例呈逐年升高趋势(图 2-2)。以上资料显示不明原因肝衰竭在全球均有相当的发病率。

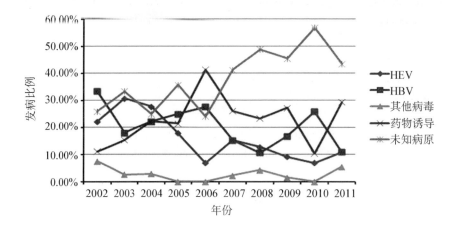

图 2-2　2002－2011 年解放军 302 医院收治急性、亚急性肝衰竭病因构成演变

二、病因研究进展

目前的研究发现不明原因肝衰竭可能的病因包括罕见的病毒感染,如单纯疱疹病毒(herpes simplex virus,HSV-1,HSV-2)、水痘带状疱疹病毒(herpes zoster virus,VZV)、细小病毒 B19(parvovirus B19)、疱疹病毒 6 型(human herpesvirus-6,HHV-6)、隐匿 HBV 感染等,瑞氏综合征、特殊类型自身免疫性肝炎(autoimmune hepatitis,AIH)肝衰竭、罕见寄生虫感染、环境毒物影响等,目前关于上述病因所致肝衰竭的研究仅见少样本或个案研究报道。

隐匿性 HBV 感染是 HBV 感染的特殊形式,据研究隐匿性的 HBV 感染是不明原因肝衰竭发生的原因之一。血清 HBsAg 阴性患者的肝组织或血清中可检出 HBV 基因组,这种现象称为隐匿性 HBV 感染。人群隐匿性 HBV 感染率与该国家或地区人群 HBV 感染的总体发生率有关,我国人群 HBV 感染率高达 57.6%,是隐匿性 HBV 感染存在的基础,因此,在我国隐匿性 HBV 感染据报道有相当发病率,有报道在隐匿性肝炎中高达 17.5%。在一项肝衰竭研究中,作者选取 9 例 HBV 血清学标志物阴性(不明原因肝衰竭患者)及 2 例血清学阳性患者的肝组织,采用 PCR 检测病毒 HBV DNA,结果显示 2 例血清学标志物阳性患者及 3 个血清学标志物阴性患者肝组织内均检测到 HBV DNA,说明 9 例不明原因肝衰竭患者中有 3 例存在 HBV 感染,提示 HBV 隐匿感染可能是导致肝衰竭的病因。另有报道隐匿性 HBV 感染在不明原因肝衰竭患者中高达 30%～50%。目前尚有研究,采用外周血单个核细胞(PBMC)检测 HBV DNA,也可排查部分隐匿性 HBV 感染。关于我国不明原因肝衰竭患者中隐匿性 HBV 感染的状况,目前国内仅见个案报道。

疱疹病毒感染所致肝衰竭在临床上少见,在没有发热、皮疹等临床症状情况下,往往临床不作为不明原因肝衰竭排查的病原之一,但据报道 HHV-6 在暴发性肝衰竭中有较高的阳性率,11 例不明原因肝衰竭患者肝组织中检测到有 7 例患者 HHV-6DNA 阳性(5 名儿童和 2 名成人)。虽然 HHV-6 引起肝炎急性发作的发病机制仍不清楚,但作者认为该病毒在肝细胞中复制可能是引起肝衰竭的重要原因。同时,有作者认为无论在免疫正常或免疫低下、是否伴有白细胞减少、是否伴有皮疹、是否伴有转氨酶升高的患者中,HSV-1 及 HSV-2 相关肝衰竭都应该作为不明原因肝衰竭排查的对象。一般免疫正常患者在原发感染时可出现肝损害,而免疫低下患者可原发也可出现在复发情况下,其中 HSV-2 感染更多见,同时提出血清学检测方法往往在早期不能检测到,建议应用实时 PCR 检测。

AIH 肝衰竭在肝衰竭中的比率报道约占 5%,且预后较差,病死率>80%,AIH 肝衰竭的诊断主要依靠血清检测自身抗体,根据 IAHG 标准(International Autoimmune Hepatitis Group)进行评分诊断,对于部分自身抗体检测阴性患者,IAHG 建议进行肝穿刺明确诊断,但肝衰竭患者病情重,凝血机制差,在中国目前能行肝穿刺患者寥寥无几,往往归属不明原因肝衰竭,进一步诊断只能有赖于随访定期复查及病情动态监测明确。关于输血传播病毒(transfusion transmitted virus,TTV)、庚型肝炎病毒(HGV)等感染在不明原因肝衰竭患者中的研究也见部分报道。一项印度人群 TTV 病毒 DNA 检测的研究表明,TTV 病毒在急性病毒性肝炎和暴发性肝衰竭患者中阳性率高于正常人群 80.6%(29/36),76%[(19/25)$P<0.05$]VS 52%(26/50),但与临床病死率无显著差异,认为虽然 TTV 在不明原因肝衰竭患者中有较高阳性率,但不一定是主要病因。有报道在不明原因肝衰竭患者中检测到 HGV RNA,但其阳性率与之前患者接受血液制品输入密切相关,因此不能明确 HGV 感染与肝衰竭的发生有关。

近年来噬血综合征在我国报道越来越多,我们统计了某医院近几年收治的噬血综合征 28 例,其中表现为肝衰竭 7 例。这 28 例患者的起病表现为不同程度的发热、黄疸、肝脾大、肝功能异常、血象三系或两系减少,其中以肝炎原因待查收住院的有 15 例(53.57%),黄疸原因待查 13 例(46.43%)。由于肝炎患者常伴有血常规的改变,因此,噬血综合征引起的肝衰竭容易漏诊。同时,噬血综合征有原发及继发,继发性的病因目前也尚未明确。

三、治疗

关于不明原因肝衰竭患者的治疗,目前缺乏明确的指导,一般原则是参考肝衰竭进行治疗,包括保肝、降酶、退黄、支持等综合治疗,必要时采取人工肝甚至肝移植治疗。特殊治疗,特别是激素治疗的适应证、禁忌证,非特异性抗病毒治疗的疗效等尚在争议中。由于在临床中单纯疱疹病毒感染(HSV)在血液检测中难以排出,有报道超过 50%以上的单纯疱疹病毒肝炎通过肝组织检测或尸检才得以确诊,因此,在缺乏肝组织检测情况下,鉴于单纯疱疹病毒肝衰竭极差的预后及阿昔洛韦较好的安全性等,有学者推荐在不明原因肝衰竭患者中诊断性治疗,可能是避免死亡和肝移植的有效办法。

四、预后

肝衰竭的转归与病因密切相关,Fujiwara 报道在 81 例非肝移植肝衰竭患者中,HAV 感染肝衰竭存活率为 42.9%,HBV 感染为 33.3%,自身免疫性肝炎为 22.2%,药物因素 20.0%,不明原因 20.0%。Brandsaeter 报道 315 例肝衰竭患者中 HAV 感染相关肝衰竭自然生存率为 43%,对乙酰氨基酚过量为 31%,不明原因肝衰竭为 7%。美国 Ostapowicz 报道肝衰竭非肝移植短期生存率在 HAV 感染相关肝衰竭、休克及妊娠相关肝衰竭自然生存率相对较高,一般大于 50%,不明原因肝衰竭、自身免疫肝衰竭等则小于 25%。在另一项研究中报道对乙酰氨基酚过量肝衰竭非肝移植生存率 33%,而不明原因肝衰竭仅 12%。

我们统计了笔者医院收治的 314 例不明原因肝衰竭患者,在三型肝衰竭分型中,以 ACLF 预后最好,好转率为 26.85%;亚急性好转率为 26.17%;急性好转仅 5.26%。可见不明原因肝衰竭患者病死率较高,是危害人类健康的重要疾病。

(游绍利　王海波)

参 考 文 献

冯玢,李静,杜强国.2011.隐匿性 HBV 感染致慢加急性重型肝炎 1 例.医学信息,24(6):3525-3526.

徐峰.2010.不明原因肝炎患者隐匿性乙型肝炎病毒感染检测分析.四川医学,31(1):95-97.

Areia M,Romaozinho J M,Ferreira M,et al.2007.Fulminant hepatic failure:a Portuguese experience.Eur J Gastroenterol Hepatol,19:665-669.

Fontana R J.2008.Should aciclovir be given to all patients presenting with acute liver failure of unknown etiology.Nat Clin Pract Gastroenterol Hepatol,5:298-299.

Fujiwara K,Mochida S,Matsui A,et al.2008.Fulminant hepatitis and late onset hepatic failure in Japan.Hepatol Res,38:646-657.

Fujiwara K,Yasui S,Tawada A,et al.2011.Autoimmune fulminant liver failure in adults:Experience in a Japanese center.Hepatology Research,41:133-141.

Ichai P,Afonso A M,Sebagh M,et al.2005.Herpes simplex virus-associated acute liver failure:a difficult diagnosis with a poor prognosis.Liver Transpl,11:1550-1555.

Ichai P,Samuel D.2008.Etiology and prognosis of fulminant hepatitis in adults.Liver Transpl,14:S67-79.

Lee W M,Squires R H Jr,Nyberg S L,et al.2008.Acute liver failure:Summary of a workshop.Hepatology,47:1401-1415.

Navaneethan U,Lancaster E,Venkatesh P G,et al.2011.Herpes simplex virus hepatitis-it's high time we consider empiric treatment.J Gastrointestin Liver Dis,20(1):93-96.

Peters D J,Greene W H,Ruggiero F,et al.2000.Herpes simplex-induced fulminant hepatitis in adults:a call for empiric therapy.Dig Dis Sci,45(12):2399-2404.

Wigg A J,Gunson B K,Mutimer DJ.2005.Outcomes following liver transplantation for seronegative acute liver failure:experience during a 12-year period with more than 100 patients.Liver Transpl,11:27-34.

第九节　老年肝衰竭的诊治特点

随着我国人民生活水平和医疗水平的提高,人口的年龄构成比发生了变化,老年人口(年龄≥60 岁)的比例逐渐增加,老年人肝衰竭(简称老年肝衰竭)的患者数量也有所增加,因此,老年肝衰竭的防治越来越受到医务工作者的重视。由于老年人自身的生理特点,老年肝衰竭的发病机制、临床表现和治疗在许多方面与青壮年有一定的差异,往往临床表现复杂,病情发展迅速,并发症多,本文重点阐述老年肝衰竭的病因学、临床特点和治疗等。

一、老年肝衰竭的定义及分类

根据 2012 年版中华医学会感染病学分会、肝衰竭与人工肝学组《肝衰竭诊治指南》的定义:肝衰竭是多种因素引起的严重肝损害,导致其合成、解毒、排泄和生物转化等功能发生严重障碍或失代偿,出现以凝血功能障碍、黄疸、肝性脑病、腹水等为主要表现的一组临床症候群。

根据病理组织学特征和病情发展速度,肝衰竭可分为四类:急性肝衰竭、亚急性肝衰竭、ACLF和慢性肝衰竭。

《肝衰竭诊治指南》未对不同年龄的肝衰竭进行进一步划分。但是,儿童肝衰竭因其肝性脑病症状不易判断,且某些疾病的发生时间不明,所以国际上有专门的儿童肝衰竭研究组(the Pediatric Acute Liver Failure Study,PALFSG)对儿童肝衰竭进行分类,但国内外尚无老年肝衰竭研究组。

二、老年肝衰竭的主要病因

根据肝衰竭的病因可以进行针对性治疗,判断患者的预后,进行老年肝衰竭的预防,因此弄清老年肝衰竭的病因具有重要意义。老年肝衰竭的常见病因包括嗜肝病毒感染(包括常见的甲、乙、丙、丁、戊型肝炎病毒等)、药物及肝毒性物质、自身免疫性肝病(AIH,PBC和PSC)、细菌及寄生虫等病原体感染(如败血症和血吸虫病)、缺血缺氧(休克、充血性心力衰竭等)、肝移植、部分肝切除和肝肿瘤、创伤和辐射等引起的肝衰竭等。但代谢异常如肝豆状核变性、遗传性糖代谢障碍,先天性胆道闭锁等原因导致的老年肝衰竭罕见报道。

解放军第 302 医院住院的 623 例老年肝衰竭病因分析表明:导致老年肝衰竭的前 5 例病因依次为:HBV 相关肝衰竭 69.3%,不明原因肝衰竭 5.9%,HCV 相关肝衰竭 5.3%,HEV相关肝衰竭 5.0%,药物性肝衰竭 4.7%。病因组成与青壮年(18—60 岁)略有不同。以上数据提示 HBV 感染引起的肝衰竭仍然是我国老年肝衰竭的防治重点,特别是 HBV 相关ACLF。值得注意的是,丙型肝炎病毒感染后肝衰竭的发病率低,但是在老年肝衰竭的发病率中较高。近年来不明原因肝衰竭无论青壮年还是老年患者发病率均有升高,需要引起重视。国内报道关于老年肝衰竭病因的情况基本一致,只是由于老年肝衰竭发病地理位置的差异和有关作者报道老年肝衰竭的数量不同,其病因的排序可能略有不同。

三、老年肝衰竭的发病率

资料显示,20 世纪 50 年代文献报道的老年肝病的构成比仅占肝病患者样本中的 1% 左右,60—70 年代则上升到 2% 左右,到了 80 年代,其构成比多波动在 3%～11.9%,进入 21 世纪约 10%。在我国,老年肝病患者的增加主要分析原因一是随着老年人口比例的增高,老年肝病患者的比例也随之增高;二是归于医疗水平提高,慢性肝病和肝硬化治疗效果的改善。例如,随着长效干扰素和核苷类药物的应用导致慢性乙肝患者和慢性丙肝患者的生存率明显延长,导致老年慢性乙丙肝人群的增加。曹立森根据 29 个单位的资料统计的 3552 例老年肝炎分析,肝衰竭患者占 12.9%。张锁才分析江苏常州第三人民医院的 461 例老年肝炎中,肝衰竭50 例,占 10.85%。牛润英报道的老年肝衰竭占 8%。作者统计 2002—2012 年共 11 年期间解放军第 302 医院老年肝衰竭 623 例,同期收治老年肝病患者 20 071 例,占同期老年肝病 3.10%。

四、老年肝衰竭的发病机制

主要有 3 种因素与老年肝衰竭发生有关:病原因素,宿主因素和免疫因素。病原因素已如前述。下面主要分析宿主因素和免疫因素对老年肝衰竭的影响。

1. 老年宿主因素　对老年人肝的结构和功能改变全面深入的研究报道较少。由于老年人肝本身的解毒、分泌、合成及转化功能减退,老年人的体质特点可表现为"三低,一多":生理代谢功能低下;抵抗力低下;肝细胞再生、修复能力低下;重要器官(心、肾)多有潜在性病变,以及各种慢性疾病。这些因素直接影响老年肝衰竭的临床表现和预后。

老年肝脏的主要变化为肝的缩小和门静脉血液贯注的减少。在老年男性,肝重量约减少6.5%,老年女性减少14.3%。90岁时仅为成年人肝重量的50%。肝门静脉血流贯注的下降导致肝快速清除药物的代谢能力下降,而慢性清除药物的能力未受影响。

老年肝另一主要变化是肝再生能力和解毒能力的下降。老年肝再生能力的下降可能主要与促有丝分裂激活的蛋白激酶活性的下降有关。解毒能力下降与胞质内线粒体和粗面内质网的减少有关。

肝纤维组织增生明显。老年人的肝形态、结构和功能随着年龄的增长而发生退行性变后,出现肝衰竭时,老年患者体内会出现严重的代谢产物和毒性物质积累,其中的脂溶性物质大多与血液中的白蛋白相结合,它们所具有的细胞毒性反过来又会影响肝细胞再生及功能恢复,加重肝功能损伤,从而产生更多的毒性物质,较快形成恶性循环,导致老年肝衰竭病情重,并发症多,死亡率高。

除了以上老年患者固有宿主特点外,由于老年患者特有的病理生理特点,老年肝衰竭并发症的发生也表现为较为特殊。老年患者肝衰竭时更容易出现肝性脑病,究其原因可能是老年患者多合并脑血管硬化,血-脑屏障趋于退化和神经递质增减失衡都可能为肝性脑病的易发因素。出血、感染、电解质紊乱,高蛋白饮食和便秘等常见诱发因素存在。老年人胃肠蠕动功能减弱,容易出现便秘,这也是原因之一。

老年人肝库普弗细胞和中性粒细胞功能受损,补体水平降低,使来自肠腔的细菌不能被清除,是发生内源性感染的主要原因;老年肝衰竭患者多有脾功能亢进,或者病原抑制骨髓的造血功能,导致白细胞减少,亦可使机体清除细菌和内毒素的能力降低;多次腹腔穿刺、留置导尿管、静脉插管及三腔管应用等增加了医源性感染的机会;抗生素的使用导致二重感染。老年肝衰竭易并发败血症,呼吸道、胃肠口腔等多个部位的感染。

老年肝衰竭患者由于库普弗细胞功能障碍,普遍存在肠源性内毒素血症。内毒素除直接损伤肝细胞外,还可刺激单核巨噬细胞释放炎症因子,导致肝细胞进一步坏死,内皮素、血栓素A2及血浆白三烯等还可引起肾缺血;老年人肾储备能力明显下降,遇到上述因素的作用后,很容易出现肾衰竭、HRS的发生。同时因老年人各脏器功能减退,机体应激能力下降,老年肝衰竭后产生的各种毒素和细胞因子的综合作用,使老年人容易出现多脏器功能衰竭。

2. **免疫因素** 老年患者细胞免疫功能下降,主要是因为库普弗细胞功能下降引起的。库普弗细胞的主要功能是清除内毒素。库普弗细胞功能受损可能导致老年人容易出现继发性感染、肿瘤在肝内的扩散等,因此,在病情发作情况下,容易出现肝衰竭。

五、老年肝衰竭的临床特点

1. **临床分型** 我们对国内部分报道进行统计比较,大部分老年性肝衰竭患者仍以ACLF为主。北京地区202例老年重型肝炎,急性肝衰竭12例(6.0%)、亚急性肝衰竭62例(30.6%)、ACLF 128例(63.3%)。我院老年肝衰竭显示以ACLF为主。不同的分型考虑与不同的病因相关,我国肝衰竭最主要病因是HBV感染,HBV相关肝衰竭以ACLF为主,因此ACLF仍是老年肝衰竭防治重点。

2. 老年肝衰竭的性别构成　北京地区 2002－2012 年老年肝衰竭 623 例中,男性占 66.93%(417 例),女性占 33.07%(206 例),而同期 3791 例青壮年肝衰竭患者中,男性占 81.79%(3101 例),女性占 18.20%(690 例),两者有明显的差异(P<0.01)。老年肝衰竭女性 所占比例较高的原因可能与女性的生理特点有一定的关系,同时老年患者自身免疫性肝病增 多,而自身免疫性肝病以女性多见,这也是原因之一。

3. 临床表现　老年肝衰竭的常见症状、体征和青壮年相比,并无实质性的不同。患者均 表现有明显的消化道症状,包括恶心、呕吐、腹胀、食欲缺乏,同时伴有高度乏力,体征上表现为 皮肤、巩膜深度黄染和多种并发症的相关表现。但是由于老年肝衰竭的自身特点,其临床表现 有一定的特殊性。

(1)与青壮年相比,病情进展速度意见不一致,但治愈患者恢复时间明显延长:有学者认 为,老年肝衰竭出现迅速,发病后大部分患者迅速死亡,但对我院老年肝衰竭死亡患者初步的 分析表明,青少年、青中年和老年肝衰竭死亡患者的平均住院时间分别为(14.00±20.40)d、 (24.27±33.80)d 和(23.89±22.03)d,三者无明显的统计学差异,提示老年肝衰竭患者病情 进展可能与青中年人类似。但青少年、青中年和老年肝衰竭治愈患者的平均住院时间分别为 (78.73±32.22)d、(80.20±35.54)d 和(113.00±43.42)d,老年肝衰竭平均住院时间要明显 长于青中年肝衰竭和青少年肝衰竭患者,提示老年肝衰竭治愈患者恢复时间延长,这可能与老 年人肝的再生速率降低有关。

(2)并发症多:并发症发生率高,多为两种以上的并发症,且容易出现多器官功能衰竭 (MOF):老年人基础疾病多,机体免疫功能低下,抗病能力差,老年肝衰竭并发症的发生率高 达 100%,而且又常常是一个人并发两种以上的并发症。郭砚梅分析了 38 例老年肝衰竭中, 消化道出血 12 例,皮肤、黏膜出血 3 例,原发性腹膜炎 11 例,胆系感染 5 例,呼吸道感染 2 例, 泌尿系感染 1 例,肝性脑病 16 例,HRS 12 例,其余并发心、肾等疾病亦较多,致影响病情复 杂,常出现治疗矛盾,影响预后。老年肝衰竭容易出现多器官功能衰竭。王世乾等报道了安阳 传染病院 88 例老年肝衰竭患者的直接死亡原因以多器官功能衰竭最多,占 27.3%。

肝性脑病发生率高。曹立森报道老年肝衰竭的肝性脑病发生率为 73.3%,而非老年组仅 为 55.32%。老年肝衰竭患者一旦出现精神症状,晚期容易出现脑水肿和脑疝,其病死率 极高。

感染发生率高。老年肝衰竭患者容易发生感染,感染菌群以细菌和真菌为主,且合并真菌 感染率高。在一组 109 例老年肝衰竭患者中,医院内感染的发生率为 85.3%(93/109)。肝衰 竭医院内感染最常见的为腹膜炎(43.7%),其次为呼吸道感染(25.4%)和胃肠道感染 (19.2%);感染病原菌中细菌以大肠埃希菌为主。真菌感染菌属主要为白色假丝酵母菌 (58.33%)、烟曲霉菌(9.52%)、热带假丝酵母菌(8.33%);主要感染部位为肺部(43.88%)、口 咽部(32.65%)、肠道(9.18%)、血液(5.10%)等。住院时间<2 周、2～4 周和>4 周患者医院 内感染发生率分别为 70.5%,83.6% 和 93.0%(P<0.05);经 Logistic 多元回归分析,肝性脑 病、INR >5,TBil> 513μmol/L,多种感染为肝衰竭预后不良的独立预测因子。

老年肝衰竭患者合并感染,常见症状为发热、相关部位的症状体征及相关的生化学、微生 物学等的改变。但是部分老年肝衰竭患者起病隐匿,症状常不典型,低热或者无热,白细胞计 数不增加,腹水培养阴性,因此,如果不进行仔细的病情观察,许多患者可能死亡之前都不会发 现感染,容易延误诊治。

（3）治愈好转率低,病死率高:在美国,65-74岁的慢性肝病(包括肝硬化)的病死率较高(男性49/10万,女性26.7/10万),分别是35-44岁年龄段的3.2倍和5.6倍,其中有相当部分患者死于老年肝衰竭。我院2002年1月至2012年12月肝衰竭患者中,青中年肝衰竭治疗无效及死亡54.8%,治愈好转率为41.7%,其他3.50%;而老年肝衰竭无效及死亡71.9%,治愈好转率仅25.2%,其他2.90%。两者相差显著($\chi^2=632.67, P<0.000$)。治疗无效的危险因素包括老年患者、合并多器官功能障碍、曲霉菌属感染等。多因素分析发现,是否合并多器官功能障碍是判断此类患者病情转归的重要指标。提出对于老年肝衰竭患者,积极预防感染,加强肝原发病的治疗,注意心、脑、肺、肾等脏器的监测和维护,早期合理使用抗真菌药物,是改善老年肝衰竭及合并真菌感染患者预后的重要措施。

（4）常与多种老年病伴随存在,相互影响,有时轮流加重,使病情显著复杂化。老年人常见的糖尿病、高血压、冠心病、脑血管病、肺部感染、泌尿道感染等,都可能介入老年肝衰竭的病变过程,成为使病情复杂化或者加重的因素,甚至成为直接致死的因素。

六、治疗

老年肝衰竭的治疗方法基本遵循一般肝衰竭治疗原则,但老年肝衰竭的用药原则应该遵循老年病毒性肝炎的用药原则。

1. 根据老年人的生理特点用药　老年人胃排空时间延缓,胃酸分泌减少,动脉硬化而使血供效率低下,口服药物吸收受到影响。老年人药物代谢比较缓慢,肝微粒体和色素P450酶的生成与活性随年龄的增长而降低,药物排泄延缓,肌酐清除率降至青壮年的1/3以下。老年人体内含水量减少,血浆白蛋白浓度降低,使游离状药物增加,故一些药物作用增强,毒性反而增加。

2. 严格掌握用药适应证　根据患者的病情合理选择用药。

3. 掌握最佳用药剂量和用药时间　老年人对药物的耐受能力差,半衰期延长,有些药物需要酌情减少剂量,如初次使用利尿药时要从"最小剂量"开始。用药时间是指根据药物的性质选择餐前、餐中或者餐后服用。

4. 掌握好用药的种类　品种以少而精为原则,对于可以不用的药物尽量不用。

5. 掌握常用药物的不良反应　如甘草酸二胺、复方甘草酸苷、异甘草酸镁更容易导致老年人血压波动,特别是有高血压基础的患者,并可能导致低钾血症等电解质紊乱等并发症。

6. 掌握药物相互之间的作用　β受体阻滞药与噻嗪类利尿药合用,可以使血脂升高;阿司匹林能显著增强氟喹诺酮类药物对γ氨基丁酸的抑制作用,从而诱导中枢神经系统不良反应;H_2受体拮抗药可干扰氟喹诺酮类的吸收。

7. 加强药物浓度的监测　有条件的医院积极开展,以指导临床用药。无条件者应注意临床观察,如应用肝素治疗时,应注意出血倾向,及时检查凝血时间,应用利尿药后必须了解尿量及电解质的情况。

8. 加强心理治疗　老年患者要加倍做好心理指导,减轻其精神情绪抑郁,多方面劝慰患者。

（朱　冰　游绍莉）

参 考 文 献

范振平,吉英杰,蔡少平,等.2008.2073例老年肝病病因和预后特点分析.传染病信息,21(2):106-108.

肝衰竭诊治指南(2012 年版)中华医学会感染病学分会肝衰竭与人工肝学组中华医学会肝病学分会.2013.重型肝病与人工肝学组.实用肝脏病杂志,16(3);3210-3216.

洪亮,叶志勇,孙庆丰,等.2011.慢加急性乙型肝炎肝衰竭并发症与预后的关系研究.中国微生物病学杂志,23(9);829-831.

黄乐,田德英.2012.109 例老年肝衰竭患者并发医院内感染的临床分析.中西医结合肝病杂志,22(5);276-279.

黄小平,吴旭东,秦爱兰,等.2007.老年重型肝炎临床特点与短期预后分析.海南医学,18(5);79-80.

姜杰.2007.老年急性肝炎病原分析和临床特点.临床肝胆病杂志,23;137-138.

靳雪源,张玲霞,赵红,等.2002.老年慢性重型肝炎的临床特点附 79 例病历分析.世界华人消化杂志,10;482-483.

李晨,王慧芬,许海苗.肝脏疾病并发医院真菌感染 507 例分析.实用肝脏病杂志,10(5);306-308.

牟劲松,王慧芬,林芳,等.2008.84 例老年肝衰竭患者合并真菌感染的临床特征.中华医院感染学杂志,18(6);784-786.

王慧芬,辛绍杰.2011.肝衰竭诊治进展.1 版.北京:人民军医出版社.

杨玉英,万钢,孙承民,等.2011.202 例老年重型肝炎病因学及预后分析.中华实验和临床感染病杂志:电子版,5(2);162-167.

张永东,汪全红,吴志强.2002.老年人慢性重型病毒性肝炎的临床与免疫病理.广西预防医学,8(2);104-105.

朱冰,游绍莉,刘鸿凌,等.2014.623 例老年肝衰竭病因学及预后分析.解放军医学杂志,(8);624-627.

Brandsaeter B,Hockerstedt K,Friman S,et al.2002.Fulminant hepatic failure:outcome after listing for highly urgent liver transplantation—12 years experience in the Nordic countries.Liver Transpl,8;1055-1062.

Fujiwara K,Yasui S,Tawada A,et al.2011.Autoimmune fulminant liver failure in adults:Experience in a Japanese center.Hepatology Research,41;133-141.

Jansen P L.2002.Liver disease in the elderly.Best Pract Res Clin Gastroenterol,16;149-158.

Ostapowicz G,Fontana R J,Schiodt F V,et al.2002.Results of a prospective study of acute liver failure at 17 tertiary care centers in the United States.Ann Intern Med,137;947-954.

Schiodt F V,Chung R T,Schilsky M L,et al.2009.Outcome of Acute Liver Failure in the Elderly.Liver Transpl,15(11);1481-1487.

第十节　特殊人群肝衰竭的诊治

妊娠及很多慢性疾病患者,由于特殊的生理、病理,当合并药物等致病因子损伤或病毒等感染时,容易出现肝功能损害甚至肝衰竭,临床常见的有妊娠合并肝衰竭、糖尿病合并肝衰竭、甲状腺功能亢进合并肝衰竭等。

一、妊娠合并肝衰竭

(一)发病机制

妊娠合并肝衰竭的发病机制涉及致病因子与宿主易患性之间的关系、病毒株的毒力、机体的免疫系统、细胞因子等各种因素。而妊娠期妇女血清蛋白、血糖、糖原储备减少,雌激素显著增加,新陈代谢旺盛使肝负担加重,感染病毒后免疫反应过于剧烈,从而造成大量肝细胞坏死、肝功能严重损害。另外,妊娠期胎盘产生的绒促性素、雌激素、孕激素、泌乳素、皮质激素、甲胎蛋白等均有免疫抑制作用,尤其抑制 T 细胞介导的细胞免疫,故容易诱发 HBV 活动。

(二)临床表现

起病急,有不同程度的乏力、纳差、恶心、呕吐等消化道症状,中重度身目黄染,有疸-酶分离现象,可出现低蛋白血症,出现水肿、少尿、腹胀等症状,伴不同程度电解质紊乱。可出现多种并发症,包括肝性脑病、肝肾综合征、上消化道出血、感染(原发性腹膜炎、肺部感染)等。可同时并发产科并发症,包括妊娠期高血压疾病、产后出血(主要原因为宫缩乏力和凝血机制障碍,出血量 500～4300ml),严重者可有死胎,甚至危及孕妇生命。

(三)实验室检查

1. **血常规** 血常规检查大多数患者白细胞不同程度升高,血小板下降,可出现贫血。

2. **病毒学** 可检测 HBsAg,HBV DNA,抗 HCV 以及其他非嗜肝病毒标志物等。

3. **生化** ALT 均呈轻至重度升高。血清总胆红素明显升高($>10mg/dl$,或每日升高大于 $1mg/dl$),且以直接胆红素升高为主,尿胆红素均为强阳性。低蛋白血症,白蛋白(ALB)明显降低。胆碱酯酶、血清总胆固醇均降低。血清碱性磷酸酶、乳酸脱氢酶、总胆汁酸不同程度升高。

4. **凝血功能** PT 不同程度延长,PTA 降低,低于 40%。

5. **其他** 血 BUN,Cr 及血氨可升高,低血糖。

6. **影像学检查** B 超、CT 检查示肝缩小,肝形态欠规整,肝裂增宽,脾大,腹水症。

(四)诊断

肝衰竭参照 2012 年中华医学会感染病学分会肝衰竭与人工肝学组、中华医学会肝病学分会重型肝病与人工肝学组联合制订的《肝衰竭诊疗指南》。

(五)鉴别诊断

1. **妊娠期急性脂肪肝(AFLP)** 与本病临床症状相似,尤其当病毒标志物均阴性时,应注意鉴别。AFLP 常见于孕晚期及产褥期,而肝衰竭可发生于妊娠各期,以妊娠晚期最多见。AFLP 患者白细胞较肝衰竭显著增多,平均 $30 \times 10^9/L$ 左右,尿胆红素早期常阴性,但后期可转阳性。血胆红素轻、中度升高,而肝衰竭为重度升高。AFLP 常并发肾衰竭及消化道出血早,呕血特点为反复、少量,不同于肝衰竭的喷射性呕血。AFLP 最终确诊仍依赖于肝穿刺,肝组织学检查无重型肝炎常见的大块坏死和桥接坏死,多见气球样细胞及微囊泡样脂滴。鉴别诊断还可借助 B 超、CT 和 MRI 检查,AFLP 患者 B 超检查呈现肝实质内形成细密回声,典型时呈强回声的亮肝,CT 检查示肝密度低于脾密度的 50% 左右,而重型肝炎 B 超检查大多示肝萎缩、脾大伴腹水症。

2. **HELLP 综合征**(hemolysis,elevated liver enzymes,and low platelets syndrome) 是妊娠期另一特发性疾病,妊娠合并肝衰竭时常合并妊娠期高血压疾病,其特点是以水肿为主要表现,而高血压和蛋白尿程度相对较轻,黄疸为肝细胞性,以直接胆红素升高为主,而 HELLP 综合征大多存在严重的高血压和蛋白尿,黄疸为溶血性,以间接胆红素升高为主,血小板明显减少,网织红细胞升高。

(六)治疗

妊娠合并肝衰竭迄今尚无特效治疗,目前主张早期诊断、综合治疗、及时终止妊娠、积极防治并发症。

1. **内科综合治疗** 妊娠并发肝衰竭病情复杂、病死率高。早期诊断、密切监测、综合治疗、减少并发症对于改善预后有重要作用。主要措施包括以下几方面。

(1)维持水、电解质及酸碱平衡,纠正低蛋白血症及低血糖。需要控制入液量,防止水钠潴留,应密切监测电解质、酸碱平衡,及时加以纠正。因患者常伴有低蛋白血症和低血糖,需每日或隔日输注人血白蛋白,减少体内蛋白质消耗,输注高糖液预防因血糖低引起的面色苍白、出冷汗、四肢震颤。

(2)补充凝血因子、防治出血。输注新鲜血浆或冷沉淀,输注凝血酶原复合和纤维蛋白原物,补充体内缺乏的血浆凝血因子,有效地防治凝血障碍所致多部位出血。另外,静脉注射维生素 K_1,每日 2 次,每次 10~20mg,能促进凝血因子合成。

(3)并发症的防治:①奥美拉唑(40mg/d)静脉注射预防消化道出血。②口服乳果糖(30g/d)及灌肠治疗(生理盐水 100ml,乳果糖 30ml,诺氟沙星 1g)清洁肠道与酸化肠道以减少氨的吸收;口服新霉素(2~4g/d)抑制肠道菌丛生长和易位;可用乙酰谷酰胺(0.5~1g/d)、门冬氨酸鸟氨酸(10g/d)加入葡萄糖液中静脉滴注降低血氨水平,注意补充支链氨基酸如复方氨基酸 3AA 注射液(250ml/d)。减少氨等肠源性毒物的来源、生成与吸收、促进氨的代谢清除,预防肝性脑病发生。③维持足够血容量和正常尿量,避免使用损害肾的药物,改善肾血液循环,当发现少尿或无尿时补足血容量后,早期应用利尿药(呋塞米、利尿合剂),必要时血液透析,预防 HRS。

(4)改善肝功能促进肝细胞再生,防止肝细胞坏死。常用药物如谷胱甘肽(1.2~1.8 g/d)促进脂肪、蛋白质及糖类代谢,保护肝;甘草酸二铵(甘利欣 30~40ml/d)能够减轻炎性细胞浸润,保护肝细胞膜;必需磷脂(易善复 15ml/d)激活肝细胞膜受体,帮助肝细胞膜的修复;葡醛内酯(肝泰乐 0.4g/d)结合肝内毒物形成无毒的葡萄糖醛酸结合物排出,具有保护肝的作用。促肝细胞生长素(120~200mg/d)能刺激肝细胞 DNA 合成,促进肝细胞再生;门冬氨酸钾镁注射液(20ml/d)加入葡萄糖溶液中静脉滴注,可促进肝细胞再生,降低高胆红素血症,使黄疸消退。

(5)抗感染治疗:使用肝肾毒性小的广谱抗生素预防和控制感染,一般选用对革兰阳性和阴性菌均有效的药物,并要联合抗厌氧菌的药物。由于肝衰竭患者抵抗力差,应用广谱抗生素易并发二重感染及增加真菌感染机会,可用 5% 碳酸氢钠液漱口,避免口腔真菌感染,昏迷患者要加强口腔护理。感染严重者可加用丙种球蛋白增强免疫力。

(6)抗病毒治疗:如乙型肝炎肝衰竭患者使用拉米夫定、替比夫定或替诺福韦酯,在病情稳定后仍应持续应用,直至达到指南确定的停药标准。治疗中应定期监测,注意是否维持病毒学应答,尽早发现病毒学突破,防止出现病毒耐药,不能轻易停药,以免出现停药后病毒反跳导致病情加重。

2. 产科治疗　在内科治疗同时要注意产科特点,妊娠合并肝衰竭的患者常出现胎儿生长受限(FGR)、早产、胎儿窘迫、死胎,因此,妊娠合并肝衰竭分娩前的产科治疗至关重要。孕期需预防性治疗 FGR,疏通微循环,改善子宫胎盘血供。妊娠合并肝衰竭的患者也常合并微循环障碍,治疗 FGR 同时也有利于内科治疗。妊娠合并肝衰竭的患者因免疫反应引起微循环障碍,40% 患者合并妊娠期高血压疾病,因此运用硫酸镁抑制早产的同时也利于改善微循环、解痉治疗、防治妊娠期高血压疾病。孕期用地塞米松促胎肺成熟,地塞米松为肾上腺皮质激素,有利于减轻病毒的免疫反应和患者临床症状,增强机体对有害刺激的耐受性,争取抢救时间,帮助重症患者渡过难关。

肝衰竭妊娠早期患者应在积极治疗情况下,待病情稳定后可施行人工流产术。肝衰竭妊娠中期患者宜保肝治疗而不宜贸然行引产术,但经积极治疗病情无好转者于支持治疗后可引产。肝衰竭晚期妊娠患者,根据患者病情和胎儿情况,应适时选择终止妊娠。终止妊娠需要根据病情进展势头减缓、相对稳定,特别是要求凝血功能达到能耐受手术的水平。妊娠合并肝衰竭终止妊娠时机如下:经积极治疗病情有所稳定,主要是凝血功能、白蛋白、胆红素等水平稳定24h;或出现严重产科并发症如胎儿窘迫、胎盘早剥等,或临产。分娩方式建议选择剖宫产能尽快终止妊娠,术中应视情况果断的行子宫切除术,有利于患者病情康复,降低病死率,可能原因为:①减少出血。子宫切除直接去除了主要出血灶,术中可对出血部位针对性进行缝扎止血,有效减少了出血。②减少产褥感染。子宫切除直接去除了主要感染灶,有效地减少了产褥感染。③减轻肝肾负担。产后子宫复旧表现为肌细胞胞质蛋白质被分解排出,裂解的蛋白及代谢产物经肝转化,经肾排出体外。这必然对肝肾功能造成一定影响。切除了子宫不存在子宫复旧问题。④阴道分娩患者分娩时间难以控制,产程长则会消耗了巨大的精力、体力,加之疼痛等方面影响,将加重肝功能损害。而剖宫产加子宫切除手术时间短,患者消耗少,减少疼痛等问题,有利病情的恢复。

(七)预后

妊娠合并肝衰竭是一种严重的临床综合征,常伴全身微循环障碍,血液生化及代谢紊乱,易并发多器官功能衰竭,可严重威胁母婴生命,病死率高达 43%～80%。影响妊娠期肝衰竭预后的因素很多,主要取决于肝功能,目前临床上常采用血清总胆红素、PT 及 PTA,胆碱酯酶、血清总胆固醇、血糖等指标来判断肝衰竭的严重性。其中血清总胆红素的高低往往反映肝细胞坏死的程度。严重胆-酶分离也提示病情危重。而胎死宫内往往是病情加重的信号。并发症的多少和严重程度也是判断预后的重要指标,并发症越多,预后越差。直接死亡原因前三位依次为肝肾综合征、产后大出血、肝性脑病。

二、糖尿病合并肝衰竭

(一)病因及发病机制

肝衰竭患者,特别是肝硬化患者同时存在糖尿病者较为常见,一般表现为 3 种形式,即肝病导致糖代谢紊乱和糖尿病、糖尿病本身或治疗药物引起肝损伤、糖尿病并发肝病。肝衰竭合并糖尿病以 2 型糖尿病为主,患者病情较为危重。发病机制尚未清楚,重型肝炎肝细胞损害严重,肝功能明显异常,葡萄糖激酶和糖原合成酶的活性降低,影响葡萄糖的磷酸化和糖原合成,导致血中葡萄糖浓度升高。多数学者认为可能与以下因素有关。

1. 肝衰竭患者外周组织产生胰岛素抵抗增加,不论对内外源性胰岛素,均使其生物作用相对不足;患者外周组织胰岛素受体数目减少及生理作用下降,使这些组织对胰岛素生理作用的敏感性降低,同时对胰高血糖素、生长激素、游离脂肪酸等胰岛素拮抗物质灭活减少而形成胰岛素抵抗。另外,胰岛素的代谢与分泌异常导致慢性高胰岛素血症,也使患者产生胰岛素抵抗。

2. 肝炎病毒及其免疫复合物损害肝和胰岛细胞,研究表明肝和胰腺有着相似的组织结构和胚胎起源,肝炎病毒除损害肝脏外,对胰腺也有直接损害和亲和力。肝细胞损害、肝功能障碍影响葡萄糖利用和转化,肝功能障碍使糖代谢酶的活性降低,影响葡萄糖的磷酸化和糖原的合成及葡萄糖的利用。

3. 血浆白蛋白明显减少,其结合皮质醇减少,游离皮质醇增加可促进糖异生,抑制组织细胞对糖的氧化分解作用。

4. 肝细胞广泛病变时,胰高血糖素、生长激素、皮质醇等肝内灭活减少,血浆浓度增高均可使血糖升高。

5. 胰岛素的分解与代谢异常,重型肝炎患者常伴营养缺乏,可使胰岛细胞变性,而治疗中静脉输注大量葡萄糖也可能过刺激胰岛 B 细胞,使其功能衰竭。

6. 肝衰竭患者多数出现低钾、缺锌等电解质紊乱,低钾、缺锌、服用噻嗪类及呋塞米利尿药、应用肾上腺皮质激素可导致糖耐量减退,血糖升高。

7. 肝衰竭可出现严重内毒素血症,内毒素刺激肝一氧化氮合酶(nitric oxide synthase,NOS)活性,使血浆一氧化氮(nitric oxide,NO)水平增高,对肝合成代谢及血流动力学变化起重要调节作用,一氧化氮对胰岛 B 细胞有破坏作用。

8. 糖尿病的发生与遗传因素有关,也受环境因素影响。

(二)临床表现

1. 肝病表现　不同程度乏力、纳差、黄疸、恶心、呕吐、尿黄等肝炎症状,可并发腹水、腹膜炎、肝肾综合征、消化道出血、胸腔积液、肝性脑病等并发症。

2. 糖尿病表现　糖尿病症状往往被肝病症状所掩盖,大多数患者无典型的三多一少症状,偶有多尿、口渴等症状,其发生及严重程度与肝损害程度成正比,以餐后血糖升高为主,多数患者空腹血糖正常或轻度升高,血管及神经方面的糖尿病并发症少见,极少发生酮症酸中毒等急性并发症,但高血糖会导致患者内脏淤血、肝门静脉压力增高,增加内脏出血的概率。

(三)实验室检查及辅助检查

1. 血常规　血常规检查大多数白细胞不同程度升高,血小板计数下降,可出现贫血。

2. 病毒学　检测 HBsAg,HBV DNA,抗 HCV 等。

3. 生化　ALT 均呈轻至重度升高。血清总胆红素明显升高(>10mg/dl,或每日升高大于 1mg/dl),且以直接胆红素升高为主,尿胆红素均为强阳性。低蛋白血症,白蛋白(ALB)明显降低。胆碱酯酶、血清总胆固醇均降低。血清碱性磷酸酶、乳酸脱氢酶、总胆汁酸不同程度升高。

4. 凝血功能　PT 不同程度延长,PTA 降低,低于 40%。

5. 空腹血糖　水平多为轻度升高,部分患者空腹血糖可正常,仅餐后血糖升高,餐后 2h 血糖>11.1mmol/L。胰岛素释放试验,其中空腹胰岛素>15μU/ml(参考范围:5~15μU/ml),餐后 2h 胰岛素>60μU/ml(参考范围:3~60μU/ml)。

6. 其他　血 BUN,Cr 及血氨可升高。

7. 影像学检查　B 超、CT 检查示肝缩小,肝形态欠规整,肝裂增宽,脾大,腹水症。

(四)诊断

肝衰竭并发肝源性糖尿病的诊断标准符合以下几点。

1. 肝病发生在糖尿病之前或同时发生。

2. 排除原发性糖尿病,尤其是 2 型糖尿病,以及垂体、肾上腺、甲状腺等疾病所引起的继发性糖尿病,临床研究表明,肝源性糖尿病与 2 型糖尿病的不同的是其很少有糖尿病家族史,并且心血管疾病和视网膜疾病的发病率低。餐后 2h 血糖/空腹血糖的比值和空腹血浆胰岛素可用于鉴别肝源性糖尿病和 2 型糖尿病,肝源性糖尿病的胰岛素抵抗程度要高于 2 型糖尿病。在 2 型糖尿病和肝源性糖尿病 OGTT 结果中发现,肝源性糖尿病组 0min 血糖低于 2 型糖尿病组,而 120min 血糖高于 2 型糖尿病组,2 型糖尿病患者胰岛素分泌呈高峰延迟,峰值多在 2h 或更长时间出现,肝源性糖尿病为高反应型,呈现高基础值血症型,2 型糖尿病呈低反应型。肝源性糖尿病患者的血清 C 肽和胰岛素水平呈非同步变化。故 OGTT 和胰岛素、C 肽释放实验可初步鉴别肝源性糖尿病和 2 型糖尿病。此外,临床研究发现肝源性糖尿病患者体内还可检测到谷氨酸脱羧酶抗体(GADA)、胰岛细胞抗体(ICA)、胰岛素自身抗体(IAA)、GADA 和 ICA 检测对诊断肝源性糖尿病有重要意义,故也可作为肝源性糖尿病和 2 型糖尿病鉴别的实验室指标。

3. 有肝衰竭的临床表现及生化检查异常,肝衰竭参照 2012 年中华医学会感染病学分会肝衰竭与人工肝学组、中华医学会肝病学分会重型肝病与人工肝学组联合制订的《肝衰竭诊疗指南》。

4. 血糖高,符合美国糖尿病协会(ADA)的糖尿病诊断标准:空腹血糖≥7.0mmol/L,餐后 2h 血糖≥11.1mmol/L。

5. 排除利尿药、糖皮质激素、降压药、避孕药等药物引起的糖代谢紊乱。

6. 胰岛素释放试验显示空腹血浆胰岛素水平偏高,餐后胰岛素反应不良或反应延迟,血清 C 肽释放试验一般正常或下降,C 肽与胰岛素的比值明显减少。

7. 血糖和糖耐量的好转或恶化与肝功能的改变相关。

(五)治疗

1. 肝病治疗

(1)一般支持治疗:卧床休息,减少体力消耗,减轻肝负担。吸氧(持续或间断)、心电监护。高糖类、低脂、适量蛋白质饮食;进食不足者,每日静脉补给足够的液体和维生素,保证每日6272kJ(1500kcal)以上总热量。积极纠正低蛋白血症,补充白蛋白(每次 10~20g)或新鲜血浆(每次 200ml),并酌情补充凝血因子、凝血酶原复合物、维生素 K_1。注意纠正水、电解质及酸碱平衡紊乱,特别要注意纠正低钠、低氯、低钾血症和碱中毒。支链氨基酸 250ml,1~2/d。还原型谷胱甘肽制剂。注意消毒隔离,加强口腔护理,预防医院内感染发生。

(2)针对病因和发病机制的治疗:乙型肝炎肝衰竭患者使用拉米夫定、阿德福韦酯、恩替卡韦、替比夫定或替诺福韦酯,在病情稳定后仍应持续应用,直至达到指南确定的停药标准。治疗中应定期监测,注意是否维持病毒学应答,尽早发现病毒学突破,防止出现病毒耐药,不能轻易停药,以免出现停药后病毒反跳导致病情加重。免疫调节治疗:为调节肝衰竭患者机体的免疫功能、减少感染等并发症,可酌情使用胸腺素 α_1 及胸腺五肽等免疫调节药。对于免疫力极度低下和(或)合并感染的患者可适当给予人免疫球蛋白增强免疫力。促肝细胞生长治疗:为减少肝细胞坏死,促进肝细胞再生,可酌情使用促肝细胞生长素和前列腺素 E_1 脂质体等药物。其他治疗:可应用肠道微生态调节药、乳果糖,以减少肠道细菌易位或内毒素血症;酌情选用改善微循环药物及抗氧化剂,如 N-乙酰半胱(NAC)和还原型谷胱甘肽等治疗。

(3)保肝、降酶、退黄治疗:保肝、降酶治疗用复方甘草酸苷制剂注射液,如复方甘草酸苷注射液、异甘草酸镁注射液等。退黄治疗用茵栀黄注射液、门冬氨酸钾镁注射液、丁二磺酸腺苷蛋氨酸注射液、甲硫氨酸维生素 B_1 注射液、熊去氧胆酸等。

(4)防治并发症治疗:积极预防并治疗肝性脑病、脑水肿、肝肾综合征、感染、消化道出血、腹水、电解质紊乱、肝肺综合征等。

(5)人工肝支持治疗:人工肝支持系统分为非生物型、生物型和组合型 3 种。非生物型人工肝已在临床广泛应用并被证明确有一定疗效。由于各种人工肝的原理不同,因此应根据患者的具体情况选择不同方法单独或联合使用。生物型及组合生物型人工肝不仅具有解毒功能,而且还具备部分合成和代谢功能,是人工肝发展的方向,现正处于临床研究阶段。

(6)原位肝移植治疗:肝移植是治疗晚期肝衰竭最有效的治疗手段。

2. **肝源性糖尿病治疗**

(1)积极给予上述保肝、降酶、退黄、抗病毒、支持、对症等常规治疗,积极处理并发症,并在此基础上对血糖轻至中度升高者,给予糖尿病饮食控制,中至重度升高者给予糖尿病饮食控制同时应用胰岛素治疗,并严密观察血糖和尿糖变化情况。对糖尿病较轻者,每日摄糖量300～400g,既可满足肝细胞对葡萄糖的需要,又可控制血糖不致太高,脂肪不宜过多,以免加重肝损害,优质蛋白饮食如能耐受者尽量给予,对两者均有利。

(2)在控制饮食、保肝、抗病毒和应用胰岛素治疗时,尽量禁止应用双胍类(该药抑制患者的食欲,加重肝损伤)、磺脲类(该药加剧内源性高胰岛素血症,加重肝损伤)及α苷酶抑制药如阿卡波糖(可致血氨增高)口服降糖药。

(3)重型肝炎某些特殊治疗如肾上腺皮质激素(有升高血糖作用)、噻嗪类利尿药(能直接抑制胰岛 B 细胞功能)因能诱发糖尿病的发生发展,应慎用或不用。

(4)胰岛素是最好的保肝和治疗糖尿病的药物,应用胰岛素进行治疗,不但可促进体内葡萄糖的利用,且可改善全身的营养状况,降低血糖又有利于肝细胞修复,促进肝功能恢复,利于肝病的治疗。当血糖控制不满意时应及早使用胰岛素强化治疗高血糖症,可能引起胰岛素抵抗性逆转,增加胰岛素的效应,促进肝糖原的合成,使高血糖症得以纠正,有利于肝功能恢复。

在应用胰岛素治疗时,应用量及方法与 2 型糖尿病有所区别:①由于患者血中胰岛素水平不稳定,为了避免低血糖,胰岛素量应在原发性糖尿病计算量减少 1/3。②要以短效胰岛素或速效胰岛素类似物为主,慎用中效胰岛素,禁用长效胰岛素,否则易出现低血糖。③最好采用输液泵或胰岛素泵,可以随时调节胰岛素量,准确、安全。④治疗过程中血糖不宜降得过低,以保证肝的血糖供应,血糖降低的标准,以空腹血糖维持在 6.0～7.8mmol/L 为宜,以免发生低血糖。同时注意某些药物对肝功能及糖代谢的影响,特别在输注葡萄糖时要同时加适量胰岛素以免诱发糖尿病。⑤如遇糖尿病酮症酸中毒、高渗性非酮症昏迷,则应给予补液、持续泵入胰岛素、纠正酸中毒等综合治疗,待病情控制后给予常规治疗。

(六)预后

肝衰竭患者容易并发细菌或真菌感染、肝肾综合征、肝性脑病等严重并发症,这些并发症促进肝衰竭,影响肝衰竭患者的预后,并发症越多,肝衰竭病死率越高。糖尿病,尤其是血糖控制不良者,可加重肝功能损害,亦容易出现多个部位的感染、肾功能损害等并发症。故重型肝炎合并糖尿病时更容易发生感染,感染程度重、感染部位多,严重的感染、毒血症可直接加重机体损害,影响肝衰竭恢复,肾功能损害导致血尿素氮、肌酐值升高,最终可有更多的患者出现病情恶化。因此,肝衰竭合并糖尿病患者要警惕病情可能进一步加重、恶化,对患者的治疗在护肝基础上既要积极控制血糖,又要积极防治感染、肝肾综合征、肝性脑病等并发症。

三、甲状腺功能亢进症合并肝衰竭

(一)病因及发病机制

1. **肝衰竭合并甲状腺功能亢进** 病程中同时存在肝衰竭、甲状腺功能亢进两种相对独立的疾病,甲状腺功能亢进的发生系由多种原因引起血中甲状腺素过多所致,各种精神刺激造成神经系统功能紊乱是发生甲状腺功能亢进的重要因素。本病系自身免疫性疾病,但其发病机制尚未完全阐明。其特征之一是血清中存在具有能与甲状腺组织起反应或刺激作用的自身抗体,这一抗体能刺激甲状腺提高其功能并引起组织的增生,主要抗体为促甲状腺激素受体抗体(TRAb)、甲状腺刺激抗体(TSAb)等,当这些抗体与甲状腺细胞结合时,TSH 受体被激活,以致甲状腺的功能受到刺激,引起甲状腺功能亢进和甲状腺肿,其作用与 TSH 作用类似。现认为自身抗体的产生主要与基因缺陷相关的抑制性 T 淋巴细胞(Ts)功能降低有关。Ts 功能缺陷导致辅助 T 细胞不适当致敏,并在可能由于病毒感染引起的 IL-1 和 IL-2 作用的参与下使 B 细胞产生抗自身甲状腺抗体。

2. 甲状腺功能亢进性肝损害　甲状腺功能亢进患者由于机体代谢较旺盛,可能出现器官功能变化,如肝功能或肝酶学指标的改变。甲状腺功能亢进性肝损害的发生机制:①甲状腺功能亢进时过量的甲状腺激素则导致肝损害,可能由甲状腺激素毒性作用所致;②甲状腺功能亢进时机体代谢增高,使糖原、蛋白质、脂肪的合成减少,分解代谢的增高导致肝糖原、必需氨基酸及维生素大量消耗,使肝相对营养不足,引起肝大和肝细胞坏死;③甲状腺功能亢进是一种自身免疫性疾病,存在有针对自身组织抗原的抗体,发生自身免疫反应时即可引起肝损害的发生;④肝血流动力学改变,甲状腺功能亢进时血流速度加快,肝动脉和门静脉之间的压力不易维持,肝小叶周围血窦充血、扩张,压迫肝细胞。

3. 甲状腺功能亢进治疗过程中出现慢性肝炎重型化　抗甲状腺药物(ATD)如丙硫氧嘧啶(PTU)、甲巯咪唑(MMI,他巴唑)可加重肝损害甚至出现肝衰竭,放射碘治疗也有导致肝损害的病例报道。

(二)临床表现

1. 肝病表现　不同程度乏力、纳差、黄疸、恶心、呕吐、尿黄等肝炎症状,可并发腹水、腹膜炎、肝肾综合征、消化道出血、胸腔积液、肝性脑病、肝肺综合征等并发症。肝衰竭参照 2012 年中华医学会感染病学分会肝衰竭与人工肝学组、中华医学会肝病学分会重型肝病与人工肝学组联合制订的《肝衰竭诊疗指南》。

2. 甲状腺功能亢进表现　甲状腺毒症、弥漫性甲状腺肿、眼征(单纯性突眼或浸润性突眼)、颈前黏液性水肿。主要表现为心慌、心动过速、怕热、多汗、食欲亢进、消瘦、体重下降、疲乏无力及情绪易激动、性情急躁、失眠、思想不集中、眼球突出、手舌颤抖、甲状腺肿或肿大、女性可有月经失调甚至闭经,男性可有阳萎或乳房发育等。甲状腺肿大呈对称性,也有的患者是非对称性肿大,甲状腺肿或肿大会随着吞咽上下移动,也有一部分甲状腺功能亢进患者有甲状腺结节。甲状腺危象时出现:①高热(39℃以上)是甲状腺功能亢进危象的特征表现,使用一般解热措施无效。②心血管系统:脉压差明显增大,心率显著增快,140~240/min。患者易出现各种快速心律失常,其中以期前收缩及心房颤动最为多见。另外心脏增大甚至发生心力衰竭也较常见。③消化系统:食欲极差。恶心、呕吐频繁,腹痛、腹泻明显。④中枢神经系统:精神神经障碍、焦虑、烦躁、精神变态、嗜睡,最后陷入昏迷。

(三)实验室检查

1. 血常规　血常规检查大多数患者白细胞不同程度升高,血小板下降,可出现贫血。

2. 病毒学　检测 HBsAg,HBV DNA,抗 HCV 等。

3. 生化　ALT 均呈轻至重度升高。血清总胆红素明显升高(>10mg/dl,或每日升高>1mg/dl),且以直接胆红素升高为主,尿胆红素均为强阳性。低蛋白血症,白蛋白(ALB)明显降低。胆碱酯酶、血清总胆固醇均降低。血清碱性磷酸酶、乳酸脱氢酶、总胆汁酸不同程度升高。

4. 凝血功能　PT 不同程度延长,PTA 降低,低于 40%。

5. 其他　血 BUN,Cr 及血氨可升高,低血糖。

6. 影像学检查　B 超、CT 检查示肝缩小,肝形态欠规整,肝裂增宽,脾大,腹水症。

7. 甲状腺激素测定　TT_4,FT_4,TT_3,FT_3 可升高,TSH 可降低,TT_4,FT_4 升高诊断价值更高。甲状腺自身抗体:促甲状腺激素受体抗体(TRAb)、甲状腺刺激抗体(TSAb)为阳性。甲状腺 ^{131}I 摄取率增加,摄取高峰前移。甲状腺超声可见甲状腺不同程度增大。

(四)治疗

1. 肝病治疗

(1)一般支持治疗:卧床休息,减少体力消耗,减轻肝负担。吸氧(持续或间断)、心电监护。高糖类、低脂、适量蛋白质饮食;进食不足者,每日静脉补给足够的液体和维生素,保证每日 6272kJ(1500kcal)以上总热量。积极纠正低蛋白血症,补充白蛋白(每次 10～20g)或新鲜血浆(每次 200ml),并酌情补充凝血因子、凝血酶原复合物、维生素 K_1。注意纠正水、电解质及酸碱平衡紊乱,特别要注意纠正低钠、低氯、低钾血症和碱中毒。支链氨基酸 250ml,1～2/d。还原型谷胱甘肽制剂。注意消毒隔离,加强口腔护理,预防医院内感染发生。

(2)针对病因和发病机制的治疗:对于病毒阳性的肝衰竭患者,在知情同意的基础上可尽早酌情使用抗病毒治疗,如乙型肝炎肝衰竭患者使用拉米夫定、阿德福韦酯、恩替卡韦、替比夫定或替诺福韦酯,在病情稳定后仍应持续应用,直至达到指南确定的停药标准。治疗中应定期监测,注意是否维持病毒学应答,尽早发现病毒学突破,防止出现病毒耐药,不能轻易停药,以免出现停药后病毒反跳导致病情加重。在病情恢复过程中可考虑进行免疫调节治疗,以调节肝衰竭患者机体免疫功能、减少感染等并发症,可酌情使用胸腺素 α_1 及胸腺五肽等。对于免疫力极度低下和(或)合并感染的患者可适当给予人免疫球蛋白增强免疫力。为减少肝细胞坏死,促进肝细胞再生,可酌情使用促肝细胞生长素和前列腺素 E_1 脂质体等药物。其他治疗可应用肠道微生态调节药、乳果糖,以减少肠道细菌易位或内毒素血症;酌情选用改善微循环药物及抗氧化剂,如 N-乙酰半胱氨酸(NAC)和还原型谷胱甘肽等治疗。

(3)保肝、降酶、退黄治疗:保肝、降酶治疗可应用复方甘草酸苷制剂注射液,如复方甘草酸苷注射液、异甘草酸镁注射液等。退黄治疗可应用复方茵陈注射液、门冬氨酸钾镁注射液、丁二磺酸腺苷蛋氨酸注射液、甲硫氨酸维生素 B_1 注射液、熊去氧胆酸等。

(4)防治并发症治疗:积极预防并治疗肝性脑病、脑水肿、肝肾综合征、感染、消化道出血、腹水、电解质紊乱、肝肺综合征等。

(5)人工肝支持治疗:人工肝支持系统分为非生物型、生物型和组合型 3 种。非生物型人工肝已在临床广泛应用并被证明确有一定疗效。由于各种人工肝的原理不同,因此,应根据患者的具体情况选择不同方法单独或联合使用。生物型及组合生物型人工肝不仅具有解毒功能,而且还具备部分合成和代谢功能,是人工肝发展的方向,现正处于临床研究阶段。

(6)原位肝移植治疗:肝移植是治疗晚期肝衰竭最有效的治疗手段。

2. 甲状腺功能亢进治疗　如明确或高度怀疑为抗甲状腺药物导致肝损害时需停用该药物,而采用其他方式治疗。如果不是上述情况则在治疗肝病同时给予以下治疗。

(1)药物治疗:常用抗甲状腺药物为丙硫氧嘧啶(PTU)、甲巯咪唑(MMI),其适应证为①病情轻、甲状腺较小的甲状腺功能亢进;②年龄小(20 岁以下),孕妇、年老体弱或合并严重肝、肾或心脏病而不宜手术者；③手术前准备；④手术治疗后复发又不宜用核素治疗者；⑤作为放射性核素治疗的辅助治疗。

（2）放射碘治疗：需根据患者甲状腺重量和甲状腺^{131}I摄取率计算使用剂量。

（3）皮质激素治疗：在行抗 HBV 病毒治疗基础上，可用中小剂量糖皮质激素治疗，如甲泼尼龙、氢化可的松等。

（4）人工肝治疗：是针对合并肝衰竭患者的治疗，如采用血浆置换、分子吸附循环系统（MRAS）治疗等。

（5）手术治疗：由于合并重型肝炎，机体凝血功能存在严重障碍，一般情况下不宜行手术治疗。

（6）甲状腺危象治疗：甲状腺功能亢进危象的病死率极高，因此，必须从预防着手，一旦发生危象，应立即采取综合措施进行抢救。饮食应给予高热量、高蛋白、高糖等，加强支持疗法，保持水、电解质平衡，有感染者给予适当的抗生素。对症处理：对抢救甲状腺危象非常重要，包括采用药物或物理降温，避免使用水杨酸盐降温，因它可竞争 T_3 及 T_4 与甲状腺结合蛋白的结合，使游离甲状腺激素增加，大量水杨酸盐也可增加代谢率。吸氧、纠正水及电解质失衡，补充葡萄糖和维生素，烦躁时可使用镇静药，必要时采用人工冬眠。积极去除诱因，尽快抑制甲状腺激素的生成和分泌，抑制甲状腺激素合成首选丙硫氧嘧啶，用量为 600mg，口服，此后每 6 小时口服 250mg。神志不清者，可鼻饲注入。碘化钠 1g 加入 10％葡萄糖溶液静脉滴注 24h，一般 3～7d；也可口服复方碘溶液每日 40 滴左右，并逐渐在 2 周内停用。普萘洛尔有抑制外周组织 T_4 转换为 T_3，可 20～40mg，每 6～8 小时口服 1 次，或 1mg 稀释后静脉缓慢注射。肾上腺皮质激素的应用既可抑制甲状腺激素的释放，又减少 T_4 向 T_3 转化，并可纠正在危象时肾上腺皮质功能相对不全。常用药物有氢化可的松 200～500mg/d，或地塞米松 15～30mg/d。如果经 1～2d 上述治疗，症状无好转或加重者，提示可能甲状腺激素的分解缓慢，可考虑血浆置换、透析治疗，以清除血液循环中过高的甲状腺激素。

（五）预后

肝衰竭患者容易并发细菌或真菌感染、肝肾综合征、肝性脑病等严重并发症，这些并发症促进肝衰竭病情进展，影响肝衰竭患者的预后，并发症越多肝衰竭患者病死率越高，此类患者合并甲状腺功能亢进甚至甲状腺危象时，病死率更高，整体预后差，条件许可时应在重症监护条件下进行积极救治。

（柳芳芳　游绍莉）

参 考 文 献

管军，吕盈盈.2009.肝硬化并发肝源性糖尿病 130 例临床分析.肝脏病学杂志，14(6):465-466.

胡晖，张阳德，邓豪余，等.2006^{131}I 结合人工肝支持系统治疗甲亢合并重型肝炎.中华核医学杂志，26(2):115-117.

江水清，胡孝彬，李玉芝，等.2009.76 例肝源性糖尿病临床特点分析.实用肝脏病杂志，12(4):292-293.

李小毛.2007.妊娠合并重型肝炎的产科处理.新医学，38(2):74-76.

李小毛.2009.妊娠合并重型肝炎救治的基础与临床.北京:人民军医出版社，199-202.

刘剑锋，郭春斌，郑丹，等.2008.甲状腺功能亢进合并重症肝损害 20 例临床特点及治疗.中国全科医学，11(11B):2071-2072.

王家丽,周蓉,万明,等.2007.甲基强的松龙成功治疗重症 Graves 病伴肝损害(附4例临床分析).华西医学,22(4):847.

王黎明,胡乃中,曹海龙.2007.抗甲状腺药物致肝损伤31例相关因素分析.实用医学杂志,23(21):3372-3374.

轩杰,唐江燕,王淑琴,等.2011.抗病毒治疗乙型肝炎肝硬化伴肝源性糖尿病70例疗效观察,华北煤炭医学院学报,13(1):48-49.

叶任高,陆再英.2006.内科学.北京:人民卫生出版社,725-735.

张媛,侯红瑛,范建辉.2010.妊娠合并重型肝炎行子宫切除术指征探讨.新医学,41(12):778-780.

中华医学会肝病学分会,感染病学分会.2011.慢性乙型肝炎防治指南.中华肝脏病杂志,19(1):13-24.

中华医学会感染病学会分会肝衰竭与人工肝学组,中华医学会肝病学分会重型肝病与人工肝学组.2006.肝衰竭诊疗指南.中华肝脏病杂志,14(9):643-646.

第3章 肝衰竭主要并发症的处理

第一节 肝衰竭腹水的诊治

正常腹腔内有少量液体,一般不超过 200ml,当腹腔内积聚过量的游离液体,称为腹水。腹腔内积液一般在 1000~1500ml,才能经腹部检查发现有移动性浊音。腹水可为全身水肿的表现之一,以腹水为主要表现者,可由不同性质的疾病引起。肝衰竭是多种因素引起的严重肝损害,导致其合成、解毒、排泄和生物转化等功能发生严重障碍或失代偿,出现以凝血机制障碍和黄疸、肝性脑病、腹水等为主要表现的一组临床症候群。其中腹水是最常见的临床表现之一。

一、病因和发病机制

腹水的形成是腹腔内液体的产生和吸收失去动态平衡的结果,腹水的形成机制是几个因素联合或单独作用所致。

1. 全身性因素 血浆胶体渗透压降低。血浆胶体渗透压主要依靠白蛋白来维持。血浆白蛋白低于 25g/L 或同时伴有肝门静脉高压,液体容易从毛细血管漏入组织间隙及腹腔,若水分漏入腹腔则形成腹水。

(1)钠、水潴留:肝硬化时,利钠因子活性降低,使肾近曲小管对钠的重吸收增加。近年认为,近曲小管的钠重吸收机制较醛固酮作用于远曲小管更为重要;晚期肝硬化引起大量腹水使有效血容量减少,刺激容量感受器及肾小球装置;交感神经活动增强,激活肾素-血管紧张素-醛固酮系统;抗利尿激素释放增加,使肾血流量减低,肾小球滤过率下降,肾小管回吸收增加,促使钠、水潴留,使腹水持续不退,因此认为肾的钠、水潴留是腹水的持续因素。

(2)内分泌障碍:肝衰竭时,肝降解功能减退。一方面抗利尿激素与醛固酮等灭活功能降低致钠、水潴留;另一方面血液循环中一些扩血管性血管活性物质浓度增高,这些物质引起外周及内脏小动脉阻力减低,心排血量增加,内脏处于高动力循环状态。由于内脏血管床扩张,内脏淤血,造成有效循环血容量相对不足及低血压,机体代偿性释放出血管紧张素Ⅱ及去甲肾上腺素,以维持血压。这样因反射性地兴奋交感神经系统释放出一些缩血管物质,使肾血流量减低,肾小球滤过率下降,加之抗利尿激素释放,引起肾小管钠、水回吸收增加,导致钠、水潴留并形成腹水。

2. 局部性因素

(1)液体静水压增高:广泛肝细胞坏死、增生,影响肝门静脉循环,引起肝门静脉高压。若有纤维化,肝门静脉压力更高。肝门静脉压力超过 0.29kPa(300mmH$_2$O)时,腹腔内脏血管床静水压增高,组织液回吸收减少而漏入腹腔。

(2)淋巴流量增多、回流受阻:肝硬化时因肝门静脉及肝窦压明显增高,包膜下淋巴管如枯树枝状,吸收面积缩小,淋巴液生长增加,超过了淋巴循环重吸收的能力,引起淋巴液淤积,由淋巴管漏出经腹膜脏层或肝表面进入腹腔,加重腹水的积聚。

(3)腹膜血管通透性增加:腹膜的炎症,可促使腹膜的血管通透性增加引起腹水。

二、症状和体征

小量腹水通常不引起症状,腹水增加时常有腹胀,大量水使腹部膨隆、腹壁绷紧发高亮,状如蛙腹,患者行走困难,有时膈显著抬高,出现呼吸短促和脐疝。部分患者伴有胸腔积液,多见于右侧,系腹水通过膈淋巴管或经瓣性开口进入胸腔所致。某些腹水患者,关节因水分过多而肿胀(水肿)。

肝衰竭患者通常表现为漏出性腹水,一旦出现原发性腹膜炎可表现为渗出性腹水,肝衰竭时因凝血机制障碍,血液从肝包膜表面渗出,漏腹腔可形成血性腹水。

三、实验室检查

对新出现的 2~3 级腹水及因腹水加重或其他并发症加重的腹水患者,应当进行诊断性穿刺。

1. 一般性检查　腹水外观漏出液多为淡黄色,稀薄透明,渗出液可呈不同颜色或浑浊,不同病因的腹水可呈现不同的外观,如化脓性感染呈黄色脓性或脓血性;铜绿假单胞菌感染腹水呈绿色;黄疸时呈黄色;血性腹水时腹水中血液不凝固。漏出液相对密度多在 1.018 以下;渗出液相对密度多在 1.018 以上。渗出液内含有纤维蛋白原及组织细胞破坏释放的凝血活素,故易凝结成块或絮状物。

2. 生化检查　常规实验室检查包括腹水细胞计数和分类、腹水白蛋白和腹水总蛋白检测;选择性检查包括腹水培养、葡萄糖、乳酸脱氢酶和淀粉酶检测及涂片革兰染色检查;必要时可进行抗酸菌涂片染色与培养、细胞学检查及胆红素和 TG 等检测;而 pH 及乳酸、胆固醇、纤维连接蛋白、黏多糖等检测对诊断与鉴别诊断意义不大,可以不做。为提高腹水培养阳性率,腹水培养应在抗菌药物应用前、床旁接种、同时进行需氧及厌氧菌培养。

腹水总蛋白和血清-腹水白蛋白梯度(serum ascites albumin gradient,SAAG)测定,对腹水的鉴别诊断及指导治疗有一定意义。腹水总蛋白<25g/L 时可考虑肝硬化或肾病综合征,>25g/L 时可考虑心脏疾病或甲状腺疾病,<15g/L 时发生 SBP 的风险增加。SAAG≥11g/L 时提示肝门静脉高压。

3. 其他辅助检查　超声及 CT 检查不仅可显示少量的腹水、还可显示肝的大小、肝包膜的光滑度,以及肝内占位性病变。

四、诊断

腹水的诊断除影像学检查外,主要依据腹部叩诊法:腹水达 500ml 时,可用肘膝位叩诊法证实;1000ml 以上的腹水可引起移动性浊音,大量腹水时两侧胁腹膨出如蛙腹,检查可有液波震颤;小量腹水则需经超声检查才能发现。

国际腹水组织根据腹水量及对治疗的反应,对腹水进行分级以指导治疗。1 级为只可用超声才可探及的少量腹水;2 级为患者有腹胀感,可见明显对称性腹部膨隆的中量腹水;3 级为腹胀非常明显,腹部显著膨隆的大量腹水。

五、鉴别诊断

1. 结核性腹膜炎 约占腹水10%,青年女性多见,多有其他结核病灶及结核中毒症状,伴以腹痛、腹泻等症状。体检多有慢性腹膜刺激和炎症表现,肌紧张略呈揉面感,对诊断有重要意义。腹水呈渗出液,涂片查抗酸菌或做 PCR 检查有助诊断,腹水 ADA 活性升高,可达正常的 10 倍。

2. 乳糜性腹水 腹水乳白色,不透明,相对密度多在 $1.012\sim1.021$。静置分3层,上层呈乳酪状;中层为水分;下层为不透明或淡黄色沉渣。总固体含量达 4%。镜检有脂肪小球,苏丹Ⅲ呈红色,乙醚试验阳性。常见病因有丝虫病、肿瘤、淋巴结结核、外伤或手术。国内有报道,肝硬化、肝门静脉高压也是乳糜性腹水的病因之一,其乳糜微粒主要来源于肠淋巴。

3. 癌性腹水 多因消化道、女性生殖道肿瘤转移引起,原发病灶症状可有可无,可轻可重,腹部常有压痛、轻度肌紧张等体征,腹水多为血性,或为渗漏之间,反复检查癌细胞最为重要。尚应寻找原发癌灶,必要时应放腹水后检查,配合内镜及影像学检查,以提高诊断水平。女性患者盆腔检查应列为常规。

4. 缩窄性心包炎 多起病隐匿,心悸、气紧、胸闷伴腹水,患者每有中心性发绀、颈静脉怒张、全身水肿,甚至奇脉、静脉压升高等心脏压塞征象。

5. Budd-Chiari 综合征 多由肝静脉和下腔静脉血栓形成。可在肝病基础上发生,一般有肝大、胀痛,腹水顽固,而肝功损害不重,肝颈静脉回流征阴性,无奇脉。

6. 胰源性腹水 多有急、慢性胰腺炎史,腹痛、腹胀伴腹水,腹水多浑浊,有时呈乳糜或血性,具渗出液特征,淀粉酶升高最具诊断价值。

7. Meig 综合征 卵巢纤维瘤、纤维囊腺瘤等引起腹水及胸腔积液,腹水介乎渗漏之间,细胞数低于 $400\times10^6/L$,蛋白定量多在 $30g/L$ 以上。

8. 嗜酸粒细胞性腹水 一般认为,嗜酸粒细胞性腹水可能与体质、药物作用或局部刺激有关。腹水检查可见嗜酸粒细胞增多,周围血象和骨髓检查发现嗜酸粒细胞增多,可达12%～84%。腹腔镜活体组织检查可发现大网膜、胃肠道浆膜层、肝包膜等有大量嗜酸粒细胞浸润。抗过敏治疗可作为重要的鉴别诊断方法之一。

六、治疗

1. 基础治疗 包括卧床休息和饮食治疗。卧床休息对肝、肾功能的恢复极为重要,有利于腹水的消退。卧床休息一方面可增加肝血流量,降低肝代谢负荷,促进腹水经膈膜的淋巴间隙重吸收;另一方面,能使肾血流量增加,改善肾灌注,消除水钠潴留。

(1)饮食治疗非常重要:丰富的营养、足够的热量对疾病的恢复是必要的。补给内容应因病而异,如低蛋白血症时应补充蛋白质及维生素;而对于严重肾功能和肝衰竭者,蛋白质则应有所限制,以糖类为主;对于肝性腹水,应有足够热量,每日保证热量在 8368kJ(2000kcal)以上,以补充糖类为主,蛋白质每日 $1\sim1.2g/kg$,肝性脑病时蛋白应限制在每日 $0.5g/kg$ 左右。

(2)应补充适量脂肪:为了减少分解代谢,肝硬化患者应提倡两餐之间再进食。高歌等报道对 28 例顽固性肝硬化腹水患者,在原治疗基础上,短期静脉给予20%脂肪乳250ml,隔日1次,5～6 次为1个疗程。结果显示,患者精神、食欲均显著改善,16 例腹水消退,10 例腹水减少,认为 20％脂肪乳剂配合治疗有助于改善肝硬化顽固性腹水。

2. 一般治疗　肝门静脉高压性腹水基础治疗包括原发病与基础疾病的治疗,应限制钠的摄入及使用利尿药。美国学者建议钠摄入量＜2000 mg/d(88 mmol/d);而欧洲学者建议80～120 mmol/d,相当于 4.6～6.9g/d 食盐,并指出进一步限钠可能影响食欲,造成营养不良。利尿药开始剂量为螺内酯 100 mg 和呋塞米 40 mg,根据体质量减轻情况,3～5d 可按 100:40 的比例增加剂量 1 次,最大剂量为螺内酯 400 mg/d 和呋塞米 160 mg/d。晨起单次给药能提高患者的依从性,减少夜尿次数。男性因乳腺发育疼痛不能耐受时,可用阿米洛利替代(10～60 mg/d)。对有外周水肿的患者每日体质量减轻不限,但无外周水肿的患者或外周水肿消失以后,体质量减轻最多不超过 0.5kg/d。除了肾病综合征以外,SAAG＜11 g/L 的腹水患者对限钠及利尿药的使用反应不佳。对血钠＜120 mmol/L 或有症状(精神症状)的低钠血症患者应适当限制液体量。对新出现的大量腹水,可进行单次大量穿刺放液、限钠并使用利尿药。穿刺放液如果不超过 5L,不会引起明显的全身及肾脏血流动力学改变;如果超过 5 L,应静脉输注人血白蛋白(每放 1L 腹水静脉输注 8g)。对利尿药敏感的患者不宜连续大量穿刺放液。

3. 顽固性腹水的治疗　顽固性腹水是指对限钠及最大剂量利尿药治疗无反应,或治疗性穿刺放液后腹水很快再出现的患者。近 20％的肝硬化腹水患者可发展为顽固性腹水。一旦发展为顽固性腹水,1 年病死率约为 50％。预防大量腹水复发,减少钠的摄入,应用利尿药增加尿钠的排出,每 3～5 天逐渐增加剂量,如果体质量减轻不满意,检测尿钠/钾比例及 24 h 尿钠。患者排泄尿钠/钾比＞1 或 24h 尿钠＞78 mmol,而体质量仍不减轻,应考虑是否饮食中钠的摄入超过 88 mmol/d,这些患者不属于利尿药抵抗,建议进一步限钠。如果患者体质量不减轻,尿钠＜78 mmol/d,可以尝试加大利尿药剂量。但当出现血钠＜120 mmol/L 及进行性肾衰竭和不可控制的肝性脑病或肌痉挛时,应停止使用利尿药。如果患者对利尿药抵抗,应停用利尿药,采用连续大量穿刺放液(large volume paracentesis,LVP)的方法。LVP 可能导致严重蛋白丢失,加重营养不良。对于频繁进行 LVP 或因分隔性腹水 LVP 治疗无效的患者,可考虑经颈静脉肝内门体静脉分流术(transjugular intrahepatic portosystemic shunt,TIPS),但目前尚无令人信服的证据显示 TIPS 能改善肝硬化难治性腹水患者的生存率。目前将聚氟乙烯覆膜内支架应用于 TIPS 建立直接分流减少了因 TIPS 后分流道的再狭窄或闭塞及肝性脑病等并发症,疗效尚可。在我国腹水超滤浓缩回输腹腔术治疗顽固性腹水效果较好,不良反应较小,得到广泛应用。

4. 腹水并发自发性腹膜炎(SBP)的处理　30％的肝硬化腹水患者并发 SBP,住院病死率约为 20％。多数 SBP 由革兰阴性肠道菌(如大肠埃希菌和肺炎克雷伯菌等)引起。肝硬化腹水患者入院后应进行诊断性腹水穿刺检查。SBP 的诊断标准:腹水多形核白细胞计数(polymorphonuclear leukocyte,PMN)≥250/mm³(0.25×10^9/L),排除外科继发性腹膜炎,腹水培养阳性或阴性。继发性腹膜炎分为内脏穿孔(如十二指肠溃疡)和包裹性脓肿(如阑尾周围脓肿)。如果因穿刺所致腹水混血(RBC＞10 000/mm³),应按 1 PMN/250 RBC/mm³ 予以校正。继发性腹膜炎腹水 PMN 计数更高,腹水总蛋白远远超过 10g/L,葡萄糖＜2.8mmol/L(50 mg/dl),腹水 LDH 升高。腹水革兰染色与培养:最常见的病原体包括革兰阴性菌(通常为大肠埃希菌)和革兰阳性球菌(主要是链球菌和肠球菌)及真菌等,此外腹水 CEA 升高＞5ng/ml 和 ALP 升高＞240U/L 与内脏穿孔有关。治疗 48h 复查 PMN 计数,SBP 患者 PMN 计数较治疗前降低,而继发性腹膜炎(穿孔和非穿孔)患者 PMN 计数较治疗前升高。

对于腹水 PMN≥250/mm³（0.25×10⁹/L）的 SBP 疑似患者，应经验性给予抗菌药物治疗。对于无症状的细菌性腹水（bacter ascites），腹水 PMN 计数<250/mm³，腹水培养阳性，可能为细菌短暂定植，无须急于给予抗菌药物治疗，应复查细胞计数，并再进行腹水培养。当失代偿期肝硬化患者出现发热（>37.8℃）、腹痛、不能解释的肝性脑病时，提示可能发生了感染，无论腹水 PMN 计数多少，都应该按照 SBP 给予经验性抗菌药物治疗。对于明确或疑似的 SBP，在获得药物敏感性（药敏）实验结果前，应选用广谱类抗菌药物治疗，待获得药敏结果后改用窄谱抗菌药物。具体：可使用头孢噻肟 2g，静脉注射 1/8h，或使用其他第三代头孢菌素，疗程 5d。对既往未曾应用喹诺酮类药物、目前无呕吐、休克、Ⅱ度以上肝性脑病，血肌酐未超过 265.2μmol/L（3mg/dl）的 SBP 患者，给予口服氧氟沙星 400 mg，2/d，疗程 8d，以替代静脉注射头孢噻肟。对青霉素过敏的患者，可静脉注射环丙沙星 400mg，2/d，或静脉注射左氧氟沙星 750mg/d，但对于曾应用氟喹诺酮类预防 SBP 的患者要避免使用。对医院感染患者可考虑应用超广谱抗菌药物，如碳青霉烯类药物。随机对照研究显示，使用头孢噻肟治疗肝硬化并发 SBP 的同时，静脉注射人血白蛋白（6h 内 1.5g/kg，第 3 天按 1.0g/kg 重复 1 次）辅助治疗，住院期间病死率低于单独使用头孢噻肟治疗的患者（29％ vs 10％）。研究显示，如果患者血肌酐＞88.4μmol/L（1mg/dl），BUN＞10.7mmol/L（30 mg/dl）或 TBil＞68.4mmol/L（4 mg/dl），应给予输注人血白蛋白辅助治疗，否则不需要。

SBP 的预防：研究显示，肝硬化患者的腹水总蛋白<10g/L，和（或）血胆红素>42.8μmol/L（2.5mg/dl），会增加发生腹膜炎的危险。对于无 SBP 病史的患者，腹水总蛋白持续<15 g/L，同时具有下列 2 项者，应给予抗生素预防：血肌酐≥106.1μmol/L（1.2 mg/dl），BUN≥8.9mmol/L（25mg/dl），血钠≤130 mmol/L 或 Child-Pugh≥9 分并胆红素≥51.3μmol/L（3mg/dl）。肝硬化患者 SBP 初次发作后，1 年的复发率约为 70％，未接受抗菌药物预防的患者，1 年生存率为 30％～50％。对于曾发生 SBP 的肝硬化患者次级抗生素预防能够将 SBP 复发率从 68％减少至 20％。所以多数学者主张，对于曾有 SBP 发作或多次发作的患者如果腹水仍然存在，应长期每日应用抗生素预防 SBP。近年来，因在 SBP 发生高风险患者中广泛应用喹诺酮类药物预防 SBP，以及患者频繁住院、广谱抗菌药物暴露等，引起菌群改变，革兰阳性菌和产超广谱 β 内酰胺酶肠杆菌增加。多药耐药菌感染的风险包括医院内感染、长期诺氟沙星预防、近期多药耐药菌感染及近期 β 内酰胺抗菌药物的应用。

5. 肝性胸腔积液　5％～10％的肝硬化腹水患者可并发肝性胸腔积液。发生机制为膈肌缺损，胸腔积液 1～2L 时出现症状。治疗主要依赖于控制腹水的形成、饮食限钠、使用利尿药，呼吸困难时可进行胸腔穿刺放液。因胸腔导管可致大量液体丢失（发生率>90％），病死率高，应避免。多数肝性胸腔积液患者亦不建议行胸膜粘连术，因为胸腔积液复发快。对于顽固性胸腔积液可进行反复胸腔穿刺抽液，同时控制腹水，防止胸腔积液再次快速出现，也可考虑 TIPS，但 50％以上的患者并不适合 TIPS。肝性胸腔积液患者可发生自发性胸膜炎，无 SBP 的患者也可发生自发性胸膜炎，可选择适当的抗菌药物治疗。其他治疗方法（如胸腔镜修补膈肌缺损和胸膜粘连固定、组织硬化剂填充等）经验有限。

6. 稀释性低钠血症　肝硬化患者因血管舒张激活肾素-血管紧张素系统和交感神经系统，抗利尿激素分泌增加/钠水潴留，导致稀释性低血钠，50％的肝硬化腹水患者血钠<135 mmol/L，但仅有 1％的患者血钠<120 mmol/L。血钠<120 mmol/L 或因低血钠出现神经系统表现的处理：限制液体量（1000～1500 ml/d），停用利尿药。应用高渗盐水快速纠正低钠血

症可能会引起比低钠血症本身更多的并发症。托伐普坦(Tolvaptan)能够改善肝硬化患者的低钠血症,但由于它潜在的肝毒性,2013年5月美国食品药品监督管理局限制了它在肝硬化患者中的应用,在非肝硬化患者中的应用也限制在30d以内。

七、预后

根据发病时间的不同可分为腹水前期、反应性腹水期、顽固性腹水期和肝肾综合征(HRS)期,不同时期肝腹水治疗原则和预后也不相同。腹水前期患者无腹水,或只有少量的腹水,也未出现体循环动脉的扩张和充盈不足,通过限制钠盐可以防止腹水出现或是消除腹水,达到康复。反应性腹水期:由于肝细胞受损阻塞了血管,使肝窦淤血血流量大大降低,输入量明显大于输出量,门腔静脉压力升高,腹水量呈增多趋势,但无外部症状,应用利尿药治疗有明显效果。顽固性腹水期患者腹水量比较多,如果不能及时控制病情,患者肝代偿功能会逐渐下降,用利尿药进行治疗已经没有明显效果,可以尝试用血管收缩药,收缩肾血管,也可通过治疗性腹穿和经颈静脉肝内门体分流手术提高患者等待肝移植过程中腹水的控制率和生活质量。有顽固性腹水的患者常合并肝肾综合征,此时期患者肾脏血管对收缩物质具有高度敏感性,可能导致肾衰竭,预后较差,即使选择肝移植手术,也会使病死率增加,还可使肝移植术后恢复时间延长,住院时间延长。

(柳芳芳　游绍莉)

参 考 文 献

中华医学会感染病学会分会肝衰竭与人工肝学组,中华医学会肝病学分会重型肝病与人工肝学组.2006.肝衰竭诊疗指南.中华肝脏病杂志,14(9):643-646.

Akriviadis E A,Runyon B A.1990.Utility of an algorithm in differentiating spontaneous from secondary bacterial peritonitis.Gastroenterology,98(1):127-133.

Angeli P,Dalla Pria M,De Bei E,et al.1994.Randomized clinical study of the efficacy of amiloride and potassium canrenoate in nonazotemic cirrhotic patients with ascites.Hepatology,19(1):72-79.

Ariza X,Castellote J,Lora-Tamayo J,et al.2012.Risk factors for resistance to ceftriaxone and its impact on mortality in community,healthcare and nosocomial spontaneous bacterial peritonitis.J Hepatol,56(4):825-832.

European Association for the Study of the Liver.2010.EASL clinical practice guidelines on the management of ascites,spontaneous bacterial peritonitis,and hepatorenal syndrome in cirrhosis.J Hepatol,53(3):397-417.

Fernández J,Acevedo J,Castro M,et al.2012.Prevalence and risk factors of infections by resistant bacteria in cirrhosis:a prospective study.Hepatology,55(5):1551-1561.

Garcia-Tsao G.2004.Spontaneous bacterial peritonitis:a historical perspective.J Hepatol,41(4):522-527.

Ginés P,Arroyo V,Quintero E,et al.1987.Comparison of paracentesis and diuretics in the treatment of cirrhotics with tense ascites.Results of a randomized study.Gastroenterology,93(2):234-241.

Guardiola J,Xiol X,Escribá J M,et al.1995.Prognosis assessment of cirrhotic patients with refractory ascites treated with a peritoneovenous shunt.Am J Gastroenterol,90(12):2097-2102.

Heuman D M,Abou-Assi S G,Habib A,et al.2004.Persistent ascites and low serum sodium identify patients with cirrhosis and low MELD scores who are at high risk for early death.Hepatology,40(4):802-810.

Liou I W.2014.Management of End-stage Liver Disease.Med Clin North Am,98(1):119-152.

Montoliu S,Ballesté B,Planas R,et al.2010.Incidence and prognosis of different types of functional renal failure in cirrhotic patients with ascites.Clin Gastroenterol Hepatol,8(7):616-622.

Peltekian K M,Wong F,Liu P P,et al.1997.Cardiovascular,renal,and neurohumoral responses to single large-volume paracentesis in patients with cirrhosis and diuretic-resistant ascites.Am J Gastroenterol,92(3): 394-399.

Rimola A,García-Tsao G,Navasa M,et al.2000.Diagnosis,treatment and prophylaxis of spontaneous bacterial peritonitis:a consensus document.International Ascites Club.J Hepatol,32(1):142-153.

Runyon B A.2013.Introduction to the revised American Association for the Study of Liver Diseases Practice Guideline management of adult patients with ascites due to cirrhosis 2012.Hepatology,57(4):1651-1653.

Salerno F,Cammá C,Enea M,et al.2007.Transjugular intrahepatic portosystemic shunt for refractory ascites:a meta-analysis of individual patient data.Gastroenterology,133(3):825-834.

Sersté T,Francoz C,Durand F,et al.Beta-blockers cause paracentesis-induced circulatory dysfunction in patients with cirrhosis and refractory ascites:a crossover study.J Hepatol,201,55(4):794-799.

Sersté T,Melot C,Francoz C,et al.2010.Deleterious effects of beta-blockers on survival in patients with cirrhosis and refractory ascites.Hepatology,52(3):1017-1022.

Sigal S H,Stanca C M,Fernandez J,et al.2007.Restricted use of albumin for spontaneous bacterial peritonitis. Gut,56(4):597-599.

Tító L,Ginès P,Arroyo V,et al.1990.Total paracentesis associated with intravenous albumin management of patients with cirrhosis and ascites.Gastroenterology,98(1):146-151.

Wong F,Watson H,Gerbes A,et al.2012.Satavaptan for the management of ascites in cirrhosis:efficacy and safety across the spectrum of ascites severity.Gut,61(1):108-116.

第二节　肝衰竭合并消化道出血

消化道出血是一个常见的、可由多种原因引起的临床综合征,在很多情况下,消化道出血往往表现为患者急性发病,甚至是重症,因此能否早期诊断与处理直接影响到患者的预后。肝衰竭患者并发上消化道出血是临床上常见的急症之一。其中在短期内失血量超过 1000ml 或循环血容量减少 20% 以上的出血为大出血,临床上需及时抢救。

一、肝衰竭患者消化道出血的危险因素

不同的肝衰竭中消化道出血类型有所不同。急性及亚急性肝衰竭上消化道出血以急性胃黏膜病变和(或)凝血异常所致。有观点认为急性肝衰竭患者部分出血疾病继发于外部机械损害和有创操作,而自发性、显性的出血<10%。AASLD 建议使用 H_2 受体拮抗药及 PPI 预防急性肝衰竭患者的上消化道出血,部分存在院内肺部感染风险患者可选用二线药物硫糖铝进行预防。维生素 K_1 同样具有改善凝血预防出血作用。ACLF 及慢性肝衰竭因肝硬化或短期内大量肝组织坏死,肝门静脉高压存在,消化道出血原因食管静脉曲张及胃黏膜病变均可见,其特点可参考众多终末期肝病、肝硬化的研究。可以认为肝门静脉高压存在时间越长,其静脉曲张存在及破裂风险越高,因此对发病前患者所处疾病状态评估及当前凝血指标(INR,血小板计数)检测有助于预测患者出血风险。部分亚急性、ACLF 患者发病前无明确食管静脉曲张,在疾病急性进展后 4~6 周后可出现明确食管胃底静脉曲张,并引起出血。

下消化道出血是指十二指肠悬韧带以下的空肠、回肠、结肠及直肠的出血,占消化道出血

的 15%。下消化道出血多见于老年男性患者,国内常见的原因有肿瘤、息肉、肛周病变、结肠炎症等,国外常见原因未肠道憩室、动静脉畸形、肿瘤、肛门直肠疾病、炎性肠病、肠道炎症、缺血性肠炎、凝血功能障碍等。急性肝衰竭患者因为全身凝血异常导致原有疾病所致出血加重。而 ACLF 及慢性肝衰竭患者因肝门静脉高压侧支循环开放所致痔及肛周病变,再肝疾病进展后原有出血加重。

二、消化道出血的临床表现

消化道出血的临床表现取决于出血病因的性质、部位、失血量与速度、患者的年龄、有无重要伴发病等全身情况。

1. 出血部位及方式　急性大量出血多数表现为呕血;慢性小量出血则以粪隐血阳性为主要表现。在十二指肠球部以上时,可以有呕血的临床表现,如出血后血液在胃内潴留时间较久,血红蛋白经胃酸的作用转化为正铁血红素,呕吐物呈咖啡渣样或黑色。如出血速度快且出血量多,呕血的颜色是鲜红色。黑粪或柏油样粪表示出血部位多在上消化道,但如十二指肠部位病变的出血速度过快时,血液在肠道运行较快,停留时间不长则呈紫红色或暗红色;若在肠道内停留时间较长,经肠道细菌的作用变为硫化物,则呈黑色。如黏稠发亮状似柏油,称为柏油样便。左半结肠出血时,粪颜色为鲜红色,空回肠及右半结肠病变引起小量出血时,也可有黑粪。

2. 失血性休克　大量出血达全身血量的 20% 以上即可产生休克,表现为烦躁不安或神志不清、面色苍白、四肢湿冷、口唇发干、呼吸困难、血压降低、脉压差小及脉搏快而弱等,若处理不当可导致死亡。

原有脑血管病、心脏病等缺血性疾病,可因少量出血而出现症状及功能障碍。上消化道大量出血可导致急性周围循环衰竭。失血量大,出血不止或治疗不及时均可引起机体的组织器官血液灌注减少和细胞缺氧,进而可因缺氧、代谢性酸中毒和代谢产物的蓄积,造成周围血管扩张,毛细血管广泛受损,以致大量体液淤滞于腹腔脏器与周围组织,使有效血容量锐减,严重地影响心、脑、肾的血液供应,如果不能及时补充有效循环血容量,改善重要脏器的血液灌注,终将导致多器官衰竭,形成不可逆转的休克,甚至死亡。老年人器官储备功能低下,加之老年人常有脑动脉硬化、高血压、冠心病、慢性支气管炎等基础病,虽出血量不大,也可引起多器官衰竭,增加死亡的风险;而婴幼儿的脏器储备功能不足,同样可以增加病死率。

3. 氮质血症　可分为肠源性、肾性和肾前性 3 种。①肠源性氮质血症:指在大量上消化道出血后,血红蛋白的分解产物在肠道被吸收,以致血中氮质升高,一般于出血后 24～48h 达到高峰,为 10.7～14.3mmol/L,3～4d 降至正常。②肾前性氮质血症:是由于失血性周围循环衰竭造成肾血流量暂时性减少,肾小球滤过率和肾排泄功能降低,以致氮质潴留。在纠正低血压、休克后,血中尿素氮可迅速降至正常。③肾性氮质血症:是由于严重而持久缺血、缺氧和低血压,肾血流量、肾小球滤过率和肾排泄功能均下降,导致急性肾衰竭,或失血加重了原有肾病的肾损害。临床上可出现少尿或无尿。在出血停止的情况下,氮质血症往往持续 4d 以上,且超过 17.9mmol/L,经过补足血容量、纠正休克而血尿素氮不能恢复至正常,若持续超过 35.7mmol/L,表示病情严重。

4. 发热　大量出血后,多数患者在 24h 内出现低热,多数在 38.5℃ 以下,持续数日至 1 周不等。发热的原因可能由于血容量减少、贫血、周围循环衰竭、血分解蛋白的吸收等因素导致体温调节中枢的功能障碍。分析发热原因时要注意排除合并感染所致的发热,寻找其他致热因素,如有无并发肺炎等。

5. 出血后的代偿 当消化道出血量超过血容量的1/4时,心排血量和舒张期血压明显下降。此时体内相应地释放了大量儿茶酚胺,增加周围循环阻力和心率,以维持各个器官血液灌注量。除了心血管反应外,激素分泌、造血系统功能也相应地代偿性增强。醛固酮和垂体后叶素分泌增加,尽量减少组织间水分的丢失,以恢复和维持血容量,如仍不能代偿就会刺激造血系统,血细胞增殖活跃,红细胞和网织红细胞增多。大量出血后因有周围血管收缩与红细胞重新分布等生理调节,出血早期血浆容量和红细胞容量是平行性下降,血红蛋白、红细胞和血细胞比容的数值可无变化。因此,血常规检查不能作为早期诊断和病情观察的依据。不久,大量组织液(包括水分、电解质、蛋白质等)渗入血管内以补充失去的血浆容量。此时血红蛋白和红细胞因稀释而数值降低,这种补偿作用一般在大失血后数小时至72h内完成,急性失血6h后血红蛋白开始下降,平均出血后32h血红蛋白可稀释到最大程度。发生出血后,骨髓有明显的代偿性增生,可暂时出现大细胞性贫血,周围血涂片可见晚幼红细胞与嗜多染性红细胞。出血24h内网织红细胞即见增高,至出血后4~7d可高达5%~15%,以后逐渐降至正常。如出血未止,网织红细胞可持续升高。上消化道大量出血后2~5h,白细胞计数升达$(10\sim20)\times10^9/$L,血止后2~3d才恢复正常。但在肝硬化患者,如同时有脾功能亢进,则白细胞计数可不增高,但是中性粒细胞增高。

6. 低蛋白血症 大量出血常合并大量血浆蛋白的丢失,如不及时补充血浆蛋白,过多补充水分及晶体溶液,出血后72h首先出现腹水,其次出现下肢皮肤水肿或全身水肿、球结膜水肿等。

7. 重要脏器缺血表现 急性上消化道大量出血引起的心脏并发症,常见于老年患者,尤其是有动脉硬化的老年患者,以及原有肝硬化、糖尿病的患者。

(1)心肌缺血的表现:心绞痛、心肌梗死、心律失常、房性期前收缩、心房颤动等。

(2)脑供血不足的表现:老年性震颤、帕金森病样表现,如动作迟缓、僵硬、精神呆滞、谵妄、木僵、老年性痴呆等精神症状。

(3)肝性脑病表现:Ⅰ期有情绪、性格轻度改变,如欣快、易激动、焦虑或淡漠,举止异常。Ⅱ期有意识错乱及行为异常,如定向及运算错误、嗜睡和兴奋交替、扑翼样震颤、肌张力增高、病理反射阳性。Ⅲ期昏睡和严重神志错乱,唤之能醒,但不能正常回答,四肢抖动,共济失调。Ⅳ期处于浅昏迷或深昏迷。

(4)功能性肾衰竭表现:具有肾衰竭的表现如少尿、无尿、稀释性低钠血症、氮质血症、高钾等,初期为可逆性的功能性肾衰竭,如果不能及时补充有效循环血量,则可能转变为不可逆性器质性肾衰竭。

三、出血量及出血部位的评估

正确估计出血量,是纠正血容量、决定具体治疗措施的重要指标。要相对较为准确估计出血量,往往需要根据病史、症状和实验室等各项检查进行综合评估。一般而言,每次出血量>15ml,粪隐血试验阳性;每次出血量>60ml,表现为黑粪;上消化道每次出血量>300ml,出现柏油样便;上消化道1次出血量>2500ml,既有呕血又有黑粪。一般1次出血量不超过400ml时,因轻度的血容量减少可由组织液与脾储血所补充,并不引起全身症状。临床医生可以从以下几个方面评估出血量。

1. 病史 最直接但临床医生必须注意的是,患者本人或家属提供的病史对于估计失血量常不可靠,往往需通过临床症状和体检加以综合评估。

2. **临床表现**　患者是否出现与消化道出血有关的症状、体征,或者相关症状、体征的轻重,往往与出血的速度和量直接相关。就普通体质的人而言,若出血速度缓慢,或 1 次出血量不超过 400ml,可无明显的诸如循环衰竭的临床症状。中等量的出血(约 700ml),即使出血缓慢,也可引起贫血,导致活动后头晕、软弱无力,直立性低血压甚至体位性晕厥。若出血速度快或出血量大(1500～2000ml/d),则可发生失血性休克,脉搏加快,脉率>120/min 或比基础心率上升超过 20%,收缩压常低于基础压 30% 以上,临床表现为烦躁不安或神志不清、面色苍白、四肢湿冷、口唇发绀、呼吸困难、血压下降(收缩压<80mmHg 或比基础血压下降 30%)、脉压差变窄(25～30mmHg)及脉搏快而弱等。失血量与症状之间的大致对应关系见表 3-1。

表 3-1　失血量与症状之间的关系

失血量(ml)	血压(mmHg)	脉搏(次/分)	症状
<500	正常	正常	头晕、乏力
800～1000	<100	>100	头晕、面色苍白、口渴、冷汗
>1500	<80	>120	四肢厥冷、神志恍惚或昏迷

注:1mmHg=0.1333kPa

下列情况常常提示出血量大:①直立性低血压,患者由平卧位改为半卧位或者站立位则血压下降超过 30% 和(或)心率增快超过 20%;②出冷汗、烦躁、谵妄甚至昏迷;③静卧心率>120/min,收缩压<12kPa(90mmHg)或者低于基础收缩压 30% 及以上;④血红蛋白较正常下降 60g/L 以上。短时间或 1 次出血量超过 250～300ml,可以引起呕血,也有少数患者呕吐的敏感性较差,短时间内出血超过 500ml 也可以不出现呕血,而只是血便。

3. **中心静脉压**　测定中心静脉压(CVP)是判定体内有效血液循环量最准确的方法,它可真实反映患者当时的血容量,指导临床医生调整患者的输液量和输液速度。CVP 正常值为 0.78～1.18kPa(8～12cmH$_2$O),出血性休克患者 CVP<0.49kPa(5cmH$_2$O),则表示有效血容量不足,应快速补充血容量;若 CVP>1.47～1.96kPa(15～20cmH$_2$O),表示有血容量过多,或患者存在心功能不全,有发生肺水肿的危险,应暂停或严格控制输液速度,并采用静脉注射快速强心药等措施(表 3-2)。因此,测定 CVP 有助于了解血容量和心、肺功能情况,可鉴别

表 3-2　CVP 与动脉压变化的关系

CVP	动脉压	原　因	处　理
低	低	血容量不足	尽快补充血容量
低	正常	心功能不全,血容量轻度不足	适当补充血容量
高	低	心排血量降低、血容量相对过多	限制输入量,可用强心药
高	正常	容量血管过度收缩,肺循环阻力增高	用扩血管药扩张容量血管和肺循环血管
正常	低	心排血量降低,容量血管过度收缩,血容量不足或已足够	补液试验:在 5～10min 快速补液 100～200ml,如 CVP 不升高或下降,可再增加输液量,若 CVP 立即上升 0.29～0.49kPa(3～5cmH$_2$O),则说明血容量已足够

休克是由急性循环衰竭、血容量不足还是心功能不全引起的,并可指导输液方案。若CVP较低,可能是脱水或血容量不足,CVP升高则可能是输液过多、心力衰竭,必须限制输液量及速度。

4. **实验室评估** 患者发生消化道出血后,血红蛋白于出血后6～48h后卜降,2～6周恢复正常,血小板1h内增加,网织红细胞24h内增加,4～7d达最高值,血中尿素氮在上消化道出血后数小时增加10.7～14.3mmol/L,23～48h达高峰,肾功能正常时需要3～4d后方可恢复正常。因出血后6～24h甚至72h循环血液才能被稀释,第2日开始外周血血红蛋白、血细胞比容才开始下降,因此,测定血红蛋白和血细胞比容对急性消化道出血的早期诊断价值并不是很大,但是在评估是否存在继续出血则相对较有价值。对出血速度相对较慢的患者,每4～6小时1次或2/d测定血红蛋白和血细胞比容作为出血量的评估指标也有一定的参考价值,但也会受血液稀释和输液的影响。据报道,消化道出血后的血液稀释,肠道可以肠腔血液中吸收75%的水分,以恢复血管内的容量。因此,单纯从血红蛋白或PVC评估出血量常不精确。上消化道出血时血液尿素氮升高,是由于血液中蛋白质分解由肠腔吸收引起,一般尿素氮的升高程度与出血量成正比,但受许多因素的影响,如肠蠕动减慢可增加尿素氮在肠道的吸收,使尿素氮增高;老年人失血性休克时肾功能减退,尿素氮可增高。目前尚无出血量与尿素氮增高的比较研究,但是上消化道出血尿素氮的增高程度与出血量呈正相关。

5. **放射性核素[51]Cr标记红细胞测定胃肠出血量** 计算[51]Cr在粪中丢失的量为参考标准,可按下列公式计算:

$$粪便失血总量(ml/24h) = \frac{放射活性计数/24h 粪}{全血放射性活性/ml}$$

正常人粪便丢失血液量为0～5ml/d,患者粪便丢失血液10ml,隐血阳性率可达60%,丢失血>30ml/d,隐血试验阳性率达93%。

6. **休克指数** 出血后计算休克指数(shock index,SI)即心率数(次/分)÷收缩压(mmHg),对判定出血量亦很有临床实用性。正常值为0.54±0.03,出血量达1000ml时,SI为0.5～1.0,出血量达1500ml时,SI为1.5;出血量达2000ml以上时,SI为>2.0。

7. **体位倾斜试验** 中等或大量失血后可发生失血性休克,早期常无直立性低血压,体位倾斜试验将了解休克是否会发生,并借以估计失血量。分别测量平卧时血压和脉率,然后嘱患者改半卧位30min后再测血压和脉率,若脉率下降超过30%或脉率增加超过20%,且改变体位后出现头晕、心悸等症状,则提示出血量超过1000ml。在实际工作中,要注意体位倾斜试验应用于老年人尤其是心脏病患者时要小心谨慎,以免诱发心脏意外或脑血管意外。

四、如何判断是否继续出血

临床医生在治疗消化道出血患者的过程中,判断患者是否存在继续出血,关系到对疗效的判断、患者的预后、患者是否需要手术治疗等情形。不能单凭血红蛋白再下降或粪便是否仍为黑色来判断出血是否继续。因为一次出血后,血红蛋白的下降有一个过程,而黑粪持续的时间受患者排便次数的影响也较大,如患者每日排便1次,当其1次出血量达1000ml时,黑粪可持续3d,粪隐血可持续长达1周,1次出血量达2000ml时,黑粪可持续4～5d,粪隐血持续2周。

1. **继续出血的指标**

(1)反复呕血甚至呕血转为鲜红色,黑粪次数及量增多,粪质稀薄,黑粪呈暗红色,或排除暗红甚至鲜红色血便。

(2)周围循环衰竭的表现经补液、输血而血容量以补足的情况下仍未见明显改善,或虽有好转而又迅速恶化,经快速补液输血,中心静脉压仍有波动,或稍稳定后又再下降。

(3)胃管抽出物有较多新鲜血。

(4)在 24h 内经积极输液、输血仍不能稳定血压和脉搏,一般状况未见改善;或经过迅速输液、输血后,中心静脉压仍在下降。

(5)血红蛋白、红细胞计数与血细胞比容继续下降,网织细胞计数持续增高;补液与尿量足够的情况下,血尿素氮持续或再次增高。

(6)肠鸣音活跃,应用该指征时应该注意,肠道内积血未排干净时肠鸣音亦可活跃,但是,如果患者粪便黑色本已渐渐变浅,肠鸣音逐渐恢复正常后又重新活跃,则是发生再次出血的可靠指征。

(7)内镜检查根据溃疡基底特征,可用来判断病变是否稳定。凡基底有血凝块、血管显露等易再出血,内镜检查时对出血灶病变应做 Forrest 分级(表 3-3)。

表 3-3　出血性消化性溃疡的 Forrest 分级

Forrest 分级	溃疡病变	再出血概率(%)
Ⅰa	喷射样出血	55
Ⅰb	活动性出血	55
Ⅱa	血管显露	43
Ⅱb	附着血凝块	22
Ⅱc	黑色基底	10
Ⅲ	基底洁净	5

2. 消化道出血严重程度分级　根据患者的一般情况和出血量大小,将消化道出血分为轻、中、重三级(表 3-4)。

表 3-4　消化道出血严重程度分级

分级	年龄(岁)	伴发病	失血量(ml)	血压(mmHg)	脉率(次/分)	血红蛋白(g/L)	症状
轻度	<60	无	<500	基本正常	正常	无变化	头晕
中度	<60	无	500~1000	下降	>100	70~100	晕厥、口渴、少尿
重度	>60	有	>1500	收缩压<80	>120	<70	肢冷、少尿、意识模糊

3. 对出血预后的判断　根据患者的年龄、临床表现、病变的具体状况、有无伴发病等情况,对判断患者消化道出血的预后有帮助。凡是年龄超过 65 岁、伴发重要器官疾病、休克、血红蛋白浓度低、需要输血者等情形,再出血危险性增高;无肝、肾疾病患者的血尿素氮或肌酐或血清转氨酶升高者,病死率增高。Rockall 评分系统(表 3-5)将消化道出血分为高危、中危和低危人群,积分≥5 分者为高危;3~4 分者为中危,0~2 分者为低危。

表 3-5　急性上消化道出血 Rockall 评分系统

变量	评　分			
	0	1	2	3
年龄(岁)	＜60	60～79	≥80	
休克	无[(1)]	心动过速[(2)]	低血压[(3)]	
伴发病	无		心力衰竭侵袭性心脏病和其他重要伴发病	肝衰竭、肾衰竭和癌肿播散
内镜诊断	无病变,Mallory-Weiss 综合征	溃疡等其他病变	上消化道恶性疾病	
内镜下出血征象	无或黑斑		上消化道血液潴留,黏附血凝块,血管显露或喷血	

(1)收缩压＞13.3kPa(100mmHg),心率＜100/min;(2)收缩压＞13.3kPa(100mmHg),心率＞100/min;(3)收缩压＜13.3kPa(100mmHg),心率＞100/min

　　近期国内的一个回顾性研究结果表明,消化道出血患者中,病死率最高的是恶性肿瘤出血,其次是食管胃底静脉曲张破裂出血,消化性溃疡病死率仅 1.5％;单纯呕血及呕血伴便血患者的病死率高于单纯便血患者;呕血量＞500ml 的患者,病死率高达 34.6％,是呕血量＜500ml 患者的 2 倍,是单纯便血组患者的 5.8 倍;出血后第一次血常规检查时血红蛋白≤90.0g/L 患者的病死风险是血红蛋白＞90.0g/L 患者的 6.5 倍,但是该研究没有修正患者既往血红蛋白水平和患者出血后不同时间检查血红蛋白时受血液浓缩的影响这两个因素。然而,血红蛋白下降的程度无疑是影响消化道出血患者病死率的重要因素。

五、消化道出血的治疗

　　不同病因、不同部位、不同年龄患者的消化道出血具有不同的特点,但总的来说,约 80％的非静脉曲张性消化道出血具有自限性,有再出血或持续出血的患者则病死率较高。因此,在治疗方面应该有所侧重、有所差别。随着消化道治疗药物的推陈出新、内镜诊疗技术的不断发展和完善,消化道出血的诊治水平较 30 年前有了飞跃性的提高。消化道出血的治疗原则如下。

(一)一般治疗

　　卧床休息,观察患者神志变化和肢体皮肤温度变化;记录血压、脉搏、呼吸、出血量与每小时尿量;活动性出血患者应插胃管,便于胃腔内注药及观察出血量;保持静脉通路通畅,必要时测定中心静脉压。保持患者呼吸道通畅,避免呕血时误吸引起窒息。大量出血患者应禁食,直至出血停止,少量出血者可适当进食适温的流质食物。多数患者在出血后常有发热,并非由于感染所致,除非合并有明确的感染,一般无须使用抗生素。

(二)补充血容量

　　主要输晶体液和胶体液,其中晶体和胶体比例约为 3:1。在急性出血早期,由于存在着血液浓缩,应先输注 5％或 10％的葡萄糖液体或晶体平衡液。患者上消化道大量出血时,应立即配血,尽快输血,在配血的过程中,为补足有效血容量,及时增加静脉回流,维持有效的周围循环,可先输平衡液或生理盐水。开始时输液宜快,45min 内输入 1000～2000ml,如血压恢复,并能维持正常,表明失血量较小,且已不再继续出血。若患者的血细胞比容(Hct)>0.30,则可继续补充上述液体。当遇到血源缺乏时,可用右旋糖酐或其他血浆代用品暂时替代输血,低分子右旋糖酐用量不宜超过 1000ml/d,中度休克者输液量是血容量的 $1/4\sim1/3$,当血压、心率等稳定时即可改为维持性的静脉输液。

一般而言,轻度出血者无须输液或输血,机体可由代偿机制补充有效循环血容量;中度出血者只需输注适量晶体或胶体溶液;对于消化道大出血患者可以输血、输液同时进行,在尽快输入晶体或胶体溶液的同时,尽早输血。

输血指征为:收缩压<12kPa(90mmHg)或较基础压降低超过 4kPa(30mmHg);血 Hb<$50\sim70$g/L,Hct<0.25。心率增快(>120/min)。决定输血量的多少,一般需要达到能维持 Hct 在 $0.30\sim0.35$ 时为宜,输 500ml 全血提高 Hct $0.03\sim0.04$。

以下指标表明输液量已足够:意识恢复、四肢末端由湿冷、发绀转为温暖、红润,肛温与皮温差减小(<1℃);脉搏由快弱转为正常有力;收缩压接近正常;脉压差>4kPa(30mmHg);尿量>25ml/h;中心静脉压(CVP)在 $0.78\sim1.18$kPa($8\sim12$cmH$_2$O)。

肝硬化时,由于凝血因子与血小板均降低,宜输注新鲜血。输血量可根据病情而定,先输入 $400\sim1000$ml,以后根据患者循环状态、出血量、血红蛋白浓度、Hct 等指标再决定是否继续输血。血压急剧升高易诱发再出血,因肝门静脉高压时血容量已经较正常血容量高出 30% 左右,因此勿求过度输血、输液,输入失血量的 $2/3\sim3/4$,收缩压保持在 13.3kPa(100mmHg)左右即可。血容量是否补足,可参考上述指标。

对于肝硬化肝门静脉高压的消化道出血患者,要提防因输血、输液过多、过快而增加肝门静脉压力,加重出血或诱发再出血的可能性,此类患者输液量应该相应减少;而对于老年人或者婴幼儿患者,则适当减慢输液速度,避免输血、输液过多、过快而引起急性肺水肿或诱发再次出血。为防止出现这些情况,在监测中心静脉压的基础上进行输液较为安全。

(三)药物治疗

1. 促进血凝的药物　如维生素 K 及酚磺乙胺(止血敏)等;血管活性药如去甲肾上腺素、垂体后叶素等;抗纤溶药物如氨基己酸、氨甲环酸(此类药在患者的纤溶活性不高时作用较弱)。

2. 凝血酶制剂　巴曲酶(立止血)等,巴曲酶本质是巴西矛头蝮蛇蛇毒凝血酶,具有类凝血酶样作用及类凝血激酶样作用,其凝血酶样作用能促进出血部位的血小板聚集,释放一系列凝血因子,其中包括血小板因子Ⅲ(PFAⅢ),能促进纤维蛋白原降解生成纤维蛋白Ⅰ单体,进而交联聚合成难溶性纤维蛋白,促进出血部位的血栓形成和止血。其类凝血激酶样作用是由于释放的 PFAⅢ 引起,就像血液中的凝血激酶依靠 PFAⅢ 激活那样,凝血激酶被激活后,可加速凝血酶的生成,因而促进凝血过程。

3. 降低肝门静脉压药物治疗　目前,药物治疗的主要目的在于降低肝门静脉压力。有研究证明,无论是预防初次出血还是再发出血,当基础肝静脉压力梯度(HVPG)降低 20%,或者下降到 1.6kPa(12mmHg)以下时,可以有效地预防出血或者再出血。肝门静脉血流或血管阻力的增高,或两者均增加可以导致肝门静脉压力的增高,这是目前药物治疗的基础。

(1)生长抑素及其类似物:生长抑素可选择性地直接收缩内脏血管平滑肌并通过抑制胰高血糖素、血管活性肠肽等扩血管物质的分泌与释放,间接地阻断内脏血管扩张,减少肝门静脉血流量;减少肝动脉血流量,降低肝内血管阻力,因而能够减少肝门静脉系统血流,降低肝门静脉压力;并可增加下食管括约肌压力,使食管下段静脉丛收缩,降低曲张静脉血流量;此外,还能一定程度抑制胃酸分泌,是目前最常用于食管胃底曲张静脉破裂出血治疗的药物。但是有研究做出的系统评价指出,生长抑素仅能减少输血量,提高首次止血成功率,并不能明显降低病死率及再出血率。

目前常用的有天然结构的生长抑素十四肽及其类似物生长抑素八肽。生长抑素十四肽的用法是首先静脉缓慢注射 $250\mu g$,如果注射速度过快,将引起患者较明显的呕吐反应,接着按照 $250\mu g/h$ 的速度 24h 维持静脉滴注,应该注意的是,由于十四肽的生物半衰期很短,所以持续静脉滴注时间段不能超过 5min,否则要重新注射 $250\mu g$ 的冲击量,再接着用维持量;八肽的用法是首次静脉注射 $100\mu g$,然后以 $25\sim50\mu g/h$ 的速度维持静脉滴注。

(2)血管加压素:国内制剂为垂体后叶素[血管加压素/缩宫素＝(7～10U)/10U],能与分布在血管平滑肌上的特异性受体结合,使汇入肝门静脉系统的血流量减少,降低肝门静脉及其侧支循环、曲张静脉内的血流量和压力而发挥止血作用。此外,还可增加下食管括约肌张力,使食管黏膜下血管丛收缩,降低胃食管侧支循环血流量。具体用法为 $0.2\sim0.4U/min$,连续静脉滴注。出血控制后每 12 小时减少 $0.1U/min$,减量后再出血可重复使用。主要不良反应有高血压、脑血管意外、心律失常、冠状动脉血流减少和缺血性腹痛,故有以上疾病者应禁用。硝酸甘油可扩张门静脉,减少血管加压素所致的全身血管阻力增加、心排血量降低等不良反应,因此,可在使用垂体后叶素的同时给予硝酸甘油 $0.2\mu g/(min\cdot kg)$ 静脉滴注,以减少垂体后叶素产生的不良反应,也可以含服硝酸甘油 0.16mg,每 30 分钟 1 次。三甘氨酰赖氨酸加压素(特利加压素)为长效加压素,比垂体后叶素单独使用或联合硝酸甘油相比,效果更好,且不良反应少。

(3)血管扩张药

①非选择性 β 受体拮抗药。如普萘洛尔、纳多洛尔、噻吗洛尔等,通过阻滞 β_1 受体,降低心排血量,以及通过阻滞 β_2 受体收缩内脏血管,降低内脏血流,从而降低肝门静脉血流。非选择性 β 受体拮抗药还可以降低奇静脉血流,有预防由静脉出血的作用,目前认为最重要的是 β_2 受体的阻滞作用。该类药物主要用于预防首次出血或辅助预防再次出血。由于个体差异的存在,非选择性 β 受体拮抗药的应用应该做到剂量个体化,可从小剂量开始逐渐加大剂量,以减慢心率为治疗前的 25% 为限(但心率不得＜55/min)。以下为禁忌证:活动期肺阻塞性疾病;主动脉瓣膜疾病及其他使用非选择性 β 受体拮抗药后会加重某些心脏疾病,如房室传导阻滞、周围血管疾病、1 型糖尿病等。非选择性 β 受体拮抗药常见的不良反应有头晕、气促、性交困难,但因这些不良反应需要中止治疗的不到 5%;纳多洛尔服用方便,因为它的半衰期长,经过肾排泄,不能透过血-脑脊液屏障,所以很少引起中枢效应;相比普萘洛尔,不良反应更少(10%～17%)。

②硝酸酯类血管扩张药。如硝酸甘油、单硝酸异山梨醇酯。该类药物的作用机制是通过刺激释放 NO,可以在硬化肝中代偿或部分代偿 NO 的缺乏,进而减少肝内血管阻力,理论上能够降低肝硬化患者的 HVPG 而不减少肝血流,使肝血管阻力减少。与非选择性 β 受体阻滞药类似,该类药物目前也主要用于预防首次出血或辅助预防再次出血。

(4)抗酸类药物:从理论上看,抗酸药(包括抑酸剂)尤其是质子泵抑制药能强烈抑制胃酸分泌,有保护食管和胃黏膜的作用,因此作为食管胃底曲张静脉破裂出血的辅助用药,无疑具有积极的意义。在处理这类出血的患者时,可以常规应用。有 Meta 分析表明,PPIs 治疗较对照组(安慰剂或 H2RAs)明显降低了内镜下发现新出血病灶的患者比例,但无证据表明 PPIs 治疗能够影响患者的病死率、再出血率及外科手术率。目前尚缺乏抗酸药预防肝硬化静脉曲张破裂出血的大样本随机对照试验(RCT)研究,未能做出系统评价。

(5)其他药物治疗

①抗生素:由于肝硬化患者抵抗力降低,合并曲张静脉破裂出血时有 20% 的患者将发生原发性细菌感染,因此,应该常规预防性使用抗生素,有 Meta 分析表明,预防性静脉注射抗生素可降低患者的病死率。但是,对于选择何种抗生素则没有统一的意见。从经验角度出发,应该选择抗革兰阴性菌为主的广谱抗生素。合并由发性腹膜炎患者,使用抗生素应该遵循早期、联合、足量、长疗程的原则,有效抗生素使用期限不短于 14d。

②利尿药:肝硬化失代偿期患者存在水、钠潴留,但是有效循环血流量则可能减少,因此,在利尿药的应用方面应该按照一定的原则进行。首先应该提高患者的血浆胶体渗透压,否则利尿药效果很差或者无效;但是对于合并消化道出血的患者,提高血浆胶体渗透压的时机应该是在出血停止或者止血成功后,从小剂量、口服剂型开始,效果不明显时再加大剂量或者改用静脉剂型,按照每日体重减轻不超过 0.5kg 为宜,利尿太快则可能导致水、电解质及酸碱平衡失调,有诱发肝性脑病的危险。研究表明,螺内酯减少和阻止了了在肝门静脉高压中导致高动力性循环的血容量增加,降低了肝硬化患者的 HVPG,螺内酯因为醛固酮拮抗作用可能会有一定的抗纤维化作用,从而达到降低肝门静脉压力的效果。

(四)三腔二囊管置入

这是目前对食管胃底曲张静脉破裂出血最快捷、最有效的临时止血措施,具有设备简便、操作简单、无地域限制、随时可实施等优点,即时止血成功率可高达 90% 以上,暂时止血成功后为以后进一步行内镜治疗创造了有利的条件。缺点是患者痛苦程度较大,压迫时间也不能超过 24~48h,否则容易导致食管胃底黏膜糜烂,产生新的出血灶。随着药物止血和内镜治疗技术的发展,已经不推荐气囊压迫作为首选止血措施,但是对于来势凶猛、药物难于控制的曲张静脉出血,三腔二囊管置入术仍不失为一个很好的临时抢救措施。

(五)内镜治疗

虽然>75% 的上消化道出血和 80% 的下消化道出血经药物治疗后可以停止,仍有 25%~30% 的患者需要进一步的治疗。内镜下治疗主要包括内镜下喷药、内镜下电凝、内镜下激光、内镜下射频、内镜下硬化、内镜下套扎等技术。上消化道出血的内镜治疗上消化道出血按病因可分为静脉曲张性出血(VGB)和非静脉曲张性出血(UGB)两种。

1. VGB 的内镜治疗　VGB 是肝门静脉高压的严重并发症之一,是由于各种原因引起肝门静脉压力过高使得侧支循环膨胀、曲张逐渐加重直至破裂导致的出血。在过去的 20 年里,静脉曲张破裂出血的病死率高达 20%。根据其发生部位的不同,可分为食管静脉曲张和胃静脉曲张两种。

(1)食管静脉曲张出血的内镜治疗

①硬化剂治疗(EVS):硬化剂注射疗法作用:增厚静脉管壁;静脉内血栓形成;静脉周围黏膜凝固坏死形成纤维化,增强静脉的覆盖层,从而防止曲张静脉破裂出血。EVS 法急诊止血疗效为 75%~94%,食管静脉曲张消失率为 55%~90%。EVS 能延长复发出血间期,降低再出血率,提高累计存活率。优点在于设备简单,方法简便,费用低廉,可在床旁进行,止血率高,并发症少。并发症的发生率为 10%~33%,病死率为 0~2.3%。常见并发症有发热,胸骨后

疼痛,食管溃疡,胸腔积液等,食管穿孔,食管狭窄,肺部损害和其他脏器血管栓塞等。注射后可能影响食管下括约肌的功能,会引起反流症状;当食管静脉曲张闭塞时,可能使胃底静脉曲张出血问题更为明显,且可加重肝门静脉高压性胃病。

②食管静脉套扎疗法:20世纪80年代,在内痔弹性橡皮环节扎原理的基础上,出现了新的内镜下止血方法——食管静脉套扎疗法(EVL)。它只结扎固有层的静脉,保留深层静脉回流。止血率优于硬化疗法,再出血率及并发症明显减少,尤其适用于预防性治疗。若有活动性出血,可以先行硬化剂注射,24~48h后再行套扎。近年来推出多环套扎器,5环,6环,最多可以到10环,可以快速连续吸引套扎。EVL具有设备简单、操作方便、安全有效、不良反应少和可重复进行等优点。主要适用于重度和中度以上静脉曲张患者。主要并发症是出血,术后近期出血的主要原因是被扎血管的血流未被完全阻断。术后一般注意饮食,避免精神刺激及增高肝门静脉压力的因素,以防止诱发出血。结扎前后应给予降低肝门静脉压力药物以防止出血。结扎后,多有食管黏膜浅表溃疡,应给予抑酸药治疗。

(2)胃静脉曲张出血的内镜治疗:胃静脉曲张出血可单发或与食管静脉曲张同时存在,多位于黏膜下层深部,结扎后坏死部位可早期再发大出血,因此不适用于GV。目前常用的内镜下治疗技术包括内镜下硬化剂注射(GVS)和内镜下组织胶注射。GVS同EVS的原理及治疗方法类似,但总体效果较EVS差,且并发症多,GVS最常见的并发症是胃溃疡。组织胶溶于水,经静脉注射后遇到体内的血液迅速发生反应变硬,故可用于内镜下注射曲张静脉,致曲张静脉消失。目前认为,组织胶注射是胃底静脉曲张活动性出血治疗的首选方法,对所有的食管胃底静脉曲张患者均有即时止血作用。止血成功率达100%。

2. 非静脉曲张出血的内镜治疗　由于食管、胃、十二指肠等部位的黏膜下血管因溃疡等各种损伤而导致的出血,常见的病因有消化性溃疡、贲门黏膜撕裂(Mallory Weiss)综合征、Dieulafoy病变和血管扩张等。

治疗方法包括:①注射治疗。肾上腺素(1:10 000~1:20 000)是消化性溃疡出血黏膜下注射疗效最确切的药物。②热凝疗法。热凝可致蛋白凝固、组织水肿、血管收缩并激活血小板,以达到内镜下止血的目的。③联合治疗(注射+热凝治疗)。联合治疗可明显降低高危消化性溃疡出血患者再出血、手术及死亡的风险。联合治疗优于内科非手术治疗和任何一种单一治疗,内镜下联合治疗已成为消化性溃疡出血的标准疗法。④物理治疗。压迫法,仅对明确的小范围出血有效。血管夹止血法,近年来出现的一种有潜力的止血方法,用于治疗直径>2mm的动脉出血。

对溃疡出血用肾上腺素行硬化治疗,原发止血率可达到96.7%,对静脉曲张破裂出血止血率可达到80%~90%。UGB内镜止血患者,需生命体征平稳,神志清楚,能够合作。急诊内镜下止血适用于大量出血的患者(需在内镜止血前及止血期间保持血流动力学的稳定)及12~24h轻、中度出血的患者(呕吐咖啡色液体,黑粪,无或轻度血流动力学改变的患者)。止血后72h内,应持续使用大剂量质子泵抑制药(PPI),以预防再出血。UGB内镜止血和PPI治疗后,再出血的发生率为10%~20%。其高危因素包括:高血压、血红蛋白<100g/L、胃内存在新鲜血液、活动性出血及溃疡直径>2cm等。UGB内镜治疗并发症不多,有胃肠壁内血肿、急性胰腺炎、室性心动过速、短暂而严重高血压(注射肾上腺素)、穿孔、呼吸心搏骤停和出血等常见报道,应高度警惕。

3. 下消化道出血的内镜治疗　下消化道出血多能自止,但有的下消化道出血须急诊处理。下列情况应考虑急性大出血：①鲜血粪每次量达 200～300ml；②12h 内输血超过 800ml，仍不能使血压保持平稳者；③早期即出现休克征象者。需要紧急进行镜下止血治疗。

肠镜下止血治疗方法较多，目前较常用的内镜下止血方法有内镜下肾上腺素生理盐水注射、电凝止血、氩气刀、内镜下套扎术、硬化剂注射术、金属夹治疗等。由于小肠黏膜较薄，有时病变已侵犯肠壁全层，因此如多电极高频电凝、热探头、激光光凝、套扎及微波凝固止血等治疗方法存在一定的危险性。在一定的条件下，可采取内镜下局部注射高渗盐水、肾上腺素和硬化剂等止血治疗。上述方法可联合使用，止血成功率 65%～90%。肾上腺素生理盐水或电凝止血治疗较之单纯非手术治疗出血复发率明显降低。血管发育不良引起的下消化道出血可采用上述方法、硬化剂注射或氩气刀治疗。

(六)血管介入治疗

1. 数字减影血管造影(DSA)下选择性血管造影　用于急性消化道大出血，无法进行内镜检查，手术治疗又具有盲目性、高风险的情况下。通过血管介入止血治疗，能使部分患者度过难关，为外科手术止血创造条件。血管介入止血治疗方法包括血管内药物注射治疗和选择性血管栓塞治疗。对非静脉曲张消化道出血在经选择性血管造影证实并明确出血部位后可以经造影导管行出血血管的超选择性栓塞治疗。对上消化道及下消化道的非静脉曲张性出血的临床成功率(栓塞后出血停止在 30d 以上)分别为 68%～83% 及 81%～91%。另外，上消化道栓塞比下消化道安全。用几种不同成分的物质联合栓塞比一种物质栓塞疗效更好，也可经动脉导管直接注入血小板和血管升压素。近年来随着同轴导管及高分辨率的影像设备的改进和栓塞物如聚乙烯醇、铀金属微管的运用等，使选择性动脉栓塞治疗被公认是一种治疗下消化道出血的安全有效方法。改良的超选择性动脉灌注利用升压素直接作用肠系膜动脉或其分支，甚至是末梢血管，起到止血作用。

2. 经颈静脉肝内门体分流术(TIPS)　是一种非手术的介入技术，可有效降低 90% 的肝门静脉压力。因其不需要麻醉和很低的手术相关死亡率，适用于不能手术治疗的严重肝硬化患者。对食管静脉曲张出血，TIPS 止血效果达 95%，再出血率<20%对 70%～90% 活动性静脉曲张出血复发出血有效。对于肝静脉压力梯度>2.7kPa(20mmHg)的患者 TIPS 较标准治疗等有效。对内镜无法治疗的静脉曲张出血 TIPS 尤其有效。TIPS 不应该作为静脉曲张出血的原发预防治疗。肝性脑病和支架塌陷是主要的缺点，经常需要再次行介入手术。凡是食管-胃底静脉曲张破裂出血，非手术治疗无效者；中至重度静脉曲张，随时有破裂危险，为预防出血者；外科分流术后再发大出血者，在排除了肝静脉或肝门静脉狭窄、严重肝功能损害、肝性脑病及难以纠正的凝血机制异常、严重的心肺疾病，第一、二肝门附近的肝癌等情况均可行 TIPS 手术。TIPS 手术穿刺成功率已达到 90%～100%。急性出血控制率为 88%～100%；静脉曲张完全消失占 75%，明显减轻占 15%。TIPS 具有创伤小、适应证广、并发症少等优点。并发症有肝门静脉、肝动脉损伤，肝包膜破裂导致腹内大出血，腔静脉损伤，房间隔损伤，右心房损伤等中远期疗效不够满意，1 年内分流道狭窄、闭塞并发出血占 38%。

其他血管介入治疗经肝门静脉与腔静脉在后腹膜形成的交通支硬化栓塞、经皮经肝直接穿刺肝门静脉注射硬化剂栓塞、经脐静脉穿刺肝门静脉硬化栓塞等。

(七)外科治疗

由于外科手术治疗有较大的创伤，加上大出血患者本身身体条件的限制，紧急手术治疗具有较大的风险，并发症多，死亡率高，因此应尽量避免。只有经过上述药物治疗，或内镜治疗和介入治疗仍无法控制出血的患者,才考虑进行紧急外科手术治疗。对于肝门静脉高压症难以控制者,可以考虑择期进行门-体分流手术等治疗方法。

(杨昊臻)

参 考 文 献

池肇春,许慧,李方儒.2005.现代消化道出血诊治指南.北京:军事医学科学出版社.

刘桂勤,华静,沈加林.2015.CT 门静脉血管成像预测肝硬化门静脉高压食管胃底静脉曲张破裂出血价值.中华实用诊断与治疗杂志,29(4):396-398.

石益海,张丽丽,钱家鸣,等.2008.影响消化道出血患者预后的多因素分析.胃肠病学和肝病学杂志,17:720-722.

杨海芸,戈之铮,戴军,等.2008.免疫法和化学法粪便隐血试验在上消化道出血性疾病中阳性率的比较.世界华人消化杂志,16:946-950.

中华内科杂志社,中华医学杂志社,中华消化杂志社,中华消化内镜杂志社.2015.急性非静脉曲张性上消化道出血诊治指南(2015 年 南昌).中华消化杂志,35(12):73-76.

中华医学会肝病学分会,中华医学会消化病学分会,中华医学会消化内镜学分会.2016.肝硬化门静脉高压食管胃静脉曲张出血的防治指南.中华内科杂志,55(1):57-72.

中华医学会消化病学分会,中华医学会肝病学分会,中华医学会内镜学分会.2008.肝硬化门静脉高压食管胃静脉曲张出血的防治共识.中华肝脏病杂志,16(8):564-570.

Colli A,Gana J C,Turner D,et al.2014.Capsule endoscopy for the diagnosis of oesophageal varices in people with chronic liver disease or portal vein thrombosis.Cochrane Database Syst Rev,10:CD008760.

de Franchis R. 2015. Expanding consensus in portal hypertension: report of the Baveno VI Consensus Workshop:stratifying risk and individualizing care for portal hypertension.J Hepatol,63(3):743-752.

Gazzard B G,Clark R,Borirakchanyavat V,et al.1974.A controlled trial of heparin therapy in the coagulation defect of paracetamolinduced hepatic necrosis.Gut,15:89-93.

Hammoud G M,Ibdah J A.2014.Utility of endoscopic ultrasound in patients with portal hypertension.World J Gastroenterol,20(39):14230-14236.

Hwang J H,Shergill A K,Acosta R D,et al.2014.The role of endoscopy in the management of variceal hemorrhage.Gastrointest Endosc,80(2):221-227.

Stanley A J,Ashley D,Dalton H R,et al.2009.Outpatient management of patients with low-risk upper-gastrointestinal haemorrhage:multicentre validation and prospective evaluation Lancet,373:42-47.

第三节　肝衰竭的肺部并发症

在肝硬化的基础上发展为肝衰竭的患者可伴有肺部并发症,常见的有肝肺综合征(hepatopulmonary syndrome,HPS)、门静脉肺动脉高压症(portopulmonary hypertension,PPHTN),而肝门静脉高压是上述并发症的致病基础。

一、肝肺综合征

HPS 是肝病时所发生的一种肺部并发症。1977 年 Kennedy 和 Knudson 首先提出肝肺综合征概念,1989 年著名的肝病学家 Sherlock 正式将肝疾病所引起的各种肺部变化统称为

"肝肺综合征",并沿用这一名词至今。HPS 在整个肝病或在肝衰竭中的发生率还不非常清楚,在流行病学上尚无统一而明确的数据。最近的研究结果表明,该病的发病率在不断地提高,这可能与近年来国内外专家学者对此重视有关,并且随着诊断技术的提高,HPS 的诊断率也在提高。肝衰竭肺部并发症以肝肺综合征最常见,肝肺综合征是排除原发性心肺疾病后在慢性肝病基础上出现的一种严重并发症,主要表现为肺血管扩张、低氧血症,临床上以进行性呼吸困难、低氧血症、发绀为主要表现。

(一)发病机制

1. 肺血管扩张　肺内毛细血管扩张的发生机制与肝硬化肝门静脉高压门体分流、肝细胞代谢功能低下不能灭活血管活性物质以及血管自身反应性降低有关。其中与 HPS 相关的主要血管活性物质包括:NO,内皮素-1(ET-1),一氧化碳(CO)等。NO 在肝硬化全身和内脏血管扩张中起核心作用。L-精氨酸在 NOS 的作用下合成 NO。NOS 有 3 种亚型:诱导型 NOS(inducible nitric oxide synthase,iNOS)、内皮型 NOS(endothelial nitric oxide,synthase,eNOS)和神经元型 NOS(neuronal nitric oxide synthase,nNOS)。NO 从内皮细胞释放后弥散至血管平滑肌,激活可溶性鸟苷酸环化酶,进一步激活环磷鸟嘌呤核苷(CGMP),CGMP 激活 CGMP 依赖性蛋白激酶,导致肌球蛋白轻链磷酸酶活化,引起血管扩张。iNOS 主要存在于体循环的平滑肌细胞中,在肝硬化中可能不会导致显著的全身血管扩张。但在实验性 HPS 中,巨噬细胞在内毒素血症刺激下产生促炎细胞因子,包括可以引起 iNOS 上调的 TNF-α。抗 TNF-α 单抗可以减少肺内分流并改善氧合。ET-1 由内皮细胞释放,可以引起血管收缩或扩张。内皮素受体主要有:ET_A 受体、ET_B 受体和 ET_C 受体。血管内皮细胞上的 ET_B 受体激活可引起 NO 介导的血管扩张。肺循环中的内皮细胞 ET_B 受体激活可能与 HPS 发病机制有关。肝硬化患者血浆 ET-1 水平升高,有肺内血管扩张的患者相对更高。CO 刺激血管平滑肌细胞产生 CGMP,以类似 NO 的方式介导血管扩张。HPS 患者动脉碳氧血红蛋白水平升高,提示 HPS 患者血管扩张可能由 CO 引起。

2. 低氧血症　肝细胞代谢功能低下致使肠源性肺血管扩张物质不能被肝细胞灭活,同时血管收缩因子缺乏与血管反应失调,肺组织中形成:①肺内动静脉分流及肺毛细血管前交通支开放,肺动静脉瘘形成,产生心内从右到左分流。②肺泡壁毛细血管异常扩张及肺气体交换单位前毛细血管扩张。最近的前瞻性研究证明,动脉低氧血症发生率波动在 14%～43%,它的高低取决于肝病的严重程度(Child-Pugh 积分和存在肝性脑病)。如马丽等报道终末期肝硬化患者低氧血症相关因素分析,结果说明低氧血症和 Child 分级有关,肝衰竭患者其低氧血症更严重。

低氧血症主要是由肺通气/灌注比率失调、弥散功能障碍、动静脉分流、通气功能低下、氧合血红蛋白亲和能力失常造成。其中 HPS 低氧血症的主要原因是肺血管扩张致肺内及肺外分流,从而导致肺通气/灌注比例失调。①肺内分流:包括解剖学和功能性分流。解剖学分流是肺内血管在远离呼吸单位的较大动静脉之间存在交通支或动静脉畸形,这种分流通过吸氧无法纠正低氧血症;功能性分流是主要的肺内分流形式,是接近正常肺泡气体交换单位的毛细血管及前毛细血管的扩张,造成通气/血流比例失衡,加上肺泡毛细血管的扩张氧必须经过较长距离才能到达毛细血管中央的红细胞,且扩张的毛细血管使得红细胞更快地通过肺实质,降低了红细胞的氧合时间。②肺外分流:包括门肺分流及胸膜分流,其中门肺分流是血液通过肝门静脉,由食管静脉丛、纵隔静脉到达肺静脉,从而使肺静脉血液由氧合血变成混合血,造成心排血量增大,此为肝硬化患者氧合功能下降的重要原因;胸膜分流是肝硬化患者胸膜表面多存在扩张的动静脉吻合交通支,其数量甚至比肺内扩张的毛细血管还要多,并可延伸至肺血管床远端,成为肺血液绕行的主要途径。

(二)临床表现

肝肺综合征发展缓慢,早期多无明显自觉症状。HPS患者中约有80%因肝病就诊而无肺部症状主诉,随着肝病进展进而出现其他的表现。HPS临床症状与体征首先表现为肝病本身的症状和体征,82%的患者首发症状是肝功能减退或肝门静脉高压:疲乏、纳差、食管静脉曲张、胃肠道出血、腹水、肝掌、脾大、黄疸,18%为呼吸困难。HPS的典型表现是与肝病有关的严重的低氧血症,随着肝病发展出现肺部的症状包括胸闷、气短、胸痛、发绀、呼吸困难、立位性缺氧等。呼吸困难是常见的症状,多在活动后、直立位时出现或加重,采用斜卧位可得到缓解即平卧呼吸,又称立位性缺氧,这是因为肺血管扩张主要位于两肺基底部,直立位因重力作用影响,流经肺下野的血流量增多,致使肺内右至左分流量增多,氧合障碍进一步加重,缺氧加剧;晚期患者在静息时也有明显的呼吸困难。体征主要有发绀、蜘蛛痣、肺性骨关节病和门静脉高压的相关表现等。此外,由于HPS患者的低碳酸血症和高动力循环,有些患者可出现四肢潮红温暖、脉搏有力等表现。由于低氧血症造成的细胞内低能量可使患者抵抗力降低,易反复发生感染,尤以肺部感染常见。HPS患者还可出现神经系统损害(如脑水肿、颅内高压等)。

(三)诊断及鉴别诊断

目前肝肺综合征尚无公认的金标准,比较认可的诊断标准有以下几条。①有慢性肝疾病,可有肝功能障碍,无原发心肺疾病;②肺气体交换异常,有或无低氧血症;③肺泡-动脉氧梯度增加($\geqslant 20kPa$);④对比增强超声波心动扫描和(或)肺灌注扫描、肺血管造影发现有肺内血管扩张。

肝肺综合征需与肝病患者并发或伴发成年人呼吸窘迫综合征、大量胸腔积液、慢性阻塞性肺疾病(COPD)或有先天性肺血管异常、先天性心脏病等所致的低氧血症相鉴别。

(四)辅助检查

1. 动脉血气分析 肝肺综合征时肺泡氧分压(PaO_2)下降,$<9.3kPa$(70mmHg);血氧饱和度(SaO_2)下降,<0.90直立位和仰卧位时PaO_2下降,$>1.3kPa$(10mmHg);肺泡-动脉氧梯度增加。呼吸室内空气和100%氧气时肺泡氧分压测定也有重要价值。肺泡-动脉氧梯度较肺泡氧分压更灵敏,可作为肝肺综合征的主要诊断依据。

2. 对比超声心动 经胸腔对比超声心动可用于确诊有无肺内血管扩张。正常超声心动检查后给患者静脉注射双氧生理盐水,进入体内后形成微气泡,可以通过超声波检测到。肝肺综合征时存在肺内分流,右心室回声模糊粗糙,超过3次心跳以上时间后对比剂进入左心室。40%的肝硬化患者对比超声心动结果异常,只有少部分患者因血管扩张导致低氧血症符合HPS的诊断。

3. 肺血流灌注核素扫描 全身99锝扫描(^{99m}TC-MAA)可以作为诊断肺血管扩张的方法。其原理为99m锝标志的白蛋白多聚体直径$>20\mu m$,不能通过正常的肺毛细血管;若在肾或脑中出现该微粒的图像,说明有肺内血管扩张、肺内分流或心内分流。但阴性不能完全除外肝肺综合征。该检查敏感性低于对比超声心动图,同时不能区分心内分流。然而,肺血流灌注核素扫描可以通过计算全身与肺内摄取核素量对于肺血管扩张程度进行定量计算。所以现在认为肺血流灌注核素扫描在评价肝肺综合征的严重程度方面有着较为明显的意义,同时还将肺血流灌注核素扫描作为肝肺综合征手术适应证的评价标准之一。

4. 肺血管造影 分为两型:Ⅰ型——弥漫性前毛细血管扩张:弥漫分布的蜘蛛样影像,弥漫分布的海绵状或污渍样影像,吸 100% 氧气可以使 PaO_2 升高。Ⅱ型——断续的局部动脉畸形或交通支:孤立的蚯蚓状或团状影像,吸 100% 氧气对 PaO_2 无影响,多见于肝肺综合征晚期。

5. CT 表现 肝肺综合征患者胸部 CT 可显示肺远端血管扩张,有大量异常的末梢分支,可提示肝肺综合征的存在,但无特异性。胸部 CT 排除低氧血症的其他原因如肺气肿、肺纤维化等。薄层 CT 扫描显示肝肺综合征的肺段动脉直径与邻近支气管直径的比率明显大于无低氧血症的肝硬化患者。

6. 肺功能检查 肝肺综合征患者的肺功能检测多为异常,但不具有特异性。一项关于 18 例肝肺综合征患者的研究中,15 例一氧化碳弥散量低于预测值 80%。最近一项研究提示,测定肝肺综合征患者肺一氧化碳弥散功能,对于肝肺综合征的早期诊断具有重要的参考价值,肺内血管扩张者实际上存在着肺泡与毛细血管之间的氧气弥散失平衡。

(五)治疗

1. 氧疗 纠正低氧血症是治疗 HPS 的根本措施。对于单纯的前毛细血管、毛细血管扩张的患者,氧疗可收到较好的效果。一般开始鼻导管或者面罩给予低流量氧(2~4L/min),以后由于氧气需要量的增加,对部分患者可以气管内给氧。

2. 药物治疗 NO 抑制剂亚甲蓝可使肝肺综合征患者肺内 NO 产生减少,主要通过阻断 NO 的合成而抑制鸟苷酸环化酶,抑制血管扩张,改善肝肺综合征的低氧血症和高动力循环。其他药物包括前列腺素抑制药、阿米脱林双甲酰酸、奥曲肽、大蒜素、免疫抑制药(环磷酰胺和泼尼松)等,均未取得确切的效果。

3. 经颈静脉肝内门体分流术(transjugular intrahepatic portosystemic shunt,TIPS) 经颈静脉肝内门体分流术可降低门静脉压力,改善肝肺综合征的低氧症状,提高动脉氧分压,降低肺泡动脉氧分压差,使血流重新分布,并减轻神经及体液因子对肺血管的扩张作用,还可降低出血、腹水等并发症的发生率,对肝肺综合征的近期疗效明显。对等待肝移植的患者,TIPS 可降低围术期的死亡率,提高手术成功率。

4. 肺栓塞治疗 主要用于治疗孤立性动静脉分流,尤其对吸入 100% 纯氧反应差的低氧血症患者,而对弥散性血管扩张者疗效差。多采用圈状弹簧栓塞术,术后血氧分压可提高 15mmHg。

5. 肝移植 本病尚无有效的药物治疗,1988 年以前认为严重低氧血症为肝移植的禁忌证,然而今年来研究显示术后氧合显著改善,且一些患者逆转了分流,故合并肝肺综合征的进行性低氧血症可作为肝移植的适应证,且肝移植是目前治疗肝肺综合征唯一的根本性治疗方法,肝移植常见的术后并发症有肺动脉高压、呼吸衰竭、脑出血、低氧血症加重,也可再发肝肺综合征,应引起重视。

二、肝门静脉肺动脉高压症

肝门静脉肺动脉高压症(Porto-pulmonary hypertension,PPHTN)是在先有肝门静脉高压症和肝硬化的基础上发生肺动脉压升高,肺血管阻力增加而肺毛细血管楔压正常为特点的疾病。各种肝内外原因均可引起肝门静脉肺动脉高压症,肝硬化发展为肝衰竭后也可引起门静脉肺动脉高压症,临床上肝门静脉肺动脉高压症较肝肺综合征相对少见,既往多不受重视,早期发现率低,容易漏诊,治疗难度大,确诊后未经治疗的患者预后较差,因此,有必要进一步提高对肝门静脉肺动脉高压症的认识。

(一)发病机制

肝门静脉肺动脉高压症发病机制至今未明。肝门静脉高压症时肺血流增加,对血管壁的剪切压力也相应增加,使肺血管内皮损伤,可能触发一系列瀑布式反应,最终导致肺血管的病理改变。肝门静脉肺动脉高压症与其他原因引起的肺动脉高压的病理改变类似,变现为肺内广泛微血管血栓形成和动脉蔓状病变,动脉中层肥厚、内层纤维化、外层增生,小动脉可有类纤维素样坏死。动脉和小动脉远端内膜增厚、阻塞最为明显,其近端可见管腔扩张和新生血管形成。内皮细胞分泌血管活性物质失衡在肝门静脉肺动脉高压症发病机制中的作用成为当下研究热点。研究证实前列环素、血栓素、一氧化氮、内皮素、白介素等的失衡对肺血管收缩及重塑起着重要作用。这些活性介质的失衡可引起平滑肌细胞增生,血管腔狭窄,血管阻力增加。研究表明与单纯高动力循环及肝硬化患者比较,肝门静脉肺动脉高压症患者血浆 IL-1β 及 TNF-α 水平并无明显差异,而 ET-1 及 IL-6 水平显著升高,与其发病机制密切相关,ET-1 受体拮抗药或抗 IL-6 可能成为肝门静脉肺动脉高压症治疗的新靶点。其他如遗传因素和自身免疫机制等也不同程度参与了肝门静脉肺动脉高压症的发病过程。

(二)临床表现

肝门静脉肺动脉高压症早期轻中度患者一般无明显症状和体征,随着病情进展,逐渐出现呼吸困难、昏厥、胸痛、疲劳、咳痰或咯血、端坐呼吸等,其中最常见的症状为劳力性呼吸困难。心脏听诊可听及三尖瓣、肺动脉瓣区收缩期杂音和第二心音亢进,其他肝门静脉高压、肝功能失代偿期临床表现如脾大、腹水、黄疸等。

(三)辅助检查

1. 血气分析 主要表现为低氧血症和低碳酸血症。低氧血症的程度明显轻于肝肺综合征,$PaCO_2$ 低于 4kPa(30mmHg)是并发肺动脉高压的一个敏感而特异的指标。

2. 心电图 常见电轴右偏、右心室肥厚;右束支传导阻滞和窦性心动过速也较多见。

3. 肺功能 中晚期患者可见一氧化碳弥散功能下降,通气-血流比例失调。

4. 胸部 X 线 可见肺动脉段凸出,右心室和右心房扩张,肺上叶血管影增多。

5. 超声心动图 可提示三尖瓣反流峰速度增快,肺动脉瓣闭锁不全,膈肌反常运动,右室肥大、扩张,右室收缩压(RVSP)增加等,均有助于肝门静脉肺动脉高压症的诊断。

6. 右心导管术 可准确测定平均肺动脉压(MPAP)和肺毛细血管楔压(PCWP)、心排血量(CO)及肺血管阻力(PVR)等反映肺血管血流动力学状态的参数,是目前诊断肝门静脉肺动脉高压症的金标准。

(四)诊断鉴别诊断

符合下列各项可诊断。①有肝门静脉高压症的临床表现和证据(可有慢性肝病基础)。②排除其他原因所致的肺动脉高压。③右心导管检查:平均肺动脉压(MPAP)>25mmHg;平均肺毛细血管楔压(mPCWP)<15mmHg;肺血管阻力(PVR)>240(dyn·s/cm⁵)。

肝门静脉肺动脉高压症应注意与其他能引起呼吸困难的疾病相鉴别,尤其是其他类型的肺动脉高压如特发性肺动脉高压、胶原血管病、先天性体-肺分流、遗传性出血性毛细血管扩张症、糖原贮积症等。其他还应与慢性血栓栓塞、结节病、左心衰竭或 COPD 等疾病相鉴别。

(五)治疗

1. 药物治疗

(1)前列环素(依前列醇,Epoprostenol):静脉注射(持续滴注)有近期疗效,但不宜长期使用。

(2)波生坦(Bosentan):系内皮受体拮抗药,肝损害发生率较高,在研究阶段。

(3)西地那非(Sidenfil):5-磷酸二酯酶抑制药,有扩血管作用,对肝门静脉肺动脉高压症作用在研究中。

2. 氧疗　肝门静脉肺动脉高压症于静息状态下出现轻、中度低氧血症者较为常见。理论上,低氧血症可引起肺血管收缩而加重肺动脉高压,应积极予以氧疗。重度低氧血症[$PaO_2 <$ 8kPa(60mmHg)]者,可给予长期氧疗。

3. 肝移植　肝移植可明显降低患者肺动脉收缩压,移植术后 5 年生存率为 56%,有研究报道术前平均肺动脉压力(MPAP)的监测有助于术后死亡率的预测,其中平均肺动脉压力≥6.7kPa(50mmHg)患者,移植术后死亡率 100%,死亡原因皆为右心衰竭及相关的心肺并发症;≤4.7kPa(35mmHg)平均肺动脉压≤6.7kPa(50mmHg)患者,移植后死亡率为 50%,因此有研究者认为,术前平均肺动脉压>4.7kPa(35mmHg)显著增加肝移植术后死亡风险。值得注意的是,既往中、重度肝门静脉肺动脉高压症患者因明显增加肝移植围术期死亡率,被认为是肝移植的禁忌证。随着外科手术及麻醉技术的提高,现认为中、重度肝门静脉肺动脉高压症患者在经药物治疗改善血流动力学后也可接受肝移植术。近年来有肝-心-肺及肝-双肺联合移植治疗肝门静脉肺动脉高压症的个案报道,但结果不甚理想,有待进一步探索。

(六)预后

肝门静脉肺动脉高压症预后欠佳,诊断后未经治疗 5 年生存率为 14%,其中 54%于诊断后 1 年内病死,死亡原因为急性心肌梗死及其相关的严重肝功能失代偿期并发症。

(肖　珑)

参 考 文 献

陈隆典,张维.2003.肝肺综合征的回顾与进展.中华肝脏病杂志,11(5):318-320.

何云,袁凤仪.2002.肝病与全身系统疾病诊断治疗学.北京:人民军医出版社,6(1):35-40.

马丽,石学银,邹最.2008.报道终末期肝硬化患者低氧血症相关因素分析.第二军医大学学报,29(12): 1426-1428.

倪志,孙晓宁.2008.肝肺综合征肺血管扩张机制的研究进展.现代生物医学进展,8(5):961-963.

尚品杰,蒋永成.2006.肝肺综合征的发病诊断及治疗现状.四川医学,27(6):574-577.

魏思忱.2004.肝肺综合征的发病机制与治疗进展.国外医学:内科学分册,31(8):339-341.

徐再玲,叶斌,何伟莉.2011.肝肺综合征的诊断及治疗研究进展.国际消化病杂志,31(4):228-231,242.

Actschaler E L,Kast R E.2004.Paroxetine for hepatopulmonary syndrome.Med Hypotheses,62(3):446-447.

Arguedas M R,Abrams G A,Krowka M J,et al.2003.Prospective evaluation of outcomes and predictors of mortality in patients with hepatopulmonary syndrome undergoing liver transplantation.Hepatology,37(1): 192-197.

Bandara M,Gordon FD,Sarwar A,et al.2010.Successful outcomes following living donor liver transplantation for portopulmonary hypertension.Liver Transpl,16(8):983-989.

Boyer T D.2003.Transjugular intrahepatic portosystemic shunt:current Status Gastroenterology,124(6):1700-10PMID:127617271.

Bozbas S S,Eyuboglu F O,Arslan N G,et al.2009.The prevalence and the impact of portopulmonary hypertension on postoperative course in patients undergoing liver transplantation.Transplant Proc,41(7):2860-2863.

Castro M,Krowka M J,Schroeder D R,et al.1996.Frequency and clinical implications of increased pulmonary artery pressures in liver transplant patients.Mayo Clin Proc,71(6):543-551.

Fallon M,Abrams C X.2000.Pulmonary dysfunction in chronic liver disease.Hepatology,32:859-865.

Hadengue A,Benhayoun M K,Lebrec D,et al.1991.Pulmonary hypertension complicating portal hypertension:prevalence and relation to splanchnic hemodynamics.Gastroenterology,100(2):520-528.

Kaymakoglu S,Kahraman T,Kudat H,et al.2003.Hepatopulmonary syndrome in noncirrhotic portal hypertensive patients.Dig Dis Sci,48(3):556-560.

Kennedy T C,Knudson R J.1977.Exercise aggregated hypoxe-mia and orthodeoxia in cirrhosis.Chest,72:305.

Koch D G,Bogatkevich G,Ramshsh V,et al.2012.Elevated levers of endothelin-l in hepatic venous blood areassociated with intrapulmonary vasodilatation in humans.Dig Dis Sci,57:516-523.

Krow ka M J.2000.Hepato pulmonary syndrome.Gut,46(1)1-4.

Krowka M J,Dickson E R,Cortese D A.1993.Hepatopulmonary syndrome.Clinical observations and lack of therapeutic response to somatostatin analogue.Chest,104:15-521.

Krowka M J,Plevak D J,Findlay J Y,et al.2000.ulmonary hemodynamics and perioperative eardiopuhnonary-related mortality in patients with portopuhnonary hypertension undergoing liver transplantation.Liver Transpl,6(4):443-450.

Krowka M J.2001.Caveats concerning hepatopulmonary syndrome.J Hepatol,34(5):756-758.

Kuo P C,Johnson L B,Plotkin J S,et al.1997.Continuous intravenous infusion of epoprostenol for the treatment of portopulmonary hypertension .Transplantation,63(4):604-606.

Liu L,Liu N,Zhao Z,et al.2012.TNF-alpha neutralization improves experimental hepatopulmonary syndrome in rats.Liver Int,32:1018-1026.

Malagari K,Nikita A,A lexopou lou E,et al.2005.Cirrhos is-related in trathoracic disease:imaging features in 1038 patients.Hepatogastroenterology,52(62):558-562.

McDonnell P J,Toye PA,Hutchins G M,et al.1983.Primary pulmonary hypertension and cirrhosis:are they related? Am Rev Respir Dis,127(4):437-441.

McLaughlin V V,Genthner D E,Panella M M,et al.1999.Compassionate use of continuous prostacyclin in the management of secondary pulmonary hypertension:a case series.Ann Intern Med,130(9):740-743.

Pellicelli AM,Barbaro G,Puoti C,et al.2010.Plasma cytokines and portopulmonary hypertension in patients with cirrhosis waiting for orthotopic liver transplantation.Angiology,61(8):802-806.

Porres-Aguilar M,Altamirano J T,Torre-Delgadillo A,et al.2012.Portopulmonary hypertension and hepatopulmonary syndrome:a clinician-oriented overview.Eur Respir Rev,21(125):223-233.

Raevens S,De Pauw M,Reyntjens K,et al.2013.Oral vasodilator theray in patients with moderate to severe portopulnlonary hypertension as a bridge to liver transplantation. Eur J Gastroenterol Hepatol, 25 (4): 495-502.

Robalino B D,Moodie D S.1991.Association between primary pulmonary hypertension and portal hypertension:analysis of its pathophysiology and clinical laboratory and hemodynamic manifestations.J Am Coll CardioL,17(2):492-498.

Roberts K E,Fallon M B,Krowka M J,et al.2009.Genetic risk factors for portopulmonary hypertension in patients with advanced liver disease.Am J Respir Crit Care Med,179(9):835-842.

Rodriguez Roisin R,Krowka M J,Herve P H.2004.Fallon MB on behalf of the ERS task force-PHD scientific committee.European respiratory society(ERS)task force on pulmonary-hepatic vascular disorders(PHD).Eur Respir J,124(5):861-880.

Schenk P,Fuhrmann V,Madl C,el al.2002.Hepatopulmonary syndrome:prevalence and predictive value of various cut offs for arterial oxygenation and their clinical consequences.Gut,51(6):853-859.

Tam M,He X S,Guangzhou.2007.Clinical management of portopulmonary hypertension,China.Hepatobiliary Pancreat Dis Int,6(2):464-469.

Toregrosa M,Genesca J,Gonzalez A,et al.2001.Role of Doppler echocardiography in the assessment of portopulmonary hypertension in liver transplantation candidates.Transplatantion,71(4):572-574.

Tsiakalos A,Hatzis G,Moyssakis I,et al.2011.Portopulmonary hypertension and serum endothelin levels in hospitalized patients with cirrhosis.Hepatobiliary Pancreat Dis Int,10(4):393-398.

第四节　急性肾损伤和肝肾综合征

急性肾损伤(acute kidney injury,AKI)是严重肝病尤其是终末期肝病最常见的并发症之一,多见于有肝硬化基础的患者,以肾功能的突然减退为特征。急性肾损伤是对既往急性肾衰竭概念的扩展,能更好地反映肾损伤的全过程,既可发生在原来无肾疾病的患者,也可发生在原有慢性肾病的基础上。

急性肾损伤按病因分为肾前性、肾性和肾后性三类,发生在肝病基础上的急性肾损伤多为肾前性和肾性,肝肾综合征是其中最常见的一种。

一、急性肾损伤的定义和分期

2005 年急性肾损伤网络((acute kidney injury network,AKIN)将 AKI 定义为:病程<3 个月的肾功能或结构的异常,包括血、尿、组织学、影像学及肾损伤标志物检查的异常。

近年来,对非肝硬化患者 AKI 的诊断,不同的组织分别制订了诊断标准。一个是急性透析质量倡议小组于 2004 年提出的 RIFLE 诊断分级标准;另一个是 AKIN 于 2007 年对 RIFLE 进行修订并提出 AKIN 标准。为了尽可能早期诊断 AKI,2012 年 3 月,改善全球肾脏病预后组织(KDIGO)将上述两个标准相结合,发布了《KDIGO 急性肾损伤临床实践指南》,该标准也是目前应用最广泛的标准。

根据 KDIGO 急性肾损伤指南,AKI 的定义及分期如下。

符合下列情形之一者即可定义为 AKI:①在 48h 内血清肌酐(SCr)上升≥0.3mg/dl(≥26.5μmol/L);②已知或假定的肾功能损害发生在 7d 之内,SCr 上升至≥基线值的 1.5 倍;③尿量<0.5ml/(kg·h),持续 6h。

KDIGO 急性肾损伤的分期如表 3-6。

表 3-6　急性肾损伤的分期标准（KDIGO 标准）

分期	血清肌酐标准	尿量标准
1 期	SCr 达到基础值的 1.5～1.9 倍或上升 ≥26.5μmol/L（0.3mg/dl）	<0.5ml/(kg·h),6～12h
2 期	SCr 达到基础值的 2.0～2.9 倍	<0.5ml/(kg·h),≥12h
3 期	SCr 达到基础值的 3 倍或升至 ≥353.6μmol/L(4mg/dl)；（或）开始肾替代治疗；（或）年龄<18 岁者 eGFR 降至<35ml/(min·1.73m²)	<0.3ml/(kg·h),≥24h;（或）无尿 ≥12h

然而,对于肝病患者,尤其是肝硬化合并腹水的患者常合并尿少及严重钠潴留却维持相对正常的 GFR,而且利尿药的使用也可造成尿量的增加,因此采用尿量减少作为这些患者 AKI 的诊断标准并不可靠。为达成对肝硬化患者 AKI 重新定义,2015 年国际腹水俱乐部（ICA）制订了肝硬化急性肾损伤诊断与管理共识,简称 ICA-AKI。

国际腹水俱乐部 2015 年肝硬化急性肾损伤的最新定义、诊断及分期标准如下。

符合下列情形之一者即可定义为 AKI:①在 48h 内血清肌酐（SCr）上升 ≥0.3mg/dl(≥26.5μmol/L);②在前 7d 之内,SCr 值比已知或推测的基础 SCr 值升高 50% 以上。

关于基线 SCr 值的确定:近 3 个月内的 SCr 值;如果近 3 个月内患者有多次 SCr 值,选取离住院日最近的那一次;如果患者不能提供以往的 SCr 值,选取入院时测定的 SCr 值。

ICA－AKI 的分期如下（表 3-7）。

表 3-7　肝硬化急性肾损伤的分期标准（ICA－AKI 标准）

分期	血清肌酐标准
1 期	SCr 升高 ≥26.5μmol/L(0.3mg/dl),或 SCr 升高至 1.5～2.0 倍基线值
2 期	SCr 升高至基线值的 2.0～3.0 倍
3 期	SCr 升高至 3.0 倍基线值以上;（或）SCr≥353.6μmol/L(4.0 mg/dl)并伴有急性升高 SCr 升高 ≥26.5μmol/L;（或）需要肾替换治疗

二、肝病合并急性肾损伤的分类及发病机制

严重肝病尤其是肝硬化患者常并发 AKI,主要病因有肾前性氮质血症、HRS 和急性肾小管坏死(acute tubular necrosis,ATN)。肾后性 AKI 极少,约占 1%。此外慢性肝病患者还可通过免疫机制并发肾小球疾病。

1. 肾前性氮质血症（容量不足引起的肾前性 AKI）　晚期肝病患者有效动脉循环血容量降低,肾灌注减少,加之不适当地应用利尿药、放腹水、自发性腹膜炎伴腹水急剧增多、胃肠道出血或应用缓泻药乳果糖等常可并发肾前性氮质血症。它很难与 HRS 相鉴别,主要方法是观察对补液的反应。

2. 肝肾综合征　是在严重肝病基础上发生的功能性肾损害,并排除其他引起肾损害的病因。

根据 2010 年欧洲肝病学会制订的《肝硬化腹水、自发性细菌性腹膜炎及肝肾综合征诊疗

指南》,HRS 的发病机制主要包括以下几个方面。

(1)内脏血管扩张致有效动脉血容量不足和平均动脉压下降:循环中扩血管因子的增多被认为是终末期肝病内脏小动脉扩张的主要原因,这些扩血管因子主要在内脏系统产生并由肝代谢。在严重肝病时,内脏局部扩血管因子产生过多,以及肝脏对这些因子的灭活作用减弱或摄取减少(如肝门静脉高压、门-体分流等),引发扩血管的效应增大。与此同时,内脏循环缩血管因子的产量也相对不足,并且内脏循环在各种扩血管因子的作用下,对缩血管因子的敏感性明显下降。以上两方面作用的最终结果是内脏小动脉的广泛舒张、平均动脉压下降。血液NO 浓度的增高一直被认为是体循环和内脏血管扩张的主要原因。在肝衰竭患者,NO 在内脏局部过量产生,引起内脏动脉的扩张,同时又使扩张的血管床对缩血管因子等的敏感性下降,造成内脏血管的广泛扩张。NO 由 L2 精氨酸(L2 arg)和分子氧在 NOS 的催化下生成。NOS 主要有 3 种存在形式:nNOS,eNOS 和 iNOS。目前认为,NO 的生成增加可能主要由eNOS 表达和活性的增加而引起。

其他血管扩张因子还有胰高血糖素、一氧化碳、前列腺环素、心房钠尿肽、肾上腺髓质激素、大麻素、内毒素和降钙素基因相关肽、硫化氢等。总之,HRS 内脏血管扩张及平均动脉压下降是多种因素共同作用的结果,其具体的病理生理机制及各种神经、体液因素所起的作用仍有待进一步明确。

(2)交感神经系统和肾素-血管紧张素-醛固酮系统激活:患者有效循环血量不足及平均动脉压下降引起代偿性的心率及心排血量增加,心血管系统处于高动力循环状态。随着疾病进展、内脏小动脉进一步扩张时,高动力循环也无法代偿。有效血容量的下降和动脉低血压状态刺激压力感受器,激活 RAAS 及 SNS,并刺激 ADH 分泌以尽量维持血流动力学的稳定,但同时也造成水钠潴留、稀释性低钠血症,成为 HRS 典型的临床特征。除此之外,机体也通过分泌一些其他的缩血管因子来代偿有效血容量的下降,如内皮素-1 等。但由于 NO 和其他扩血管物质的局部释放占优势,内脏血液循环对缩血管因子发生抵抗,动脉血压就只能通过肾、肌肉、皮肤和脑等其他内脏血管收缩加以维持。到了终末阶段,有效血容量严重下降,平均动脉压继续降低,导致肾灌注不足,肾内缩血管因子被激活,舒血管因子受抑,导致肾血管明显收缩、肾灌注进一步下降、肾小球滤过率显著降低,促进了 HRS 的发生。

(3)心脏功能受损:有效循环血量不足及平均动脉压下降导致 RAAS 及交感神经系统激活,使体循环血管阻力增加、心率增快、心肌收缩力增强及心排血量增加,机体处于高动力循环状态。终末期肝病患者中,上述代偿机制并不能达到自稳调节,反而构成恶性循环。由于内脏高动力循环,门静脉阻力进一步增加,大量血浆容量隔离于肝门静脉引流的内脏及腹腔,腹水增加,使有效循环血量进一步下降,且当患者并发感染、出血或经历大量放腹水而没有及时补液时会加重血容量减少(这种改变在 I 型 HRS 中尤为突出),达到一定程度时,回心血量及心排血量不再增加而是减少,肾灌流量也进一步降低。并且,近期研究也发现,肝硬化患者可能合并心脏损害,表现为心肌收缩和舒张能力下降,心排血量减少,此种病变被称为肝硬化心肌病,其机制可能与 β-肾上腺素能受体下调有关,也可能与 NO,一氧化碳和内源性大麻素等致心肌收缩有关。患者心排血量不足促进了肾低灌注,也进一步激活了内源性肾血管收缩系统,导致 GFR 下降和 HRS 的发生发展。

(4)肾调节异常:HRS 最直接的致病机制是肾血管收缩造成的肾灌注不足。肝病变终末阶段,SNS,RAAS 和 AVP 等被激活,肾脏内适应性反应(PGE_2,缓激肽等)如较低下,不能抵消前者对肾血管的负性作用,则导致肾血流灌注进一步下降,肾小球滤过率下降,最终引起HRS。肾低灌注反过来又刺激球旁器产生更多的肾素血管张素Ⅱ及其他缩血管因子,从而发生水钠潴留。随着抗利尿激素因血容量降低而激活,可发生稀释性低钠血症。上述因素综合作用是 HRS 时肾内部改变的主要病理生理过程。

(5)其他:众所周知,SBP 参与了 HRS 的发生过程,提示炎症在 HRS 发生中的重要作用。HRS 有着高病死率,但它又不仅仅是一种功能性的氮质血症,因为透析并不能持续地延长HRS 患者的生命。此外,随着病情进展,HRS 患者常常会出现多器官衰竭,而此时通常会存在脓毒血症。这些现象提示了 HRS 是系统性紊乱在肾的表现,进一步发展可致多器官衰竭。最近已有研究证实,HRS 患者存在系统性炎症,通过改变微循环状态及导致广泛的内皮功能障碍从而影响器官功能。这些作用也可加重导致 HRS 血流动力学的变化。另外,系统性炎症中的促炎因子也可影响肾血管内皮、血管、肾小球系膜和肾小管功能从而进一步促进 HRS的发生。

综上所述,在严重肝病时,扩血管因子(如 NO)生成增多,灭活减少,引起局部循环血管扩张和对缩血管因子的反应性下降,导致内脏动脉扩张。作为代偿,机体增强内源性血管收缩反应,激活 RAAS 和交感神经系统,刺激抗利尿激素的分泌以维持血流动力学稳定,同时造成了水钠潴留、稀释性低钠血症。随着病情的进展,肾灌注减少,肾脏内部代偿性分泌大量的缩血管因子,导致肾灌注明显减少和肾小球滤过率的下降。此外,心排血量下降也加重肾灌注减少。感染尤其是 SBP 及全身炎症反应均在 HRS 的发生中起着重要作用。

3. 急性肾小管坏死 晚期肝病患者并发 ATN 者占 3%～10%。其常见病因有缺血、脓毒血症、应用氨基糖苷类抗生素、两性霉素 B 和造影剂等。ATN 也可与肝衰竭同时发生,如NASIDs 药物、毒蕈碱或鱼胆中毒。

4. 肾后性 AKI 肾后性 AKI 极少,约占 1%。多见于结石、肿瘤等导致的尿路梗阻。尿酸盐、草酸盐、阿昔洛韦、磺胺类、甲氨蝶呤等可在肾小管内形成结晶,造成肾小管梗阻。

5. 其他 较少见。HCV/HBV 相关的肾小球肾炎、代谢综合征脂肪肝同时合并糖尿病肾病、酒精性肝病合并 IgA 肾病及其他免疫性肾病等,这些慢性肝病合并肾病的患者可以出现肌酐的急性升高,但是往往很难界定其是继发于严重肝病的肾功能损害,还是潜在肾疾病的恶化。

三、急性肾损伤诊断

急性肾损伤的诊断标准可参照其定义。

HRS 的诊断标准及分型如下。

1. 诊断标准 2007 年国际腹水俱乐部出台的 HRS 诊断标准:①肝硬化合并腹水;②SCr水平超过 $133\mu mol/L(1.5mg/dl)$;③在停用利尿药及白蛋白扩容治疗 2d 后,SCr 水平无改善(降低到 $133\mu mol/L$ 以下,白蛋白的推荐剂量为每日 1g/kg,最大可达每日 100g);④无休克;⑤近期无肾毒性药物使用史;⑥无间质性肾疾病如蛋白尿＞500 mg/d,血尿＞50 个红细胞/高倍镜视野或(和)肾超声异常。

2015 年国际腹水俱乐部提出的最新肝硬化患者 HRS 诊断标准:①明确诊断肝硬化合并腹水;②根据 ICA－AKI 标准确诊 AKI;③连续 2d 停用利尿药并输注白蛋白(1g/kg)扩容治疗,患者无应答;④无休克;⑤近期无肾毒性药物使用史(如非甾体类抗炎药、氨基糖苷类、碘化造影剂等);⑥无肉眼可见的结构性肾损伤的征象,定义如下:无蛋白尿(>500 mg/d),无微量血尿(>50 个红细胞/高倍镜视野),肾超声检查正常。

比较两个诊断标准,我们可以看出,新的标准将旧标准中固定不变的 SCr 临界值(133μmol/L)去除,改成 SCr 的变化值,而其余标准不变。将 SCr 临界值改为变化值,考虑到了患者的基础 SCr 值不同等个体差异性。并且,此项更改对于制订新的 HRS 管理策略至关重要,新标准提示我们,即使 SCr 轻微升高未达到 133μmol/L,也应该尽早认识到 HRS 存在的潜在可能,并早期干预。

2. 肝肾综合征的分类及预后　根据 2010 年欧洲肝病学会制订的 HRS 指南,按照 HRS 发生的可能机制(图 3-1)、进展速度和预后,可将其分为 2 型。

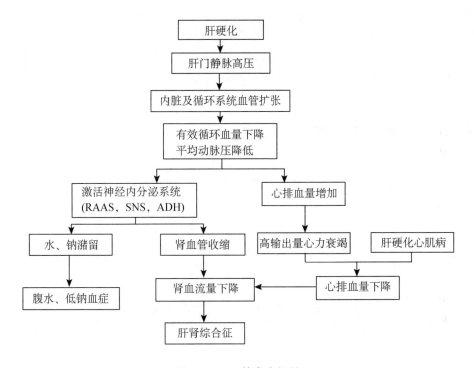

图 3-1　HRS 的发病机制

Ⅰ型又称急进性,表现为肾功能急速恶化,在 2 周内血肌酐增加超过 100% 或血肌酐水平超过 221μmol/L(2.5mg/dl)。美国肝病研究学会:或最初 24h 肌酐清除率下降 50% 至 <20ml/min。此型常常有导致肝功能及其他器官功能恶化的诱因,尤其是脓毒性损害(如自发性细菌性腹膜炎),也有可能是上消化道大出血、大量放腹水未补充胶体溶液等,部分患者也可无明显诱因。HRSⅠ型病死率高,治疗后存活率<10%,中位生存期<1 个月,几乎所有患者在确诊后 6 个月内死亡。SBP 患者使用白蛋白联合抗生素治疗可降低发生 HRS 的风险并改善生存率。

Ⅱ型也称渐进型,发生与发展缓慢,持续数周或数月,肾功能轻度下降,血清肌酐<221μmol/L(2.5mg/dl,)多发生在有一定程度的肝功能失代偿期患者,临床特点为腹水反复发作,最终出现顽固性腹水,生存时间较Ⅰ型长,平均为 6 个月。Ⅱ型 HRS 也可进展为Ⅰ型 HRS。

2010 年的 1 型 HRS 诊断标准包括一个 2 周的时间区间,以及在此期间 SCr 值 2 倍升高达到 $221\mu mol/L(2.5mg/dl)$。相比之下,2015 国际腹水俱乐部提出的最新 HRS 肝硬化患者 AKI 诊断标准弱化了分型的概念,并且将时间窗设定为 48h 或 1 周,将固定不变的 SCr 临界值($133\mu mol/L$)去除,改成 SCr 的变化值,提出了对 Ⅰ 型 HRS 患者更早的治疗,患者能有一个更好的转归。

值得注意的是,在 AKI 的诊断标准中,血清肌酐为主要指标,这使得 AKI 的诊断简单、便宜,易于操作,但仍有一定的局限性。血清肌酐不仅反映 GFR,还受到其分布及排泌等综合作用的影响,而且血清肌酐并非肾损伤的敏感指标,它的升高往往迟于肾损伤。由于肾的代偿能力较强、肾小管可以排泄肌酐等因素,肾损害较明显时,血清肌酐可能无变化或仅轻度升高。此外,肌肉代谢和蛋白质摄入、胆红素的高低,可能影响肌酐的变化。

此外,在 ACLF 的诊断中,我国指南认为 HRS 只是肝衰竭众多并发症中的一个独立并发症,因此,在肝衰竭的诊断中并未要求肾功能损害,而由美国肝病研究协会和欧洲肝研究协会(AASLD-EASL)制订的共识性声明则主要强调肝硬化所致的易患性和单器官或多器官衰竭,此时肝硬化基础上的 AKI 在 ACLF 的诊断和分期上有着重要意义。

四、急性肾损伤的鉴别诊断

肾后性急性肾损伤可根据影像学检查予以排除。

在肾前性氮质血症和 HRS 中,肾小管重吸收钠和浓缩尿液的功能正常,而在 ATN 则受损。因此,肾前性氮质血症和 HRS 应表现为低尿钠(UNa)、低钠排泄分数(FENa)、尿渗透压增高,而 ATN 患者应表现为高 UNa、高 FENa 和低尿渗透压。肾前性氮质血症和 HRS 的经典尿沉渣表现为无明显异常,而在 ATN 则会出现颗粒管型和上皮细胞管型。肾前性氮质血症经过扩容治疗后可好转,而 HRS 和 ATN 则无此反应。因此,3 种疾病的鉴别诊断如下(表 3-8)。

表 3-8 肾前性氮质血症、HRS 和 ATN 的鉴别诊断

分类	尿渗透压 (mmol/L)	尿钠 (mmol/L)	尿沉渣	尿蛋白 (mg/dl)	对扩容治疗的反应
肾前性氮质血症	>500	<20	正常	<500	有
HRS	>500	<20	正常	<500	无
ATN	<350	>40	颗粒管型或上皮细胞管型	500~1500	无

表 3-8 中所描述的是各种类型的 AKI 在典型表现下的鉴别诊断。然而,肝硬化患者的 AKI 常常与经典表现不完全相同,因此增加了鉴别诊断的困难。由于利尿药的使用,使得尿钠较实际值偏高,而颗粒管型和上皮细胞管型在某些严重肝病和高黄疸患者中也可出现。在肝硬化患者中,常常难以评估有效循环血量是否不足,补液量也就很难确定,因此 SCr 对治疗的反应具有多样性。此外,有效循环血量不足既可导致肾前性氮质血症,也可以诱发 HRS,而长时间循环血量不足,肾血流量下降也可导致 ATN。因此,肝病患者体内神经分泌及循环状况较为复杂,我们在 AKI 的鉴别诊断中应该遵循个体化原则,具体问题具体分析。

近年来,已经陆续发现几种肾小管损伤的相关尿生物标志物,如中性粒细胞明胶酶相关脂质运载蛋白(neutrophil gelatinase-associated lipocalin,NGAL)、肾损伤因子(kidney injury molecule,KIM)-1、白细胞介素(IL)18 及肝脂肪酸结合蛋白(liver facty acid — binding protein,L-FABP)。多项研究初步显示,NGAL 和(或)多种尿生物标志物的联合应用对肝硬化患者 AKI 的鉴别诊断可能有帮助。

五、急性肾损伤治疗

(一)急性肾损伤的治疗

AKI 者应积极治疗原发肝病和其他并发症,解除引起 AKI 的诱因。根据 KDIGO 指南建议,AKI 的其他治疗措施如下。

1. 补液支持治疗方法和血流动力学监测　AKI 患者应尽可能保持血流动力学稳定,纠正容量不足,在没有失血性休克的情况下,使用等张晶体液而不是胶体作为扩容的起始治疗。肝硬化患者可以适当使用一些胶体液。对于合并血管运动性休克的患者,应联合应用补液及缩血管药物。

2. 血糖控制和营养支持　对于重症 AKI 患者,建议使用胰岛素控制血糖,但为了避免出现严重低血糖,推荐血糖控制目标为 6.11～8.27mmol/L。AKI 患者还应注重营养支持治疗,建议优先选用肠内营养,各阶段的 AKI 患者总能量摄入均为 20～30kcal/(kg·d)。不应为了避免尿素氮升高或推迟透析治疗而过度限制蛋白质摄入量。不需要透析的 AKI 患者摄入蛋白质 0.8～1.0g/(kg·d);透析治疗的 AKI 患者为 1.0～1.5g/(kg·d)。连续性肾替代治疗(continuous renal replacement therapy,CRRT)患者和高分解代谢患者的蛋白质摄入量可达到 1.7g/(kg·d)。

3. 利尿药的使用　在治疗超容量负荷时,可以使用呋塞米,除此情况外,不建议使用利尿药治疗 AKI。

4. 其他药物　不推荐使用多巴胺、非诺多巴及心房利钠肽等血管扩张药来治疗 AKI;不推荐重组人胰岛素生长因子来治疗 AKI。

5. 肾毒性药物的使用　对于 AKI 患者,不应使用氨基糖苷类药物治疗感染,两性霉素 B 同样有较明显的肾毒性,在治疗系统性真菌感染或寄生虫感染时,建议使用唑类和(或)棘白菌素类药物,而非两性霉素 B。

6. 急性肾损伤的透析治疗　当出现威胁生命的容量、电解质、酸碱平衡紊乱时应立即行透析治疗。综合考虑各种临床指标,包括可通过透析改善的临床症状和实验室指标,决定何时开始透析治疗。当肾功能恢复到满足患者需要时,或透析治疗不再符合治疗需要时,可停止透析治疗。

7. 造影剂相关的急性肾损伤的治疗　对于造影剂相关的 AKI,除上述治疗方法外,还应注意:对于使用血管内造影剂后发生 AKI 的患者,应评估是否有除造影剂外其他造成 AKI 的原因存在,对于造影剂相关性 AKI,应用静脉扩容治疗,可选择的液体有等渗氯化钠或碳酸氢钠。

(二)肝硬化患者合并 AKI 的管理和治疗

肝硬化合并 AKI 的治疗除遵循 AKI 治疗的一般原则外,也有其自身的特点。根据 2010 年欧洲肝病学会制订的《肝硬化腹水、自发性细菌性腹膜炎及肝肾综合征诊疗指南》和《2015 年国际腹水俱乐部共识建议:肝硬化患者急性肾损伤的诊断与管理肝硬化》,肝硬化合并 AKI 的管理和治疗措施如下。

1. **管理措施** 肝硬化腹水患者一旦明确并发 1 期 ICA－AKI,应尽早采用以下措施进行管理。①回顾用药记录:回顾患者所有用药情况[包括非处方(OTC)药],将利尿药减量或停用利尿药,停用所有具有潜在肾毒性药物、血管舒张药或非甾体类抗炎药。②对可疑低血容量患者进行扩张血容量治疗[根据临床判断可采用晶体液、白蛋白或血液(胃肠道出血导致 AKI 的患者采用)]。③如确诊或高度怀疑合并细菌感染,立即进行细菌鉴定并给予早期治经过治疗,患者 SCr 如果较基线值下降在 $26.5\mu mol/L(0.3\ mg/dl)$ 以内,则应密切随访(住院患者每 2~4 天评估 SCr 水平,而出院后前 6 个月至少每 2~4 周检测 SCr),以便尽早发现可能的 AKI 复发。如果患者在 AKI 分期上有进展,应按照 ICA－AKI 2 期和 3 期患者进行治疗。治疗包括停用利尿药(如果前期未采用),以及连续 2d 静脉输注白蛋白扩张血浆容量,剂量为 $1g/(kg \cdot d)$。每日输注白蛋白的最大量不应超过 100 g。如患者对停止利尿药及扩张血浆容量治疗无应答,将依 AKI 的类型及鉴别诊断对患者进行下一步管理如果患者诊断为 HRS－AKI,应早期应用血管收缩药(图 3-2)。

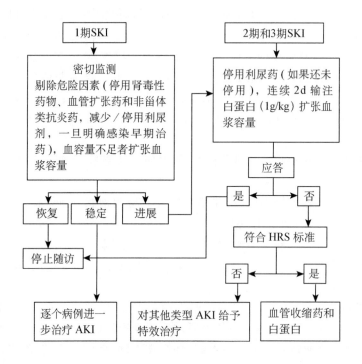

图 3-2　肝硬化合并腹水患者 AKI 管理的建议规范

评估 AKI 进展和治疗应答的标准如下。

AKI 进展:AKI 进展至较高分期和(或)需要 RRT。

AKI 好转:AKI 恢复至较低分期。

治疗应答

无应答:AKI 无恢复。

部分应答:AKI 分期下降及 SCr 降低至≥基线值 $26.5\mu mol/L(0.3\ mg/dl)$。

完全应答:SCr 降低至基线值 0.3 mg/dl$(26.5\mu mol/L)$ 以内。

2. HRS 的治疗措施

(1)一般措施:注意休息和营养支持。密切监测患者的生命征、肝肾功能及电解质,积极治疗原发肝病和肝性脑病、消化道出血、腹膜炎及电解质紊乱等并发症。避免过量摄入液体,以防止液体超负荷和稀释性低钠血症发生或恶化。避免大量放腹水和过度利尿,如有张力性腹水,可行腹腔穿刺放腹水并联合白蛋白治疗。如无感染征象的患者既往已应用抗生素,应继续预防性抗生素治疗。停用利尿药,除非容量负荷过重,此时可用呋塞米。因为有高危致死性高钾血症的风险,禁用螺内酯。慎用或禁用肾毒性药物,以减轻继发性肝肾损害。

(2)药物治疗:目前药物治疗最有效的方法是应用血管收缩药物联合白蛋白。血管收缩药物可改善血管扩张,提高有效循环血量,改善肾血管收缩及增加肾血流量。白蛋白具有扩容的能力,血管收缩药联合静脉白蛋白(第1天1g/kg,随后40g/d)治疗可进一步增加有效血容量。主要的缩血管药物有以下几种。

特利加压素:目前使用最广泛的缩血管药物是血管加压素类似物,特别是特利加压素。其治疗原理是:通过收缩明显扩张的内脏血管床和升高动脉压,以改善显著受损的循环功能。特利加压素起始剂量一般为 1mg/(4~6)h,治疗 3d 后,如血肌酐较基线水平下降<25%,则可增加至 2mg/(4~6)h,维持治疗直至血肌酐<133μmol/L(1.5mg/dl),通常在 88~106μmol/L(1~1.2mg/dl)。治疗应答的表现为:血肌酐缓慢而进行性下降[至<133 μmol/L(1.5 mg/dl)],并且动脉压、尿量和血钠浓度增加。中位应答时间是 14d,患者治疗前血肌酐越低,治疗所需时间越短。停药后血肌酐可再次升高,特利加压素再治疗通常有效。最常见的不良反应包括大便次数增多及心血管系统和缺血性并发症。特利加压素+白蛋白对40%~50%的 1型 HRS 患者有效,对 60%~70%的 2 型 HRS 患者有效。美国肝病学会指南尚未推荐特利加压素治疗 HRS。

去甲肾上腺素:可改善外周血管的舒张状态,起到血管收缩加压的作用,但对内脏血管(包括肾血管)收缩不明显。据报道,去甲肾上腺素联用白蛋白对 HRS 有一定疗效。去甲肾上腺素(0.5~3 mg/h)应静脉持续使用,增加剂量以达到动脉压升高,改善 HRS 患者肾功能。有研究称,去甲肾上腺素与特利加压素在逆转 HRS 的治疗中效果相当,但是去甲肾上腺素应在ICU 使用。

米多君+奥曲肽:奥曲肽是人工合成的天然生长抑素八肽的衍生物,通过拮抗胰高血糖素的舒内脏血管效应,引起内脏血管床收缩。米多君是一种 α 受体激动药,可引起外周血管收缩。两者联用时有互补作用,可改善 HRS 患者肾功能,加用白蛋白可提高疗效。米多君口服起始剂量 2.5~7.5 mg/8h 和奥曲肽 100μg/8h 皮下注射,如肾功能无改善,剂量分别增加至12.5mg/8h 和 200μg/8h。

多巴胺:因效果不佳,已不再推荐使用。

(3)经颈静脉肝内门-体分流术:经颈静脉肝内门-体分流术(TIPS)可降低肝门静脉高压、肝窦内静脉水压及肝静脉压力梯度。有文献报道,TIPS 术可改善 HRS 患者的肾功能,但是TIPS 不能改善患者肝功能,对生存期提高不明显,而且费用较高,术后可并发肝性脑病、支架后的血管狭窄或栓塞等并发症,使应用受到限制。

(4)肾替代治疗:终末期肝病患者,常表现为全身代谢紊乱,终末期代谢产物及肠源性毒物累积于体内,随时可能危及生命。有效的肾替代治疗可清除毒性代谢产物,使内环境稳定。血液透析和连续静脉血液滤过均用于治疗 1 型 HRS 患者。然而,已发表的资料很少,并且在大多数研究中,并未区分 1 型 HRS 和其他原因所致的肾衰竭患者,此外,在肾替代治疗与其他治疗方法(如血管收缩药物)之间并无对照研究。需要即时肾替代治疗的情况,如严重高钾血症、代谢性酸中毒、容量超负荷,在 1 型 HRS 患者中并不常见,特别在早期阶段。有零星报道和小样本随机试验建议,分子吸附再循环系统(MARS)或普罗米修斯系统(Prometheus)对 1型 HRS 患者可能有效。然而,这些方法仍应视为研究。虽肾替代治疗不能改善 HRS 患者预后,但可提供等待肝移植的时机。

(5)肝移植:肝移植是 1 型和 2 型 HRS 最好的治疗方法,肝移植之前也应积极治疗 HRS,可改善肝移植术后的转归。血管收缩药物治疗应答的 HRS 患者,应行单独肝移植治疗。血管收缩药物治疗无应答并需要肾支持治疗的 HRS 患者,一般行单独肝移植治疗,需长期肾支持治疗(>12 周)的亚组患者,应考虑行肝肾联合移植。1 型 HRS 患者病程进展快,病死率高,应优先行肝移植,即使通过其他治疗好转后的 1 型 HRS 患者,其预后仍差,因此也应积极行肝移植治疗。

六、急性肾损伤的预防

部分发生在严重肝病基础上的 AKI 有明显的诱因,包括感染(特别是 SBP)、上消化道出血、强烈利尿及大量腹腔穿刺放液、应用肾毒性药物或造影剂等。预防上述诱因,可减少 AKI 的发生率。

1. 治疗原发病 积极治疗肝脏原发病和其他并发症,保护和改善肝功能,维持内环境稳定可减少和逆转部分 AKI 的发生。

2. 预防感染 肝病易并发细菌感染,积极控制感染可降低 AKI 的发生率。有 SBP 的患者应使用抗生素联合静脉白蛋白治疗,可降低 HRS 发病率,并改善生存率。对于有 SBP 病史的患者再发 SBP 的风险高,预防性抗生素治疗降低 HRS 发生的风险。对于有消化道出血的患者,也应行抗生素预防性治疗,可减少 SBP 及 HRS 的发生率。

3. 血流动力学监测和评估 对于 AKI 高危患者,应及时进行血流动力学监测和评估。有效血容量不足为肾前性氮质血症和 HRS 的始动因素,因此应及时补充血容量,一般 AKI 可采用等张晶体液,HRS 患者可采取白蛋白、血浆等扩容治疗。不推荐使用小剂量多巴胺、非诺多巴、心房钠尿肽和重组人胰岛素生长因子来预防 AKI。

4. 避免强烈利尿和单纯大量放腹水 腹水患者如过量利尿时,可能造成血容量丢失,因此要确定每个患者的最小利尿药有效剂量,在大量利尿药治疗无效时,不应继续增加利尿药剂量。需要放大量腹水时,注意补充白蛋白,每放出 1L 腹水,应给予 8g 白蛋白输注扩容。不推荐利尿药预防 AKI。

5. 纠正水、电解质及酸碱平衡紊乱 水、电解质及酸碱平衡紊乱也可能诱发 AKI,因此应积极纠正。

6. 避免使用肾毒性药物 对于 AKI 高危患者,应避免使用肾毒性药物,如氨基糖苷类药物、非甾体抗炎药和两性霉素 B。除非无可替代,否则不建议氨基糖苷类抗生素。如可行,应选择局部用药,而不是静脉用药。在肾功能状态稳定的患者中,氨基糖苷类药物的应用应遵循日剂量单次给药,而不是多次给药的治疗方式,日剂量多次给药超过 24h 者及每日多次给药超过 48 h 的患者,应监测氨基糖苷类药物的血药浓度。两性霉素 B 也不应使用,如使用不可避免,则建议用两性霉素 B 脂质体以减少肾毒性风险。

7. 造影剂相关性急性肾损伤的预防　对于 AKI 的高危患者,应注意以下几个方面:应尽量避免使用造影剂,如无法避免,则应选择最低剂量的等渗或低渗的含碘造影剂;可采用等张晶体液和口服 N-乙酰半胱氨酸(NAC)对造影剂相关的 AKI 进行预防;不建议对高危患者进行预防性透析治疗来清除造影剂。

8. 其他　部分资料建议,己酮可可碱治疗可降低重度酒精性肝炎和晚期肝硬化患者 HRS 的发病率。除对高危患者使用造影剂的情况下,一般不建议用 NAC 预防 AKI。

(童晶晶　胡瑾华)

参 考 文 献

杜虹,白雪帆.2012.肝肾综合征的发病机制.临床内科杂志,29(12):797-799.

汤晓静,梅长林.2012.KDIGO 指南解读:急性肾损伤的诊治.中国实用内科杂志,32(12):914-917.

王帅,胡大荣.2015.2015 年国际腹水俱乐部共识建议:肝硬化患者急性肾损伤的诊断与管理.临床肝胆病杂志,31(7):1018-1022.

闫涛,李克,王慧芬.2009.肝肾综合征的发病机制.实用肝脏病杂志,12(3):237-240.

臧红,万志红,辛绍杰.2015.肝硬化急性肾损伤的早期临床诊断.中华传染病杂志,33(9):566-568.

Angeli P,Gines P,Wong F,et al.2015.Diagnosis and management of acute kidney injury in patients with cirrhosis:revised consensus recommendations of the International Club of Ascites.Gut,64(4):531-537.

EASL.2010.Clinical practice guidelines on the management of ascites,spontaneous bacterial peritonitis,and hepatorenal syndrome in cirrhosis.J Hepatology,53:397-417.

Garcia-Tsao G,Parikh C R,Viola A.2008.Acute kidney injury in cirrhosis.Hepatology,48:2064-2077.

Kidney Disease:Improving Global Outcomes(KDIGO)Acute Kidney Injury Work Group.2012.KDIGO Clinical Practice Guideline for Acute Kidney Injury.Kidney inter,2(Suppl):1-138.

Runyon B A.2013.Management of adult patients with ascites due to cirrhosis:update 2012.Hepatology,(2):1-27.

SALERNO F,GERBES A,GINES P,et al.2007.Diagnosis,prevention and treatment of hepatorenal syndrome in cirrhosis.Gut,56:1310-1318.

Schepke M.2007.Hepatorenal syndrome:currentdiagnostic and therapeutic concepts.NephroI Dial Transplant,22 Suppl 8:viii2-4.

Thomas D,Michael P,Arun J.2012.Zakim and Boyer's Hepatology.Philadelphia:Saunders,an imprint of Elsevier Inc,P352-368.

第五节　肝衰竭并发肠衰竭

"肠衰竭"(intestinal failure)一词在 20 世纪 50 年代被首次提出,但因缺乏客观参数指标,目前仍无普遍公认的定义。历经半个多世纪的发展,人们对肠衰竭的认识经历了从最开始仅从"肠道吸收功能的下降"到"肠衰竭病因的引入",最后到"肠黏膜屏障功能"的重视,概念的界定范围、囊括因素等不断趋于完善,肠衰竭日益受到专业人士的重视。器官衰竭是指器官功能损害到不可逆转的程度,有失临床"早期发现、及时治疗"的要求,从概念上来说,以"肠功能障碍"一词替代"肠衰竭"可能更适合临床的需要。肠功能障碍应包含消化、吸收障碍与肠黏膜屏障障碍。因此,"肠功能障碍"的概念为"肠实质与(或)功能的损害,导致消化、吸收营养与

（或）黏膜屏障功能产生障碍"。引入"功能障碍"的概念可提醒人们更早注意肠功能的改变，但不能完全代替肠衰竭，两者在病变程度上有所区别。但上述定义均未提及肠衰竭的病因。2006年肠衰竭新定义为"由于肠梗阻、肠道运动障碍、外科切除、先天性缺陷或肠道本身病变引起的肠吸收功能丧失，特征是机体不能满足蛋白质－能量、液体电解质和微量营养物质的平衡"。

一、肠衰竭的分型

肠衰竭的分类标准不一，近年主要有以下两种分型标准：①2002年Shaff分型标准：Ⅰ型肠衰竭多指腹部手术后自限性肠功能障碍；Ⅱ型肠衰竭是指危重患者的肠功能障碍，这些患者除行小肠广泛切除外，还并发有感染、代谢和营养不良并发症，需要多学科综合治疗及代谢和营养支持；Ⅲ型肠衰竭是指需要长期甚至终身营养支持的慢性肠衰竭。②2003年我国任捷安、黎介寿等将肠功能障碍分型如下。Ⅰ型：功能性小肠长度绝对减少型，如短肠综合征；Ⅱ型：小肠实质广泛损伤型，如放射性肠损伤、炎性肠病所致的肠功能障碍，多种原因所致的肠外瘘、肠梗阻，且多为急性，可逆转；Ⅲ型：以肠黏膜屏障功能损害为主，可同时伴有肠消化吸收功能障碍，如严重创伤、出血、休克所致。

肠道有消化、吸收、蠕动及免疫调节、激素分泌、黏膜屏障等功能。肠功能紊乱或衰竭时出现不同程度的消化道症状、肠麻痹、营养不良、菌群异位导致的肠源性感染等，与肝衰竭有着共同的病理生理过程。多项研究表明，重症监护患者约62%存在肠衰竭，肠衰竭的出现提示预后不良。肝衰竭时可导致不同程度的肠功能障碍甚至肠衰竭，而肠功能障碍可进一步加重肝衰竭，两者互为因果，如果不能及时逆转，彼此协同作用可致病情的进一步加重。因此，临床医师应当对肠衰竭予以足够的关注。本章节重点介绍肠功能障碍或衰竭在肝衰竭中的研究进展。如按照2003年任捷安等的标准，继发于肝衰竭基础上的肠衰竭多属Ⅲ型。

二、发病机制

正常情况下，肠黏膜有以下4道屏障。①机械屏障：由肠黏膜上皮细胞、黏液及细胞间紧密连接形成；②微生态屏障：由肠道长驻菌与宿主微空间结构形成；③化学屏障：由胃肠道分泌的胃酸、胆汁、各种消化酶、溶菌酶、黏多糖、糖蛋白和糖脂等化学物质构成；④免疫屏障：由肠相关淋巴组织及其免疫活性产物构成。

1. 黏膜屏障的改变　肠黏膜通透性增高发生于黏膜形态学出现变化之前，可反映早期肠道黏膜屏障的损害。肝衰竭时体内炎性因子表达增多，这些炎症因子或信号传导分子参与调控肠通透性而导致肠功能黏膜屏障障碍。合并感染可致肠道血管床横断面积增加，血流交换时间增加，导致肠黏膜表面缺氧，而肠绒毛顶部对局部缺氧最敏感、最易受打击。严重应激反应所致肠黏膜损伤的首要组织学特征就是肠绒毛顶部上皮细胞的坏死、脱落，由此形成肠道黏膜屏障缺损、通透性增高，肠道内毒素及细菌进入体内。由肠内吸收的内毒素可收缩肠黏膜血管，进一步引起肠黏膜血流量减少致使黏膜缺血缺氧。此外，肝衰竭时患者食欲差，缺少食物刺激，肠道分泌、运动能力下降，肠黏膜屏障功能受损，进而引起肠道细菌增殖、异位，而感染本身也会进一步减弱肠道蠕动，形成恶性循环。

2. 微生态屏障的改变　肠道是机体最大的细菌和内毒素储存库。生理状况下，肠道常驻菌群在肠腔组成多层次生物膜，是一个相互依存和抑制的较为稳定的微生态系统。肠道深层次细菌紧贴肠腔黏膜,又称为膜菌群,相对稳定,主要为双歧杆菌。表层细菌则称为腔菌群,紧靠肠上皮的厌氧菌可拮抗肠腔有氧菌的植入。慢性肝疾病患者存在不同程度的肠道菌群失调,双歧杆菌、乳酸杆菌等厌氧菌的正常繁殖受到抑制,数量减少,肝衰竭时更为严重,而革兰阴性杆菌如大肠埃希菌等显著增多,存在过度生长情况,其死亡后释放大量内毒素。内毒素通过脂多糖结合蛋白和脂多糖受体的增敏系统,开启细胞内信号传导通路,刺激肿瘤坏死因子、白介素-1 和白介素-6 等炎性细胞因子的表达,介导单核-巨噬细胞的活化,导致促炎因子和抑炎因子之间的失衡,从而引发一系列病理生理改变甚至会导致多脏器功能衰竭。此外,由于肠壁通透性增加而内毒素吸收入肝门静脉增多,内毒素水平为正常人 5～8 倍,超过了库普弗细胞吞噬能力,内毒素进入体循环而形成内毒素血症。黏膜屏障的破坏与进食量有关,而食欲差、进食量少是大部分肝衰竭患者的常见症状,当合并消化道出血或严重肝性脑病时甚至处于禁食状态。研究表明,如肠道黏膜长期缺少食物和消化道激素的刺激,最终可导致肠绒毛失用性萎缩,肠黏膜变薄,黏膜更新和修复能力降低,肠液杀菌能力减弱,致病菌繁殖增强,并可导致细菌异位。

对高胆红素血症患者,尤其是伴肝门静脉高压或有出血倾向时,质子泵抑制药(PPI)为常用药。但它会导致消化系统 pH 上升、肠道细菌生存内环境改变。这也是引起肠道菌群失调的原因之一。正常情况下胃内 pH 为 1～2,足以灭活大部分随食物进入胃内的细菌,阻止它们进入肠道;而长期使用 PPI 的人群,其胃内 pH 可达到 6～7,失去胃酸屏障将导致胃内细菌定植和肠道菌群过度生长;胃酸减少还影响食物的消化及胃排空时间,可降低胃内黏液的黏度。这些因素均可改变肠道菌群结果。

致病菌大量繁殖,在缺血、缺氧及细胞因子的协同作用下,肠道细菌和内毒素异位,肠黏膜屏障的完整性遭破坏,使寄生于肠道内的细菌和内毒素穿过肠道黏膜,引发内源性感染,甚至发生全身炎性反应综合征及多器官系统功能衰竭。

3. 化学屏障的改变　受损后肠黏膜细胞通过恢复和增生的方式愈合,细胞迁移是受损小肠上皮细胞的重要恢复过程。研究表明牛黄脱氧胆酸盐在生理浓度时能够通过转化生长因子-β 促进细胞迁移、选择性抑制肠道的革兰阴性菌。此外,结合型胆汁酸通过调节肠道 pH 来调节肠道菌群平衡,在小肠内对外籍菌有抑制作用。胆汁可使细菌胞膜的通透性增加,使菌膜崩解,细菌细胞损伤。另外胆汁还具有与细菌及其内毒素产物结合的能力,可形成一种难吸收的复合物。而肝功能障碍时,肠腔内胆汁缺少,其对细胞的修复能力下降、对外籍菌的抑制作用减弱。肝内淤积的胆红素和胆汁酸使库普弗细胞吞噬功能受到抑制,明显影响其对内毒素的清除作用。胰酶、胃酸等消化液对肠道一些外源细菌有杀伤作用,从而起到屏障功能。肝衰竭时还可引起各种酶的改变,最终导致肠黏膜损伤。如有效血循环量不足导致的肠道缺血、缺氧状态,可激活黄嘌呤氧化酶,产生过量氧自由基损伤肠黏膜。急性消化道大出血时可出现缺血-再灌注损伤。通过动物肠道缺血-再灌注模型研究发现,内脏血流减少通过激活 NOS 及其随后的过氧化过程而造成肠黏膜水肿和损伤。肠道缺血性损伤可以是"非细菌性"介导的炎性细胞因子的来源,产生的细胞因子可通过肠淋巴管系统入血。

谷氨酰胺是肠黏膜上皮细胞的主要能源物质。此外,肠黏膜细胞不能直接摄取谷氨酸合成还原性谷胱甘肽,只能依赖外源性谷氨酰胺在细胞内转化成谷氨酸作为合成原料。在严重肝病时,大量内毒素和炎症因子的释放可以抑制肠上皮细胞对谷氨酰胺的摄取和氧化,导致谷氨酰胺的缺乏,造成肠上皮细胞能量来源不足、肠黏膜抗氧化能力下降。

4.免疫屏障的改变 肠黏膜的免疫屏障则由肠道相关淋巴组织、吞噬细胞、免疫球蛋白、防御素等因素协同完成。参与免疫反应的细胞有上皮细胞、固有层的淋巴细胞、树突状细胞、巨噬细胞、M 细胞等。防御素是一类由肠细胞分泌的肽类抗菌物质。其独特的结构及阳离子作用可与原核细胞膜磷脂中阴离子结合并插入细胞膜之中,形成膜孔,从而使原核细胞丧失能量及其他离子成分,细胞裂解。肠道系统所含的淋巴细胞占全身淋巴细胞的 60%,当肠道细菌侵入至肠黏膜内时,肠黏膜主要靠相关淋巴组织发挥免疫性的杀伤作用。肠道黏膜淋巴细胞的数量与肠道内正常量的胆汁具有相关性。肝衰竭时肠腔内胆汁缺乏,影响淋巴细胞的防御功能。

总之,肝衰竭时肠壁屏障功能受损,导致肠道细菌(包括内毒素及肠源性细胞因子等)异位,进一步形成内毒素血症及各种感染,最常见为自发性细菌性腹膜炎。内毒素除对肝细胞有直接毒性外,其还能激活单核巨噬细胞,使后者释放多种细胞因子及炎性介质等并通过多种途径参与肝衰竭的发生发展。目前研究认为,细菌和内毒素异位是肝衰竭发生发展的重要因素。

在病情进展期肠黏膜屏障功能损伤、肠道细菌异位和(或)肠源性内毒素血症之间的恶性循环是肝衰竭患者病情加重的一个重要病理生理机制。

三、临床表现及实验室检查

肠消化、吸收、运动功能障碍/衰竭常见临床症状可见食欲缺乏、不能耐受食物、恶心、呕吐、腹胀、腹痛、腹泻、便秘、肠鸣音减少或增加、肠麻痹、肠梗阻、营养不良、水、电解质和(或)酸碱平衡失调等,与肝疾病引起的临床特点颇为相似。肠黏膜屏障功能破坏后可发生肠道菌群易位,使细菌侵入肠壁本身、肠系膜淋巴结和腹腔,进而引起自发性腹膜炎、脓毒症、全身性感染甚至多脏器障碍。感染可增加肝性脑病、HRS 的发生率,加重肝衰竭病情。

对于继发于肝病的肠衰竭,肠黏膜屏障功能障碍是主要病理表现。目前实验室检测肠黏膜屏障功能的手段主要有测定肠黏膜通透性、血浆 D-乳酸水平、血清内毒素、血浆二胺氧化酶活性、瓜氨酸等方法。

肠黏膜的通透性主要是指相对分子量>150Da 的分子物质对肠上皮的渗透。目前有应用探针检测的方法,但易受机体其他因素影响,未能在临床广泛应用。

D-乳酸是肠道固有细菌的代谢终产物,当肠道菌群失调、肠黏膜屏障破坏时肠道中细菌产生的大量 D-乳酸通过受损黏膜经循环入血液。监测血中 D-乳酸水平就可及时反映肠黏膜损害程度和通透性变化。

内毒素是革兰阴性杆菌产生的一种重要产物,主要来自于肠道细菌,在肝功能障碍、肠道细菌过度繁殖或肠黏膜屏障受损等情况下可致内毒素水平升高。但因检测结果易出现假阳性和假阴性,因此应多次检测并与临床资料结合进行判断。

二胺氧化酶是肠黏膜细胞的标志酶,存在于哺乳动物小肠绒毛上层,在其他组织和细胞中几乎不存在,生理状况下血浆中二胺氧化酶活性很低;在肠黏膜受损时,血中浓度大幅度上升。有研究证实,血浆二胺氧化酶活性升高的时相早于内毒素和 D-乳酸,特异性和灵敏度较高,是反映肠黏膜结构完整性较理想的指标。

瓜氨酸主要由近端肠上皮细胞合成,进入循环后不被肝摄取,在肾近曲小管中转化为精氨酸排出体外。当大量肠上皮细胞缺氧坏死,线粒体功能失代偿,阻碍瓜氨酸合成。当营养不良、谷氨酰胺生物利用率降低时,瓜氨酸水平亦可下降。此外,瓜氨酸水平还受肾功能影响。

慢性肾衰竭(肾小球小滤过率<60 ml/min)患者瓜氨酸清除减少,即使肠细胞功能和数量均严重下降,血浆瓜氨酸浓度仍反常升高。因此,血浆瓜氨酸浓度由肠上皮具有吸收功能的细胞数量和肾清除功能共同决定。

四、诊断

因胃肠道不仅是消化通道,还具备免疫、屏障、内分泌的功能,无统一的指标来诊断肠衰竭,临床评估肠道功能主观经验多于客观证据。2005 年李继昌等归纳肠衰竭的诊断要点如下:①有引起胃肠功能衰竭的原发病,如重症感染、休克、黄疸、烧伤、脑血管意外、大手术后,以及有心、肺、脑、肾、肝等器官衰竭的患者,出现消化道出血,疑有应激性溃疡发生,急诊内镜检查证实者;②胃肠道本身疾病如急性重症胰腺炎、急性坏死性肠炎等,肠道恶性肿瘤手术或放疗、化疗等因素出现肠道胀气、肠鸣音减弱,严重腹泻等,不能耐受饮料和食物;③任何原因引起高度腹胀、肠鸣音近于或完全消失疑有中毒性肠麻痹者;④发生肠道菌群失调,黏膜屏障结构与功能异常变化,影响胃肠消化吸收营养和水电解质者。满足上述任何一项均可诊断肠衰竭。

2012 年,欧洲重症监护医学会进一步明确了肠道功能、急性肠衰竭定义及分期,但仍然无界定正常肠道功能的客观指标。指南中定义急性病导致的肠功能紊乱为急性肠损伤,根据病情严重程度分为四级。具体见表3-9。分级中证据的级别分为以下 4 级。Ⅰ级别最高,来源于随机对照研究或 Meta 分析;Ⅱ级别为中,证据来源于较低级别的随机对照研究或较高级别的观察性研究;Ⅲ级别较低,来源于高质量的观察研究;Ⅳ级别很低,来源于病例报告或专家意见。推荐的力度分为强力推荐(Ⅰ级)和弱建议(Ⅱ级)。虽然继发于肝衰竭的肠道功能障碍或衰竭不符合急性肠损伤的定义,但其分级标准在临床工作中亦可作为参考。

表 3-9　欧洲重症监护医学会急性肠衰竭分级

	Ⅰ级	Ⅱ级	Ⅲ级	Ⅳ级
定义	指胃肠道功能部分受损,表现为病因明确的暂时的胃肠道症状,有自限特点。有发生胃肠功能不全或衰竭的风险	胃肠道的消化吸收功能不能满足机体对营养物质和水的需求,但未影响到全身状况	胃肠道功能衰竭,干预治疗无效,且全身情况无改善	胃肠功能衰竭并严重影响其他脏器的功能,发展成为直接危及生命的因素,并伴有多脏器功能不全和休克
例证	腹部手术后第一天的恶心或呕吐,肠鸣音减弱等	胃潴留、反流,胃轻瘫,腹泻,腹内高压,消化道出血等	肠道持续不耐受饮食,肠麻痹,肠扩张,腹腔高压(腹腔内压力 15～20mmHg),腹部低灌注压(<60mmHg)。可出现多脏器衰竭	肠缺血伴坏死,消化道出血导致失血性休克,Ogilvie 综合征,腹腔间隔室综合征等

	Ⅰ级	Ⅱ级	Ⅲ级	Ⅳ级
处理	除静脉补液之外,通常不需特殊治疗。推荐伤后 24~48h 开始早期肠道喂养(1B),并尽可能减少应用胃肠动力的药物(1C)	对症治疗和预防胃肠功能衰竭,包括处理腹腔内高压(1D)、使用促动力药以恢复胃肠道的运动功能(1C)。应该开始或继续使用肠道喂养,如有明显胃潴留/反流或肠道喂养不耐受,应尝试小剂量的肠内营养(2D)。如促胃肠动力治疗无效,应考虑采用空肠营养(2D)	必须采取措施预防胃肠功能衰竭的进一步恶化,如监测腹腔内压(1D),必须排除胆囊炎、腹膜炎、肠缺血等情况。尽可能停用导致胃肠道麻痹的药物(1C)。早期肠外营养(ICU 住院 7d 内)增加院内感染概率,应尽量避免(2B)。应该不断尝试小剂量的肠内营养(2D)	需要剖腹探查或其他紧急干预以挽救生命(1D)。没有证据表明非手术治疗能够解决此状况

五、鉴别诊断

诊断继发于肝衰竭的肠功能障碍/衰竭首先要排除原发性肠功能障碍/衰竭,其次主要应从病因上与机械性肠梗阻等外科疾病相鉴别。

原发性肠功能障碍/衰竭是指胃肠系统的器官直接损伤或原发病所致(首次打击),如腹膜炎、胰腺炎或腹部手术等;继发性肠功能障碍/衰竭是指危重患者机体反应而不是消化系统的原发病所致的胃肠道损伤(二次打击),如严重心肺疾病、非腹部创伤或手术等。

从病因上应做下列鉴别诊断。

1. 机械性肠梗阻　系机械性因素引起肠腔狭小或不通,致使肠内容物不能通过,是临床上最多见的类型。常见的原因包括:①肠外因素,如术后粘连、疝嵌顿、肿瘤压迫等;②肠壁因素,如肠套叠、肠扭转、先天性畸形等;③肠腔内因素,如蛔虫梗阻、异物、粪块或胆石堵塞等。

2. 动力性肠梗阻　其又分为麻痹性与痉挛性两类,是由于神经抑制或毒素刺激以致肠壁肌运动紊乱,但无器质性肠腔狭小。麻痹性肠梗阻较为常见,多发生在腹腔手术后、腹部创伤或弥漫性腹膜炎患者,由于严重的神经、体液及代谢(如低钾血症)改变所致。痉挛性肠梗阻较为少见,可在急性肠炎、肠道功能紊乱或慢性铅中毒患者中发生。

3. 血供性肠梗阻　由于肠系膜血管栓塞或血供形成,使肠管血供障碍,失去蠕动能力,肠腔虽无阻塞,但肠内容物停止运行,故亦可归纳入动力性肠梗阻之中。但因其可迅速继发肠坏死而单独分类。

4. 原因不明的假性肠梗阻　与麻痹性肠梗阻不同,无明显的病因,属慢性疾病,也可是一种遗传性疾病,但不能明确是肠平滑肌还是肠壁内神经丛有异常。表现为反复发作的肠梗阻症状,但十二指肠与结肠蠕动可能正常,患者有肠蠕动障碍、腹痛、呕吐、腹胀、腹泻甚至脂肪痢,肠鸣音减弱或正常,腹部 X 线片不显示有机械性肠梗阻时出现的肠胀气和液平面。假性肠梗阻的治疗主要是非手术方法,仅在并发穿孔、坏死等情况时才进行手术处理。肠外营养是治疗这类患者的一种方法。

继发于肝衰竭后的肠梗阻多为动力性肠梗阻,但不同类型肠梗阻在一定条件下可以互相转化。

六、治疗

肝衰竭与肠衰竭有着共同的病理过程,互为因果,共同影响疾病的转归及预后。在防治方面的总原则包括:①积极治疗原发疾病肝衰竭;②调整内环境的稳定、促进肠黏膜的修复;③营养支持治疗;④积极对症处理。

1. 积极治疗肝衰竭　肝衰竭及其相关病因的治疗详见相关章节。

2. 调整内环境的稳定

(1)益生菌的应用:益生菌可降低肠黏膜通透性,促进损伤上皮细胞修复以及增强上皮紧密连接,修复物理屏障,降低肠道炎症反应,可激发免疫保护机制,增强体液免疫和细胞免疫,提高巨噬细胞的吞噬活性及补体功能,改善肠道和肝功能。因此,在肝衰竭的治疗过程中可给予补充益生菌,如地衣芽胞杆菌、双歧杆菌、乳杆菌等,也可通过稀释后保留灌肠,以恢复肠道微生态平衡。

(2)口服不吸收抗生素:小肠细菌过度繁殖可使肠绒毛变钝、感染,出现胃肠胀气明显、腹胀和腹部积气、腹部痉挛性痛、大便习惯改变等情况。可通过诊断性检查包括氢呼吸试验和十二指肠提取物细菌定量分析来判断。如果细菌生长每毫升＞100 000 菌群考虑病理性,需要给予抗生素治疗。一般倾向于选择不吸收的抗生素,但是无论任何药物方案长期使用都能导致细菌耐药,需要更换抗生素。

(3)质子泵抑制药:对出血风险较低的患者避免长期应用质子泵抑制药,具体疗程有待于进一步研究。

(4)感染的控制:腹腔感染可全面地影响肠消化吸收、运动和屏障功能,导致病情恶化,如不能得到及时控制,即使积极的营养支持也不能得到很好的治疗效果。控制腹腔感染对改善肝功能也有着重要意义。因此,积极发现感染的存在、合理应用抗生素有着重要的意义。具体用药详见腹膜炎治疗章节。

3. 积极对症治疗

(1)腹腔内高压(IAH)与腹腔间隔室综合征(ACS):IAH 指 6h 内至少 2 次测量腹腔内压(IAP)≥1.6kPa(12mmHg)。正常腹内压 0.67～0.93kPa(5～7mmHg)。腹内压存在固有的变化和波动。当一天中 IAP 至少 4 次测量的平均值不低于 1.6kPa(12mmHg),同样需考虑 IAH。处理:动态监测,避免液体复苏过度。建议使用鼻胃管/结肠减压方法以清除胃肠道的内容物。腹水患者,推荐使用经皮管道引流减压。床头抬高超过 20° 是 IAH 发展的额外危险因素。肌松药可以降低 IAP,但由于其不良反应较多,仅在特定的患者中才考虑使用。

ACS 指腹内压持续增高,6h 内至少两次腹内压测量均超过 2.67kPa(20mmHg),并出现新的器官功能障碍。处理:尽管外科手术减压仍然是治疗 ACS 唯一确切的处理措施,但其确切的指征和手术时机的选择仍然存在争议。对于继发于肝衰竭后的肠衰竭患者,因存在凝血功能障碍及术后的二次打击,外科手术不作为选择方式。

应用腹腔放液或腹水超滤回输措施减少腹水量,可在一定程度上减轻腹腔内高压。通过胃管行胃肠减压、肛管排气等方式减轻胃肠道积气可明显减轻腹胀症状。

(2)喂养不耐受综合征(FI):FI 是指各种原因(呕吐、胃潴留、腹泻、胃肠道出血、肠外瘘等)导致不能耐受肠内营养。当经过 72h,20kcal/(kg·d)的能量供给目标不能由肠内营养途径实现,或者因任何临床原因停止肠内营养的,需考虑 FI。如果因临床操作等原因暂停肠内营养,不认为发生 FI。处理:FI 常需要临床干预来维持或重建胃肠道功能:限制使用损害肠动力药物、应用促动力药物和(或)通便药物,控制腹腔内压。应不断尝试给予小剂量肠内营养。对于不能耐受肠内营养者应给予补充肠外营养。目前数据显示:延迟 1 周的肠外营养与早期肠外营养相比,更有利于患者康复。

(3)胃肠道各种不适综合征:包括胃潴留、腹泻、胃肠道出血、下消化道麻痹及肠管扩张等。

①胃潴留:暂没有足够的科学证据或生理学依据来定义大量胃潴留的确切值,也没有标准的测量胃残留方法。当胃残留超过 200ml 时,需进行仔细的临床评估,但是仅仅单次残留量在 200~500ml 时不应该擅自停止肠内营养。尽管缺乏科学依据,欧洲重症医学协会腹部疾病工作组将 24h 残留量超过 1000ml 作为异常胃排空的一项指征,需要给予特殊的关注。处理:推荐静脉使用甲氧氯普胺,不推荐使用西沙比利。不推荐常规使用促动力药物。传统医学表明针灸刺激治疗有可能促进神经外科 ICU 患者胃排空的恢复。尽可能避免或减少使用阿片类药物,降低镇静深度。如果单次残留超过 500ml,建议暂停胃内营养,给予幽门后营养。不主张常规使用空肠内营养,因为偶尔会引起严重的小肠扩张和肠穿孔。

②腹泻:每日排 3 次以上稀水样便,并且量>200~250g/d(或超过 250ml/d)。正常大便频率为每周 3 次至 3/d。腹泻常区分为分泌性、渗透性、动力性和渗出性。对于肝衰竭患者,更应多从感染(如原发性腹膜炎)、药物相关性等方面来区别腹泻。处理:对症治疗——维持水电解质平衡、血流动力学稳定和保护组织器官(纠正低血容量防止肾功能损害),排除感染性因素,尽可能停用如轻泻药、山梨醇、乳果糖、抗生素等或处理吸收不良、炎性肠道疾病等发病因素。重症患者发生喂养相关的腹泻时需减慢喂养速度、重新放置营养管或稀释营养液。加入水溶性纤维改变配方延长食物转运时间。

③胃肠道出血:根据消化道出血章节处理。

④下消化道麻痹(麻痹性肠梗阻):指肠蠕动功能受损,导致粪便不能排出体外。临床症状有 3d 以上肛门停止排便(无机械性肠梗阻),肠鸣音存在或消失。处理:如果可能的情况下尽量撤除胃肠动力抑制药(儿茶酚胺、镇静、阿片类药物)并纠正动力损害状态(如高血糖、低钾血症)。泻药必须尽早或预防性使用。促动力药物如多潘立酮、甲氧氯普胺,可用于刺激上消化道(胃和小肠),而新斯的明可以促进小肠和结肠动力。尽管缺乏良好的对照研究和足够的证据,促动力药应作为肠道动力紊乱的一个标准治疗措施。

⑤肠管扩张:当腹部 X 线片或 CT 显示结肠直径超过 6cm(盲肠超过 9cm)或小肠直径超过 3cm 即可诊断。肠管扩张是消化道梗阻常见的体征。非梗阻患者也可见肠管扩张,常见于中毒性巨结肠炎、急性结肠假性梗阻或假性结肠梗阻。处理:纠正水电解质紊乱,胃肠减压对疾病是有帮助的。盲肠直径超过 10cm,24h 内未改善者,在排除机械性肠梗阻后建议静脉使用新斯的明。盲肠直径超过 10cm,非手术治疗 24~48h 未改善者,推荐使用结肠镜进行非外科减压。结肠镜减压有效率达 80%,但存在一定的风险。当盲肠直径≤12cm 时,联合结肠镜减压的非手术治疗可以持续 48~72h。非手术治疗无效者,存在穿孔的风险,是否行外科手术治疗需要评估。

4. 营养支持治疗　进食减少和营养不良是增加住院病死率的独立危险因素。推荐使用欧洲肠内和肠外营养协会(ESPEN)指南指导肝衰竭合并肠衰竭营养治疗。

通过合理的饮食补充营养,可加强机体的抵抗力和免疫力,改善肝代谢,促进肝细胞的再生。慢性肝病患者的饮食原则是:饮食中富含较高的糖类,丰富的蛋白质及维生素,适量的脂类。合理安排饮食对疾病的康复有重要的意义。如果热量不足,机体处于"饥饿"状态,可增加胰高血糖素的分泌,使糖原生成增加,蛋白质分解代谢增强,导致负氮平衡。营养支持治疗以维持蛋白质、体液,电解质和微量营养物质的供给,提供足够能量促进机体正氮平衡。肠黏膜本身的营养70%直接从肠腔内摄取(肠内营养),另30%由动脉供应。在肠腔内营养缺乏时,单一由动脉血供很难满足黏膜的营养需要。因此,肠内营养既能提供营养,更有利于肠黏膜屏障的维护。全肠内营养是营养支持的最佳模式,但对于肝衰竭患者尤其是存在肠功能障碍者仅通过饮食难以维持机体所需能量。因此仍需根据患者每日摄入量的情况通过静脉酌情给予补充能量。必须记录由于各种干预措施(手术、诊断性或治疗性操作、插管)造成肠内营养中断的时间,并尽量减小至最低。每日必须评估肠内营养是否充分。肠内营养时添加膳食纤维,防止肠道细菌增殖引起的全身性感染,控制肠外营养液中脂质用量可以降低肠外营养导致的肝损害。

推荐肠道内营养,包括高糖类、低脂、适量蛋白饮食,提供每千克体质量 35～40kcal 总热量,肝性脑病患者需限制经肠道蛋白摄入(具体详见肝性脑病章节),进食不足者,每日静脉补给足够的热量、液体和维生素。

5. **肠黏膜的修复治疗**　相关文献报道,特异性组织营养因子如谷氨酰胺、短链脂肪酸和精氨酸等可促进肠黏膜结构及其功能的代偿和康复。谷氨酰胺为肠黏膜细胞和淋巴细胞等提供氮源和能量,可促进肠上皮细胞表皮生长因子的表达,减轻炎症介质对肠上皮细胞紧密连接的破坏,以促进细胞及黏膜的修复和增生,但是多位学者认为谷氨酰胺不适用于肝衰竭患者,因其分解后产生氨,衰竭的肝不足以将其代谢,从而诱发或加重肝性脑病。短链脂肪酸为结肠黏膜所必需,但可能会引起或加重肝性脑病,因此在继发于肝衰竭的肠衰竭患者中慎用。鱼油具有上调免疫系统、减少感染、为肠黏膜提供营养底物、改善肠血流供应、预防或减轻肠屏障损害等功能。目前国外研究经验主要集中在婴幼儿患者,国内报道成年人患者亦可取得较好疗效。但因其具有一定的不良反应,应用时需酌情考虑。

6. **中医药的应用**　近年来,有大量临床研究报道表明,中医药对预防、改善、治疗肠功能障碍有重要作用,其疗效和优势也逐步得到肯定,显示了中医药在这方面具有很大的优势。根据常见临床表现,中医理论认为肠衰竭属于中医的"痞证、腹痛、胃脘痛、纳呆、反胃、呕吐、呃逆、便秘"等病症,辨证多属虚实夹杂之证。中药制剂通过降低血管通透性、抑制巨噬细胞和中性粒细胞活化、清除内毒素达到治疗效果。多篇文献报道,参苓白术散可用于功能性消化不良和肠易激综合征的治疗。徐杰等报道,使用丹参制剂类活血通络疗法可减轻缺血-再灌注损伤,保护肠道黏膜细胞,维护肠屏障功能,减少内毒素移位。肠功能障碍的外治法,包括穴位贴敷、中药灌肠、针灸及耳穴压丸等,对调整胃肠功能具有一定的疗效。外治法均可有效避免内服中药的不良反应,尤其部分毒性或气味难闻药物可能造成患者反胃、呕吐等。外治法不受胃肠道吸收障碍的影响,既能取其效,又能制其弊。但肝衰竭患者本身凝血功能较差,治疗时需警惕出血倾向。且目前各种中医疗法的具体作用机制尚未完全阐明,并且缺乏客观化指标的大样本、多中心的临床随机对照研究,尚需要进一步深入探索。

总之,营养支持和肠黏膜屏障功能维护的研究进展使肠衰竭的预后有所改观,但对肠衰竭的认识及其监测指标、诊断评分和防治措施等仍有待深入研究。

(刘晓燕　胡瑾华)

参 考 文 献

董良广,何桂珍,崔晓雨,等.2008.不同营养干预对肠道缺血再灌注大鼠肠屏障和系统炎症影响的实验研究.中国临床营养杂志,16(2):79-84.

何桂珍,董良广,崔晓雨,等.2008.肠道缺血再灌注损伤时肠淋巴干结扎对系统炎症反应的影响.中华胃肠外科杂志,11(5):469-471.

雷君,李琴,李国成.2005.电针对大鼠胃肠动力障碍的调整作用及其神经化学机制.针刺研究,30(3):131-137.

黎介寿.2004.肠衰竭—概念,营养支持与肠黏膜屏障维护.肠外与肠内营养,11(2):65-67.

李继昌,柯楠.2005.肠功能障碍与衰竭.河南医学研究,14(4):372-375.

陆红.2011.参苓白术散治疗危重病患者胃肠功能障碍 40 例观察.浙江中医杂志,46(2):107-108.

欧阳潭,欧阳玉萍,魏全金,等.2012.生大黄保留灌肠对严重腹腔感染患者肠功能复苏的影响.中国中医急症,21(9):1500-1501.

任建安,黎介寿.2003.肠衰竭的认识与进展.中国实用外科杂志,23(1):37-38.

王立芳.2011.耳穴压豆法在促进腹部术后病人肠功能恢复中的应用.护理研究,25(1):40.

徐杰,窦若兰,蒋与刚,等.2005.丹参肠内营养对危重患者肠屏障功能的保护研究.中国中西医结合急救杂志,12(4):242-244.

杨忆熙,齐文升.2011.大黄甘草汤类方辨证灌肠治疗脓毒症肠功能障碍的疗效观察.北京中医药,30(8):563-566.

张晓璇,邱华云,王芳芳.2011.酒调吴茱萸和丁香敷脐治疗脓毒症胃肠功能障碍疗效观察.中国中医急症,20(11):1746-1760.

张永艳.2006.参苓白术散治疗功能性消化不良 76 例疗效观察.中国中医急症,15(9):970-972.

Annika Reintam Blaser,Manu L N G Malbrain,Joel Starkopf,et al.2012.Gastrointestinal function in intensive care patients:terminology,definitions and management.Recommen-dations of the ESICM Working Group on Abdominal Problems.Intensive Care Med,38:384-394.

Barreau F,Hugot J P.Intestinal barrier dysfunction triggered by invasive bacteria.Curr Opin Microbiol,2014,17:91-98.

Bron P A,M arco M,H offer S M,et al.2004.Genetic characterization of the bile salt response in Lactobacillus plantarum and analysis of responsive promoters in vitro and in situ in the gastrointestinal tract.Bacteriol,186(23):7829-7835.

Carey C M,Kostrzynska M.2013.Lactic acid bacteria and bifidobacteria attenuate the proinflammatory response in intestinal epithelial cells induced by Salmonella enterica serovar Typhimurium.Can J Microbiol,59(1):9-17.

Cober M P,Teitelbaum D H.2010.Prevention of parenteral nutrition-associated liver disease:lipid minimization.Curr Opin Organ Transplant,15(3):330-333.

Dagvadorj J,Tumurkhuu G,Naiki Y,et al.2010.Endotoxin-induced lung injury in alpha-galactosylceramide-sensitized mice is caused by failure of interleukin-4 production in lung natural killer T cells.Clin Exp Immunol,162(1):169-177.

Diamond I R,Sterescu A,Pencharz P B,et al.2009.Changing the paradigm:omegaven for the treatment of liver failure in pediatric short bowel syndrome.J Pediatr Gastroenterol Nutr,48(2):209-215.

Dicksved J,Schreiber O,Willing B,et al.2012.Lactobacillus reuteri maintains a functional mucosal barrier during DSS treatment despite mucus layer dysfunction.PLoS One,7:e46399.

Eric D,Strauch,Jian-Ying,et al.2001.Bass.Bile salt stimulates intestinal epithelial cellmigration through TNF-Bafterwounding.J Surg Res,97(1):49-53.

Fleming C R,R emington M.1981.Intestinal failure.In Hill GL(ed).Nutrition and Surgical patient.New York:Churchill Livingstone,219-235.

Fontana L,Bermudez-Brito M,Plaza-Diaz J,et al.2013.Sources,isolation,characterisation and evaluation of probiotics.Br J Nutr,109(Sup-pl 2):S35-50.

Jirillo E,Jirillo F,Magrone T.2012.Healthy effects exerted by prebiotics,probiotics,and symbiotics with special reference to their impact on the immune system.Int J Vitam Nutr Res,82:200-208.

Lai C W,Sun T L,Lo W,et al.2013.Shedding-induced gap formation contributes to gut barrier dysfunction in endotoxemia.J Trauma Acute Care Surg,74(1):203-213.

Li L,Wu Z,Ma W,et al.2001.Changes in intestinal microflora in patients with chronic severe hepatitis.Chin Med J,114(8):869-872.

Nightingale J.2001.Definition and classification of intestinal failure.//Nightingale J(ed):Intestinal Failure.London:Greenwich Medical Media Limited,1.

O'Keefe S J,Buchman A L,Fishbein T M,et al.2006.Short bowel syndrome and intestinal failure:consensus definitions and overview.Clin Gastroenterol Hepatol,4(1):6-10.

Slles Teixeira T F,Boroni Moreira A P,Silva Souza N C,et al.2014.Intestinal permeability measurements:general aspects and possible pitfalls.Nutr Hosp,29(2):269-281.

Thagia I,Shaw E J,Smith E,et al.2015.Intestinal epithelial suppressor of cytokine signaling 3 enhances microbial-induced inflammatory tumor necrosis factor-α,contributing to epithelial barrier dysfunc-tion.Am J Physiol Gastrointest Liver Physiol,308(1):25-31.

Wang Y,Liu Y,Sidhu A,et al.2012,Lactobacillus rhamnosus GG culture supernatant ameliorates acute alcohol-induced intestinal permeability and liver injury.Am J Physiol Gastrointest Liver Physiol,303:G32-41.

Wittkopf N,Neurath M F,Becker C.2014.Immune-epithelial crosstalk at the intestinal surface.J Gastroenterol,49(3):375-387.

Yamaguchi J,Toledo A,Bass B L,et al.2004.Taurodeoxycholate increases intestinal epithelial cell proliferation through c-myc expression.Surgery,135(2):215-221.

Yang S,Yu M,Sun L,et al.2014.Interferon-γ-induced intestinal epithelial barrier dysfunction by NF-κB/HIF-1α pathway.J Interferon Cytokine Res,34(3):195-203.

第六节　重症肝病并发侵袭性真菌病的诊断与处理

侵袭性真菌感染(invasive fungal disease,IFD)是一个世界性的健康问题,主要发生在恶性肿瘤、免疫抑制和需要监护治疗的重症患者,病死率高。重症肝病患者由于免疫功能低下,肠道菌群失调,容易诱发真菌感染,严重者还可出现多部位感染和混合感染。在肝硬化患者中,真菌感染占1%～10%,真菌定植约占23%。肝衰竭患者合并真菌感染的发生率为2%～15%。慢性肝病合并真菌感染患者病死率达37.0%,远远高于未发生感染的8.9%。临床最常见的4种IFD是念珠菌(假丝酵母菌)病、曲菌病、隐球菌病及肺孢子菌肺炎,占真菌感染导致死亡患者的90%以上。真菌感染是影响重症肝病患者预后的重要因素,但感染早期临床表现不典型,临床工作中早期诊断较困难,而及时的诊断和恰当的治疗可以改善预后。

一、重症肝病侵袭性真菌感染与宿主危险因素

念珠菌是最常见的IFD病因,其中白色念珠菌居首位。在重症肝病患者中白色念珠菌也

是真菌感染最常见的病原。近年来,由于预防性治疗真菌感染,白色念珠菌感染率较前有所降低,而非白色念珠菌包括近平滑念珠菌、光滑念珠菌和热带念珠菌等感染率逐年升高。侵袭性念珠菌病的病原主要来自患者自身菌群,由于皮肤或黏膜屏障的医源性损伤侵入血流或深部组织。曲菌属真菌在土壤、腐败的蔬菜、食物、空气和供水系统中均有存在,其广泛存在的孢子通过呼吸进入呼吸道,在免疫功能低下时主要引起侵袭性肺曲霉菌病。侵袭性曲霉菌病中超过 90% 的患者是由烟曲霉菌、黄曲霉菌、土霉菌和黑曲霉菌引起。隐球菌病每年发病超过 100 万,死亡约 65 万,这类酵母菌属中的优势菌种是广泛存在环境中的新型隐球菌,可侵犯人体全身各脏器,但以侵犯中枢神经系统最常见,约占隐球菌感染的 80%。预后差,病死率高。终末期肝病是与隐球菌腹膜炎发生相关的第三种常见基础疾病。肺孢子菌与真菌有 60% 的相似性,而与原虫只有 20% 的相似性,故目前认为肺孢子菌属于真菌,多数在幼年感染,通过空气在人与人之间进行传播,但至今仍不清楚其临床发病是由于近期再感染或是宿主自然定植潜在感染的活化引起。对于肝衰竭患者,不同真菌感染的患者预后不同,侵袭性曲霉菌感染对病情恶化的影响最明显,其次是侵袭性念珠菌感染。

重症肝病患者由于多种因素的影响,易引起真菌感染。基础病情越重,住院时间越长越易并发真菌感染。Gustot 等观察 94 例严重酒精性肝炎患者中 15 例发生侵袭性念珠菌病,基线 MELD 评分≥24 分及入住 ICU 是发生 IA 的独立风险因素。重型肝炎患者 PTA<30% 是侵袭性肺曲霉菌感染的重要高危因素。在一组 470 例 ACLF 患者,根据临床和实验室指标确诊和疑似侵袭性肺曲霉菌病 29 例,尽管应用伏立康唑抗真菌治疗,但绝大多数患者(25/29)仍 7d 内死亡,侵袭性肺曲霉菌病发生可能的危险因素包括抗生素的应用时间过长和激素的应用,同时外周血白细胞减少、侵入性诊疗操作、肠外营养、化疗亦是重症肝病并发真菌感染的危险因素,所有这些危险因素都与患者病情危重程度有关。

二、重症肝病侵袭性真菌感染的临床特征与诊断要点

1. 侵袭性念珠菌病　重症肝病患者发生侵袭性感染的真菌主要为条件致病性真菌,IFD 的临床症状和体征缺乏特异性,且重症肝病患者病情危重,早期真菌感染表现容易被掩盖,加之感染部位和菌种不同,临床表现多样,造成早期诊断困难。

侵袭性念珠菌病最常表现为念珠菌血症。危重症患者机体反应差,念珠菌血症多仅有一次发热,可能因此被忽视引起脓毒血症或最终导致感染性休克,且很难与细菌感染鉴别。腹腔念珠菌病临床表现多为持续发热,应用抗菌药物治疗后病情仍持续恶化。侵袭性肺念珠菌病非常少见。在念珠菌血症患者中,有 8%～16% 发生念珠菌脉络膜视网膜炎,大多数患者无症状,常常在进展到玻璃体炎甚至到威胁视力的眼内炎而产生视物模糊或漂浮的黑斑时才被发现,因此念珠菌血症患者应接受眼底检查排除眼部有无受累。导管是念珠菌病的主要危险因素和侵入门户,静脉导管念珠菌膜的形成也是持续感染病原的重要来源。在一组 16 例肝硬化合并念珠菌血症患者中 11 例为原发血流感染,3 例继发于原发性腹膜炎,2 例为导管相关血流感染。

侵袭性念珠菌病缺乏特异性症状和体征,其诊断常常比较困难,多在临床怀疑到该病时才去进行相关检查。血培养阳性仍是诊断的金标准。真菌从深层感染部位间歇性侵入血流、单位体积血液中病原数量很少且难以存活,造成目前血培养阳性率仅有 50%～70%,因此应当多次检查。对于终末期肝病患者血培养需要延长孵育时间以发现真菌生长。深部念珠菌病的

诊断有赖于无菌采集组织标本培养阳性,尽管这样采集的标本难以获得。与外界相通的部位如口腔、呼吸道等分离的真菌要结合临床,单纯培养阳性无临床意义,如白念珠菌。考虑存在泌尿系感染时应当进行尿真菌培养。血清(1-3)-β-D-葡聚糖(G 实验)检测是广谱的真菌检查,其敏感性仅为 65%～75%,特异性为 80%～85%,因此在欧洲国家微生物实验室并不常规进行这项检查。近年来一种商品化、全血、多通道 PCR 法,可检测 5 种临床最重要念珠菌、烟曲霉菌等,在念珠菌感染患者敏感性达 94%。基于 PCR 基础上的自动化 T_2 磁共振法,有望成为念珠菌病快速诊断新方法。基质相关吸附/电离飞行时间(matrix-assisted laser desorption/ionisation time of flight)显示能够加快念珠菌的准确鉴定。

2. 侵袭性曲霉菌病　曲霉菌感染初期多侵犯肺部,形成侵袭性肺曲霉菌病,主要表现为发热、咳嗽、咳痰,严重者真菌侵袭血管引起血管阻塞造成肺梗死的表现,出现胸痛伴有或不伴有咯血。在 ACLF 患者侵袭性肺曲霉菌病发生与抗生素的应用时间过长和激素的应用有关,影像学检查肺部可发现晕轮征等,外周血白细胞计数增加。真菌播散是侵袭性曲霉菌病晚期的并发症,主要波及脑等中枢神经系统,表现为癫痫或其他神经定位性体征。

侵袭性曲霉菌病的诊断极具挑战性。重症肝病患者,尤其是伴有中性粒细胞减少症的患者,出现发热但对广谱抗菌药物无效时,肺部影像学改变常是其早期表现,如胸部高分辨 CT 显示边界清晰的结节,或高密度病灶周围可见毛玻璃样晕环环绕,应当考虑 IA。中央空洞形成的结节(新月征)是侵袭性真菌感染晚期的表现。但不能仅仅依靠影像学,需要进一步进行病原学检查。血清菌丝细胞壁成分半乳甘露聚糖(GM)抗原检测的准确性并不尽如人意,但仍是目前应用最广泛的检测方法,同时还可帮助判断病情、评估疗效。在曲霉菌感染高危险的血液病患者中,GM 试验敏感性约为 71%,特异性约为 89%。支气管肺泡灌洗液的 GM 试验检测敏感性高于血液。对于已经进行预防性治疗的患者,GM 试验敏感性降低。血培养阳性率极低,即便培养阳性也多可能是污染。PCR 的检测对曲菌病的诊断有一定意义,欧洲曲菌病学会近期研发并推荐了一种标准 PCR,在血浆中的敏感性和特异性分别为 95% 和 83%。

3. 隐球菌病(cryptococcosis)　隐球菌病最常见的是隐球菌性脑膜炎,约占隐球菌感染的 80%。隐球菌病症状可从轻微到严重的头痛、烦躁、发热、视力障碍、恶心、呕吐。Singh 等对 33 例肝硬化并发隐球菌病进行分析,发现 45.4%(15/33)为腹膜炎,是隐球菌病最常见的临床表现,其次是脑膜炎(39%,13/33),肺部感染 18%(6/33,其中 2 例为真菌脓胸)。6 例患者出现播散性隐球菌病。在 32 例可评价转归的患者中死亡 26 例(81.2%),在死亡的 26 例患者中 24 例(92%,24/26)直接死于隐球菌病,从入院至死亡中位时间 13d,53% 患者在 2 周内死亡。肝硬化隐球菌病患者,65% 的患者发热,也有体温不升的情况;其中在腹膜炎患者 69% 体温异常,多为高热;80% 的脑膜炎患者发热。

对于隐球菌脑膜炎诊断,脑脊液培养阳性或隐球菌抗原(cryptococcal antigen,CrAg)检测阳性可确定诊断。脑脊液和血清 CrAg 检测敏感性和特异性均大于 90%。终末期肝病患者合并腹腔隐球菌病感染时,腹水常规检查可无异常发现,需多次进行腹水床旁接种真菌培养。腹水墨汁染色和隐球菌抗原检测有助于及时诊断。

4. 肺孢子菌肺炎(Pneumocystis Pneumonia)　肺孢子菌肺炎临床过程取决于基础疾病。其临床症状包括低热、干咳和进行性呼吸困难,肺部听诊多正常,部分患者可闻及散在湿啰音。影像学特征包括双侧肺门周围间质性炎症,在疾病早期,胸部 X 线检查可能正常,高分辨率 CT 敏感性较高,显示肺门周围毛玻璃样衰减或囊性病变。肺孢子菌肺炎的诊断需要从支气管镜灌洗液中检测到真菌或通过刺激咳出的痰液用荧光显微镜检测到真菌,结合影像学检查。通过支气管肺泡灌洗(BAL)和经纤维支气管镜肺活检阳性率可达 80%～100%,可用于早期诊断。不能耐受支气管镜检查的患者,血清(1-3)-β-D-葡聚糖是较好的辅助标志,敏感性为96%,特异性为87%。

三、重症肝病侵袭性真菌病的治疗原则

尽管新型抗真菌药物不断出现,但重症肝病患者 IFD 的发病率和病死率仍很高,早期、恰当的抗真菌治疗是降低 IFD 病死率的关键。重症肝病尤其是合并多器官衰竭的患者病情危重,单纯使用抗真菌药物有时难以奏效,临床上还须积极治疗原发病、提高自身免疫力。对未确定 IFD 的高危患者进行预防性治疗;对临床诊断 IFD 患者进行抢先治疗。选择抗真菌药物时应该全面衡量药物的性能和特点,包括抗菌谱、临床效果、药物的安全性、耐受性、药物间相互作用及药物成本等诸多方面。

对念珠菌血症患者,无论是否存在临床症状或体征均应抗真菌治疗,多数患者只要临床疑似就开始治疗。根据最近欧洲临床微生物和感染病学会指南,所有非中性粒细胞缺乏的念珠菌血症患者,无论其基础疾病如何,都应首先接受棘球白素(echinocandin)或脂质体两性霉素 B 治疗。对于中性粒细胞缺乏患者,棘球白素和脂质体两性霉素 B 都可作为首选。2016 年美国感染病学会最新指南推荐,非粒细胞减少念珠菌血症患者,初始治疗首选卡泊芬净,负荷剂量 70mg,此后每日 50mg 治疗;替代药物可选择脂质体两性霉素 B 或氟康唑;降阶梯治疗可选择氟康唑;粒细胞减少念珠菌血症患者,初始治疗首选卡泊芬净,替代治疗及降阶梯治疗均可选用氟康唑;腹腔念珠菌病治疗可参照菌血症治疗方案。尽管脂质体两性霉素 B 毒性作用已大大降低,但重症肝病患者肝功能减退明显且发生急性肾损伤风险增加,故应尽量避免应用。念珠菌血症治疗时间应当在第一次血培养阴性后 14d,所有患者均应每日血培养直至证明感染从血流中清除。对怀疑导管相关的感染,应尽早拔出导管。一般情况下不推荐联合治疗。

侵袭性曲霉菌病的治疗,伏立康唑是一线治疗药物。美国感染病学会曲霉菌病诊治临床实践指南建议,侵袭性肺曲霉病首选伏立康唑,首日 6mg/kg,静脉注射,每 12 小时 1 次;继以 4 mg/kg,静脉注射,每 12 小时 1 次;或 200mg,每 12 小时 1 次口服。替代药物可选用脂质体两性霉素 B 或卡泊芬净。曲霉菌性腹膜炎推荐伏立康唑作为初始治疗。由于伏立康唑具有潜在肝毒性,在重症肝衰竭患者应用时应当警惕,且药物与药物广泛的相互作用及个体差异,应用伏立康唑时应当进行治疗药物浓度监测。联合用药不常规推荐作为初始治疗,在疑似不同真菌属混合感染时也可联合应用抗真菌药物。绝大多数类型曲霉病的最佳疗程尚未确定,肺部感染的治疗最短疗程为 6～12 周,GM 试验转阴是临床治疗有效的一个重要标志。虽然多数分离的曲霉属真菌显示对氮唑类抗真菌药物及两性霉素 B 敏感,但有研究报告显示,临床分离对氮唑类药物耐药的曲霉菌数量增多。

目前隐球菌病诊疗指南是基于显示的氟胞嘧啶(Flucytosine)优于氟康唑联合脱氧胆酸两性霉素 B 诱导治疗的随机临床研究结果。临床上,控制颅内压是关键。如果初始颅内压超过250mm,应当降低 50% 或者至少降至 200mm 以下。对于肺部感染,推荐根据疾病严重程度确定治疗原则,重症患者按照隐球菌脑膜炎治疗原则处理。

肺孢子菌细胞膜缺乏麦角固醇,对多烯类和氮唑类药物不敏感,目前治疗主要依靠甲氧苄啶/磺胺甲噁唑。HIV 阳性患者疗程 3 周,非 HIV 患者通常给予 14d 治疗。对甲氧苄啶/磺胺

甲噁唑不耐受患者,克林霉素加伯氨喹、阿托喹酮或甲氧苄啶/氨苯砜也可选用。

(臧　红　辛绍杰)

参 考 文 献

李梦,廖万清.2012.侵袭性真菌感染治疗新进展.中国真菌学杂志,7(1):47-51.

田沂,唐晓鹏,李慧.2007.重型肝炎合并肺曲霉感染的临床特点与治疗.中华肝脏病杂志,15:697-698.

Alastruey-Izquierdo A,Mellado E,Pelaez T,et al.2013.Population-based survey of filamentous fungi and anti-fungal resistance in Spain(FILPOP Study).Antimicrob Agents Chemother,57(7):3380-3387.

Anaissie E J,Stratton S L,Dignani M C,et al.2002.Pathogenic Aspergillus species recovered from a hospital water system:a 3-year prospective study.Clin Infect Dis,34(6):780-789.

Brown GD,Denning DW,Gow NA,et al.2012.Hidden killers:human fungal infections.Sci Transl Med,4(165):165rv13.

CHEN L Y,KUO S C,WU H S,et al.2013.Associated clinical characteristics of patients with candidemia among different Candida species.J Microbiol Immunol Infect,46(6):463-468.

Cheruvattath R,Balan V.2007.Infections in Patients With End-stage Liver Disease.J Clin Gastroenterol,41:403-411.

Choe P G,Kang Y M,Kin G,et al.2014.Diagnostic value of direct fluorescence antibody staining for detecting Pneumocystis jirovecii in expectorated sputum from patients with HIV infection.Med Mycol,52(3):326-30.doi:10.1093/mmy/myu002.

Clancy C J,Nguyen M H.2013. Finding the"missing 50%" of invasive candidiasis:how nonculture diagnostics will improve understanding of disease spectrum and transform patient care.Clin Infect Dis,56(9):1284-1292.

Coreny O A,Bassetti M,Calandra T,et al.2012. ESCMID guideline for the diagnosis and management of Candida diseases 2012:non-neutropenic adult patients.Clin Microbiol Infect,18(Suppl 7):19-37.

Delorenzo L J,Huang C T,Maguire G P,et al.1987.Roentgenographic patterns of Pneumocystis carinii pneumonia in 104 patients with AIDS.Chest,91(3):323-327.

Dimopoulos G,Piagnerelli M,Berre J,et al.2003.Disseminated aspergillosis in intensive care unit patients:an autopsy study.J Chemother,15(1):71-75.

Gruden J F,Huang L,Turner J,et al.1997.High-resolution CT in the evaluation of clinically suspected Pneumocystis carinii pneumonia in AIDS patients with normal,equivocal,or nonspecific radiographic findings.AJR Am J Roentgenol,169(4):967-975.

Gustot T,Maillart E,Bocci M,et al.2014.Invasive aspergillosis in patients with severe alcoholic hepatitis.J Hepatol,60(2):267-274.

Hassan E A,EL-Rehin A S,Hassany S M,et al.2014.Fungal infection in patients with end-stage liver disease:low frequency or low index of suspicion.Int J Infect Dis,23:69-74.

HE H,DING L,SUN B,et al.2012.Role of galactomannan determinations in bronchoalveolar lavage fluid samples from critically ill patients with chronic obstructive pulmonary disease for the diagnosis of invasive pulmonary aspergillosis:a prospective study.Crit Care,16(4):R138.doi:10.1186/cc11443.

Helweg-Larsen J,Benfield T,Atzori C,et al.2009.Clinical efficacy of first-and second-line treatments for HIV-associated Pneumocystis jirovecii pneumonia:a tri-centre cohort study. J Antimicrob Chemother,64(6):1282-1890.

Karageorgopoulos D E,QU J M,Korbila I P,et al.2013.Accuracy of beta-D-glucan for the diagnosis of Pneumocystis jirovecii pneumonia: a meta-analysis.Clin Microbiol Infect,19(1):39-49.

Kauffman C A,Bergman A G,Severance P J,et al.1981.Detection of cryptococcal antigen.Comparison of two latex agglutination tests.Am J Clin Pathol,75(1):106-109.

Kauffman C A,Pappas P G,Sobel J,et al.2011.Essentials of Clinical Mycology.New York:Springer.

Khalid A,Clough LA,Symons R C,et al.2014.Incidence and clinical predictors of ocular candidiasis in patients with Candida fungemia.Interdiscip Perspect Infect Dis,2014:650235.

Lacroix C,Gicquel A,Sendid B,et al.2014.Evaluation of two matrix-assisted laser desorption ionization-time of flight mass spectrometry(MALDI-TOF MS)systems for the identification of Candida species.Clin Microbiol Infect,20(2):153-158.

Lucignano B,Ranno S,Liesenfeld O,et al.2011.Multiplex PCR allows rapid and accurate diagnosis of bloodstream infections in newborns and children with suspected sepsis.J Clin Microbiol,49(6):2252-2258.

Mabee CL,Mabee S W,Kirkpatrick R B,et al.1995.Cirrhosis:a risk factor for cryptococcal peritonitis.Am J Gastroenterol,90:2042-2045.

Maschmeyer G,Haas A,Cornely O A.2007.Invasive aspergillosis:epidemiology,diagnosis and management in immunocompromised patients.Drugs,67(11):1567-1601.

Mean M,Marchetti O,Calandra T.2008.Bench-to-bedside review:Candida infections in the intensive care unit. Crit Care,12(1):204.doi:10.1186/cc6212.

Mylonakis E,Clancy C J,Ostrosky-Zeichner L,et al.2015.T2 magnetic resonance assay for the rapid diagnosis of candidemia in whole blood:a clinical trial.Clin Infect Dis,60(6):892-899.

Pappas P G,Kauffman C A,Andes D R,et al.2016.Clinical Practice Guideline for the Management of Candidiasis:2016 Update by the Infectious Diseases Society of America.Clin Infect Dis,62(4):e1-50.doi:10.1093/cid/civ933.

Pappas P G.2013.Cryptococcal infections in non-HIV-infected patients.Trans Am Clin Climatol Assoc,124: 61-79.

Perfet J R,Dismukes W E,Dromer F,et al.2010.Clinical practice guidelines for the management of cryptococcal disease:2010 update by the infectious diseases society of america.Clin Infect Dis,50(3):291-322.

Pfeiffer CD,Fine JP,Safdar N.2006.Diagnosis of invasive aspergillosis using a galactomannan assay:a meta-analysis.Clin Infect Dis,42(10):1417-1427.

Ramana K,Kandi S,Bharatkumar P,et al.2013.Invasive Fungal Infections:A Comprehensive Review.Am J Infect Dis Microbiol,1(4):64-69.

Reboli A C,Rotstein C,Pappas P G,et al.2007.Anidulafungin versus fluconazole for invasive candidiasis.N Engl J Med,356(24):2472-2482.

Saliba F,Delvart V,Ichaï P.2013.Fungal infections after liver transplantation:outcomes and risk factors revisited in the MELD era Clin Transplant,27(4):E454-461.

Schmiedel Y,Zimmerli S.2016.Common invasive fungal diseases:an overview of invasive candidiasis,aspergillosis,cryptococcosis,and Pneumocystis pneumonia.Swiss Med Wkly,146:w14281.

Segal B H.2009.Aspergillosis.N Engl J Med,360(18):1870-1884.

Singh N,Husain S,de Vera M,et al.2004.Cryptococcus neoformans Infection in Patients With Cirrhosis,Including Liver Transplant Candidates.Medicine,83:188-192.

Sloan D J,Parris V.2014.Cryptococcal meningitis:epidemiology and therapeutic options.Clin Epidemiol.6: 169-182.

Theocharidou E,Agarwal B,Jeffrey G,et al.2016.Early invasive fungal infections and colonization in patients with cirrhosis admitted to the intensive care unit.Clin Microbiol Infect,22(2):189.e1-7.

Thomas C F,Limper A H.2004.Pneumocystis pneumonia.N Engl J Med,350(24):2487-2498.

Vermeulen E,Maertens J,de Bel A,et al.2015.Nationwide Surveillance of Azole Resistance in Aspergillus Diseases.Antimicrob Agents Chemother,59(8):4569-4576.

Vinikoor M J,Zoghby J,Cohen K L,et al.2013.Do all candidemic patients need an ophthalmic examination? Int J Infect Dis,17(3):e146-148.

Walsh T J,Anaissie E J,Denning D W,et al.2008.Treatment of aspergillosis:clinical practice guidelines of the Infectious Diseases Society of America.Clin Infect Dis,46:327-360.

WU Z,LING Z,SHAO F,et al.2012.Invasive Pulmonary Aspergillosis in Patients with Acute-on-chronic Liver Failure.The Journal of International Medical Research,40:1958-1965.

Yapar N.2014.Epidemiology and risk factors for invasive candidiasis.Ther Clin Risk Manag,10:95-105.

第 **4** 章 肝衰竭的血液净化

第一节　肝衰竭的血液净化总论

血液净化(blood purification)是指把患者的血液引出体外并通过一种净化装置,除去某些致病物质,净化后回输体内,达到治疗的目的,这一过程即为血液净化。具体的讲,血液净化治疗即是应用各种不同的血液净化技术(blood purification technique)清除体内过多的水分及血中的代谢废物、毒物、自身抗体、免疫复合物、炎症因子等致病物质,同时补充人体所需的电解质和碱基,以维持水、电解质和酸碱平衡,从而达到净化血液的目的。血液净化治疗技术主要包括血液透析(hemodialysis,HD)、血液滤过(hemofiltration,HF)、连续性肾替代疗法(continuous renal replacement therapy,CRRT)或连续性血液净化治疗(continuous blood purification,CBP)、血浆/血液灌流(plasmaperfusion/hemoperfusion,PP/HP)、血浆置换(plasma exchange,PE)、白蛋白透析(albumin dialysis,AD)、免疫吸附(immunoadsorption,IA)、血脂净化(hemolipo purification)、其他专用的人工肝支持系统(artificial liver support system,ALSS)等方法。腹膜透析(peritoneal dialysis,PD)、腹水超滤回输(ascites ultrafiltration retransfusion)等治疗虽然没有血液体外循环,仅以腹水交换达到净化血液、清除多余水分的目的,但从广义上讲,也应包括在血液净化范畴之内。血液净化治疗是在血液透析基础上发展而来,血液透析至今已有 80 余年的历史,而后续发展的其他血液净化技术主要出现在近 20 年。随着血液净化事业的发展和工程技术的进步,血液净化治疗已由单纯的治疗肾病中的急、慢性肾衰竭,拓展到目前可治疗其他多个学科的疾病,如消化系统疾病、心血管疾病、重症医学相关疾病、感染性疾病、风湿免疫性疾病、代谢性疾病等。

肝衰竭大多病情危重,缺乏特异有效的治疗手段,病死率高,人工肝支持系统及相关血液净化技术是目前现有的为数不多的有效治疗手段之一,发展很快,有望成为继人工肾之后临床应用最广、最重要的人体器官支持治疗。人工肝支持系统(ALSS)是指借助一种体外的机械、理化或生物的装置,清除患者体内蓄积的各种有害物质,补充必需物质,改善内环境,暂时替代衰竭肝的部分功能,为肝细胞再生及肝功能恢复创造条件或等待机会进行肝移植,从而协助治疗肝功能不全、肝衰竭和相关疾病的方法。按照其功能,一般将人工肝分为四型:Ⅰ型(物理型或非生物型)是指血液透析/滤过、血液/血浆吸附灌流、体内/外白蛋白透析吸附等方法,主要以解毒功能为主;Ⅱ型(中间型)主要是血浆置换,除解毒功能外,还可以补充部分生物活性物质;Ⅲ型(生物型),是指将同种或异种动物的肝、组织或细胞置入生物反应器内与其他一些材料共同构成人工肝支持系统,理论上具有部分肝的解毒、生物合成和转化功能;Ⅳ型(组合型或杂交型)是Ⅲ型与Ⅰ,Ⅱ型共同组合的人工肝支持系统,兼有Ⅰ,Ⅱ,Ⅲ型功能。也有学者按照人工肝的组成及性质,将其简化为 3 型,即非生物型、生物型和混合型,其中非生物型包括前一分类方法中的Ⅰ型和Ⅱ型,生物型和混合型分别对应Ⅲ型和Ⅳ型。本文主要按后一种分类方法分别介绍各种人工肝血液净化方法的特点及研究应用。

中华医学会 2012 年《肝衰竭诊治指南》推荐的人工肝支持治疗适应证:①各种原因所致的肝衰竭早、中期,INR 为 1.5～2.5 和血小板>50×10⁹/L 为宜;晚期肝衰竭也可进行治疗,但并发症多见,治疗风险大,临床医师应评估风险及利益后做出治疗决定;未达到肝衰竭诊断标准,但有肝衰竭倾向者,也可考虑早期干预。②晚期肝衰竭肝移植术前等待供体,肝移植后排异反应,移植肝无功能期的患者。

人工肝相对禁忌证:①严重活动性出血或并发 DIC 者;②对治疗过程中所用血制品或药品,如血浆、肝素和鱼精蛋白等高度过敏者;③循环功能衰竭者;④心肌、脑梗死非稳定期患者;⑤妊娠晚期。人工肝治疗的并发症有出血、凝血、低血压、继发感染、过敏反应、低血钙、失衡综合征、溶血、空气栓塞等,需在人工肝支持系统治疗前充分评估并预防并发症的发生,在人工肝支持系统治疗中和治疗后要严密观察并发症。随着人工肝技术的发展,并发症发生率将进一步下降。一旦出现,可根据情况给予相应处理。

因生物型和混合型人工肝尚处于临床试验阶段,因此目前临床应用最多的仍是非生物型人工肝支持系统,其技术相对成熟,治疗方式多,主要包括血液透析、血液滤过、连续性血液透析滤过(continous hemodiafiltration,CHDF)、血浆/血液吸附灌流、血浆置换、分子吸附再循环系统(molecular absorbents recycling system,MARS)、连续白蛋白净化系统(continous albumin purification system,CAPS)、单次白蛋白通过法(single pass albumin dialysis,SPAD)、血浆吸附血液透析系统(Prometheus system)、生物透析吸附治疗(Biologic-DT/DTPF)等,分别介绍如下。

一、血浆置换

血浆置换的原理是使血液通过血浆分离器,利用分离器膜的侧孔滤出并丢弃含有毒素及有害物质的血浆,补充正常人的新鲜血浆或新鲜冷冻血浆(FFP)。血浆置换可以清除与血浆蛋白结合的亲脂性大分子物质,如胆红素、胆汁酸、芳香族氨基酸、假性神经传导递质、过量的低密度脂蛋白、内毒素等内源性毒素,清除自身抗体、同种异体抗原、循环免疫复合物、冷球蛋白及游离的轻链或重链、活化的血栓产物等其他异常血清成分,同时可补充凝血因子、白蛋白等必需的生物活性物质。由于所需设备简单、操作方便、疗效确实、费用相对较低,血浆置换是目前国内外临床应用最为广泛的人工肝治疗方法。血浆置换的适应证广泛,主要有:①各种原因所致的急性、慢性和 ACLF,原则上以早中期应用为好,晚期也可进行治疗;②肝功能不全,如有明显的全身或消化道症状,严重或快速上升的黄疸,综合判断上有明显向肝衰竭发展倾向;③肝性脑病;④肝移植围术期;⑤严重胆汁淤积和高胆红素血症;⑥其他:药物中毒、系统性红斑狼疮、重症肌无力、吉兰-巴雷综合征、多发性骨髓瘤、血栓性血小板减少性紫癜、自身免疫性溶血、严重甲状腺功能亢进、天疱疮、重度血型不合性输血、巨球蛋白血症、类风湿关节炎、多发性肾小球硬化症、高脂血症、闭塞性动脉硬化等。血浆置换的缺陷为:①感染经血传播疾病的风险;②异体血浆可引起过敏反应,甚至过敏性休克;③置换过程中损失许多必要的有益物质,包括蛋白质、凝血因子及促肝细胞生长因子、调理素等;④输入大量抗凝血浆可引起柠檬酸中毒、低血钙、高血钠及代谢性碱中毒;⑤应用受到血浆供应短缺的限制。

选择性血浆置换（PPE）：是使用比普通血浆分离器（膜孔径 $0.3\mu m$，有效面积 $0.5\sim$ $0.8m^2$）孔径更小的选择性血浆分离器（血浆成分分离器），如日产 Evacure-4A、3A 等，它们的生物相容性更好，膜孔径 $0.02\sim0.03\mu m$，有效面积 $2.0m^2$，可将血浆中的胆红素、内毒素、其他白蛋白结合毒素及分子量低于免疫蛋白的血浆成分分离去除，不损失或少损失纤维蛋白原、部分凝血因子（Ⅰ，Ⅱ，Ⅲ，Ⅴ，Ⅶ，Ⅷ，Ⅻ，Ⅷ 等）等。本中心总结了我院 179 例次 PPE 治疗病例，并以同期进行的 140 例次普通 PE 治疗病例作为对照。PPE 和 PE 组治疗结束及治疗后 48h 血 TBIL 均明显低于治疗前，两组间比较，治疗前、结束时及治疗 48h 后 TBIL 无明显差异，但 48h 后反弹幅度 PPE 小于 PE 组。PPE 治疗结束时及结束后 48h 时血清 ALB 及 GLO 变化不明显，普通 PE 治疗病例则有一定程度减少；PPE 治疗时间明显长于 PE，因而防止体外循环凝血所用抗凝药肝素的用量则明显多于 PE 组，且 PPE 组置换用新鲜冷冻血浆量明显少于 PE 组，但两组患者治疗结束及治疗后 48h 时血 PTA 值比较无明显差异，提示 PPE 能有效减少凝血因子、纤维蛋白原、白蛋白等的丢失。选择性血浆置换治疗患者需用血浆量 $1600\sim$ 2000ml，比普通血浆置换节省近 $1000\sim2000ml$ 血浆，可作为目前血浆供应短缺条件下一个有效的方法选择。

双重滤过血浆置换（DF）：原理是将血液先通过普通血浆分离器分离出血浆，再将血浆通过选择性血浆分离器（血浆成分分离器），将血浆中分子量大的异常抗体、免疫复合物、血脂的截留并除去，同时补充蛋白溶液或新鲜血浆。通过应用不同截留范围的成分分离器，双重滤过血浆置换可分别用于治疗系统性红斑狼疮、重症肌无力、吉兰-巴雷综合征、多发性骨髓瘤、血栓性血小板减少性紫癜、自身免疫性溶血、天疱疮、重度血型不合性输血、巨球蛋白血症、类风湿关节炎、多发性肾小球硬化症、高脂血症、闭塞性动脉硬化等。

二、血液/血浆吸附、灌流

血液/血浆灌流是目前临床常用并取得较好疗效的人工肝方法之一，其原理是将患者的血液/血浆引入有固态吸附剂的灌流器中，利用吸附剂的特殊理化性能将患者血液/血浆中的毒性物质吸附并清除。其中将患者的全血引入灌流器中进行吸附称为血液灌流或血液吸附，将患者的血浆从血液中分离出来后再送入灌流器中进行吸附称为血浆灌流或血浆吸附。血液/血浆灌流的治疗效果主要取决于吸附材料的吸附性、选择性、生物相容性等，目前应用较多的主要是药用炭吸附、树脂吸附，其次还有免疫吸附、血脂吸附等。

药用炭是一种非极性广谱吸附剂，能够吸附的物质有：①与肝衰竭和肝性脑病有关的物质，如芳香族氨基酸（苯丙氨酸、酪氨酸、蛋氨酸等）、胆汁酸、胆红素、多巴胺、短链脂肪酸、硫醇、酚类、钠-钾-ATP 酶抑制物等；②体内代谢物质，如尿素氮、肌酐、尿酸、氨基酸、肾上腺素、维生素 B_9、促胃液素、胍类、吲哚、酚类、有机酸、中分子物质、胰岛素、胰高血糖素、细胞因子等；③各种药物，如巴比妥类、镇痛催眠类、抗精神病类、醇类、解热镇痛类、各种抗生素、心血管类、卤化物、氟化物、酚类、抗癌药、阿托品等；④重金属，如砷、铜、钙、铁、铅、锂、汞等；⑤植物毒素，如毒蘑菇类、木通等；⑥动物毒素，如蛇毒、蜂毒、蝎毒等；⑦化学毒物，如有机磷农药、除草剂等。药用炭吸附对血氨、结合胆红素清除能力较差，目前主要应用于药物中毒、药物性肝炎、肝性脑病等。理论上讲，药用炭可吸附的物质树脂均可吸附，其中阴离子树脂特异性吸附胆红素、胆汁酸能力较强，目前已较多应用于肝衰竭、高胆红素血症、各种中毒患者的治疗中。此外，含特异性抗原的免疫吸附器可将血浆中相应的抗体及免疫复合物等吸附除去，目前已较多的应用于部分神经内科和风湿免疫性疾病之中,血脂吸附也逐步应用于部分心血管科和代谢性疾病。

血液/血浆吸附、灌流治疗的缺陷主要是有益物质的丢失、吸附材料的脱落、抗凝药的使用和生物相容性等问题。这在该项技术开展的早期尤为明显,其后随着吸附材料制备工艺的提高,特别是使用火棉胶、白蛋白等对吸附材料进行包裹后,不良反应已大为减少。此外,由于血浆吸附治疗过程中,血液的有形成分,如红细胞、白细胞特别是血小板等不与吸附材料直接接触,不良反应较血液吸附明显减少,更有利于肝衰竭等重症患者的治疗。

单纯树脂和药用炭吸附治疗主要清除血浆中的胆红素、胆汁酸、蛋白结合毒素等毒性物质。由于不补充新鲜血浆,且吸附器和血浆分离器甚至会非特异性吸附或损耗少量凝血因子、白蛋白、纤维蛋白原、生长激素等有益物质,对患者凝血功能并不能有效改善,同时与血液透析、滤过相比,血液/血浆灌流对肌酐、尿素氮、血氨等小分子物质吸附作用差,对肝衰竭患机体内环境的改善作用有限,目前多用于凝血功能较好的高胆红素血症和淤胆型肝病,药物或毒物中毒,以及部分肝性脑病患者,而对凝血功能较差的肝衰竭高胆红素血症患者较少单独使用。对严重凝血功能障碍者,合并严重脑水肿、HRS 者及对吸附材料过敏者应慎用或禁用。

为了弥补血液/血浆吸附灌流治疗的不足,临床上有时将血液/血浆灌流与血浆置换、血液透析、滤过等血液净化治疗联合和序贯进行,取得了较好的疗效。例如,我中心建立的胆红素吸附联合血浆置换治疗方法是先进行胆红素吸附,然后使用少量血浆(600~1000ml)行选择性血浆置换治疗,将两种治疗模式在患者 1 次治疗中完成,目前共治疗肝衰竭、高胆红素血症患者 124 例次,总有效率(治愈、好转和过渡到肝移植)达 62.8%。其中胆红素在治疗结束时平均下降 53.7%,高于同期进行的 149 例次单纯血浆置换组的 40.7%。同治疗前比较,治疗结束时患者的 PTA 未因体外循环抗凝和非特异吸附而下降,治疗结束后红细胞和血小板无减少,无严重不良反应发生。

三、血液透析、血液滤过、持续肾替代治疗

血液透析是利用患者的血液与透析液在透析膜两侧的逆向流动,借助膜两侧的溶质浓度梯度,主要通过弥散原理清除毒素,通过超滤清除体内潴留的水分,同时补充需要的物质,纠正电解质和酸碱平衡失调。血液透析主要清除肌酐、尿素、血氨等小分子毒素,其清除率与分子量成反比,分子量 2000 Da 以下的溶质自由通过,分子量＞5000 Da 的物质则不能通过。人工肝技术是在血液透析等传统血液净化技术基础上发展而来,但单纯的血液透析治疗由于技术本身的局限性和肝功能的复杂性,目前已不作为常规的人工肝方法单独使用。

血液滤过的原理是模仿人体肾单位的滤过和重吸收功能,利用血滤器半透膜内外的跨膜压梯度,使血液中的物质随着水的跨膜运动而移动,主要以对流的方式清除血液中过多的水分和中小分子物质,同时通过补充与细胞外液成分相似的电解质溶液来实现重吸收。血液滤过器滤过膜允许分子量 10 000~50 000 Da 的溶质通过,加之对流的作用,血液滤过对中分子物质的清除能力优于血液透析,可改善急慢性肾衰竭患者的治疗效果,减少并发症,同时还可用于肝衰竭、肝性脑病、高胆红素血症、电解质紊乱、多脏器衰竭、系统性炎症综合征(SIRS)、急性呼吸窘迫综合征(ARDS)、精神病、高脂血症、高热等疾病治疗。

近年来,随着各种高通量血滤器的问世和以持续肾替代治疗(CRRT)为代表的持续血液净化(CBP)技术的迅速发展,使 CBP 治疗已不局限于替代肾功能,在严重感染、创伤、中毒及

多器官功能衰竭等危重病症的救治中,发挥了传统药物治疗所无法企及的效应,已成为各种危重症病救治中最重要的支持措施之一。由于CRRT治疗领域的不断拓宽,已不局限于替代肾功能,也有较多学者将其名称改为连续性血液净化治疗(CBP),故目前这两个名称都在使用。CRRT是指一组体外血液净化的治疗技术,是所有连续、缓慢清除水分和溶质治疗方式的总称。CRRT主要有以下治疗方式:缓慢连续超滤(slow continuous ultrafitration,SCUF)、连续性静脉-静脉血液滤过(continuous venovenous hemofiltration,CVVH)、连续性动脉-静脉血液滤过(continuous arteriovenous hemofiltration,CAVH)、连续性静脉-静脉血液透析滤过(continuous venovenous hemodiafiltration,CVVHDF)、连续性静脉-静脉血液透析(continuous venovenous hemodialysis,CVVHD)、连续性高通量透析(continuous high flux dialysis,CHFD)、连续性高通量血液滤过(continuous high volume hemofiltration,CHVHF)、连续性血浆滤过吸附(continuous plasmafiltration adsorption,CPFA)等。同传统的血液透析和血液滤过相比,CRRT在操作上具备了以下优势:①稳定的血流动力学;②持续稳定地控制氮质血症及电解质和水盐代谢;③能够不断清除循环中存在的毒素或中分子物质,包括炎性细胞因子等;④按需要提供营养补充及药物治疗,从而为危重患者的救治提供非常重要、赖以生存的内稳态的平衡,即使在血流动力学不稳定的条件下也能应用。CRRT技术是近年来血液净化和急救医学的一个重要进展,不仅在重症急性肾衰竭的救治中得到了广泛的应用,而且在一些非肾衰竭,如肝衰竭、ARDS及MODS等治疗中的应用也越来越多。CRRT的适应证主要是①重症急性肾损伤(AKI):伴血流动力学不稳定和需要持续清除过多水或毒性物质,如合并严重电解质紊乱,酸碱代谢失衡、心力衰竭、肺水肿、脑水肿、ARDS,外科术后、严重感染等;②慢性肾衰竭(CRF)合并急性肺水肿、尿毒症脑病、心力衰竭、血流动力学不稳定等;③非肾疾病:MODS,脓毒症或败血症休克、ARDS,挤压综合征、乳酸酸中毒、急性重症胰腺炎、心肺体外循环手术、慢性心力衰竭、肝衰竭、肝性脑病、药物或毒物中毒、严重水、电解质或酸碱电解质紊乱、肿瘤溶解综合征、过高热等。

连续性血液滤过或连续性透析滤过(CHF/CHDF)等CRRT治疗不仅可以有效地清除肌酐、尿素氮等小分子毒素,还可以吸附和清除炎性细胞因子等中分子物质,此外,部分研究提示CHF/CHDF有可能帮助调整机体的免疫功能失常。我们知道,目前肝衰竭发病机制主要涉及病毒的继发免疫损伤和内毒素-细胞因子轴-肝损伤,患者还可出现MODS和脓毒血症(Sepsis),这些都提示CRRT治疗在肝衰竭患者可能有较广泛的应用前景。但目前临床上CHF/CHDF治疗肝衰竭患者多是和血浆置换等方法联合使用,其单独使用是否有效尚缺乏足够的循证医学依据。从理论和实际应用情况来看,CRRT治疗在清除中小分子物质,调节水、电解质紊乱,稳定重要脏器功能,改善机体内环境(有利于肝细胞再生)等作用是比较确定的,其治疗时不需要新鲜冷冻血浆或白蛋白,不受血浆供应的限制,可随时为急慢性肝衰竭患者提供辅助支持治疗。已有部分学者将持续性血液透析滤过作为治疗终末期肝病患者的首选方法之一。

四、血浆置换与连续血液透析滤过(CHDF)联合治疗

血浆置换联合CBP治疗肝衰竭的机制在于肝衰竭患者常伴有水、电解质及酸碱平衡紊乱,并发全身炎症反应综合征或MODS,而肝性脑病患者常存在脑水肿。血浆置换虽然可以广泛清除肝衰竭患者的内源性毒素、与血浆蛋白结合的大分子物质、循环免疫复合物等,同时

补充生物活性物质如凝血因子、白蛋白、调理素,但血浆置换可导致高钠血症、代谢性碱中毒、胶体渗透压的下降,这又会加剧内环境的紊乱,加重脑水肿,血浆置换也不能有效清除促炎因子。CHDF 是目前主要的 CBP 治疗模式,能连续清除机体多余的水分和中小分子的水溶性毒素、纠正电解质和酸碱平衡紊乱、维持机体内环境稳定和血流动力学稳定、治疗方式更符合机体生理特性,适于合并肾衰竭、脑水肿患者的人工肝支持治疗。血浆置换与 CHDF 联合治疗可纠正水、电解质酸碱平衡紊乱,减轻肝性脑病患者的脑水肿,弥补了血浆置换的不足与不良反应,同时清除促炎因子,阻断 SIRS 向 MODS 发展,故血浆置换与 CBP 的联合是相对比较理想的非生物人工肝治疗模式,血浆置换联合 CBP 已经成为日本非生物人工肝治疗肝衰竭的主要方法。随着 CBP 技术的日益成熟与推广,生物人工肝技术又难在短期内得到突破性的发展,血浆置换联合 CBP 这种新型的联合治疗模式将在肝衰竭患者,特别是伴有水、电解质酸碱平衡紊乱及 GRS 的患者中得到广泛应用。1992 年日本学者 Ogawa 首先开展 PE＋CHDF 治疗,1996 年 Yoshiba 报道用 PE＋CHDF 治疗 FHF 肝性脑病的存活率均达到 55％。2001 年 Hirasawa 报道,对达到肝移植适应证标准的危重肝衰竭患者,单纯 PE 不能使患者恢复清醒及存活;而 PE＋CHDF 治疗则可降低颅内压(CIP)、提高意识清醒率,患者最终存活率均达 50％。2011 年佑安医院报道:在对 469 例,1257 次不同种类人工肝治疗的前瞻性研究中发现血浆置换(PE)组、PE 和血液滤过组合(PE＋CVVH)组清除胆红素及提高 PTA 水平的能力优于 MARS 组;PE＋CVVH 和 MARS 组降低肌酐作用强于 PE 组;PE 组治疗后肝性脑病(HE)无改善,MARS 组、PE＋CVVH 组治疗后 HE 明显缓解,其中 PE＋CVVH 组有效率为 54.3％(19/35)。PE＋CHDF 治疗目前有下列几种方法。

PE＋CHDF 并列治疗:日本学者将连续性血浆置换(8h 以上)与 CHDF 同时进行。研究发现连续性血浆置换在使用相同血浆量情况下,较间断血浆置换胆红素清除量多,胆红素反弹幅度小。如同时进行 CHDF,可以充分去除引起肝性脑病的中、小分子物质,防治脑水肿。但由于 PE＋CHDF 并列治疗需要同时使用 2 台血液净化仪,操作技术烦琐,体外占血量多,临床推广有一定困难。

PE＋CHDF 序贯治疗:将 PE 治疗和 CHDF 治疗序贯进行,仅需要 1 台血液净化仪,治疗先后顺序则根据患者的具体情况而定。如患者以低凝血症为主先行 PE,然后 PE 再进行 CHDF 治疗;如患者以脑水肿、肾功能不全为主则先行 CHDF 治疗,然后继以 PE 来纠正低凝血症。在目前进行的国家"十二五"重要传染病科技重大专项课题"重型乙型肝炎(肝衰竭)临床治疗新方案的研究"的研究中,采取了大样本多中心随机对照的方法研究 PE 和 CHDF 序贯治疗中晚期 ACLF 患者的疗效,初步结果提示对患者是安全有益的,最终结果有待专项完成后总结发表。

PE＋CHDF 串接治疗:在 1 台仪器上将 1 个血浆分离器和 1 个血滤器串联起来同时进行,北京地坛医院曾在国内首先开展过 PE＋CHDF 串接治疗。由于血液在体外循环时须流经 2 个滤器,可能会增加血液学不良反应的概率。

血浆滤过透析(plasmadiafiltration,PDF):是在选择性血浆置换基础上发展起来的,选择性血浆分离器滤膜的侧空孔径允许含高胆红素、内毒素、结合毒素的小分子蛋白等血浆的部分成分,以及中、小分子的水溶性毒素滤出,将之丢弃,同时膜外侧的透析液透过此膜与血液中的物质通过溶质弥散,除去小分子毒素,再补充含多种蛋白及纤维蛋白原的正常血浆和平衡内环境的置换液,一步实现选择性血浆置换及持续血液透析滤过的作用,更有效平稳地将血液中的大、中分子蛋白结合毒素及中小分子毒素清除。PDF 治疗仅用 1 台仪器和 1 只滤器进行透析滤过,在一定程度上也是 PPE＋CHDF 的联合治疗的一种模式。Eguchi Yutaka 及地坛医院等先后报道,与单纯血浆置换相比,PDF 连续治疗 6～8h,①可充分降低胆红素和胆汁酸,并减少其"反弹"的速度和幅度;②选择性滤过保留了更多保留凝血因子,减少白蛋白丢失,治疗后血浆白蛋白增高,凝血功能改善明显;③可减少 20%新鲜冷冻血浆的用量;④清除较多的水溶性中小分子物质,维持水电解质平衡,维持血流动力学稳定。我院肝衰竭诊疗与研究中心2013 年报道 PDF 治疗肝衰竭患者 89 例(210 例次),与同期进行的 71 例单纯血浆置换(PE)对照研究,结果提示:PDF 组治疗结束时低钾、低钠、低氯纠正率分别为 100.00%,78.68%,79.36%,明显高于 PE 组的 8.89%,13.46%,6.25%($P<0.01$);PDF 组治疗结束及治疗后48h 血尿素氮、肌酐和血氨均明显低于治疗前水平($P<0.05$),而 PE 组治疗前后无明显差异;PDF 组治疗用血浆量及废弃血浆量均明显少于 PE 组($P<0.01$);PDF 组治疗结束时总胆红素下降幅度明显高于 PE 组($P<0.01$),且治疗 48 h 后总胆红素"反弹"幅度小于 PE 组($P<0.01$);PDF 组患者治愈好转率 71.91%,高于 PE 组(56.34%,$P<0.01$)。

五、白蛋白透析吸附系统

高通量透析可增加对水溶性毒素的清除,但不能有效去除大分子的蛋白结合毒素;白蛋白透析系统是在透析液中的加入白蛋白,使其与血浆白蛋白竞争结合毒素,而达到清除亲脂性毒素的目的。脂溶性物质与白蛋白呈配位键结合,白蛋白透析对这些物质的清除率与其结合常数有关,其对胆汁酸类物质的清除率要高于胆红素的清除率。目前临床常用的体外白蛋白透析系统主要有分子吸附再循环系统(molecular absorbents recycling system,MARS)、连续白蛋白净化系统(continous albumin purification system,CAPS)、单次白蛋白通过法(SPAD)。

分子吸附再循环系统(MARS)是目前国外报道应用最多的人工肝治疗方法。MARS 主要由主机和透析机的 3 个泵、4 个滤器(FLUX 超薄聚砜膜透析器、碳罐、阴离子树脂罐、低通量透析器)及管路系统组成血液、白蛋白液、透析液 3 个循环,模拟肝解毒过程进行白蛋白透析。FLUX 透析器的中空纤维为超薄聚砜膜,厚度只有普通透析膜的 $1/100～1/500$,膜上遍布 100nm 的微孔,并镶嵌有许多亲水性和疏水性的功能区,能与毒素结合,微孔截留分子量为50kD,因此白蛋白、与载体蛋白结合的激素、生长因子等>50kD 的大分子蛋白是不能通过的。治疗时,膜内有血流通过,膜外有 10%～20%人血白蛋白溶液作为透析液,蛋白结合毒素被摄取到膜的另一侧与透析液中的白蛋白重新配位结合而被透析液转运。白蛋白透析液先经低通量透析器,按照普通透析原理清除水溶性毒素;然后再经药用炭罐和阴离子树脂罐,吸附清除蛋白结合毒素。净化后白蛋白透析液又重复下一个循环。能有效清除蛋白结合毒素和分子量5 万以下中、小分子水溶性毒素,调节水、电解质平衡和酸碱平衡,维持血流动力学稳定,改善单核细胞功能。MARS 疗效确实,国内外应用广泛,适宜于肝衰竭或合并肝性脑病、肝肾综合征、脑水肿、SIRS、MODS、SEPSIS 等治疗。MARS 的不利之处在于其不能补充凝血因子等有益物质,长时间治疗过程中抗凝药的合理使用较为关键,同时较高的治疗费用也限制了其广泛应用。

连续白蛋白净化系统(CAPS)是依据 MARS 的原理构建的,不同之处在于用高通量血滤器替代 MARS 主透析器,白蛋白结合毒素的清除效率略有降低,治疗时间相应延长,但其耗材价格明显下降,具有较优的性能价格比。北京地坛医院 2004 年在国内率先开展 CAPS 治疗,采用高通量聚砜膜血滤器和 20％白蛋白透析液,用日产 BL300 胆红素吸附器或国产丽珠系列血液灌流器作为白蛋白净化的吸附介质。在清除肌酐和血氨等水溶性毒素方面,CAPS 系统与 MARS 具有相似的效能,对白蛋白结合毒素的清除率,BL300 胆红素吸附器在 30％以上,国产丽珠灌流器亦能达到 20％左右。

单次白蛋白通过法(SPAD)在国内开展不多,其透析用白蛋白不循环使用,笔者对其清除毒素的效力尚不能确定。1997 年 Award 等和 2002 年 Peszyznski 等的研究证实,增加透析液白蛋白浓度或流速,均可改善非结合胆红素的清除率,但同时带来治疗的高成本。2003 年,Sauer IM 等用体外试验对照了 SPAD,MARS 和连续静-静脉血液滤过透析(CVVHDF)的清除作用。SPAD 和 CVVHDF 的血氨清除率优于 MARS,对尿素氮、肌酐等水溶性毒素的清除三者相似。SPAD 的胆红素清除率显著高于 MARS。

以上 3 种方法均能部分替代肝的解毒功能,不需使用冷冻血浆,但需要消耗大量的白蛋白,可根据患者的不同病情酌情选取。特别在缺乏血浆时,对急需人工肝治疗的患者,或血浆过敏的患者,是一种行之有效的辅助支持治疗手段。

其他利用透析、滤过和吸附原理的人工肝方法还有血浆吸附血液透析系统即普罗米修斯系统(Prometheus system)和生物透析吸附治疗系统(Biologic-DT/DTPF)。普罗米修斯系统是由部分血浆分离吸附技术(即血浆成分分离和吸附,fractionated plasma separation and adsorption,FPSA)与高通量血液透析联合组成,故也称血浆滤过/透析吸附系统(plasma filtration adsorption dialysis,PFAD),是一种综合滤过、吸附及透析 3 种不同血液净化治疗模式的新型血液净化技术。Albu-Flow 滤器能透过白蛋白,血细胞和大分子蛋白不能透过,两个吸附装置吸附白蛋白结合毒素,游离的白蛋白能重新进入血液循环。同 MARS 应用的是外源性白蛋白相比,FPSA 系统相对特异地从血液中选择性清除更多的白蛋白结合毒性物质及水溶性物质,但由于血浆成分直接与吸附装置接触,其诱发凝血功能紊乱、白蛋白丢失等不良反应概率也相应增大。普罗米修斯系统由于治疗费用较为昂贵,短期内在国内较难推广。生物透析吸附治疗系统也是一种利用透析、滤过和吸附的原理研制成的一种血液净化装置,主要有生物透析吸附治疗系统(Biologic-DT)和生物透析吸附血浆滤过治疗系统(Biologic-DTPF)两种,治疗原理和疗效部分类似于普罗米修斯系统,国内曾有部分单位引进,因治疗不良反应大和耗材难以采购,现已基本不用。

综上所述,目前应用于临床的非生物型人工肝治疗方法已有不少种类,这些技术方法在支持替代肝功能,清除毒素,维持机体内环境稳定等方面各有特点。这就需要我们依据患者的不同病情,选取不同的治疗方法,或将不同人工肝治疗模式进行组合,制订个体化的治疗方案,从而达到更好治疗效果。同时,探讨不同人工肝方法规范合理应用也是我们人工肝血液净化工作者所面临的一个重大课题。

(赵　军　邢汉前)

参 考 文 献

陈香美.2010.血液净化标准操作规程.北京:人民军医出版社,83-106.

林伟,孔明,段钟平,等.2010.不同类型人工肝治疗重型肝病的即刻疗效及不良反应对照,临床肝胆病杂志,27(3):306-308.

王慧芬,辛绍杰.2011.肝衰竭诊治进展.北京:人民军医出版社,229-240.

许家璋,段钟平.2005.实用人工肝及血液净化操作手册.北京:中国医药科技出版社,24-31,60,79,181,231.

张玲霞,周先志.2010.现代传染病学.北京:人民军医出版社,465-373.

中华医学会感染病学分会肝衰竭与人工肝学组,中华医学会肝病学分会重型肝病与人工肝学组.2013 肝衰竭诊治指南.实用肝脏病杂志,6(16):210-216.

Chen J,Huang J,Chen Y,et al.2012.A Clinical Study on the Treatment of Severe Hepatitis by a Combined Artificial Liver.Hepatogastroenterology,59(119):2273-2275.

Effectiveness of Combining Plasma Exchange and Continuous Hemodiafiltration in Patients With Postoperative Liver FailureWilliam Bernal,Georg Auzinger,Anil Dhawan,et al.2010.Acute liver failure.Lancet ,376:190-201.

Kantola T,Koivusalo A M,Höckerstedt K,et al.2008.The effect of molecular adsorbent recirculating system treatment on survival,native liver recovery,and need for liver transplantation in acute liver failure patients.Transpl Int,21:857-866.

Laleman W,Verbeke L,Meersseman P,et al.2011.Acute-on-chronic liver failure:currefltconcepts on definition,pathogenesis, clinical manifestations and potential therapeutic interventions. Exper Rev Gastroenterol Hepatol,5(4):523-537.

Mitzner S R.2010.Extracorporeal liver support-albumin dialysis with the molecular adsorbent recirculating system(MARS).Ann Hepatol,10(1):S21-28.

Podoll A S,Degolovine A,Finkel A.2012.Liver Support Systems-A Review.ASAIO Journal,99:443-449.

Stange J.2011.Extracorporeal liver support.Organogenesis,7(1):64-73.

Wong C S,Lee W C,Jenq C C,et al.2010.Scoring shortterm mortality after liver transplantation.Liver Transpl,16:138-146.

Yu-Kun Huang,De-Ming Tan,Yu-Tao Xie,et al.2012.Randomized Controlled Study of Plasma Exchange Combined with Molecular Adsorbent Re-Circulating System for the Treatment of Liver Failure Complicated with Hepatic Encephalopathy.Hepato-Gastroenterology,59(117).

Zheng Z,LI X,Ma X CH,et al.2013.Artificial and bioartificial liver support systems for acute and acute-on-chronic hepatic failure:A meta-analysis and meta-regression.Experimental and Therapeutic Medicine,6:929-936.

第二节　开展人工肝与血液净化技术的基本条件

一、人工肝血液净化治疗的场所及设备

开展人工肝血液净化治疗对所需场所和房屋的要求,主要取决于开展治疗的方法类型、工作量、所在科室的性质及规模等,对相对独立、新建的人工肝血液净化治疗室而言,在房间的选择上应考虑以下几个方面。

1. 人工肝血液净化治疗室的布局　主要取决于人工肝治疗的工作量、治疗方法与种类及预留发展空间。单独的人工肝血液净化治疗室应该合理布局,清洁区、污染区及其通道必须分开。

必须具备的功能区包括①清洁区:医护人员办公室和生活区、配液间、清洁库房;②半清洁区:人工肝治疗准备室(一般与治疗室合用)、过渡间、污染区;③人工肝治疗室、候诊室、污

物处理室等;④有条件应设置专用手术室、更衣室、接诊室、独立卫生间等。医护人员办公室和生活区除放置普通办公设施外,可同时兼做资料室。配液间是准备各种输液治疗的药物及配制透析液的场所。人工肝血液净化治疗室是人工肝室的核心部分,除了放置治疗床和人工肝/血液净化设备外,还常规配备监护设备、水浴锅、急救车、空气消毒设备等,因此面积应大一些,根据需要至少应摆放 2 张床位,并留有发展余地。过渡间是医护人员更换手术衣服、鞋子、佩戴帽子及口罩的地方,需放置更衣柜、鞋架等物品。过渡间可根据情况设置,工作量较小时可不单独划出。洗刷间用于物品洗刷,应有专用水池并保证污、洁物品分离。库房用于放置消耗材料等,常用物品置于明显处,易潮、怕水物品置于高处并注意标识明确。人工肝治疗室有时需配备专用厕所和患者亲属候诊室。工作量小、开展治疗比较单一的单位可以一室多用。

2. 人工肝血液净化治疗室的位置 接受人工肝血液净化治疗的患者病情一般比较重,不宜长距离、振动大或露天搬动。治疗室应选择离病房较近、对患者搬动小、通向病房道路平坦且不露天的房间。若开展的项目不需要透析水处理系统如床旁血液滤过、血浆置换等治疗,可选择病房或邻近房间作为治疗室即可。目前一些非生物型人工肝治疗如连续性血液净化及一些生物人工肝治疗,逐步趋于长时间、连续性甚至连续数日的治疗,对医护人员在数量和时间上都有较高要求,治疗室设在病区或住院楼内有不少方便之处。

但应该注意:有的人工肝治疗需要连续供水系统如血液透析、在线血液透析滤过、与透析机配合使用的 MARS 治疗,房间场地的选择应充分满足供水系统的基本要求。另外,无论治疗室设在何处,专用的人工肝治疗设备(人工肝治疗仪)、辅助设备(水浴锅等)和配液台等均会占一部分空间,因此应综合考虑房间设置、面积和布局。

另有些生物人工肝如 ELAD 肝脏支持系统,要在治疗的过程中为生物反应器连续供应氧气和压缩空气,因此选择有集中供氧供气的场地是比较理想的。如果自行分离培养肝细胞进行生物人工肝的临床治疗和研究,细胞分析培养室一般应与治疗室分开设立,细胞室设在远离治疗室的地方,避免交叉污染。

3. 供水 普通人工肝血液净化治疗室仅需普通洗手池即可。有的人工肝治疗室需要连续供水系统如血液透析、在线血液透析滤过、与透析机配合使用的 MARS 治疗,供水系统的要求较高,应配备专用水处理设备及管路。洗刷间应划分污水池和洁净水池,互不混用。洗刷间、水处理间要有地漏,以便及时排出地面积水,保持室内干燥整洁。

4. 供电 人工肝血液净化治疗室配电原则是插座专用、预留负荷和避免停电。由于人工肝及辅助设备多属于精密仪器,因而主要设备应尽量单独配备保险插座,互不合用,以保证机器稳定运行。在考虑用电总负荷时,应包括目前负荷、电器瞬间负荷和未来发展负荷。与其他手术科室一样,应优先保证人工肝治疗过程中电力供应的连续性,以避免治疗和监护的突然中止而增加治疗风险。

5. 空调系统 患者、工作人员及人工肝治疗相关设备均需要合适的温度。治疗室温度应保持适中,可配置相应空调及暖气系统。空调和暖气勿靠近主要设备,以避免影响这些设备的正常运行。

6. 采光、通风 人工肝血液净化治疗室应采光、通风良好。室内主色调以暖色较好。室内尽量保持干净和整洁,周边和室内应相对安静。治疗室大门宽度应保证普通病床的自由出入。窗户以推拉式较好,以保证随时去除室内异味,尤其在进行血浆置换等治疗操作时。

7. 人工肝血液净化治疗专用设备

(1)血浆交换机:国内目前开展人工肝血液净化治疗最多的方法仍是血浆置换,因此血浆交换机是常用的设备。一般的血浆交换机包括以下 3 个组成部分。①动力部分:主要由内部控制的 2~5 个泵组成,提供体外循环的动力;②监控部分:主要负责外部循环状态的监控如液体流量、压力、气泡、温度等并予以显示,超过设定界限会随时报警;③主机:控制动力部分和监控部分的内部系统。血浆交换机配套相应材料后可开展人工肝血浆置换、全血/血浆灌流吸附、双重滤过等人工肝治疗,属于人工肝治疗的基本设备。配合部分类型的生物人工肝机可开展生物型或混合生物型人工肝治疗。目前国内用于临床的血浆交换机有国产和进口多家的产品,多称为人工肝支持治疗系统、血液净化治疗仪,但血浆置换均为其基本和主要功能之一。虽然在自动化程度、功能、消耗材料配备、价格等方面有所不同,但就血浆置换治疗本身而言,一般均可满足临床需要。

(2)其他类型人工肝设备:国内外目前临床应用和研究的人工肝专用设备除上述血浆交换机外,尚有 LI－人工肝支持系统(李氏人工肝支持系统)、生物透析治疗系统(Biologic－DT)、分子吸附再循环系统(MARS)、持续血液净化系统(CRRT 机)、BIOLIV A3 生物人工肝、LIVER－2000 混合人工肝支持系统、HeptaAssist 2000 人工肝支持系统、RGZ－2000 人工肝支持系统、ELAD^{R}肝支持系统等。以上设备中有些需要配备透析机/血滤机和相应的水处理系统才能应用(如 MARS 机与透析机和透析水系统配合,MARS 机与血滤机配合),有些需配备血浆分离系统(如 BIOLIV A3 生物人工肝)方可治疗,有些则需要其他配件(如 ELAD^{R}肝支持系统进行生物人工肝治疗时需空气压缩设备或供气系统),购买时应注意。

8. 人工肝血液净化治疗辅助设备

(1)心电监护仪:是人工肝血液净化治疗的必要辅助设备。由于接受人工肝血液净化治疗的患者病情一般较重,治疗时间长,病情变化快,因此应严密监测整个治疗过程中生命体征的变化,应具有同时监护呼吸、血压、心律及心率、血氧饱和度的功能。监护仪以小型为佳,便于放置在患者床头或移动治疗车上。

(2)水浴箱:这是开展血浆置换治疗的必要辅助设备。血浆置换应用的异体血浆使用前多保存在冷冻条件下,应用时临时在水浴箱分批解冻。除此之外,水浴箱可作为其他液体加温、保温的主要设备,如冬季甘露醇的解晶、血清的快速分离等。应特别注意:应定期更换水浴箱的液体,随时消毒,水浴箱功率不要超过插座额定负荷。

(3)冰箱、冰柜:主要用于冷冻血浆和白蛋白、肝素等药品的保存,还可用于血清或全血样本及其他温度需求型物品的存放。若开展血浆置换治疗,冷冻室体积至少能满足 2 个人次治疗所需血浆量的存放。有条件的单位可配置低温冰柜,以利于长期保存标本和科研所需。冰箱冰柜也应该定期消毒、检修,污染物品与清洁物品宜分开存放。

(4)治疗床及配套物品:以可升降、带活动轮子便于移动的治疗床为佳。患者治疗过程中适当调整姿势和位置,以利于减轻疲劳和不适;活动病床可减少患者换床次数,如治疗后可将患者直接推回病房。床上用品应注意随时更换,易污染部位治疗前常规铺垫一次性多用单。一般配备 2 个较薄枕头,以便调整和增减高度。

(5)急救车和相应物品:人工肝血液净化治疗患者的主要抢救药品包括:①抗过敏药物,如异丙嗪(非那根)注射液、10%葡萄糖酸钙注射液、氢化可的松琥珀酸钠注射液、地塞米松注射液等;②止血药和抗凝血药,如鱼精蛋白注射液、肝素钠注射液、垂体后叶素注射液、生长抑素注射液等；③强心和平喘药，如毒毛花苷 K 注射液、氨茶碱注射液、喘康速气雾剂等；④利尿脱水药，如呋塞米（速尿）注射液、甘露醇注射液等；⑤循环系统其他用药，如硝酸甘油含片、肾上腺素注射液、多巴胺注射液等；⑥镇静镇痛药物，如东莨菪碱注射液、地西泮（安定）注射液、强痛定注射液等；⑦其他药物，如心肺复苏药物、表面消毒药物、解痉止吐药物、葡萄糖注射液、生理盐水等。

（6）氧气：人工肝血液净化治疗过程中患者需要短期吸氧者比较常见。治疗期间若无自动供氧系统应常规配备氧气桶。注意压力检测和及时更换。氧气表及氧气管路应随时置于备用状态。如开展的生物人工肝机需要对生物反应器内的细胞连续供氧，因此准备墙面管路与气罐双重供氧是必要的。

（7）空气及消毒设备：治疗室除注意通风换气外，每次治疗后应紫外线照射消毒或臭氧空气消毒。因此，治疗室可配备紫外线灯、紫外线消毒车或臭氧消毒机。注意消毒设备的功率、消毒范围和消毒时间。ELAD 肝支持系统需要一定压力的连续供气，空气与氧气在特制气体混合装置内按照比例混合后向生物反应器供气，因此，对空气供应有一定要求。

（8）透析机、透析水处理设备：对开展血液透析治疗或有血液透析相关的人工肝如MARS，生物透析治疗的医院，应有相应血液透析机、透析水处理设备。

（9）其他：某些类型的生物人工肝治疗需自行分离培养肝细胞并在治疗的过程中检测细胞活力。若开展此类治疗，治疗室需配备相关设备和器材如显微镜等。

9. 人工肝血液净化治疗室物品

（1）办公所需物品：包括办公桌，通信设备，病历车，资料柜，更衣柜，笔、纸、尺、胶水等消耗品，必要工具书和参考资料。一些新型人工肝与血液净化设备有自动打印输出接口，有时需要打印设备物品。

（2）治疗所需物品：治疗车、器械柜、药品柜（一般药品不再赘述，抢救药品见抢救车及药品）、输液架、多用电路接线板、消毒盆及消毒用品、听诊器、血压计、注射器、采血器、输液器、采血管；透析穿刺针和大容量双腔或三腔静脉留置导管；胶布、创可贴、纱布和弹力绷带；试管和试管架；一次性手套和鞋套；心电监护电极片和传感器护网；多用巾及一次性纸垫；一次性帽子、口罩；化验及各种记录单。

（3）其他所需物品：污物桶、工作服、参观服、拖把及洗刷物品等。

二、人工肝血液净化治疗室人员组成

根据工作量、工作性质不同，人工肝血液净化治疗室的人员配备也不相同。开展人工肝及相关血液净化治疗一般包括医师和护士为主的如下工作人员。

1. 医师　毕业后从事临床工作 2 年以上，经过血液净化技术或人工肝治疗专门培训达到一定熟练程度，才能真正成为人工肝血液净化治疗专业医师。人工肝血液净化治疗的具体操作多由护士完成，但合格的人工肝血液净化治疗医师应熟悉：①人工肝血液净化治疗的适应证、禁忌证和术前条件的判断；②常用人工肝血液净化治疗方法的原理、操作过程、人工肝治疗仪器的各种报警处理等；③治疗中及治疗后常见不良反应的处理。目前国内的人工肝血液净化治疗时医师多由临床医师兼任，治疗时临时参与人工肝工作，对一般单位即可满足要求。对工作量较大，科研或教学任务重的医院，可考虑配备相对固定医师。

2. 护士　人工肝血液净化治疗的专业性很强，护士需经过专业培训方能从事人工肝血液净化治疗室的操作与工作。人工肝治疗护士除需有熟练的一般护理技能外,还需要掌握人工肝机和相关辅助设备的性能、使用方法、操作程序及一般维护和保养知识;了解所开展人工肝治疗方法的适应证、禁忌证、常见不良反应及处理;在术前做好准备工作,治疗过程中操作机器并护理患者,术后参与资料的收集、整理保管及标本分送。

与医师配备类似,在人工肝治疗室护士的配备方面,对工作量较小的医院可由病房或其他护士兼任,对工作量较大(如每月治疗 10～15 人次以上)可考虑配备专职护士。国内开展人工肝血液净化治疗的经验表明,具有一定血液透析或其他血液净化技能的护士一般很快即可掌握人工肝治疗设备的操作,但正确处理与人工肝血液净化治疗相关的不良反应、判断肝病患者的病情尚需一段时间,因为人工肝血液净化治疗患者有其特殊性,在病情严重程度、治疗过程中不良反应发生率等方面不同于血液透析的肾病或其他疾病患者。

3. 其他人员　根据具体情况,人工肝治疗室可酌情配备资料员(收集、保管资料和秘书工作)、卫生员(负责治疗室及实验室的清洁与杂务)、技术人员(负责机器的维护、生物人工肝细胞的制备等)和教学人员。

三、人工肝血液净化治疗室的职责与制度

人工肝血液净化支持治疗管理的基本原则应突出制度化与规范化。人工肝治疗涉及场地、设备、材料、人员等多个方面,以及治疗前、中、后多个环节,制度化与规范化的管理是每个方面与环节不出问题、顺畅运行的重要保证。

1. 人工肝血液净化治疗室岗位职责　分为医师工作职责、护士工作职责、其他人员职责、进修(参观)人员职责等。职责的制定应简单、明确、具有可操作性,使每个人员都清楚了解自己该做什么、如何去做、做到什么程度。另外,人工肝室(科、中心)岗位职责应与医院(学校、研究所)其他岗位职责保持一致。

2. 人工肝血液净化治疗室的工作制度　工作制度的制订,应遵循"责、权、利明确和均衡"原则。一般包括:①医护人员及其他人员工作制度,如一般要求、奖惩措施等;②消毒隔离制度,重点是治疗室地面、空气、设备的消毒,废弃物处置,患者穿刺部位消毒、护理等;③设备物品领取、存放、使用、登记、回收、报废制度;④其他方面的管理制度与要求,如科研标本收集、存放、登记制度和规程,科室培训学习制度等。

四、人工肝血液净化治疗室管理操作规程

为了加强人工肝血液净化治疗室的管理,同时结合本单位具体情况,制订各项规章制度,包括医疗制度、护理制度、病历管理制度、消毒隔离制度、人员培训制度、库房制度、透析液配制室制度、设备维护制度及各种应急预案制度等。

1. 人工肝血液净化治疗病历登记及管理　对人工肝血液净化治疗患者建立专门登记本,详细登记患者的姓名、性别、年龄、科室、病历号、治疗时间、治疗方式等,同时详细书写治疗护理记录单及病程记录,病程记录及护理记录单随患者病例归档保存,同时血液净化人工肝治疗室保存一份详细护理记录单,病程记录的书写依据医院病历书写管理规定。

2. 人工肝血液净化治疗室感染控制的管理要求

(1)从事人工肝血液净化治疗工作人员应严格贯彻执行卫生部《医院感染管理办法》《消毒管理办法》和《消毒技术规范》等有关规范。

（2）人工肝血液净化治疗室应当保持空气清新，每日进行有效的空气消毒，空气培养细菌应$<500cfu/m^3$。

（3）为防止交叉感染，每次人工肝治疗结束应更换床单，对所有的物品表面（如人工肝仪器、治疗车等）及地面进行擦洗消毒。

（4）物品表面细菌数$<10cfu/cm^2$。明显被污染的表面应使用含有至少$500mg/L$的含氯消毒剂（如 5% 的家庭漂白剂按 1:100 稀释）消毒。

（5）人工肝血液净化治疗仪器相应管路预冲后必须 4h 内使用，否则要重新预冲。

（6）严格执行一次性使用物品（包括穿刺针、血浆分离器、人工肝仪器配套管路等）的规章制度。

（7）废弃的一次性物品具体处理方法参见中华人民共和国卫生部 2002 年 11 月颁布的新版《消毒技术规范》。

五、人工肝血液净化治疗前的准备

1. 对每位行人工肝血液净化治疗的患者，治疗前需详细了解其病情、生化指标、生命体征、饮食睡眠等情况，如患者乙型肝炎、丙型肝炎、梅毒及艾滋病感染的相关检查情况，针对不同病毒感染情况做好防范措施，减少职业暴露，如暴露后能及时采取相应的应急措施。

2. 详细告知患者及其家属行人工肝血液净化支持治疗的费用、疗效、不良反应等情况，要求患者遵守人工肝血液净化治疗室相关规定如消毒隔离等，患者和（或）家属详细阅读并签署人工肝血液净化治疗知情同意书。

3. 工作人员着装及个人保护装置穿戴：①工作人员从专门的工作人员通道进入血液净化人工肝治疗室。于更衣室更换干净整洁工作服。②进入工作区，应先洗手，按工作要求穿戴个人防护设备，如手套、口罩工作服等。③医务人员操作中应严格遵循手卫生的要求穿戴个人防护装置。④处理医疗污物或医疗废物时要戴手套，处理以后要洗手。

4. 工作人员手卫生：医务人员在操作中应严格遵守中华人民共和国卫生部 2009 年颁发的有关医务人员手卫生规范。在操作中做到以下几点：①医务人员在接触患者前后应洗手或用快速手消毒剂擦手；②医务人员在接触患者可能被污染的物体表面时应戴手套，离开时，应脱下手套；③医务人员在进行以下操作前后应洗手或用快速手消毒剂擦手，操作时应戴口罩和手套：深静脉插管、静脉穿刺、注射药物、抽血、处理血标本、处理插管及通路部位、处理伤口、处理或清洗人工肝仪器时；④每位人工肝血液净化治疗患者派专一护士负责全部操作；⑤以下情况应强调洗手或用快速手消毒剂擦手：脱去个人保护装备后；开始操作前或结束操作后；从同一患者污染部位移动到清洁部位时；接触患者黏膜、破损皮肤及伤口前后；接触患者血液、体液、分泌物、排泄物、伤口敷料后；触摸被污染的物品后。

5. 治疗物品转运：①护士按治疗需要在人工肝血液净化治疗室准备治疗物品，并将所需物品放入治疗车，物品应为治疗必需且符合清洁或消毒要求；②人工肝血液净化治疗室需配专用治疗车；③不能用同一注射器给不同的患者注射肝素或对深静脉置管进行肝素封管。

六、人工肝血液净化治疗仪器的清洗、维护、消毒等

1. 人工肝血液净化治疗仪器的清洗维护　①操作人员应在每次治疗完成后，拆除所有的管路系统，仔细检查每个压力传感器是否干净，确认无任何异物黏附在表面，并使用柔软、湿润

的擦布,擦拭机箱的外部表面和带有底轮的机座;②禁止使用化学清洗剂或者是化学消毒剂来清洗或者擦拭机器的显示屏幕;③人工肝血液净化设备要有国家食品药品监督管理局颁发的注册证、生产许可证等;④为保障治疗正常进行,每隔 12 个月必须对机器进行技术安全性检查,其维护和维修须由厂家指定的专业工程师来完成,维护内容参见厂家说明书;⑤本单位专业技师可参与完成日常维护操作,建立独立运行的档案记录。但在对机器进行维护操作之前,必须先切断机器的电源供应。

2. 人工肝血液净化治疗仪器的消毒　①操作人员在对机器的外部表面进行消毒时,所使用消毒剂种类及浓度需按厂家机器说明书进行,了解有关消毒剂产品用途、操作浓度、应用领域及使用安全性方面等内容;②由于机器控制单元系统的中的每个器件都不能够直接接触患者的血液,所以操作人员不需要对机器内部器件进行消毒操作;③每次结束后,如没有肉眼可见的污染时应对机器外部进行初步的消毒,采用 500mg/L 的含氯消毒剂擦拭消毒;④如果血液污染到机器,应立即用 1500 mg/L 浓度的含氯消毒剂的一次性布擦拭去掉血迹后,再用 500mg/L 浓度的含氯消毒剂擦拭消毒机器外部;⑤如采用血液透析机进行人工肝治疗,则需每次治疗结束时应对机器内部管路进行消毒,消毒方法按不同透析机厂家出厂说明进行消毒;⑥治疗期间如发生破膜、传感器渗漏,在人工肝结束时应机器立即消毒,消毒后的机器方可再次使用。

3. 人工肝血液净化治疗消耗品使用消毒处理　①严格执行国家食品药品监督管理局(SFDA)关于一次性使用物品的相关制度;②人工肝血液净化治疗相应管路及血浆分离器等均不能复用;③一次性物品用于一个患者后应按医疗废物处理要求处理。

(邢汉前　刘俊薇)

参 考 文 献

陈香美.2010.血液净化标准操作规程.北京:人民军医出版社.2-21.

陈香美.2014.肾脏病学高级教程.北京:人民军医出版社,353-376.

管淑萍.2012.血液净化室规范化管理及感染监测措施.实用医药杂志,12 期.

刘亮宝,谌科.2009.血液透析室质量监控与医院感染管理.中国误诊学杂志,29 期.

徐腾达,于学忠.2007.现代急症诊断治疗学.北京:中国协和医科大学出版社.

许家璋,段钟平.2005.实用人工肝及血液净化操作手册.北京:中国医药科技出版社,36-46,371-378.

中华医学会感染病学分会肝衰竭与人工肝学组,中华医学会肝病学分会重型肝病与人工肝学组.2013.肝衰竭诊治指南.实用肝脏病杂志,6(16):210-216.

Dmello D,Cruz-Flores S,Matuschak G M,et al.2010.Moderate hypothermia with intracranial pressure monitoring as a therapeutic paradigm for the management of acute liver failure:a systematic review.Intensive Care Men,36:210-213.

Radenacger S,Oppert M,Jorres A,et al.2011.Artificial extracorporeal liver support therapy in patients with sebere liber failure.Expert Rev Gastroenterol Hepatol.5(5):591-599.

第三节　人工肝血液净化治疗血管通路的建立

人工肝血液净化支持治疗患者一般采用建立临时性血管通路,如直接穿刺动脉、静脉、静脉、静脉和穿刺中心静脉临时置管 3 种方法,依据患者的人工肝治疗模式、外周血管条件选择合适的方法建立血管通路。

一、中心静脉临时导管置管术

中心静脉导管是各种血液净化疗法的血管通路之一。主要有双腔和三腔导管,行人工肝血液净化治疗目前双腔导管最常用。导管置入的部位有颈内静脉、股静脉和锁骨下静脉。

1. 适应证 ①各种原因所致肝衰竭需要行人工肝血液净化支持治疗的患者;②急性药物或毒物中毒需要急诊进行血液净化治疗的患者;③其他原因需临时血液净化治疗。

2. 禁忌证 无绝对禁忌证,相对禁忌证为①广泛腔静脉系统血栓形成;②穿刺局部有感染;③凝血功能障碍;④患者不合作。

3. 术前评估 ①患者能否配合;②是否有可以供置管用的中心静脉:颈内静脉、股静脉及锁骨下静脉;③根据条件选择患者的体位和穿刺部位;④必要时可采用超声定位或超声引导穿刺;⑤操作可在手术室或治疗室内进行;⑥操作应由经过培训的专业医生完成。

4. 器材及药物 ①穿刺针;②导丝;③扩张器;④导管:分双腔、三腔导管两种,各种不同类型导管各有其优缺点,双(三)腔导管"无效腔"减少,再循环减少,导管相对较粗,穿刺难度增加,因此目前主要使用的是双腔导管,因为三腔导管感染机会增加,不推荐常规使用;⑤肝素帽;⑥注射器、缝皮针、缝线、小尖刀片、无菌纱布、透气敷料等;⑦2%利多卡因 5ml,肝素100mg 和生理盐水 200ml。

5. 操作方法 以常用的钢丝导引置入法(seldinger 技术)为例。①根据穿刺部位采取不同体位,如颈内静脉采用头低仰卧位(trendelenburg 体位);②穿刺部位皮肤消毒,铺无菌巾;③戴无菌手套;④0.5%～1%利多卡因局部浸润麻醉;⑤采用穿刺针或套管针静脉穿刺,穿入静脉后有静脉血液抽出;⑥固定穿刺针并插入导引钢丝,如用套管针者,先将套管针拔出,将套管留置在中心静脉内,沿套管插入导引钢丝,并拔出套管针,注意插入引导钢丝困难时,不可强行插入;⑦应用扩张器沿导引钢丝扩张组织,包括皮肤、皮下组织及中心静脉;⑧插入导管:取相应的导管,导管各腔内充满肝素生理盐水,沿导引钢丝插入中心静脉;⑨抽出导引钢丝;⑩分别检查导管各腔血流是否通畅;⑪用 0.2～0.4mg/ml 肝素生理盐水充满导管各腔,并盖好肝素帽;⑫将导管缝合固定到皮肤上;⑬局部行无菌包扎。

6. 拔管指征和方法

(1)导管拔除指征:①导管有严重感染,不能控制;②导管失去功能,如血流量低;③导管内有血栓形成并不能抽出;④导管周围出血不止,压迫也不能止血。

(2)导管拔出方法:①导管局部消毒;②术者戴无菌手套;③取无菌剪刀,将固定导管的缝合线剪开;④颈内静脉或锁骨下静脉置管拔管时,患者应取卧位;⑤拔除导管;⑥局部压迫止血15min;⑦局部包扎。

二、直接穿刺动、静脉建立血管通路

1. 适用范围 ①患者神志清晰,能主动配合操作;②外周静脉(头臂静脉、肘正中静脉或下肢静脉等)穿刺条件好,动脉(桡动脉、肱动脉或足背动脉等)搏动明显;③预计治疗次数不太多且单次治疗时间不太长的患者。

2. 优缺点 优点为①操作简单、安全,穿刺风险小;②治疗结束即拔除穿刺针,无须留置穿刺针,减少感染发生的风险;③适用于神志清晰、能主动配合且外周血管条件好的患者。缺点为①动脉穿刺难度大,且不易固定;②治疗期间患者穿刺部位不能活动,直到治疗结束拔除穿刺针。

3. 操作方法 ①准备 2～4 根血液透析用穿刺针,可选用稍小号的;②动脉一般选择桡动脉、足背动脉或肱动脉,静脉选择头臂静脉、肘正中静脉或下肢浅静脉;③体位:患者仰卧位,暴露穿刺部位即可,为减少穿刺时的疼痛,可提前 20min 局部应用盐酸利多卡因胶浆涂抹皮肤浸润麻醉;④穿刺成功后接机器缓慢调整血流量,并固定穿刺针。

4. 注意事项 ①因行人工肝血液净化治疗患者多存在凝血功能障碍,穿刺动静脉有可能出现局部瘀斑、血肿等情况,故术前应向患者及家属说明手术的必要性及可能出现的并发症等,征得同意并签字后方可进行;②因静脉穿刺较容易,故应先穿刺好静脉,后再穿刺动脉,以便穿刺成功后立即接人工肝治疗仪器缓慢引血治疗;③根据需要,可轮换选取不同位置的动静脉穿刺部位;④治疗结束后拔除动静脉穿刺针后,局部加压包扎,尤其是动脉至少加压包扎 20min,防止穿刺部位局部渗血、肿胀、瘀斑的发生。

5. 并发症 穿刺部位渗血、血肿、瘀斑等,局部血肿压迫处理即可,同一部位动脉穿刺次数多后有可能形成假性动脉瘤,故应避免同一部位反复多次穿刺。

三、经皮颈内静脉置管术

1. 适用范围 见中心静脉临时导管置管术,但有明显充血性心力衰竭、呼吸困难、颈部较大肿瘤者不选用经皮颈内静脉置管术。

2. 优缺点 优点为①颈部易于保护,不易感染,使用时间相对较长;②颈内静脉压力较低,容易压迫止血;③血栓形成和血管狭窄发生的机会少。缺点为①穿刺时对体位要求较高;②不够美观、影响头部活动。

3. 穿刺部位 因右颈内静脉与无名静脉和上腔静脉几乎成一直线,且右侧胸膜顶低于左侧,右侧无胸导管,故首选右颈内静脉插管。根据穿刺点的不同分前、中、后三种路径,以中路最为常用。

(1)前路法:①定位,胸锁乳突肌前缘向内推开颈总动脉,胸锁乳突肌前缘中点(即喉结/甲状软骨上缘水平)。触及颈总动脉,旁开 0.5～1.0cm。②进针,针干与皮肤冠状面成 30°～45°,针尖指向同侧乳头,胸锁乳突肌中段后面进入颈内静脉,此路径位置高,颈内静脉深,合并气胸机会少,但易误入颈总动脉。

(2)中路法:①定位,胸锁乳突肌三角(以胸锁乳突肌的锁骨头、胸骨头和锁骨形成的三角区)的顶端作为穿刺点,约距锁骨上缘 3～5cm。颈总动脉前外侧。②进针,锁骨内侧端上缘切迹作为骨性标志,颈内静脉正好经此而下行与锁骨下静脉汇合。穿刺时左拇指按压此切迹。在其上方 1～1.5cm 进针。针身与皮肤成 30°～45°,针尖略偏外。此路径颈内静脉较浅,穿刺成功概率大。

(3)后路法:①定位,胸锁乳突肌外侧缘中、下 1/3 交点作为进针点(锁骨上缘 3～5cm)。②进针:针干呈水平位,在胸锁乳突肌的深部,指向胸骨柄上窝。

4. 操作方法 ①器材准备:20～40mg/dl 肝素生理盐水冲洗穿刺针、扩皮器及双腔管;②体位:以右颈内静脉穿刺为例,患者去枕平卧,头转向左侧,肩背部垫一薄枕,取头低位 10°～15°;③穿刺点:选择中路法进针部位;④常规消毒:戴无菌手套,铺无菌洞巾,用 0.5%～1%

利多卡因做穿刺点局部麻醉;⑤用含一定量生理盐水注射器连接穿刺针,穿刺针与皮肤冠状面成 30°～45°,针尖指向同侧乳头,进针过程中边进边回抽。有突破感后如见暗红色回血,说明针尖已进入静脉内;⑥进针深度一般 1.5～3cm,肥胖者 2～4cm,置管长度男性 13～15cm,女性 12～14cm,小儿 5～8cm;⑦保持穿刺针固定,由导丝口送入导丝;⑧导丝进入 15～20cm 后拔出穿刺针,将导丝留在血管内;⑨沿导丝将扩皮器送入皮下扩皮,如皮肤或皮下组织较紧,可以小尖刀侧切小口;⑩拔出扩皮器,将已预冲肝素生理盐水的导管沿导丝插入颈内静脉,导管进入后即拔出导丝,关闭静脉夹;⑪分别回抽导管动静脉两端观察回血是否顺畅,再于两端分别注入肝素生理盐水 3～5ml,冲净残血,肝素帽封管;⑫用皮针与缝线将导管颈部的硅胶翼与皮肤缝合,固定导管,再以敷料覆盖包扎;⑬建议置管后行胸部 X 线片,了解导管位置。

5. 注意事项　①颈内静脉穿刺较股静脉穿刺并发症相对要多,术前应向患者及家属充分说明并签知情同意书;②如患者曾行同侧静脉插管,可能会存在颈内静脉狭窄或移位,可行血管超声定位;③颈内静脉穿刺对体位要求较高,正确的体位是穿刺成功的前提,但心力衰竭较重难以平卧的患者建议做股静脉置管;④穿刺针穿入血管后如见暗红色血液,说明进入静脉的可能大,如推注压力小,则静脉的可能性更大,但心力衰竭患者静脉压较高,而低氧血症患者动脉血颜色较暗需要注意鉴别;⑤当需要穿刺左侧颈内静脉时,因该侧颈内静脉与锁骨下静脉汇合成左头臂静脉后形成一定角度,注意扩皮器进入不要太深,以免损伤血管;⑥避免同一部位反复穿刺,可变换不同部位,以减少组织和血管的损伤;⑦如穿刺针误入动脉或难以确定是否静脉,则应拔出穿刺针充分压迫,一般穿入动脉需压迫 20min 左右,确认无出血后再继续穿刺,但建议改换其他部位。

6. 并发症及处理

(1)穿刺部位出血或血肿,局部压迫即可。

(2)误穿动脉:常见于颈动脉及锁骨下动脉,处理,立即拔出穿刺针,指压 20min,否则易发生血肿。

(3)气胸及血气胸:较锁骨下静脉穿刺少见,大多发生经锁骨下或锁骨下凹切迹穿刺患者。气胸及血气胸原因有患者不配合;胸廓畸形、胸膜有粘连;穿刺点过低。气胸及血气胸临床表现一般发生局限气胸,患者可无症状,自行闭合,呼吸困难,同侧呼吸音减低,胸部 X 线确诊;预防及处理防止穿刺点过低,避免扩皮器进入太深,发生后可按一般气胸处理。

(4)空气栓塞:少见,但可致命。临床表现为突发呼吸困难、缺氧。诊断为心尖部可闻及水轮样杂音;超声波检查有助于诊断;应与心律失常、大面积肺栓塞、急性心肌梗死和心脏压塞鉴别。处理,左侧头低位;经皮行右心房或右心室穿刺抽气;呼吸循环支持,高浓度吸氧。

(5)感染:远较股静脉导管感染率低,但长期留置可增加感染的机会。临床表现为出现不能解释的寒战、发热,尤其是透析过程中;局部压痛和炎症反应;白细胞数增高,血培养确诊。处理严格无菌操作;确诊后即应拔除导管,并做细菌培养,应用抗生素治疗。

(6)心律失常:原因为导丝插入过深或导管过长。临床表现为多为窦性心动过速或心房颤动,且为一过性;存在严重心脏疾病的患者,有时可引起致命的室性心律失常。预防:对于有严重心脏疾病的患者,应避免颈内静脉或锁骨下静脉插管;操作可在心电监护下进行。

(7)窒息:原因为穿刺过程中损伤颈内静脉后压迫不准确,或者误刺动脉后继续操作造成大出血压迫气管。临床表现为皮下血肿进行性或急骤增大,短时间内压迫气管,造成窒息甚至死亡。处理,对持续性增大的血肿切开皮肤减压并压迫或缝合出血点,如患者已出现严重的窒息症状,应及时做气管插管,必要时立即行气管切开。避免当日透析,如确实需要,应采用无肝素透析。

(8)导丝断裂或导丝留在血管内:原因为操作不当,或患者配合不当。处理为请血管介入科或血管外科协助解决。

四、经皮股静脉置管术

1. 适用范围 ①操作较容易,所以适合新开展经皮中心静脉置管技术的单位或术者;②卧床及全身情况较差者;③锁骨下静脉、上腔静脉血栓形成或颈内、锁骨下静脉插管有困难者;④无须长期留置导管或即插即用者;⑤插管后需紧急血液净化治疗者。

2. 优缺点 优点为①操作简单、安全;②适用于需紧急抢救、神志不清、不能主动配合及不能搬动的患者。缺点为①邻近外阴、肛门,易污染,感染率较高,保留时间短;②易误穿入股动脉;③导管易折,且不易固定;④下肢体活动相对受限。

3. 操作方法 ①双腔管,导管长度19~20cm;②腹股沟穿刺处常规备皮;③体位,患者仰卧位,屈膝、大腿外旋外展45°,特殊患者如心力衰竭,不能平卧可采用半坐位,而完全坐位或前倾位则不宜行股静脉置管;④穿刺点选择腹股沟韧带下2~3cm,股动脉内侧0.5~1cm处;⑤其余操作步骤同颈内静脉穿刺操作方法。

4. 注意事项 ①股静脉穿刺为有创性的治疗措施,术前应向患者及家属说明手术的必要性及可能出现的并发症等,征得同意并签字后方可进行;②如患者血管条件差,术前触摸不到股动脉,应做血管超声检查,如有条件可在超声引导下操作;③预冲导管时应注意避免混入气泡;④如定位欠清晰或术者不熟练,穿刺前可予5ml注射器探查血管;⑤穿刺针穿入血管后如见暗红色血液,说明进入静脉的可能性大,如再推注压力小,则静脉的可能性更大;⑥如穿刺针误入动脉或难以确定是否静脉,则应拔出穿刺针充分压迫;⑦导丝进入过程中如遇阻力切勿强行推进,转动方向后再进。如仍有阻力,则需退出穿刺针和导丝,重新选择穿刺部位;⑧扩皮器扩皮时动作应轻柔,避免将导丝压折;⑨插导管前注意留在体外的导丝长度应长于导管,沿导丝插管时应及时打开静脉夹使导丝露出;⑩需要较长的导管,一般股静脉临时导管的长度至少应在19cm;⑪由于股静脉影响患者活动,易感染,不宜长时间使用。

5. 并发症 穿刺部位出血或血肿(包括腹膜后),局部血肿压迫处理即可,腹膜后大血肿需要外科处理。其余同颈内静脉置管术。

五、经皮锁骨下静脉置管术

由于该方法合并症严重,一般不推荐应用。

1. 优缺点 ①优点为不易感染,可保持较长时间;活动不受限,易于固定,不外露,患者耐受性好;血流量较高。②缺点为穿刺技术难度较高;并发症严重。

2. 操作方法 分锁骨下径路和锁骨上径路两种。

(1)锁骨下径路:①体位,上肢垂于体侧并略外展,头低足高15°,肩后垫小枕(背曲),使锁肋间隙张开,头转向对侧;②穿刺点定位于锁骨中、外1/3交界处,锁骨下1.0cm;③皮肤消毒:按胸部手术要求消毒皮肤上至发际,下及全胸与上臂,铺洞巾;④穿刺:先用0.5%~1%利多卡因做穿刺点局部麻醉,右手持连接注射器之穿刺针,保持针尖向内偏向头端直指锁骨胸骨端的后上缘进针,针干与皮肤表面成25°~30°,进针3~5cm。余步骤同前所述。

（2）锁骨上径路：①体位，肩部垫小枕、头转向对侧、暴露锁骨上窝；②穿刺点定位于胸锁乳头肌锁骨头外侧缘，锁骨上约 1.0cm；③穿刺，针干与锁骨或矢状切面成 45°，在冠状面针干呈水平或略前偏 15°，朝向胸锁关节进针 1.5～2.0cm。余同前。

3. 注意事项　①尽量保持穿刺针与胸壁呈水平位，贴近锁骨后缘；②锁骨下静脉走行弯曲，扩张器扩皮时进入血管不宜过深，一般以 2～4cm 为宜，以免损伤血管；③锁骨下静脉与颈内静脉成角较大，甚至接近直线，因而导丝容易进入头部颈内静脉，此时患者可能感觉到同侧颈部或耳部不适，此种情况下应退出导丝 5～10cm，再轻柔地重新插入；④如有条件，可用超声引导插管，以增加成功率，减少并发症。

4. 并发症及处理　①血气胸，是锁骨下静脉穿刺较常见的并发症，发生率与术者的技术熟练程度有关。预防及处理：穿刺时尽量避免刺破胸膜，一旦出现该并发症应立即拔出导管，对严重病例应行胸腔引流。②上腔静脉或右心房穿孔、纵隔出血、心脏压塞，主要与解剖变异、导管质地较硬、不光滑、扩张器进入过深有关。③心律失常，见颈内静脉插管。④胸导管损伤，胸导管汇入左锁骨下静脉与颈内静脉连接处，在左锁骨下静脉插管时偶可引起乳糜胸或淋巴瘘，有时可见乳状液体从穿刺部位漏出。⑤锁骨下静脉狭窄，属于远期并发症，发生率高且临床意义大，发生原因有锁骨下静脉内膜增生肥厚和（或）血栓形成所致；临床表现为轻度狭窄者一般不引起症状，但如在该侧上肢建立动静脉内瘘后，由于静脉回流量增加，可出现上肢不同程度的水肿，而程度较重的锁骨下静脉狭窄患者中，可直接引起上肢水肿；处理，可将内瘘结扎或在狭窄的静脉处应用球囊扩张或放入支架治疗。

（邢汉前　赵　鸿）

参 考 文 献

陈香美.2010.血液净化标准操作规程.北京：人民军医出版社，26-43.

梅长林，叶朝阳.2010.血液透析血管通路技术与临床应用［M］.上海：复旦大学出版社，22-40.

王玉柱.2008.血液净化通路.北京：人民军医出版社.78-81.

许家璋，段钟平.2005.实用人工肝及血液净化操作手册.北京：中国医药科技出版社，290-305.

郁正亚，谭正力.2012.透析用血管通路手册.北京：人民卫生出版社，46-47,95-112.

第四节　人工肝血液净化的抗凝治疗

人工肝血液净化治疗的抗凝治疗是指在评估患者凝血状态的基础上，个体化选择合适的抗凝血药和剂量，定期监测、评估和调整，以维持血液在人工肝治疗仪器管路和血浆分离器中的流动状态，保证血液净化的顺利实施，避免体外循环凝血而引起的血液丢失，预防因体外循环引起血液凝血活化所诱发的血栓栓塞性疾病，防止体外循环过程中血液活化所诱发的炎症反应，提高血液净化的生物相容性，保障血液净化的有效性和安全性。

一、评估人工肝血液净化治疗前患者的凝血状态

1. 评估患者出血性疾病发生的风险　①有无血友病等遗传性出血性疾病；②是否长期使用华法林等抗凝血药物或抗血小板药物；③既往存在消化道溃疡、肝硬化、痔等潜在出血风险

的疾病;④严重创伤或外科手术后 24h 内。

2. 评估患者临床上血栓栓塞性疾病发生的风险　①患有糖尿病、系统性红斑狼疮、系统性血管炎等伴有血管内皮细胞损伤的基础疾病;②既往存在静脉血栓、脑血栓、动脉栓塞、心肌梗死等血栓栓塞性疾病;③有效循坏血容量不足,低血压;④长期卧床;⑤先天性抗凝血酶Ⅲ缺乏或合并大量蛋白尿导致抗凝血酶Ⅲ从尿中丢失过多;⑥合并严重的创伤、外科手术、急性感染。

3. 凝血指标的检测与评估

(1)外源性凝血系统状态的评估:选择性检测 PT,PTA 或 INR。PT,PTA 和 INR 延长提示外源性凝血系统的凝血因子存在数量或质量的异常,或血中存在抗凝物质;PT,PTA 和 INR 缩短提示外源性凝血系统活化,易于凝血、发生血栓栓塞性疾病。

(2)内源性凝血系统状态的评估:选择性检测部分凝血活酶时间(APTT)、凝血时间(CT)或活化凝血时间(ACT)。APTT,CT 和 ACT 延长提示内源性凝血系统的凝血因子存在数量或质量的异常,或血中存在抗凝物质;APTT,CT 和 ACT 缩短提示内源性凝血系统活化,血液高凝状态。

(3)凝血共同途径状态的评估:如果患者上述各项指标均延长,则提示患者的凝血共同途径异常或血中存在抗凝物质。此时应检测纤维蛋白原(FIB)和凝血酶时间(TT),如果 FIB 水平正常,则提示血中存在抗凝物质或 FIB 功能异常。

(4)血液高凝状态:外源性凝血系统、内源性凝血系统和共同途径的各项凝血指标均缩短,则提示患者存在血液高凝状态,易于发生血栓栓塞性疾病。

(5)血小板活性状态的评估:检测全血血小板计数和出血时间(BT)初步评估血小板功能状态;如果血小板数量减少伴出血时间延长提示患者止血功能异常,易于出血;如果血小板数量增多伴出血时间缩短提示血小板易于发生黏附、集聚和释放反应,易于产生血小板性血栓。对于单位时间内血小板数量进行性降低的患者,推荐检测血浆血小板膜糖蛋白-140 或血中GMP-140 阳性血小板数量,以便明确是否存在血小板活化。不能检测上述两项指标时,如果患者伴有血浆 D-双聚体水平升高,也提示血小板活化。

二、抗凝血药的使用禁忌

1. 肝素或低分子肝素禁忌征　①患者既往存在肝素或低分子肝素过敏史;②患者既往曾诊断过肝素诱发的血小板减少症(HIT);③合并明显出血性疾病;④有条件的单位推荐检测患者血浆抗凝血酶Ⅲ活性,对于血浆抗凝血酶Ⅲ活性<50%的患者,不宜直接选择肝素或低分子肝素;应适当补充抗凝血酶Ⅲ制剂或新鲜血浆,使患者血浆抗凝血酶Ⅲ活性≥50%后,再使用肝素或低分子肝素。

2. 柠檬酸钠禁忌证　①严重肝功能障碍;②低氧血症[动脉氧分压<9kPa(60mmHg)]和(或)组织灌注不足;③代谢性碱中毒、高钠血症。

3. 阿加曲班禁忌证　合并明显肝功能障碍不宜选择阿加曲班。

4. 抗血小板药物禁忌证　存在血小板生成障碍或功能障碍的患者,不宜使用抗血小板药物;而血小板进行性减少、伴血小板活化或凝血功能亢进的患者,则应加强抗血小板治疗。

三、抗凝血药的合理选择

1. 对于临床上没有出血性疾病的发生和风险；没有显著的脂代谢和骨代谢的异常；血浆抗凝血酶Ⅲ活性在50%以上；血小板计数、血浆部分凝血活酶时间、PT、INR、D-双聚体正常或升高的患者，推荐选择普通肝素作为抗凝血药物。

2. 对于临床上没有活动性出血性疾病，血浆抗凝血酶Ⅲ活性在50%以上，血小板数量基本正常；但脂代谢和骨代谢的异常程度较重，或血浆部分凝血活酶时间、PT和INR轻度延长具有潜在出血风险的患者，推荐选择低分子肝素作为抗凝血药物。

3. 对于临床上存在明确的活动性出血性疾病或明显的出血倾向，或血浆部分凝血活酶时间、PT和INR明显延长的患者，推荐选择阿加曲班、柠檬酸钠作为抗凝血药物，或采用无抗凝血药的方式实施血液净化治疗。

4. 对于以糖尿病肾病、高血压性肾损害等疾病为原发疾病，临床上心血管事件发生风险较大，而血小板数量正常或升高、血小板功能正常或亢进的患者，推荐每日给予抗血小板药物作为基础抗凝治疗。

5. 对于长期卧床具有血栓栓塞性疾病发生的风险，INR较低、血浆D-双聚体水平升高，血浆抗凝血酶Ⅲ活性在50%以上，推荐每日给予低分子肝素作为基础抗凝治疗。

6. 合并肝素诱发的血小板减少症，或先天性、后天性抗凝血酶Ⅲ活性在50%以下的患者，推荐选择阿加曲班或柠檬酸钠作为抗凝血药物。此时不宜选择普通肝素或低分子肝素作为抗凝血药。

四、抗凝血药剂量的选择

1. 普通肝素

(1)血液透析、血液滤过或血液透析滤过：一般首剂量0.1～0.4mg/kg，追加剂量5～10mg/h，间歇性静脉注射或持续性静脉输注（常用）；血液透析结束前30～60min停止追加。应依据患者的凝血状态个体化调整剂量。

(2)血液灌流、血浆吸附或血浆置换：一般首剂量0.1～0.4mg/kg，追加剂量2.5～10mg/h，间歇性静脉注射或持续性静脉输注（常用）；预期结束前30min停止追加。实施前给予40mg/L的肝素生理盐水预冲，保留20min后，再给予生理盐水500ml冲洗，有助于增强抗凝效果。肝素剂量应依据患者的凝血状态个体化调整。

(3)连续性肾替代治疗（CRRT）：采用前稀释的患者，一般首剂量1～4mg，追加剂量1～4mg/h，静脉注射或持续性静脉输注（常用）；采用后稀释的患者，一般首剂量10～20mg，追加剂量2～8mg/h，静脉注射或持续性静脉输注（常用）；治疗结束前30～60min停止追加。抗凝血药物的剂量依据患者的凝血状态个体化调整；治疗时间越长，给予的追加剂量应逐渐减少。

2. 低分子肝素　一般给予10～80U/kg静脉注射。血液透析、血液灌流、血浆吸附或血浆置换的患者无须追加剂量；CRRT患者可每4～6小时给予20～40U/kg静脉注射，治疗时间越长，给予的追加剂量应逐渐减少。有条件的单位应监测血浆抗凝血因子Xa活性，根据测定结果调整剂量。

3. 柠檬酸钠　用于血液透析、血液滤过、血液透析滤过或CRRT患者。柠檬酸浓度为4%～46.7%，以临床常用的一般给予4%柠檬酸钠为例，4%柠檬酸钠180ml/h滤器前持续注入,控制滤器后的游离钙离子浓度 0.25～0.35mmol/L;在静脉端给予 0.056mmol/L 氯化钙生理盐水(10％氯化钙 80ml 加入到 1000ml 生理盐水中)40ml/h,控制患者体内游离钙离子浓度 1.0～1.35mmol/L;直至血液净化治疗结束。也可采用柠檬酸置换液实施。重要的是,临床应用局部柠檬酸抗凝时,需要考虑患者实际血流量、并应依据游离钙离子的检测相应调整柠檬酸钠(或柠檬酸置换液)和氯化钙生理盐水的输入速度。

4. 阿加曲班　血液透析、血液滤过、血液透析滤过或 CRRT 患者,一般首剂量 50～200μg/kg,追加剂量 1～2μg/(kg·min),或 1～2μg/(kg·min)持续滤器前输注;CRRT 患者给予 1～2μg/(kg·min)持续滤器前输注;血液净化治疗结束前 20～30min 停止追加。应依据患者血浆部分活化凝血酶原时间的监测来调整剂量。

5. 无抗凝血药　血液透析、血液滤过、血浆置换、胆红素吸附、血液透析滤过或 CRRT 患者,血液净化治疗实施前给予 4mg/dl 的肝素生理盐水预冲、保留 20min 后,再给予生理盐水 500ml 冲洗;血液净化治疗过程每 30～60 分钟,给予 100～200ml 生理盐水冲洗管路和滤器。

五、抗凝治疗的监测

由于血液净化患者的年龄、性别、生活方式、原发疾病及合并症的不同,患者间血液凝血状态差异较大;因此为确定个体化的抗凝治疗方案,应实施凝血状态监测。

1. 血液净化前和结束后凝血状态的监测　血液净化前凝血状态的监测主要是为了评估患者基础凝血状态,指导血液净化过程中抗凝血药的种类和剂量选择;血液净化结束后凝血状态的监测主要是了解患者血液净化结束后体内凝血状态是否恢复正常及是否具有出血倾向。因此,血液净化前和结束后凝血状态的评估是全身凝血状态的监测。从血液净化管路动脉端采集的样本,由于血液刚刚从体内流出,因此各项凝血指标的检测可反映患者的全身凝血状态。

2. 血液净化过程中凝血状态的监测　主要是为了评估患者血液净化过程中体外循环是否达到充分抗凝、患者体内凝血状态受到抗凝血药影响的程度及是否易于出血,因此,不仅要监测体外循环管路中的凝血状态,而且还要监测患者全身的凝血状态。从血液净化管路静脉端采集的样本,由于血液刚刚流过体外循环管路,因此各项凝血指标的检测可反映体外循环的凝血状态。血液净化过程中凝血状态的监测,需要同时采集血液净化管路动、静脉端血样进行凝血指标的检测,两者结合才能全面地判断血液净化过程中的凝血状态。

3. 不同抗凝血药的检测指标

(1)以肝素作为抗凝血药时,推荐采用活化凝血时间(ACT)进行监测;也可采用部分凝血活酶时间(APTT)进行监测。理想的状态应为血液净化过程中,从血液净化管路静脉端采集的样本的 ACT/APTT 维持于治疗前的 1.5～2.5 倍,治疗结束后从血液净化管路动脉端采集的样本 ACT/APTT 基本恢复治疗前水平。

(2)以低分子肝素作为抗凝血药时,可采用抗凝血因子 Ⅹa 活性进行监测。建议无出血倾向的患者抗凝血因子 Ⅹa 活性维持在 500～1000 U/L,伴有出血倾向的血液净化治疗患者维持在 200～400 U/L。但抗凝血因子 Ⅹa 活性不能即时检测,临床指导作用有限。

(3)以柠檬酸钠作为抗凝血药时,应监测滤器后和患者体内游离钙离子浓度;也可监测 ACT 或 APTT,从血液净化管路静脉端采集的样本的 ACT 或 APTT 维持于治疗前的 1.5～2.5 倍,而治疗过程中和结束后从血液净化管路动脉端采集的样本 ACT 或 APTT 应与治疗前无明显变化。

（4）以阿加曲班作为抗凝血药时，可采用 APTT 进行监测。从血液净化管路静脉端采集的样本的 APTT 维持于治疗前的 1.5～2.5 倍，而治疗过程中和结束后从血液净化管路动脉端采集的样本 APTT 应与治疗前无明显变化。

4. 监测时机　①对于第一次进行人工肝血液净化治疗的患者，推荐进行血液净化治疗前、治疗过程中和结束后的全面凝血状态监测，以确立合适的抗凝血药种类和剂量；②对于某个患者来说，每次人工肝血液净化过程的凝血状态差别不大，因此一旦确定患者的抗凝血药物种类和剂量，则无须每次血液净化过程都监测凝血状态，仅需要定期评估。

六、抗凝治疗的并发症与处理

1. 抗凝不足引起的并发症主要包括　①人工肝血液净化管路和相应滤器凝血；②透析过程中或结束后发生血栓栓塞性疾病。

（1）常见原因：①因患者存在出血倾向而没有应用抗凝血药；②人工肝血液净化治疗过程中抗凝血药剂量不足；③患者先天性或因大量蛋白尿引起的抗凝血酶Ⅲ不足或缺乏，而选择普通肝素或低分子肝素作为抗凝血药物。

（2）预防与处理：①对于合并出血或出血高危风险的患者，有条件的单位应尽可能选择柠檬酸钠或阿加曲班作为抗凝血药物；采用无抗凝血药时应加强滤器和管路的监测，加强生理盐水的冲洗；②应在血液净化实施前对患者的凝血状态充分评估，并监测血液净化治疗过程中的凝血状态变化的基础上，确立个体化的抗凝治疗方案；③有条件的单位应在血液净化治疗前检测患者血浆抗凝血酶Ⅲ的活性，以明确是否适用肝素或低分子肝素；④发生管路和滤器凝血后应及时更换，出现血栓栓塞性并发症的患者应给予适当的抗凝、促纤溶治疗。

2. 出血

（1）常见原因：①抗凝血药剂量使用过大；②合并出血性疾病。

（2）预防与处理：①血液净化实施前应评估患者的出血风险；②在对患者行人工肝血液净化治疗前和过程中凝血状态检测和评估基础上，确立个体化抗凝治疗方案；③对于发生出血的患者，应重新评估患者的凝血状态，停止或减少抗凝血药物剂量，重新选择抗凝血药物及其剂量；④针对不同出血的病因给予相应处理，并针对不同的抗凝血药给予相应的拮抗药治疗。肝素或低分子肝素过量可给予适量的鱼精蛋白；柠檬酸钠过量补充钙制剂；阿加曲班过量可短暂观察，严重过量可给予凝血酶原制剂或血浆。

3. 抗凝血药本身的药物不良反应

（1）肝素诱发的血小板减少症（HIT）：①病因机体产生抗肝素-血小板 4 因子复合物抗体所致；②诊断：应用肝素类制剂治疗后 5～10d 血小板下降 50% 以上或降至 10 万/μl 以下，合并血栓、栓塞性疾病（深静脉最常见）及 HIT 抗体阳性可以临床诊断 HIT，停用肝素 5～7d 后，血小板数可恢复至正常则更支持诊断；③治疗：停用肝素类制剂，并给予抗血小板、抗凝或促纤溶治疗，预防血栓形成；发生 HIT 后，一般禁止再使用肝素类制剂。在 HIT 发生后 100d 内，再次应用肝素或低分子肝素可诱发伴有全身过敏反应的急发性 HIT。

（2）高脂血症、骨质脱钙：①病因：长期使用肝素或低分子肝素所致。与肝素相比，低分子肝素较少发生。②预防与处理：在保障充分抗凝的基础上，尽可能减少肝素或低分子肝素剂量；对存在明显高脂血症和骨代谢异常的患者，优先选择低分子肝素；给予调脂药物、活性维生素 D 和钙剂治疗。

(3)低钙血症、高钠血症和代谢性碱中毒：①病因为柠檬酸钠使用剂量过大或使用时间过长，或患者存在电解质和酸碱失衡；②预防与处理：采用无钙、无碱、无钠的置换液，治疗过程中密切监测游离钙离子浓度、调整柠檬酸钠输入速度和剂量；发生后应改变抗凝方式，并调整透析液和置换液的成分，给予积极纠正。

（邢汉前　王开利）

参 考 文 献

边双双,张萍,张存海,等.2010.无肝素抗凝的连续性血液净化疗法对脓毒症患者凝血功能的影响[J].浙江医学,32(12):1793-1803.

陈香美.2010.血液净化标准操作规程.北京:人民军医出版社,43-56.

陈香美.2014.肾脏病学高级教程.北京:人民军医出版社,353-376.

孙雪峰,苏金环.2009.持续肾脏替代治疗处方的设定和抗凝策略.中国实用内科杂志,29(8):700-702.

吴暻奕,毛恩强,汤耀卿.2011.危重病血液净化抗凝的研究进展.国际移植与血液净化杂志,9(2):17-21.

吴燕平,李月红.2009.出血倾向患者血液透析抗凝方法选择研究进展.吉林医学,30(19):2381-2382.

许家璋,段钟.2005.实用人工肝及血液净化操作手册.北京:中国医药科技出版社,306-317.

Lin W,Cook D J,Crowther M A.2004.Safety and efficacy of low molecular weight heparins for hemodialysis in patients with end-stage renal failure:A meta-analysis of randomized trials.J Am Soc Nephrol,15(12):3192.

Nutescu E A,Shapiro N L,Chevalier A.2008.New anticoagulant agents:directthrombin inhibitors.Diol Clin,26:169-187.

Tolwani A J, Wille K M. 2009. Anticoagulation for continuous renal replacement therapy. SEMIN dial,22(2):141.

第五节　血液/血浆透析滤过

一、定义及概述

血浆透析滤过(plasma diafiltration,PDF)是将选择性血浆置换(PE)与持续缓慢血液透析滤过(CHDF)结合在一起的人工肝支持治疗模式,CHDF 能弥补 PE 的不足,虽然治疗时间较普通人工肝血浆置换时间长,但它可以减少血浆用量,同时能连续清除机体多余的水分及小分子的水溶性毒素,纠正电解质酸碱平衡紊乱,维持机体内环境的稳定和血流动力学稳定,可清除高中低分子量的毒素,防止发生失衡综合征,能安全有效地治疗肝衰竭。

血浆透析滤过是在选择性血浆置换基础上发展起来的,可只用一台治疗仪和一只选择性血浆分离器进行治疗,连续治疗 6～8h,可选择性去除与血浆蛋白结合的分子病理成分及中小分子水溶性毒素滤出(如内毒素、胆红素、免疫复合物等),同时膜外侧透析液透过此膜通过溶质弥散除去小分子毒素,再补充含有多种蛋白及纤维蛋白原的正常血浆和平衡内环境的置换液,同时进行选择性血浆置换及持续血液透析滤过的作用。其基本过程是将患者血液经血泵引出,经过血浆分离器,分离血浆和细胞成分,去除致病血浆或选择性地去除血浆中的某些致病因子,然后将细胞成分、净化后血浆及所需补充的新鲜血浆及置换液输回体内,同时调整水电解质酸碱平衡紊乱,防止治疗后水钠潴留的发生。

二、血滤器的选择

1. 选择性血浆分离器滤膜满足条件。允许含高胆红素、内毒素、结合毒素的小分子蛋白等血浆的部分成分,以及中、小分子的水溶性毒素滤出,同时膜外侧的透析液透过此膜与血液中的物质通过溶质弥散除去小分子毒素,如 Evacure-2A、Evacure-4A、Evacure-40W。

2. 可根据患者体表面积选择滤器的膜面积。

三、治疗前患者评估

1. 治疗前对患者进行系统检查及评估,以决定治疗模式及血管通路方式。

2. 评估治疗前患者的凝血状态。①出血性疾病发生的风险;②血栓性疾病发生的风险;③凝血指标的监测及评估,如 PT、PTA 或 INR、是否存在血液高凝状态、监测全血血小板计数和出血时间(BT)初步评估血小板活性状态。

3. 评估抗凝血药物的选择。①临床上没有出血性疾病发生的风险,没有严重脂代谢和骨代谢异常,血浆抗凝血酶活性在 50% 以上,血小板计数、PT 正常,可考虑选择普通肝素抗凝。②存在明显出血倾向、血小板计数偏低,脂代谢及骨代谢明显异常,PT 及 INR 延长具有潜在出血风险者可选用低分子肝素抗凝。③对于存在明显出血倾向或有出血性疾病、PT 及 INR明显延长患者,可选择柠檬酸钠抗凝或采用无肝素抗凝。④对于有血液高凝或血栓栓塞性疾病发生的患者,可每日给予抗血小板药物作为基础抗凝治疗。

4. 在全面评估基础上,制订患者治疗方案。

四、治疗方式选择及置换液配制

(一)治疗方式

1. 前稀释置换法　优点是血流阻力小,滤过率稳定,残余血量少和不易形成滤过膜上的蛋白覆盖层。缺点是清除率低,所需置换液量较大。建议前稀释法置换量不低于 40~50 L。患者需做无肝素治疗时,建议选择本方式。

2. 后稀释置换法　置换液用量较前稀释法少,清除效率较前稀释置换法高;但高凝状态的患者容易导致滤器凝血。后稀释法置换量为 20~30L。一般患者均可选择本置换法,但有高凝倾向的患者不宜选择本方式。

3. 混合稀释法　清除效率较高,滤器不易堵塞,对于血细胞比容高者较实用。置换量可参考前稀释法。

(二)置换液配制

根据患者治疗前即刻查的电解质、血糖及酸碱平衡情况制订个体化置换液配方。

1. 常用置换液　①新鲜冷冻血浆,几乎含有血浆中的全部蛋白成分和凝血因子,一般用量 2000~2600ml;②人血白蛋白过敏反应少,缺点不含凝血因子;③血浆代用品具有一定的胶体渗透压,能短时有效地扩张和维持血容量;一般一次用量 500ml;④晶体液用于补充血浆中各种电解质的丢失。

2. 目前我院置换液　①新鲜冷冻血浆 2000~2600ml;②血浆代用品(琥珀酰明胶或羟乙基淀粉 130/0.4 氯化钠注射液)500ml;③晶体置换液 24~32L,其配方:15% 氯化钾注射液

8ml,25％硫酸镁注射液 3.2ml,5％葡萄糖注射液 250ml,灭菌注射用水 750ml,5％碳酸氢钠注射液 250ml,0.9％氯化钠注射液 3000ml,5％氯化钙注射液 18ml。

五、适应证及禁忌证

1. 适应证

(1)各种原因导致的肝功不全、肝衰竭合并 HRS,重型肝炎,肝衰竭晚期患者常出现严重的水、电解质平衡紊乱,大量含氮代谢产物和炎性介质滞留于体内,血浆透析滤过通过稳定血容量,平衡水、电解质,清除中小分子毒性物质,可改善内环境,有利于肝肾功能恢复。急性肾衰竭是肝衰竭患者常见的死亡原因之一,50％为功能性肾衰竭,肝衰竭改善后肾功能可完全恢复,PDF 可缓解尿毒症,防止严重的并发症,而且可为治疗并发症争取时间。

(2)肝衰竭伴肝性脑病:PDF 治疗能提高动脉血氧分压和心排血量,增加中枢神经血氧供应,清除血氨等含氮代谢产物,促进脑病恢复。

(3)各种原因所致高胆红素血症及其他严重的代谢紊乱,PDF 可有效地清除低分子和中分子物质,可清除大量的血氨,同时将置换液中各种小分子营养物质如葡萄糖、电解质等吸收,以达到补充营养物质并有效改善上述代谢紊乱。

(4)肝移植围术期的治疗:患者虽然处于肝衰竭晚期,但 PDF 可作为暂时改善机体状态的措施,如改善凝血功能,调整水、电解质及酸碱平衡紊乱,为肝移植手术争取时间或改善术前条件,移植后的无功能期和其他并发症(如黄疸、排斥反应)也可酌情配合治疗。

(5)急性中毒性肝病:PDF 能清除急性中毒患者血液中的有毒物质和由中毒引起的代谢产物的异常滞留。

(6)全身炎症反应综合征:重型肝炎肝衰竭患者体内单核-巨噬细胞系统被激活,诱生、释放 TNF-α 及白细胞介素、前列腺素等多种炎症介质,引起广泛的炎症反应,PDF 效果优于单纯血液滤过。

(7)肾衰竭:如抗肾小球基膜抗体介导的肾炎、免疫复合物介导的急进性肾炎;狼疮性肾炎、肾病综合征及其他原发性肾小球肾炎。

(8)风湿免疫性疾病:系统性红斑狼疮(尤其是狼疮性脑病)、难治性类风湿关节炎、系统性硬化症、抗磷脂抗体综合征等。

(9)免疫性神经系统疾病:重症肌无力、急性炎症性脱髓鞘性多发性神经病(Guillain-Barrè syndrome)、Lambert-Eaton 肌无力综合征、多发性硬化病、慢性炎性脱髓鞘性多发性神经病等。

(10)自身免疫性皮肤疾病:大疱性皮肤病、天疱疮、类天疱疮、中毒性表皮坏死松解症、坏疽性脓皮病等。

(11)代谢性疾病:纯合子或半纯合子型家族性高胆固醇血症等。

(12)药物中毒:药物过量(如洋地黄中毒等)、与蛋白结合率高的毒物中毒。

(13)其他:浸润性突眼等自身免疫性甲状腺疾病、重度感染和多脏器衰竭等。

2. 禁忌证 无绝对禁忌证,相对禁忌证包括以下几点。

(1)对血浆、人血白蛋白、肝素等有严重过敏史。

(2)药物难以纠正的全身循环衰竭。

(3)非稳定期的心、脑梗死。

（4）颅内出血或重度脑水肿伴有脑疝。

（5）存在精神障碍而不能很好配合治疗者。

（6）临床医生认为不适宜 PDF 治疗的情况或不能耐受治疗者。

六、操作程序及监测

（一）物品准备

血浆透析滤过器、血浆透析滤过管路、安全导管（补液装置）、无菌治疗巾、生理盐水、一次性冲洗管、消毒物品、一次性手套、置换液、血液净化治疗仪等。

（二）开机自检

1. 检查透析机电源线连接是否正常。

2. 打开机器电源总开关。

3. 按照要求进行机器自检。

（三）血浆透析滤过器和管路的安装

1. 检查血液透析滤过器及管路有无破损，外包装是否完好。

2. 查看有效日期、型号。

3. 按照无菌原则进行操作。

4. 安装管路顺序按照体外循环的血流方向依次安装。

5. 置换液连接管安装按照置换液流向顺序安装。

（四）具体操作流程

1. 依次打开断路器、电源开关。

2. 选择 Washing,CHDF 后确认。

3. 依图示安装管道并确认。注意：①夹闭肝素注入管；②夹紧输液管及返血管；③引血管口避免污染。

4. 检查管道安装无误后按 Start。

5. 将生理盐水挂于液架上，将紧急输液管填充后夹紧并确认。

6. 将返血管及补液管透析液管连接于同一生理盐水并将凝气阀充满生理盐水，将返血管的凝气阀固定于感应器的下方后打开夹子。注意：①用钳子叩击返血腔体及血浆分离器；②倒转气枕使气枕充满液体。

7. 生理盐水断液后更换生理盐水，然后确认。注意：①凝气阀下方勿再进入空气。②最后 1000ml 为肝素化生理盐水。

8. 清洗结束：夹闭 PV3 近后部；夹闭引血针连接部并挂于液体架上；夹紧返血回路的液动夹及夹闭返血针连接部；正确放置气枕。注意：如需移动装置，关闭电源，拔下电源插座，移动后打开电源，然后确认，选择临床、CHDF 后确认。

9. 打开控制合门，设定温度、目标血浆量、PA,PV,TMP 值后关上控制合门；设定血液泵及二次泵、三次泵、肝素泵及除水泵的流速。

10. 按下临床键。

11. 将补液透析液挂于补液重量计上，二次泵上的补液针连接上透析液，三次泵上的补液针连接上血浆并安装于补液感应器上，凝气阀处于感应器的下方，将废液容器挂于下面的重量计上并将废液管放入容器内，然后确认。

12. 安装肝素注射器并与肝素注入管连接,松开肝素注入管上的钳子,做肝素首次注射,设定肝素流速。

13. 将引血针及返血针连接于患者深静脉置管,松开钳子及置管处夹子,然后按开始键。注意:①先松开引血针再松开返血针;②避免进入空气;③在用药及血浆泵开启前从动脉端留取血标本。

14. 调节入口腔体及返血腔体的液面。注意:操作过程中须随时调节。

15. 补液或透析液断液时更换补液后按自动键。

16. 目标血浆量达到后按回收键。注意:①如继续进行可调整目标血浆量;②血浆泵关闭前数分钟于动脉端留取血标本。

17. 夹闭引血针接口两端,将引血针拔出并连接于生理盐水 150ml 后松开钳子。

18. 将补液管从补液容器上卸去。

19. 按下开始键。注意:①按血球成分、血浆成分依次回收;②进入 150ml 生理盐水后拔下引血针;③观察返血腔体下部,如有空气通过而血泵不停,则按停止键;④如需回收残余血浆,按开始键和停止键控制。

20. 按护理常规用肝素封插管的动脉管。

21. 结束回收时夹闭返血针两端,按结束键。

22. 拔出返血针后确认,按护理常规用肝素封插管的静脉管。

23. 废弃物的清理。

24. 依次关闭电源、断路器,拔下插座。

(五)治疗过程中的监护

1. 检查管路是否紧密、牢固连接,管路上各夹子松开,回路各开口关/开到位。

2. 机器是否处于正常状态:绿灯亮,显示屏开始显示治疗量。

3. 核对患者治疗参数设定是否正确。准确执行医嘱。

4. 专人床旁监测,观察患者状态及管路凝血情况,记录各项生命征监测参数,每小时记录一次治疗参数及治疗量,核实是否与医嘱一致。

5. 根据机器提示,及时补充肝素溶液、倒空废液袋、更换管路及透析器。

6. 发生报警时,迅速根据机器提示进行操作,解除报警。如报警无法解除且血泵停止运转,则立即停止治疗,手动回血,并速请维修人员到场处理。

七、并发症及处理

(一)血浆置换相关的并发症

1. **过敏和变态反应** 系大量输入异体血浆所致,表现为皮疹、皮肤瘙痒、畏寒、高热,严重者出现过敏性休克。可在血浆输入前适量应用糖皮质激素预防;出现上述症状时减慢或停止血泵,停止输入可疑血浆或血浆成分,予以糖皮质激素、抗组胺类药物治疗,出现过敏性休克的按休克处理。

2. **低血压** 与置换液补充量不足、血管活性药物清除或过敏反应有关,根据不同的原因进行相应处理,考虑置换液补充量不足者,应正确计算需要补充的血浆量,治疗开始时,减慢放血速度,阶梯式增加,逐渐至目标流量,对于治疗前已经有严重低蛋白血症患者,根据患者情况可酌情使用人血白蛋白、血浆,以提高血浆胶体渗透压,增加有效血容量,管路用生理盐水预充。考虑血管活性药物清除所致者,必要时适量使用血管活性药物。考虑过敏者按过敏处理。

3. 溶血　主要由于使用血浆分离器时跨膜压力过高所致,查明原因,予以纠正,特别注意所输注血浆的血型,停止输注可疑血浆;应严密监测血钾,避免发生高血钾等。

4. 重症感染　在大量使用白蛋白置换液进行血浆置换时,导致体内免疫球蛋白和补体成分缺乏。高危患者可适量补充新鲜血浆或静脉注射大剂量免疫球蛋白。

5. 血行传播病毒感染　主要与输入血浆有关,患者有感染肝炎病毒和人免疫缺陷病毒的潜在危险。

6. 出血倾向　血浆置换过程中血小板破坏、抗凝血药物过量或大量使用白蛋白置换液置换血浆导致凝血因子缺乏。对于高危患者及短期内多次、大量置换者,必须补充适量新鲜血浆。

(二)透析滤过相关并发症

1. 反超滤

(1)原因:低静脉压、低超滤率或采用高超滤系数的滤器时,在透析器出口,血液侧的压力可能低于透析液侧,从而出现反超滤,严重可致患者肺水肿。临床不常见。

(2)预防:调整适当 TMP($100\sim400$ mmHg)及血流量(常>250 ml/min)。

2. 蛋白丢失　高通量透析膜的应用,使得白蛋白很容易丢失,尤其是后稀释置换法。

3. 缺失综合征　高通量滤器能增加可溶性维生素、蛋白、微量元素和小分子多肽等物质的丢失,应及时补充营养。

八、护理要点

1. 解除患者心理焦虑。

2. 环境准备保持治疗室清洁、整齐、室内温度 25℃左右,相对湿度 50%,尽量让患者体位处于相对舒适状态。

3. 动静脉穿刺部位选择,力争一次成功,以免术后穿刺部位渗血和血肿;对于留置的深静脉置管加强护理、消毒,保持清洁。

4. 为防止空气进入人体,用生理盐水预冲管路及置换器时要认真仔细的排除内部所有的空气,连接患者前认真检查回路是否排尽空气、管路连接处是否牢固。

5. 术中护理要严格执行三查七对制度,以输同种血浆为原则;严密观察病情,尽早发现过敏反应,如畏寒、寒战、皮疹及瘙痒等;为防止低血压,减少体外循环血量,将预冲的部分或全部返回体内,并从治疗开始时控制血泵速度,从 50ml/min 起步,根据血压及患者的反应逐渐增加。

6. 术后要监测生命体征、尿量、水及电解质的变化,及时调整饮食习惯及结构,以免发生负氮平衡;对长期留置管的患者积极做好皮肤护理和房间消毒,严禁交叉感染。

7. 留置管的护理。为防止留置管感染,要严格无菌操作,伤口定期换药(一般隔 2~3d),敷料被浸湿或有渗液时及时更换,保持局部清洁干燥。

(高登莲　颜　丽)

参 考 文 献

陈香美.2010.血液净化标准操作规程.1 版.北京:人民军医出版社,116-117.

陈香美.2014.肾脏病学高级教程.北京:人民军医出版社,353-376.

孙世澜,姚国乾.2008.血液净化理论与实践.1版.北京:人民军医出版社,166-169,177-180.

王慧芬,辛绍杰.2011.肝衰竭诊治进展.1版.北京:人民军医出版社,233-233.

许家璋,段钟平.2005.实用人工肝及血液净化操作手册.1版.北京:中国医药科技出版社,61-74.

Hayashi H,Takamura H,Taniguchi T,et al.2013.A case of living donor liver transplant recipient treated with novel blood purification "plasma diafiltration".Int Surg,98(4):428-431.

第六节　血液/血浆灌流吸附

一、血液灌流

1. **定义及概述**　血液灌流技术是将患者血液从体内引到体外循环系统内,通过灌流器中吸附剂非特异性吸附毒物、药物、代谢产物,达到清除这些物质的一种血液净化治疗方法或手段。与其他血液净化方式结合可形成不同的杂合式血液净化疗法。

2. **灌流器的选择**　血液灌流器的外形均呈圆柱形或梭形,有些顶端为圆锥形,这样灌流器的无效腔最小、阻力最低。容量一般为100～300炭量体积。表4-1中显示的灌流器是目前临床经常使用的型号。灌流器使用前应检查包装是否有破损、消毒有效期。绝大多数灌流器都有基本的预冲方法,但是某些型号会有自己独特的要求。

表 4-1　常用血液灌流器

品名	吸附剂	微囊材料
Adsorba	药用炭	纤维素
Hemokart-Adult	药用炭	火棉胶
Hemochol	药用炭	聚丙烯酸水凝胶
XR-004	XAD-4 树脂	火棉胶、TM-6
爱尔	药用炭、吸附树脂	无包膜
NK107 血液灌流器	NK107 树脂	无包膜
HA330	中性大孔树脂	聚碳酸酯
YT 血液灌流器	药用炭	改良聚乙烯醇

3. **血液灌流的适应证及禁忌证**

(1)适应证

①急性药物或毒物中毒。

②尿毒症,尤其是顽固性瘙痒、难治性高血压。

③重症肝炎,特别是暴发性肝衰竭导致的肝性脑病、高胆红素血症。

④脓毒症或系统性炎症综合征。

⑤银屑病或其他自身免疫性疾病。

⑥其他疾病,如精神分裂症、甲状腺危象、肿瘤化疗等。

(2)禁忌证:对灌流器及相关材料过敏者。

4. 治疗前患者的评估

(1)建议在三级甲等医院的血液净化中心进行。

(2)术前常规检查血常规、出凝血指标、血清白蛋白、血清球蛋白、血电解质(钠、钾、氯、钙、磷);肝功能、肾功能及与原发病相关的特异性指标等。

(3)由有资质的专科医师综合评估患者适应证和禁忌证,确定患者是否应进行血液灌流及选用何种灌流器。

(4)向家属或患者交代病情,签署知情同意书。

5. 血液灌流操作程序及监测

(1)治疗前准备

①灌流器的准备:一次性应用的灌流器出厂前已经消毒,所以在使用前注意检查包装是否完整、是否在有效期内。

②血管通路的建立与选择:详见"血液净化血管通路制备"内容。

③体外循环的动力模式:分非外源性动力模式和外源性辅助动力模式两种。

A. 非外源性动力模式:依靠患者良好的心功能与血压,推动体外血路中血液的循环。仅限于医院无专用设备的急诊抢救时,而且患者无循环衰竭时的治疗。

B. 外源性辅助动力模式:利用专业血液灌流机或常规血透机或 CRRT 设备,驱动并调控体外循环。

(2)操作程序及监测

①灌流器与血路的冲洗

A. 开始治疗前将灌流器以动脉端向上、静脉端向下的方向固定于固定支架上。

B. 动脉端血路与生理盐水相连接并充满生理盐水,然后正确连接于灌流器的动脉端口上,同时静脉端血路连接于灌流器的静脉端口上。

C. 启动血泵,速度以 200～300ml/min,预冲盐水总量 2000～5000ml 为宜。如果在预冲过程中可以看到游离的炭粒冲出,提示已经破膜,必须进行更换。

D. 预冲即将结束前,采用肝素生理盐水充满灌流器与整个体外血路,最后将灌流器反转至动脉端向上、静脉端向下的固定方式,准备开始治疗。如果患者处于休克或低血容量状态时,可于灌流治疗开始前进行体外预冲,预冲液可采用生理盐水、血浆代用品、新鲜血浆或 5% 白蛋白,从而降低体外循环对患者血压的影响。

②体外循环体系的建立:冲洗结束后,将动脉端血路与已经建立的灌流用血管通路正确牢固连接(如深静脉插管或动静脉内瘘),然后开动血泵(以 50～100ml/min 为宜),逐渐增加血泵速度。当血液经过灌流器即将达到静脉端血路的末端出口时,与已经建立的灌流用血液通路正确牢固地连接。

③抗凝

A. 治疗前患者凝血状态评估和抗凝血药物的选择:参照"血液净化的抗凝治疗"内容。

B. 抗凝方案。

普通肝素:一般首剂量为 0.1～0.4 mg/kg,追加剂量为 2.5～10mg/h,间歇性静脉注射或持续性静脉输注(常用);预期结束前 30min 停止追加。实施前给予 40mg/L 的肝素生理盐水预冲,保留灌注 20min 后,再给予生理盐水 500ml 冲洗,有助于增强抗凝效果。肝素剂量应依据患者的凝血状态个体化调整。

低分子肝素：一般选择 10～80U/kg，推荐在治疗前 20～30min 静脉注射，无须追加剂量。同样肝素生理盐水预冲有助于增强抗凝效果（方法同上）。

C. 抗凝治疗的监测和并发症处理：参照"血液净化的抗凝治疗"内容。

④体外循环血流量的调整：一般以 100～200ml/min 为宜。研究表明，体外循环中血液流速与治疗效果显著相关，速度过快所需治疗时间相对较长，而速度较慢则需要治疗的时间相对较短，但速度过慢易于出现凝血。

⑤治疗的时间与次数：灌流器中吸附材料的吸附能力与饱和速度决定了每次灌流治疗的时间。常用药用炭吸附剂对大多数溶质的吸附在 2～3h 达到饱和。因此，如果临床需要，可每间隔 2h 更换一个灌流器，但一次灌流治疗的时间一般不超过 6h。对于部分脂溶性较高的药物或毒物而言，在一次治疗结束后很可能会有脂肪组织中相关物质释放入血的情况，可根据不同物质的特性间隔一定时间后再次进行灌流治疗。

⑥结束治疗与回血：急性药物中毒抢救结束后可采用空气回血。

⑦监测。

A. 系统监测

采用专用设备进行灌流治疗时，要密切观察动脉压、静脉压的变化。动脉压端出现低压报警时，常见于留置导管出现血栓或贴壁现象；动脉压端出现高压报警则常见于灌流器内血液阻力增加，多见于高凝现象，应追加肝素剂量；静脉压端出现低压报警，多见于灌流器内凝血；静脉压端出现高压报警时多见于除泡器内凝血、滤网堵塞。

在依靠自身血压驱动的非外源动力灌流体系中，没有完善的压力监测系统。应定期测定患者血压，一旦患者出现低血压休克，则有可能导致血液灌流不足而影响疗效；动脉或静脉端除泡器内出现纤维蛋白沉积时，提示抗凝血药剂量不足，患者处于凝血倾向，追加肝素剂量；如果动脉端除泡器内血液平面逐渐升高，提示灌流器内阻力升高，多见于灌流器内凝血，此时静脉端除泡器血液平面会逐渐下降，必要时需要更换灌流器。

B. 生命体征的监测：在患者进行灌流过程中应密切观察生命体征的变化。如果患者出现血压下降，则要相应地减慢血泵速度，适当扩充血容量，必要时可加用升压药物；如果血压下降是由于药物中毒所致而非血容量减少所致，则应当一边静脉滴注升压药物一边进行灌注治疗，以免失去抢救治疗的时机。

C. 反跳现象的监测

部分脂溶性较高的药物（如催眠药或有机磷类）中毒经过灌流后，可以很快降低外周循环内的药物或毒物水平，患者临床症状与体征得到暂时性的缓解，治疗结束后数小时或次日外周组织中的药物或毒物再次释放入血，导致患者二次症状或体征的加重。

另一常见原因是没有进行彻底洗胃而在治疗结束后药物再次经胃肠道吸收入血。

密切观察上述药物或毒物灌流治疗结束后患者状况，一旦出现反跳迹象可以再次进行灌流治疗。

6. 血液灌流的并发症及处理

(1)生物不相容性及其处理：吸附剂生物不相容的主要临床表现为灌流治疗开始后 0.5～1.0h 患者出现寒战、发热、胸闷、呼吸困难、白细胞或血小板一过性下降（可低至灌流前的 30%～40%）。一般不需要中止灌流治疗，可适量静脉推注地塞米松、吸氧等处理；如果经过上述处理症状不缓解并严重影响生命体征而确系生物不相容导致者应及时中止灌流治疗。

(2)吸附颗粒栓塞:治疗开始后患者出现进行性呼吸困难、胸闷、血压下降等,应考虑是否存在吸附颗粒栓塞。在进行灌流治疗过程中一旦出现吸附颗粒栓塞现象,必须停止治疗,给予吸氧或高压氧治疗,同时配合相应的对症处理。

(3)出凝血功能紊乱:药用炭进行灌流吸附治疗时很可能会吸附较多的凝血因子,如纤维蛋白原等,特别是在进行肝性脑病灌流治疗时易导致血小板的聚集而发生严重的凝血现象;而血小板大量聚集并活化后可以释放出大量的活性物质,进而诱发血压下降。治疗中应注意观察与处理。

(4)贫血:通常每次灌流治疗均会导致少量血液丢失。因此,长期进行血液灌流的患者,特别是尿毒症患者,有可能诱发或加重贫血现象。

(5)体温下降:与灌流过程中体外循环没有加温设备、设备工作不正常、或灌流过程中注入了过多的冷盐水有关。

(6)空气栓塞:主要源于灌流治疗前体外循环体系中气体未完全排除干净、治疗过程中血路连接处不牢固或出现破损而导致气体进入体内。患者可表现为突发呼吸困难、胸闷气短、咳嗽,严重者表现为发绀、血压下降,甚至昏迷。一旦空气栓塞诊断成立,必须立即停止灌流治疗,采取头低左侧卧位吸入高浓度氧气、必要时可静脉应用地塞米松,严重者及时进行高压氧治疗。

二、血浆吸附

1. 定义及概述　血浆吸附是血液引出后首先进入血浆分离器将血液的有形成分(血细胞、血小板)和血浆分开,有形成分输回患者体内,血浆再进入吸附器进行吸附清除其中某些特定的物质,吸附后血浆回输至患者体内。血浆吸附根据吸附剂的特性主要分为两大类,一类是分子筛吸附,即利用分子筛原理通过吸附剂携带的电荷和孔隙,非特异性地吸附在电荷和分子大小与之相对应的物质,如药用炭、树脂、碳化树脂和阳离子型吸附剂等;另一类是免疫吸附,即利用高度特异性的抗原-抗体反应或有特定物理化学亲和力的物质(配基)结合在吸附材料(载体)上,用于清除血浆或全血中特定物质(配体)的治疗方法,如蛋白 A 吸附、胆红素吸附等。

2. 血浆吸附器的选择　血浆灌流是应用血浆膜式分离技术,将血浆从血液中直接分离出来,送入血液灌流器中,将血浆中的各种毒素吸附后再返回体内。临床常用的吸附剂有药用炭和树脂两种。主要用于清除尿毒症中分子毒素(如 β_2-MG 等)、药物中毒和毒物等。

目前临床上常用的吸附器有 Immunosorba,prosorba,IgA-Therasorb,Coraffin,Clq,TR-350 及 PH-350 等。临床上使用的吸附器应满足以下几个条件:①吸附应具备选择性或特异性;②在体液特别是血浆中应无毒和不溶解;③不激活补体及凝血系统,不致敏;④极少配基离解脱落;⑤能再生;⑥稳定性好,便于储存和消毒;⑦成本不应太高。

3. 血浆吸附的适应证及禁忌证

(1)适应证

①肾和风湿免疫系统疾病:系统性红斑狼疮和狼疮性肾炎、抗肾小球基膜病、韦格纳肉芽肿、新月体肾炎、局灶节段性肾小球硬化、溶血性尿毒症综合征、免疫性肝病、脂蛋白肾病、冷球蛋白血症、类风湿关节炎、单克隆丙种球蛋白血症、抗磷脂抗体综合征等。

②神经系统疾病:重症肌无力、Guillain-Barrè 综合征等。

③血液系统疾病:特发性血小板减少性紫癜、血栓性血小板减少性紫癜、血友病等。

④血脂代谢紊乱:严重的家族性高胆固醇血症、高三酰甘油血症等。

⑤肝衰竭:重症肝炎、严重肝衰竭尤其是合并高胆红素血症患者等。

⑥器官移植排斥:肾移植和肝移植排斥反应、群体反应抗体(PRA)升高、移植后超敏反应等。

⑦重症药物或毒物的中毒:化学药物或毒物、生物毒素,对于高脂溶性而且易与蛋白结合的药物或毒物,可选择血浆灌注吸附,或与血液透析联合治疗效果更佳。

⑧其他疾病:扩张性心肌病、β_2微球蛋白相关淀粉样变、银屑病、甲状腺功能亢进等。

(2)禁忌证:无绝对禁忌证,相对禁忌证包括以下几点。

①对血浆分离器、吸附器的膜或管道有过敏史。

②严重活动性出血或 DIC,药物难以纠正的全身循环衰竭。

③非稳定期的心、脑梗死,颅内出血或重度脑水肿伴有脑疝。

④存在精神障碍而不能很好配合治疗者。

4. 治疗前患者的评估

(1)建议在三级甲等医院的血液净化中心进行。

(2)术前常规检查血常规、出凝血指标、血清白蛋白、血清球蛋白、血电解质(钠、钾、氯、钙、磷);肝功能、肾功能及与原发病相关的特异性指标等。

(3)由有资质的肾脏专科医师综合评估患者适应证和禁忌证,确定患者是否应进行血浆吸附及选用何种吸附器。

(4)向家属或患者交代病情,签署知情同意书。

5. 血浆吸附操作程序及监测　血浆吸附疗法存在不同的吸附剂类型和不同的治疗模式,其操作程序也有不同,应参照不同治疗方法、不同吸附柱及不同的机器设备的相关说明书进行。主要程序如下。

(1)建立血管通路:参照血管通路章节,多采用临时血管通路。

(2)物品准备及核对:按医嘱准备血浆分离器、血浆成分吸附器、专用血液吸附管路并核对其型号;准备生理盐水、葡萄糖溶液、抗凝血药,配制含有抗凝血药的生理盐水;准备体外循环用的必需物品:如止血钳、注射器、手套等。常规准备地塞米松、肾上腺素等急救药品和器材。

(3)确定治疗处方

①治疗剂量:一般单次吸附治疗的剂量为2～3倍血浆容量,治疗持续时间为2～3h 为宜。若有必要可更换一只吸附器继续吸附,或定时、定期再进行吸附,吸附器的选择根据治疗目的决定具体疗程可根据患者致病的抗体、免疫球蛋白 G 等致病因子水平来评定。

患者的血浆容量可以根据患者的性别、血细胞比容和体重按照下述公式进行计算和估计:血浆容量＝(1－血细胞比容)×[b+(c×体重)],其中:血浆容量的单位为 ml,体重的单位为kg。b 值在男性为1530,女性为864;c 值男性为41,女性为47.2。

②抗凝

A. 治疗前患者凝血状态评估和抗凝血药物的选择:参照血液净化的抗凝治疗章节。

B. 抗凝方案。

普通肝素:一般首剂量为 0.1～0.4mg/kg,追加剂量为 2.5～10mg/h,间歇性静脉注射或持续性静脉输注(常用);预期结束前 30min 停止追加。实施前给予 40mg/L 的肝素生理盐水预冲、保留灌注 20min 后，再给予生理盐水 500ml 冲洗，有助于增强抗凝效果。肝素剂量应依据患者的凝血状态个体化调整。

低分子肝素：一般选择 10～80U/kg，推荐在治疗前 20～30min 静脉注射，无须追加剂量。同样肝素生理盐水预冲有助于增强抗凝效果（方法同上）。

出血风险高的患者，也可在监测 APTT 下，给予阿加曲班。

C. 抗凝治疗的监测和并发症处理：参照血液净化的抗凝治疗章节。

（4）操作流程

①按照设备出厂说明书准备并检查设备运转情况。

②开机自检，核对血浆分离器、血浆成分吸附器、管路等型号，按治疗方式、机器、治疗方式及各种耗材的产品说明书进行安装连接、预冲。

③查对患者姓名，检查生命体征并记录。

④给予患者抗凝血药。

⑤设定血浆吸附治疗参数，包括血液泵、血浆泵、废液泵和肝素泵流量、血浆处理目标量、温度，设定各种报警参数。

⑥开始连接患者，进入临床程序。引血至管路开始治疗，密切观察机器运行，包括全血流速、血浆流速、动脉压、静脉压、跨膜压变化。特别是开始治疗 30min 以内的抗凝充分非常重要。

⑦治疗开始时血流量一般从 50～80ml/min 逐渐增加至 100～150ml/min，分离的血浆以 25～50ml/min 的流速流经吸附器吸附后回输血体内。

⑧密切观察各种滤器情况，血浆颜色，注意有无溶血的发生，如有破膜应及时更换相应滤器。

⑨密切观察患者生命体征，包括每 30 分钟 测血压、心率等。

⑩达到治疗量后，进入回收程序，观察并记录患者生命体征、病情变化、治疗参数及治疗经过。

6. 血浆吸附的并发症及处理

（1）低血压：多由体外循环引起，对本身存在低血容量的患者，在上机前酌情补充必要的胶体和晶体溶液。

（2）过敏反应：治疗前各种滤器要充分预冲，并且预冲时注意检查吸附器。治疗过程中出现上述症状时给予糖皮质激素和抗组胺类药物、吸氧等对症治疗，必要时终止血浆吸附治疗，严重者出现休克时按过敏性休克处理。

（3）溶血：查明原因，并予以纠正，如为滤器破膜，及时更换。

（4）出血：多为抗凝血药过量所致。

（5）凝血：包括血浆分离器、血浆吸附器、内凝血和管路凝血，多与术前肝素使用剂量不足，或患者处于高凝状态，或伴有高脂血症有关。术中密切观察跨膜压变化，调整肝素追加量。如跨膜压短时间内迅速升高，可临时追加肝素量。若出现滤器破膜，应立即更换。

（6）穿刺局部血肿、气胸、腹膜后出血：肝衰竭患者凝血功能差，可酌情于治疗前输血浆、凝血酶原复合物等补充凝血因子。治疗中注意肝素用量。术中、术后要卧床休息，减少穿刺部位的活动，或局部止血。

（赵　鸿　邢汉前）

参 考 文 献

陈香美.2010.血液净化标准操作规程.北京:人民军医出版社,99-106.

许家璋,段钟平.2005.实用人工肝及血液净化操作手册.北京:中国医药科技出版社,79-121.

Denisova E N,Sharipova V R,Purlo N V,et al.2009.Use of fractional plasma separation and absorption in the treatment of acute liver failure.Anesteziol Reanimatol,45-49.

G.L.Adani,D.Lorenzin,G.Curro,et al.2007.Selective bilirubin removal by plasma treatment with plasorba BR-350 for early cholestatic graft dysfunction.Transplantation Proceedings,1904-1906.

Min Jun,Rinaldo Bellomo,Alan Cass,et al.2014.Timing of renal replacement therapy and patient outcomes in the randomized evaluation of normal versus augmented level of replacement therapy study.Critical Care Medicine,42:1756-1765.

Thomas A.Gonwa,Hani M.Wadei,et al.2012.The Challenges of Providing Renal Replacement Therapy in Decompensated Liver Cirrhosis.Blood Purif,33:144-148.

第七节　连续性血液净化

1. **定义及概述**　连续性肾替代治疗(continuous renal replacement therapy,CRRT)是指一组体外血液净化的治疗技术,是所有连续、缓慢清除水分和溶质治疗方式的总称。传统CRRT技术每日持续治疗24h,目前临床常根据患者病情治疗时间做适当调整。CRRT的治疗目的已不仅仅局限于替代功能受损的肾,近来更扩展到常见危重疾病的急救,成为各种危重病救治中最重要的支持措施之一,与机械通气和全胃肠外营养地位同样重要。目前主要包括以下技术:①缓慢连续超滤(slow continuous ultrafiltration,SCUF);②连续性静-静脉血液滤过(continuous venovenous hemofiltration,CVVH);③连续性静-静脉血液透析滤过(continuous venovenous hemodiafiltration,CVVHDF);④连续性静-静脉血液透析(continuous venovenous hemodialysis,CVVHD);⑤连续性高通量透析(continuous high flux dialysis,CHFD);⑥连续性高容量血液滤过(high volume hemofiltration,HVHF);⑦连续性血浆滤过吸附(continuous plasmafiltration adsorption,CPFA)。

2. **血滤器的选择**　CRRT时选用具有生物相容性好、高通透性、吸附力强的高分子合成膜,是治疗成功的关键之一。磺化聚丙烯腈膜(AN-69)和PMMA(聚丙基丙烯酸甲酯)的结构对称,由水凝胶单位构成,具有很强的亲水性,全层都能与血液接触而具有吸附作用,且AN-69膜上的磺基带有大量负电荷,对蛋白质的吸附能力最强,特别适合炎症反应综合征患者的治疗。HF1200,HF1400滤器属合成膜,合成膜表面无羟基,膜孔大,对水的通透性高,对于超滤要求较高者使用。虽然F60、F80滤器属聚砜膜,人体相容性好,水分清除率高,但结构为非对称性,膜的血室有一层厚约$1\mu m$的隔离层,影响了物质的清除。在选用滤器时应根据患者的不同病情、治疗目的和方法选用不同的滤器。

3. **治疗前患者的评估**　选择合适的治疗对象,以保证CRRT的有效性及安全性。患者是否需要CRRT治疗应由有资质的肾脏专科或ICU医师决定。肾专科或ICU医师负责患者的筛选、治疗方案的确定等。

4．治疗方式选择及置换液配制

（1）治疗方式选择

①治疗模式的选择：临床上应根据病情严重程度及不同病因采取相应的 CRRT 模式和设定参数。SCUF 和 CVVH 用于清除过多液体为主的治疗；CVVHD 用于高分解代谢需要清除大量小分子溶质的患者；CHFD 适用于 ARF 伴高分解代谢者；CVVHDFCWH 有利于清除炎症介质，适用于脓毒症患者；CPFA 主要用于去除内毒素及炎症介质。

②透析剂量：推荐采用体重标化的超滤率作为剂量单位 $[ml/(kg \cdot h)]$。CVVH 后置换模式超滤率至少达到 $35 \sim 45ml/(kg \cdot h)$ 才能获得理想的疗效，尤其是在脓毒症、SIRS、MODS 等以清除炎症介质为主的情况下，更提倡采用高容量模式。

（2）置换液配制

①电解质：原则上应接近人体细胞外液成分，根据需要调节钠、钾和碱基浓度（表 4-2）。碱基常用碳酸氢盐或乳酸盐，但 MODS 及脓毒症伴乳酸酸中毒、合并肝功能障碍者不宜用乳酸盐。采用柠檬酸抗凝时，可配制低钠、无钙、无碱基置换液。

表 4-2　碳酸氢盐置换液成分及浓度

溶质	浓度范围（mmol/L）
钠	$135 \sim 145$
钾	$0 \sim 4$
氯	$85 \sim 120$
碳酸氢盐	$30 \sim 40$
钙	$1.25 \sim 1.75$
镁	$0.25 \sim 0.75$（可加 $MgSO_4$）
糖	$5.5 \sim 11.1$

②糖：浓度通常为 $5.5 \sim 11.1mmol/L$，无糖置换液可引起低血糖反应，高糖置换液可能引起高血糖症，不建议使用。

③温度：在温度较低的环境中补充大量未经加温的置换液可能导致不良反应。应注意患者的保暖和置换液/透析液加温。

④细菌学检查：必须使用无菌置换液。高通量透析可能存在反向滤过，更应使用无菌透析液。

⑤前稀释与后稀释模式：对于 CVVH 和 CVVHDF 模式，置换液既可以从血滤器前的动脉管路输入（前稀释法），也可从血滤器后的静脉管路输入（后稀释法）。后稀释法节省置换液用量、清除效率高，但容易凝血，因此超滤速度不能超过血流速度的 30%。前稀释法具有使用肝素量小、不易凝血、滤器使用时间长等优点；不足之处是进入血滤器的血液已被置换液稀释，清除效率降低，适用于高凝状态或血细胞比容 $>35\%$ 者。

5．连续性血液净化治疗的适应证及禁忌证

（1）适应证

①肾疾病：AKI。伴血流动力学不稳定和需要持续清除过多水或毒性物质，如 AKI 合并严重电解质紊乱、酸碱代谢失衡、心力衰竭、肺水肿、脑水肿、外科术后、严重感染、ARDS 等；慢

性肾衰竭(CRF):合并急性肺水肿、尿毒症脑病、心力衰竭、血流动力学不稳定等。

②非肾疾病。包括 MODS、ARDS、脓毒血症或败血症性休克、挤压综合征、乳酸酸中毒、急性重症胰腺炎、心肺体外循环手术、慢性心力衰竭、肝性脑病、药物或毒物中毒、严重液体潴留、需要大量补液、严重的电解质和酸碱代谢紊乱、肿瘤溶解综合征、过高热等。

（2）禁忌证:CRRT 无绝对禁忌证,但存在以下情况时应慎用。

①无法建立合适的血管通路。

②严重的凝血功能障碍。

③严重的活动性出血,特别是颅内出血。

6. 连续性血液净化操作程序及监测　操作规范以 CVVHDF 模式,肝素抗凝为例。

（1）治疗前准备

①准备置换液、生理盐水、肝素溶液、注射器、消毒液、无菌纱布及棉签等物品。

②操作者按卫生学要求着装,然后洗手、戴帽子、口罩、手套。

③检查并连接电源,打开机器电源开关。

④根据机器显示屏提示步骤,逐步安装 CRRT 血滤器及管路,安放置换液袋,连接置换液、生理盐水预冲液、抗凝用肝素溶液及废液袋,打开各管路夹。

⑤进行管路预冲及机器自检。如未通过自检,应通知技术人员对 CRRT 机进行检修。

⑥CRRT 机自检通过后,检查显示是否正常,发现问题及时对其进行调整。关闭动脉夹和静脉夹。

（2）治疗开始

①设置血流量、置换液流速、透析液流速、超滤液流速及肝素输注速度等参数,此时血流量设置在 100ml/min 以下为宜。

②打开患者留置导管封帽,用消毒液消毒导管口,抽出导管内封管溶液并注入生理盐水冲洗管内血液,确认导管通畅后从静脉端给予负荷剂量肝素。

③将管路动脉端与导管动脉端连接,打开管路动脉夹及静脉夹,按治疗键,CRRT 机开始运转,放出适量管路预冲液后停止血泵,关闭管路静脉夹,将管路静脉端与导管静脉端连接后,打开夹子,开启血泵继续治疗。如无须放出管路预冲液,则在连接管路与导管时,将动脉端及静脉端一同接好,打开夹子进行治疗即可。用止血钳固定好管路,治疗巾遮盖好留置导管连接处。

④逐步调整血流量等参数至目标治疗量,查看机器各监测系统处于监测状态,整理用物。

（3）治疗过程中的监护

①检查管路是否紧密、牢固连接,管路上各夹子松开,回路各开口关/开到位。

②机器是否处于正常状态:绿灯亮,显示屏开始显示治疗量。

③核对患者治疗参数设定是否正确。准确执行医嘱。

④专人床旁监测,观察患者状态及管路凝血情况,记录各项生命征监测参数,每小时记录一次治疗参数及治疗量,核实是否与医嘱一致。

⑤根据机器提示,及时补充肝素溶液、倒空废液袋、更换管路及透析器。

⑥发生报警时,迅速根据机器提示进行操作,解除报警。如报警无法解除且血泵停止运转,则立即停止治疗,手动回血,并速请维修人员到场处理。

（4）治疗结束

①需要结束治疗时,准备生理盐水、消毒液、无菌纱布、棉签等物品。

②按结束治疗键,停血泵,关闭管路及留置导管动脉夹,分离管路动脉端与留置导管动脉端,将管路动脉端与生理盐水连接,将血流速减至 100ml/min 以下,开启血泵回血。

③回血完毕停止血泵,关闭管路及留置导管静脉夹,分离管路静脉端与留置导管静脉端。

④消毒留置导管管口,生理盐水冲洗留置导管管腔,根据管腔容量封管,包扎固定。

⑤根据机器提示步骤,卸下透析器、管路及各液体袋。关闭电源,擦净机器,推至保管室内待用。

7. 连续性血液净化的并发症及处理　CRRT 并发症种类同血液透析和血液滤过等技术,但由于 CRRT 治疗对象为危重患者,血流动力学常不稳定,且治疗时间长,故一些并发症的发病率较高,且程度较重,处理更为困难。如低血压、低血钾或高钾血症、低钙血症、酸碱失衡、感染及机械因素相关并发症。另外,由于治疗时间长,肝素等抗凝血药应用总量较大,故容易发生出血或出血倾向;但如血流量较低、血细胞比容较高或抗凝血药剂量不足,则容易出现凝血。如治疗时间较长,则可导致维生素、微量元素和氨基酸等丢失,应适当补充。

（赵　鸿　赵　军）

参 考 文 献

陈香美.2010.血液净化标准操作规程.北京.人民军医出版社,80-88.

陈香美.2014.肾脏病学高级教程.北京:人民军医出版社,353-376.

黄存军,李孝生,谢艳.2010.连续性血液净化抢救多脏器功能衰竭的疗效.当代医学,16(36):2-4.

潘晓东,聂小兰,杨栋.2008.连续性静脉-静脉血液净化对多脏器官功能障碍综合征治疗的临床观察及护理.护理研究,21(7C):1928.

席勒(Schrier R.W.)编著.2011.姚许平,等译.肾脏内科手册.7 版.上海:同济大学出版社,143-169.

许家璋,段钟平.2005.实用人工肝及血液净化操作手册.北京:中国医药科技出版社,200-231.

Min Jun,Rinaldo Bellomo,Alan Cass,et al.2014.Timing of renal replacement therapy and patient outcomes in the randomized evaluation of normal versus augmented level of replacement therapy study.Critical Care Medicine,42:1756-1765.

第八节　血浆置换

血浆置换(plasma exchange,PE)是一种用来清除血液中大分子物质的体外血液净化疗法,将患者含有毒性物质与致病因子的血浆分离出去,同时将细胞成分及补充的平衡液、血浆、白蛋白溶液等回输入体内。

血浆置换根据原理的不同可分为三类:离心分离式血浆置换、膜滤过式血浆置换及离心-滤过联合血浆置换。其中离心分离式又包括非连续性离心分离和连续性离心分离两种方法;膜滤过式血浆置换则分为一次分离血浆置换和二次分离血浆置换。目前离心分离式血浆置换和膜滤过式血浆置换在临床应用较多。

一、治疗前患者的评估

血浆置换治疗目前广泛地应用于各种原因导致的急性、亚急性和慢性肝衰竭进展期。原则上以早、中期应用为好,20％≤PTa≤40％,血小板＞5×10⁹/L 为宜,晚期肝衰竭和 PTa＜20％者效果不明显。肝功能不全有肝衰竭发展倾向者,可考虑内科药物治疗配合人工肝血浆置换治疗。另外,顽固高胆红素血症(肝内胆汁淤积、术后高胆红素血症)、肝移植术前改善机体状态(如凝血功能)和术后无功能期、药物中毒、肾脏系统、免疫系统、神经系统、血液系统疾病等均可应用血浆置换治疗。

治疗前需仔细评估患者的一般情况,有下列情况者,不宜行血浆置换治疗:严重活动性出血、DIC 未得到控制者;休克、循环功能衰竭者;心、脑梗死非稳定期患者;严重全身感染者、晚期妊娠者;对肝素、血浆等过敏者。

二、置换液的选择及置换量的计算

血浆置换治疗中滤除的废弃血浆量大,作为替换补充的置换液需具备以下特点:可以大量输入、反复使用而不易引起过敏反应;保持血浆胶体渗透压稳定;能够维持人体水电解质平衡;安全性高,不损伤组织器官,无感染危险。

置换液包括胶体液和晶体液。胶体液包括新鲜冷冻血浆(FFP)、人血白蛋白、血浆代用品(中分子右旋糖酐、低分子右旋糖酐、琥珀酰明胶等)。晶体液主要有林格液、生理盐水、葡萄糖生理盐水等。其中,新鲜冷冻血浆几乎含有血浆中的全部蛋白成分和凝血因子,包括不稳定的第Ⅴ因子和第Ⅶ因子。由于能够补充各种凝血因子、血浆白蛋白及电解质等多种成分,因此较其他置换液,FFP 被更广泛地应用于重型肝炎和肝衰竭。

为了进行合适的血浆置换,需要对正常人的血浆容量进行估算,可按以下公式计算:

$$PV=(1-Hct)(b+cW)$$

PV 指血浆容量(ml);Hct 指血细胞比容;W 指干体重;b 值男性为 1530,女性为 864;c 值为男性 41,女性 47.2。

例如,一个体重 65kg 的男性患者,Hct 为 0.40,则 PV＝(1-0.40)(1530+41×65)＝2517ml。

另外,亦可根据如下公式估算血浆总量:循环血浆量＝循环血量×[(1.0-HCT)×0.91],其中循环血量＝体重(kg)×70。

三、血浆置换的操作程序及监测

血浆置换的操作可划为治疗前、治疗中、治疗后 3 个分段。治疗前的准备阶段包括:适应证的选择、人工肝治疗知情同意书的签署、血液循环通路的建立(如深静脉置管)、心电监护和抢救药品器材的准备等。治疗中的操作则包括:开机设置参数、安装管路、冲洗管路、血管穿刺和连接、自血循环、开启置换泵进行血浆置换、术中观察病情变化并及时处理、完成相关文书并与病房医护交班。治疗之后仍需控制蛋白质的摄入,少量多餐;如有严重水肿和水钠潴留,可给予利尿和补充蛋白治疗。

由于血浆置换治疗时间长(2～4h 或者更长),患者病情较重,在治疗过程中需严密监测生命体征变化。如血压下降则可能与血流速度过快、过敏、血容量不足、心功能不全、出血、回血温度过高等,需及时发现,妥善处理。若突然断电,应用手动血泵将体外循环血液回输入体内。动静脉穿刺患者拔除穿刺针后应局部压迫止血 20min。

四、血浆置换的并发症及处理

1. **低血压**　血浆置换过程中将血液引出体外,若体外循环容量过大或者回输液胶体渗透压偏低,则可能导致出现低血压,需及时采取扩容、调整血流速度、适当换用胶体液等措施,严密观测血压变化,特殊情况下回血结束治疗。

2. **出血**　重型肝病患者肝脏合成功能下降导致凝血机制障碍,而体外循环需使用抗凝血药,则可能出现穿刺部位渗血、出现血肿或者置管部位皮下血肿。为了防止上述情况发生,可采用对凝血系统影响小的低分子肝素钠。此外提高一次性穿刺成功率、延长局部压迫时间,提高深静脉置管操作者技术熟练度,都可减少出血的发生。

3. **过敏**　由于血浆成分复杂,含有大量异体蛋白(包括白蛋白、球蛋白、纤维蛋白原、酶类、激素等),易引起过敏反应,据报道发病率可达 10％～20％;其他致敏物质还可包括肝素、低分子肝素、鱼精蛋白等。表现包括皮肤瘙痒、皮疹(如荨麻疹)、呼吸急促、发冷、发热、胸闷、畏寒等,严重病例可出现休克及意识障碍。此时,应立即停止血浆的输入,严密观测生命体征,同时给予抗过敏治疗,必要时抗休克治疗。

4. **低钙血症**　由于新鲜冷冻血浆的保存液中含有一定量柠檬酸盐,会与人体血浆中的游离钙离子结合而导致低钙血症的发生,同时甲状旁腺、骨钙素等也会在治疗后出现即刻升高。因此,治疗时血浆置换血流速度不宜超过 150ml/min,分浆比例不超过 30％,同时给予葡萄糖酸钙持续静脉滴注。

5. **血浆分离器及管路堵塞**　当循环开始时抗凝血药用量不足、血流不畅、中断或流速过慢,则可能出现循环管路(包括血浆分离器及管路)凝血,可见跨膜压、静脉压升高。在治疗时,应尽量保证动脉端血流量及血流的连续性,给予足量的抗凝血药,必要时追加。严密监测压力变化,若逐步升高,轻敲分离器及管路或者用盐水冲洗,必要时予以更换。

五、血浆置换的护理要点

1. **术前要点**　为患者创造良好的质量环境,保证舒适的温度和湿度。耐心向患者解释相关知识和注意事项,消除患者的紧张情绪,增强患者的治疗信心。仔细选择动静脉穿刺部位,争取一次穿刺成功,并注意防止和及时处理穿刺部位渗血和血肿。

2. **术中要点**　密切观察生命体征变化,及时发现过敏反应、低钙血症、低血压、出血凝血等并发症:注意正确保存和融化血浆,并在 2～5h 输入完毕;严格执行"三查七对",保证血型正确,血浆新鲜无浑浊无沉淀;若发现皮疹、瘙痒、肢体麻木、肌肉抽搐等,及时报告医生并处理;当出现血压下降,心率增快,立即减慢血泵速度,给予扩容、静脉推注 50％葡萄糖注射液等;肝衰竭患者凝血功能下降,严重出血倾向者应在治疗后使用鱼精蛋白中和残余肝素;因各种原因引起循环管路或者分离器凝血引发治疗仪报警,立即检查排除干扰因素,及时更换管路或者分离器。

3. **术后要点**　继续观察生命体征变化,血糖、尿量、水电解质等的变化,合理膳食;做好颈内静脉置管者的导管护理,严格无菌操作,保持敷料干燥清洁,2～3d 换药 1 次,必要时可适当使用抗生素;定期进行肝素封管,防止导管失去功能。

(姚红宇　刘俊薇)

<h1 style="text-align:center">参 考 文 献</h1>

陈香美.2010.血液净化标准操作规程.北京:人民军医出版社,94-99.

傅芳婷.2011.血浆置换理论与实践.北京:人民军医出版社,52-68.

姜楠,王建峰,等.2013.人工肝支持系统的现状和发展.中华消化外科杂志,(8):637-639.

李兰娟.2012.人工肝脏.2 版.杭州:浙江大学出版社.

中华医学会肝病学会分会肝衰竭与人工肝学组,中华医学会肝病学会分会重症肝病与人工肝学组.2012.肝衰
    竭诊疗指南(2012 版).中华临床感染病杂志,5(6),321-327.

Frederick R T.2011.Current concepts in the pathophysiology and management of hepatic encephalopathy.Gas-
    troenterol Hepatol(NY),7(4):222-233.

Horie Y,Yamagishi Y,Ebinuma H,et al.2011.Therapeutic strategies for severe alcoholic hepatitis.Clin Res
    Hepatol Gastroenterol,35(11):738-744.

Riggio O,Ridola L,Pasquale C.2010.Hepatic encephalopathy therapy:An overview.World J Gastrointest Phar-
    macol Ther,1(2):54-63.

Stange J.2011.Extracorporeal liver support.Organogenesis,7(1):64-73.

Xiao Xu,Xiaoli Liu,et al.2013.Artificial Liver Support System Combined with Liver Transplantation in the
    Treatment of Patients with Acuteon-Chronic Liver Failure.Plos One,8(3).

<h1 style="text-align:center">第九节　分子吸附再循环系统</h1>

分子吸附再循环系统(molecular adsorbent recirculating system,MARS),是 20 世纪 90 年代发展起来的人工肝支持系统。该系统是德国罗斯托克大学 Stange 和 Mitzner 博士等于 1990 年研发,于 1992 年首次应用于临床治疗重型肝炎和肝衰竭患者,并于 1999 年完成随机双盲的前瞻性临床研究。由于该系统具有选择性吸附和清除白蛋白结合毒素的作用,且吸附效率高,故一经问世,就得到临床欢迎和广泛应用,并取得一定效果。

一、MARS 的构件及技术原理

MARS 的治疗设备主要由 MARS 主机、透析机和透析器及管路系统三部分组成。MARS 主机的主要组件包括 MARS FLUX 透析器、diaFLUX 透析器、药用炭吸附罐(dia MARS AC250)、阴离子交换树脂吸附罐(dia MARS IE250)、MARS 管路套件及监测装置。每次 MARS 治疗需要 10%～20% 的人血白蛋白溶液 600ml,治疗时间一般为 6～8h。

MARS 的技术原理主要是支持替代部分肝脏解毒功能。MARS 人工肝系统包括 3 个循环:血液循环、白蛋白循环和透析循环如下(图 4-1)。

血液循环:患者的血液被血液泵引出体外,流经 MARS FLUX 透析器,在此处血流通过导管和 MARS FLUX 透析器进行体外循环,与白蛋白结合的大分子物质被 MARS FLUX 透析器膜转运到膜的对侧,被净化的血流回到患者体内。在此循环过程中 MARS FLUX 膜的内侧为患者血液,外侧围白蛋白透析液。血流在通过 MARS FLUX 膜时白蛋白结合毒素与白蛋白分离,游离的毒素在膜两侧形成浓度差,在浓度梯度的作用下,毒素由膜内侧向外侧转移。在膜的外侧与白蛋白透析液结合,并被运走,这样在 MARS FLUX 膜的两侧,始终存在白蛋白结

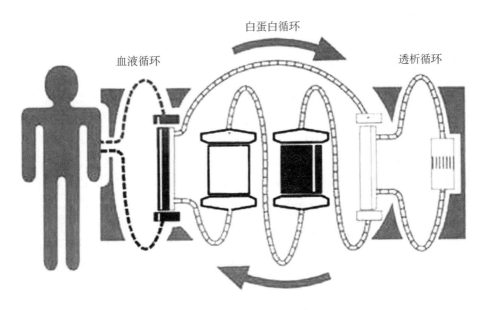

图 4-1　白蛋白循环系统

合毒素的浓度梯度,从而保证蛋白结合毒素被不断从膜内侧转运至膜外侧。此外,人体内非蛋白结合毒素和小分子水溶性物质也可以通过弥散方式,由膜内侧转移至膜外侧从而得到清除。

白蛋白循环系统:白蛋白循环系统由 10%～20% 白蛋白溶液,diaMARS AC250 吸附柱、diaMARS IE250 吸附柱三部分组成。白蛋白溶液的主要作用是结合并转运白蛋白结合毒素。药用炭能有效吸附分子量在 5000 以内的中小分子物质。阴离子树脂主要结合分子量在 500～5000 的中分子物质,其对白蛋白结合毒素如胆红素、内毒素等结合能力优于药用炭,对脂溶性毒物有较强的吸附能力。因此在白蛋白循环过程中,白蛋白与毒素结合后,通过药用炭吸附器和阴离子交换吸附器,毒素被吸附而白蛋白被"洗涤",白蛋白得以再生和循环应用。

透析循环系统:MARS 所采用的透析器为低通量的 diaFLUX 透析器,白蛋白透析液中的水溶性小分子毒素如尿素、尿酸、血肌酐等可被 diaFLUX 透析器清除,其清除过程与血液透析原理基本一致。

二、MARS 的操作程序及监测

1. MARS 主机开机,机器自检。接通电源,分别打开主机背面及主机前控制面板的两个开关。观察机器自检情况。

2. 血液透析机开机,机器自检。打开主机的控制开关;观察机器自检情况。

3. 安装 MARS 透析器和管路。血液管路安装到 MARSFLUX 透析器上,透析液管路连接到 diaFLUX 透析器上。

4. 用生理盐水冲洗血液和透析液管路;冲洗 MARS 循环回路。

5. 用 10%～20% 白蛋白溶液灌注 MARS 循环回路。

6. 开启白蛋白透析液循环,将患者深静脉置管与透析管路连接,进入治疗。

7. 治疗过程中注意观察患者病情变化及机器运行情况,如有报警及时处理。治疗过程中可根据化验结果,做适当调整以达更好的治疗效果。

8. 治疗结束,离开治疗模式,将废弃耗材放置指定地方,按医院要求处置。

三、MARS 的优点及缺点

MARS 的优点在于通过血浆不与药用炭及阴离子树脂接触,不会发生凝血因子和蛋白质的吸附和破坏,不会丢失肝细胞生长因子及其他营养成分;具有血流动力学稳定、能持续去除中小分子毒素及纠正电解质紊乱的优点。MARS 的不足是解毒能力不及血浆置换,也不能补充凝血因子,每次治疗的消耗材料费用较高等。MARS 人工肝主要用于重型肝炎的辅助治疗,对伴有血氨增高、肝性脑病、电解质紊乱及 HRS 等的患者较 PE 更适合。国外近期把MARS 用于多脏器衰竭、全身炎性反应综合征等治疗,也取得较好效果。

四、MARS 治疗的适应证及禁忌证

1. 适应证　①各种原因所致的重型肝炎及肝衰竭或以肝衰竭为主的多脏器功能障碍;②原发性移植肝脏无功能,或肝移植术后器官功能障碍;③急性中毒或白蛋白结合类物质过量;④胆汁淤滞顽固性瘙痒;⑤脓毒血症、全身炎性反应综合征等。

2. 禁忌证　①严重的活动性出血和 DIC 患者;②心、脑梗死非稳定期;③急性溶血(常规治疗无效);④休克、循环功能衰竭者。

五、MARS 治疗的不良反应

MARS 属于体外循环装置,因此其具有与常规血液净化技术相似的不良反应,但 MARS技术操作相对复杂,预示其风险较大。常见有以下几点。

1. 出血　包括深静脉导管出血、皮肤黏膜出血等,常因自身凝血机制较差及抗凝剂应用相关。遇有严重出血包括消化道出血及颅内出血等,应立即终止治疗。

2. 凝血　体外循环凝血,常与病情及抗凝血药用量有关,应注意根据患者凝血状态调整抗凝血药用量。

3. 继发感染　MARS 治疗由于不需要使用大量血浆,因此避免了血源性感染可能,但与体外循环相关的感染与其他血液净化方式相同。

4. 低血压　MARS 治疗可能会出现一过性低血压,应及时纠正,否则有可能会出现持续性低血压影响治疗及病情进展。

5. 消化道反应　在 MARS 人工肝治疗过程中可能出现恶心、呕吐等消化道反应,多数由原发病引起,也有可能与内环境改变有关,可予对症处理。

6. 其他　少见不良反应,包括文献报道的诸如非心源性休克、肺栓塞等,治疗过程中应及时观察及时予以相应处理。

六、MARS 的护理要点

临床护理要点:①治疗前完成血、肝、肾、凝血功能等相关化验检查;②严格无菌操作,按MARS 的操作规程及临床医师医嘱来配制置换液及透析液;③治疗整个过程必须密切监测患者生命体征;④密切观察并及时记录治疗各项参数;⑤治疗中密切观察患者的一切不良反应并报告医生,及时对症处理;⑥治疗结束后留取并记录相关化验及检查结果,以做疗效判断;⑦要

定时观察置管部位有无渗血、血肿、脓性渗出物,定期换药,肝素封管,注意无菌操作,避免置管处的感染及管内血栓形成,影响下一次治疗;⑧注意心理护理,要减轻患者心理紧张和焦虑,努力把患者从心理危机中解救出来,以使治疗中患者能有良好的心态配合治疗。

（王开利　赵　军）

参 考 文 献

王质刚.2010.血液净化学.第 3 版.北京:科学技术出版社,383-387.

Bourgoin P,Merouani A,Phan V,et al.2014.Molecular Absorbent Recirculating System therapy(MARS)in pediatric acute liver failure:a single center experience.Pediatr Nephrol,29(5):901-908.

Donati G,La Manna G,Cianciolo G,et al.2014.Extracorporeal detoxification for hepatic failure using molecular adsorbent recirculating system:depurative efficiency and clinical results in a long-term follow-up.Artif Organs,38(2):125-134.

G.Novelli,V. Morabito,F. Pugliese,et al.2011.Management of Sepsis During MARS Treatment in Acute on Chronic Liver Failure.Transplantation Proceedings,43,1085-1090.

Michael D.Leise,John J.2014.Poterucha,Patrick S.Kamath,et al.Management of Hepatic Encephalopathy in the Hospital.Mayo Clin Proc,89(2):241-253.

Nevens F,Laleman W.2012.Artificial liver support devices as treatment option for liver failure.Best Pract Res Clin Gastroenterol,26(1):17-26.

Vaid A,Chweich H,Balk E M,et al.2012.Molecular adsorbent recirculating system as artificial support therapy for liver failure:a meta-analysis.ASAIO J,58(1):51-59.

第 5 章　肝衰竭器官功能支持技术

第一节　肝衰竭时呼吸系统的监护治疗

肝衰竭时应加强对呼吸系统的监测,早期发现呼吸系统的相关并发症,以防止严重低氧血症的发生。因为高的氧需求量常会使患者失去进行肝移植的机会,从而增加肝衰竭的病死率。肝衰竭患者呼吸系统常见并发症有肺部感染、急性呼吸窘迫综合征、肝肺综合征。

一、肺部感染

1. 导致肝衰竭患者发生肺部感染的常见原因　有以下两种。

(1)肝性脑病Ⅲ～Ⅳ期患者,神志处于昏睡及昏迷状态,气道保护能力低下,无法自主咳嗽、咳痰,气道分泌物无法自主排除,最终出现吸入性肺炎。

因此,对于进入 ICU 的肝衰竭患者,需要进行保护性隔离、口腔护理,尤其对于肝性脑病Ⅲ～Ⅳ期患者,建议预防性给予广谱抗生素及抗真菌药物。定时行痰、咽拭子培养及药敏检测,以便一旦出现感染征象,及时有针对性地进行治疗。动态监测胸部 X 线的变化,及早发现肺部感染,并进行相应的治疗。必要时行气管插管保护气道,以免肺部感染加重或发生窒息。

(2)由于机体免疫功能低下,肝衰竭患者容易合并感染。肺部感染的病原体,多为机会致病菌,真菌性肺炎也不少见,且常为混合感染。反复、多次进行痰涂片及痰培养的检查,能够帮助判断病原菌的类型,尽早行肺 CT 检查,可以帮助判断肺部感染的类型,有利于抗生素的选择。

2. 肺部感染的治疗　肝衰竭患者的肺部感染常见为院内感染,存在肺部感染征象时,应及早经验性抗感染治疗,第三代头孢菌素是常见使用的抗菌药物。根据患者一般情况、肺部影像学表现、病原菌筛查结果等及时调整抗菌药物。如有真菌感染的依据,应早期应用抗真菌药物。感染会加重肝衰竭患者的病情,及时控制感染对于整个病程极为重要。

严重的肺部感染所导致的低氧血症,在鼻导管和面罩吸氧情况下仍无法纠正时,需行机械通气改善氧合,为抗感染治疗争取时间。

肝衰竭患者一旦发生肺部感染,由于多数患者肺部已存在不同程度的血管扩张及肺内分流,因而很容易发展为急性呼吸窘迫综合征。

二、急性呼吸窘迫综合征(ARDS)

1978 年,Trewby 等报道 100 例急性肝衰竭患者中发现 37 例有肺水肿证据,并证明该类型肺水肿与心功能、胶体渗透压无关而与肝坏死程度有关,并提出急性非心源性肺水肿的概念。1986 年,Bihari 等指出该类型肺水肿属于 ARDS 范畴,并被之后的学者所认可。目前,关于急性肝衰竭患者并发急性呼吸窘迫综合征的流行率及预后的数据还很少。

肝衰竭诱发 ARDS 的机制尚不明确,可能是多因素综合作用的结果,感染、内毒素血症、DIC 等都可能参与 ARDS 的发生发展。而之前即已存在的肺血管扩张不仅使 ARDS 更易于发生,而且一旦发生,则呼吸窘迫症状更严重,治疗更困难。

ARDS 的治疗,目前尚无特异性治疗,主要是原发病治疗、去除诱因、纠正缺氧。

1. 原发病的治疗　对于肝衰竭患者而言,原发病肝衰竭虽需积极治疗,但短期内很难有根本性好转,所以更应关注诱发因素的治疗,积极治疗感染,控制出血,纠正 DIC 等。

2. 呼吸支持治疗　给予合适的氧疗措施,以尽量维持 $PaCO_2 > 8kPa(60mmHg)$。

早期给予鼻塞或面罩给氧,后者可达较高吸入氧浓度,ARDS 患者经高浓度吸氧仍不能改善低氧血症时,应及时给予机械通气。

无创机械通气(NIV),无创呼吸机可以避免气管插管和气管切开引起的并发症,近年来得到了广泛的推广应用。ARDS 患者神志清楚、血流动力学稳定,并能够得到严密监测和随时可行气管插管时,可以尝试 NIV 治疗。尤其是在预计患者的病情能够在 48～72h 缓解的患者当中。若低氧血症不能改善或全身情况恶化,提示 NIV 治疗失败,应及时改为有创通气。

ARDS 患者呼吸功明显增加,表现为严重的呼吸困难,早期气管插管机械通气可降低呼吸功,改善呼吸困难。虽然目前缺乏 RCT 研究评估早期气管插管对 ARDS 的治疗意义,但一般认为,气管插管和有创机械通气能更有效地改善低氧血症,降低呼吸功,缓解呼吸窘迫,并能够更有效地改善全身缺氧,防止肺外器官功能损害。

进行机械通气的好处在于:减少患者呼吸做功,降低氧耗;维持肺泡开放,防止肺泡萎陷;保持相对足够的通气量。但毕竟机械通气是非生理性通气方式,如果通气参数设置不合理,有可能加重肺损伤。机械通气治疗 ARDS 的最终目标,就是在有效维持氧合的前提下,尽量减少肺损伤。

目前被临床认可的通气策略包括保护性肺通气、最佳 PEEP 选择、肺复张技术、俯卧位通气等。

保护性肺通气策略主要为限制气道平台压,小潮气量通气,允许性高碳酸血症。在实施肺保护性通气策略时,限制气道平台压比限制潮气量更为重要。

由于 ARDS 肺容积明显减少,为限制气道平台压不应超过 2.9～3.4kPa(30～35cmH_2O),有时不得不将潮气量降低,目前提倡的潮气量为 6～8ml/kg,由于潮气量减小,肺通气量也相应减小,允许体内出现高碳酸血症。目前尚无明确的二氧化碳分压上限值,一般主张保持 pH>7.20,否则可考虑静脉输注碳酸氢钠。

PEEP 可起到防止肺泡萎陷、增加功能残气量;抑制血管和间质的液体从肺间质内向肺泡内渗出、改善气体的弥散功能;改善通气/血流比值等多方面的作用,是机械通气治疗 ARDS 的重要参数。但 PEEP 过高时会产生呼吸机相关性的肺损伤和心排血量的急剧下降,并在同样的气道峰压下使潮气量降低。因此,选择合适的 PEEP 成为重要的临床问题。ARDS 广泛肺泡塌陷不但可导致顽固的低氧血症,而且部分可复张的肺泡周期性塌陷开放而产生剪切力,会导致或加重呼吸机相关肺损伤。充分复张塌陷肺泡后应用适当水平 PEEP 防止呼气末肺泡塌陷,改善低氧血症,并避免剪切力,防治呼吸机相关肺损伤。因此,ARDS 应采用能防止肺泡塌陷的最低 PEEP。

ARDS 最佳 PEEP 的选择目前仍存在争议。通过荟萃分析比较不同 PEEP 对 ARDS 患者生存率的影响,结果表明 PEEP>1.2kPa(12cmH$_2$O),尤其是>1.6kPa(16cmH$_2$O)时明显改善生存率。有学者建议,可参照肺静态压力-容积(P-V)曲线低位转折点压力来选择 PEEP。若有条件,应根据静态 P-V 曲线低位转折点压力+0.2kPa(2cmH$_2$O)来确定 PEEP。

ARDS 的病理特征之一就是大量肺泡萎陷。肺泡萎陷程度不同,部分肺泡完全正常,部分则完全充满渗出液,还有相当一部分肺泡病变处于两者之间。这部分肺泡在正常通气压力及持续时间下张开,因此,在机械通气过程中,给予一较高且维持时间较长的吸气压力,有可能将部分此类肺泡张开,重新具备气体交换能力。而肺泡一旦张开,维持其张开的压力要明显低于促进其张开时所需压力。以上即是肺复张的理论基础。实际操作一般将吸气压力调至 3.4~4.4kPa(35~45cmH$_2$O),并按吸气屏气使压力维持 30s 至 2min。为防止患者呼吸对抗及缺氧,一般预先给予镇静药,并纯氧通气 3~5min。必要时重复进行。部分患者复张后氧合功能可明显提高。

ARDS 肺泡的病理特点还表现为不均一性:下垂部位肺泡水肿萎陷明显而高位肺泡维持较好的通气,表现在常规仰卧位患者背侧病变较重,而血流则是受重力影响而背部较多腹侧较少,因此通气血流比失调。俯卧位可导致血流在重力作用下重新分布,使通气血流比趋于正常,从而改善氧合。俯卧位还可使肺水重新分布,减轻背侧区域肺泡水肿。一般该效应能维持 2h 左右。此即称为俯卧位通气。对于上述通气效果不佳患者可尝试使用,部分患者可能会取得一些效果。

自主呼吸过程中膈肌主动收缩可增加 ARDS 患者肺重力依赖区的通气,改善通气血流比例失调,改善氧合。在循环功能稳定、人机协调性较好的情况下,ARDS 患者机械通气时有必要保留自主呼吸。

体外膜氧合技术(ECMO):在机械通气仍无法满足患者氧气需求的情况下,建立体外循环后可减轻肺负担、有利于肺功能恢复。但 ECMO 是否能够改善 ARDS 患者预后,随着 ECMO 技术的改进,需要进一步的大规模研究结果来证实 ECMO 在 ARDS 治疗中的地位。

3. 液体管理 高通透性肺水肿是 ALI/ARDS 的病理生理特征,肺水肿的程度与 ALI/ARDS 的预后呈正相关,因此,通过积极的液体管理,改善 ALI/ARDS 患者的肺水肿具有重要的临床意义。在维持循环稳定,保证器官灌注的前提下,限制性的液体管理策略对 ALI/ARDS 患者是有利的。但存在休克的 ARDS 患者仍需要有效的液体复苏。使用晶体或胶体进行液体复苏目前尚存在争议。胶体渗透压是决定毛细血管渗出和肺水肿严重程度的重要因素。低蛋白血症是严重感染患者发生 ARDS 的独立危险因素。而肝衰竭患者容易出现低蛋白血症,使用白蛋白进行液体复苏,可以提高胶体渗透压,减少肺毛细血管渗出,减轻肺水肿,有利于改善氧合。

到目前为止,包括皮质类固醇激素、NO 及肿瘤坏死因子抗体等各种药物均被证实对 ARDS 治疗无效,重组人活化蛋白 C(rhAPC)对脓毒症导致的 MODS 有效,可明显降低病死率,推测对同样为脓毒症所致的 ARDS 也可能有效,但尚无研究证实。

但是 2014 年英国伦敦国王学院医院 Audimoolam 等的最新研究证明,急性肝衰竭患者并发急性呼吸窘迫综合征的比例低,且对预后的影响有限。肝衰竭患者合并 ARDS 的治疗仍需要进一步的研究探讨。

三、肝肺综合征(HPS)

早在 1884 年,Gilbert 等即发现慢性肝病可出现发绀和杵状指,以后不断有学者发现慢性肝病患者与低氧血症存在明显的相关性,并发现该类患者均存在肺血管扩张。直到 1988 年瑞典学者 Eriksson 率先提出功能性肝肺综合征概念,并对肝肺综合征(HPS)的定义做了初步阐述。此后 HPS 概念很快被各国学者普遍接受。

HPS 主要包括 3 个方面的表现:①基础肝疾病;②肺血管扩张;③动脉血氧合功能障碍导致的严重低氧血症。

基础肝疾病以慢性肝病为主,病程长且较严重,多为 Child C 级,低氧血症程度与皮肤蜘蛛痣、食管静脉曲张等肝门静脉高压体征相关。部分暴发性肝衰竭也可发生 HPS,但程度一般较轻。肝移植后发生严重排斥反应时也有伴随出现 HPS 的报道。

根据肺血管形态学变化特点,HPS 可分为两型:Ⅰ型以肺毛细血管和肺泡前毛细血管扩张为主,血流增快,血液氧合不充分,但提高吸氧浓度可改善低氧血症;Ⅱ型为局灶性动静脉短路开放,不仅出现在肺动静脉,而且可能出现门静脉血循环曲张的食管静脉经前纵隔静脉进入肺静脉。该型对吸氧不敏感。两型间常有交叉。引起肺血管扩张的原因,一般认为与体内潜在的肺血管扩张物质不能被肝降解,浓度异常升高所致,这些物质包括前列环素、心房尿钠肽、血小板活化因子、血管活性肠肽、NO 等。

HPS 在血气分析、肺功能、胸部 X 线、CT 中均有相应的表现,但比较特异的方法包括:对比增强心脏超声显像、肺血管造影及肺灌注核素扫描等方法确定。

1. 动脉血气分析　　HPS 时 PaO_2 下降,轻度>10.7kPa(80mmHg),中度 8~10.7kPa(60~80mmHg),重度<8kPa(60mmHg);SaO_2 下降,数值<0.90。$P(A-a)O_2$ 较 PaO_2 更灵敏,可作为 HPS 的主要诊断依据。有研究指出 PaO_2<9.3kPa(70mmHg)和 $P(A-a)O_2$>4kPa(30mmHg)是发现 HPS 高度敏感的指标。而直立性缺氧是诊断 HPS 的一项敏感性和特异性的指标,亦是诊断 HPS 的必备条件。直立性缺氧的定义为仰卧位转为直立性时 PaO_2 下降>1.3kPa(10mmHg),或 $P(A-a)O_2$ 梯度上升 2kPa(15mmHg)[64 岁患者放宽≥2.7kPa(20mmHg)]。

2. 肺功能　　在没有合并阻塞性及限制性肺部疾病时,HPS 患者的肺容量、呼气流速一般都正常,但普遍认为 HPS 肺部基本改变为弥漫性肺血管扩张,故弥散障碍在 HPS 中常见。

3. 胸部 X 线及肺 CT　　均表现为血管扩张的阴影,无明显特异性,但可以除外其他疾病所导致的低氧血症。

4. 对比增强心脏超声显像　　是利用吲哚青绿染料、甘露醇或搅拌的盐水产生 $60~90\mu m$ 的微泡,正常时微泡不能通过肺毛细血管达到左心,当肺内血管扩张或存在右向左分流时,微泡到达左心,超声下呈云雾状阴影。该法宜为 HPS 的筛选手段,阴性基本可以除外 HPS。近年的研究认为,经食管超声探测途径的敏感性较经胸壁更高。

5. 肺血管造影　　HPS Ⅰ型表现为动脉显影期出现弥漫海绵状影像;Ⅱ型为散在的动静脉交通。但肺血管造影为侵入性操作,不能显示周围小的动静脉畸形,且可能为假阴性,故不作为筛查首选。目前主要运用于严重低氧血症时吸入纯氧无反应的患者。

6. 肺灌注核素扫描　　用 ^{99}Tc 标记的人血清白蛋白聚合颗粒(MAA)进行体内示踪,在正常情况下该颗粒被肺内毛细血管摄取。当肺内存在分流时,部分颗粒(>6%)通过肺进入全身循环,被其他组织摄取,通过显像可以进行观察,并可以定量计算肺内分流量。敏感性低于经食管对比增强心脏超声显像。其缺点是不能分辨心内还是肺内分流,也不能确定扩张位置,且其阴性不能排除 HPS。

7. HPS 的治疗　一般以控制基础病和肝原发病治疗为主,缓解低氧血症等对症支治疗为辅。

(1)纠正低氧血症的治疗:吸氧及高压氧舱适用于轻型、早期Ⅰ型 HPS 患者,可增加肺泡内氧浓度和压力,有助于氧弥散,缓解患者症状,促进肝细胞再生和肝功能的恢复。病情较轻的早期患者,经鼻导管给予低流量吸氧即可纠正低氧血症,保证 $PaO_2 > 8kPa(60mmHg)$,以维持全身尤其肝的氧供。合适的血红蛋白水平也是保证氧供的关键,应及时补充红细胞,红细胞比容维持在 30% 以上。而病情较重者,单纯氧疗效果较差。高压氧疗法能使 PaO_2 升高,同时伴有内毒素和 TNF 水平下降,不仅能够改善低氧血症,还能对低氧血症的血流动力学紊乱的始动因素产生影响。

更加严重的低氧血症需要机械通气治疗:患者以分流导致的低氧血症为主,很少伴随通气功能障碍,一般单纯吸氧即可改善低氧血症。如伴随通气功能障碍,机械通气可有效改善;如严重低氧血症高浓度吸氧不能改善,机械通气效果也不会理想,但可起到减少呼吸做功,降低氧耗的作用。总体而言,如 HPS 进展至需机械通气,预后极差。

(2)药物治疗:目前没有治疗 HPS 的特效药物,现有药物主要是治疗原发病,如改善肝功能、防治感染、降低肝门静脉压力、减少肺内血管扩展、增加肝门静脉流量等。包括生长抑素、β受体拮抗药、环氧合酶抑制药、糖皮质激素及免疫抑制药(环磷酰胺)、肺血管收缩药(阿米三嗪)、NO 抑制药、抗生素、吸入 NO 和大蒜素等,但没有一项研究结果证明这些药物可以改善低氧血症或改善肺血管扩张。极少一部分 HPS 患者可以自愈,其机制还不是很清楚。

(3)介入治疗:包括①经颈静脉肝内门体分流术:肝门静脉高压似乎在 HPS 患者中伴有很重要的角色。因此,降低肝门静脉压可以对 HPS 的治疗有益。少量病例做了这种手术,术后短期内肺部气体交换有改善。②局部栓塞:Ⅱ型 HPS 患者给予局部螺旋栓塞扩张肺血管后动脉血氧有所改。目前治疗效果尚不确切,但可作为肝移植前的姑息治疗方法。

(4)肝移植:可以改善和治愈 HPS 低氧血症,是治愈 HPS 的最佳治疗方法和唯一选择。据报道,85% 以上及时施行肝移植的 HPS 患者肺内血管扩张得到显著改善,但是手术前 $PaO_2 < 6.7kPa(50mmHg)$ 和(或)MAA 分流率 $\geqslant 20\%$ 的患者手术后病死率明显升高。虽然肝移植术后 HPS 患者病死率高达 33%,但是 HPS 患者特别是伴肝门静脉高压的患者若不做肝移植,预后极差。故当 $6.7kPa(50mmHg) \leqslant PaO_2 < 8kPa(60mmHg)$ 时优先考虑肝移植,$PaO_2 < 6.7kPa(50mmHg)$ 时不宜做肝移植,因术后发病率和病死率均增高。肝移植手术前低氧血症情况越差,术后患者恢复时间越长。目前单中心研究显示,HPS 肝移植术后 5 年生存率达 76%,与接受肝移植的非 HPS 患者生存期差异无统计学意义。原位肝移植常见的术后并发症有肺动脉高压、呼吸衰竭、脑出血、低氧血症加重,也可再发 HPS。当成功肝移植后因移植肝衰竭而再发 HPS 时,需再次实施肝移植。

(常　丹　李　克)

参 考 文 献

胡志坚,柏立山,柴新群.2012.肝肺综合征的诊治现状.国际外科学杂志,(01):34-39.doi:10.3760/cma.j.issn.

1673-4203.01.012.

中华医学会重症医学分会.2006.急性肺损伤/急性呼吸窘迫综合征诊断和治疗指南.中国危重病急救医学,
　(07):706-710.

Ellis A1,Wendon J.1996.Circulatory,respiratory,cerebral,and renal derangements in acute liver failure:patho-
　physiology and management.Semin Liver Dis,16(4):379-388.

Machicao V I,Fallon M B.2012.Hepatopulmonary syndrome.Semin Respir Crit care Med,33(1):11-16.

MD M J K.2000.Hepatopulmonary syndrome:Recent literature(1997 to 1999)and implications for liver trans-
　plantation.Liver Transplantation,6:S31-S35.

Olson J C,Wendon J A,Kramer D J,et al.2011.Intensive care of the patient with cirrhosis.Hepatology,54:
　1864-1872.

Rodriguez—Roisin R,Krowka M J.2008.Hepatopulmonary syndrome:a liver-induced lung vascular disorder.N
　Engl J Med,358(22):2378-2387.

Stravitz R T M,Kramer A H,Davern T M,et al.2007.Intensive care of patients with acute liver failure:Recom-
　mendations of the U.S.Acute Liver Failure Study Group.Critical Care Medicine,35(11):2498-2508.

第二节　肝衰竭合并肝性脑病的重症监护

肝性脑病是由急、慢性肝衰竭或各种门-体分流引起的、以代谢紊乱为基础的、并排除了其他已知脑病的中枢神经系统功能失调综合征。肝性脑病是急慢性肝疾病常见危险的并发症,是肝疾病死亡的主要原因之一。有些患者昏迷期间,出现咳痰不畅,影响呼吸功能,痰堵造成急性呼吸衰竭,导致临床死亡。除了临床上目前广泛使用的寻找、去除诱因,保持内环境稳定、减少肠源性氨和毒素生成及吸收,保护肝功能和促进肝细胞再生、神经递质平衡等治疗,肝性脑病时维护正常的器官功能非常重要,通过预防呼吸道感染、改善肝及脑的供氧状态,维护机体正常功能,往往是治疗成功的关键。肝衰竭有多种形式,但急性肝衰竭因为发病急、预后凶险,对其引起的肝性脑病研究较多,尤其 2012 年美国肝病协会对相关各种情况进行了归纳、总结。

肝衰竭患者病情可急剧恶化,需特别注意有意识状态改变的患者,当出现意识改变时最好及时转入 ICU。ICU 专科人员利用特殊的设备和手段对其进行监测、治疗。

一、脑水肿和颅内高压

脑水肿和颅内高压是急性肝衰竭的最严重的并发症。颅内高压的发生与肝性脑病的严重程度密切相关。在 Ⅰ～Ⅱ 期肝性脑病的患者中很少观察到脑水肿,而 Ⅲ 期肝性脑病患者中脑水肿的发生率上升至 25%～35%,Ⅳ 期肝性脑病患者中有 65%～75%,甚至更多的患者可发生颅内高压。

1. 乳果糖的应用　越来越多的证据表明,血氨在脑水肿/颅内高压中起到重要作用。动物模型表明,注射氨可以导致脑水肿。人的动脉血氨水平 $>117.4\mu mol/L(200\mu g/dl)$ 与脑疝密切相关。相反,很少认为血氨 $<44\mu mol/L(75\mu g/dl)$ 时可发生肝性脑病。基于以上证据和在肝硬化合并肝性脑病的治疗经验,认为肠道使用乳果糖降低血氨水平可以用来预防急性肝衰竭患者发生肝性脑病或脑水肿。指南建议:在肝性脑病的早期,乳果糖可以口服或灌肠。腹泻时不应使用,因为可以增加肠胀气,从而在肝移植手术过程中影响术野(Ⅲ)。

2. **呼吸支持** 患者一旦发展成为Ⅲ/Ⅳ期肝性脑病,必须行气管插管和机械通气(Ⅲ)。尚未见针对肝衰竭患者机械通气使用的镇静和麻醉剂研究,但非除极的神经肌肉阻断药,例如,顺式阿曲库铵可能对患者有益,它不引起肌肉收缩,从而不升高颅内压。插管后,常常选择丙泊酚作为镇静药,因为丙泊酚可以减少脑血流量。小剂量的丙泊酚可能就够用了,因为肝衰竭时它的半衰期延长。晚期肝性脑病患者而需要密切监测。监测、管理血流动力学、肾功能指标、血糖、电解质、酸碱状态非常关键。定期进行颅内高压表现的神经评估,应该进行如瞳孔大小、反应、姿态、周围神经反射等检查。患者应该呈头抬高30°体位,尽量使刺激和疼痛程度减至最小,有时需要应用短效镇静药。气管内吸痰可能引起胸腔内压升高,也可能升高颅内压,提倡吸痰时气管内给予利多卡因。

3. **癫痫发作的处理** 癫痫发作将升高颅内压,必须及时用苯妥英钠类药物控制。在苯妥英钠难以控制下可以使用短效苯二氮䓬类药物。癫痫发作也可导致大脑缺氧和脑水肿。一些专家甚至主张预防性使用苯妥英钠。一项预防性使用苯妥英钠的随机对照试验表明,虽然苯妥英钠对急性肝衰竭患者的整体生存率没有改善,但尸解发现治疗组患者脑水肿发生率显著下降。然而,一项后续试验显示预防性使用苯妥英钠对抽搐、脑水肿、生存的发生没有改善。因此,目前尚不推荐预防性使用苯妥英钠(Ⅲ)。

4. **颅内压监测** 在急性肝衰竭患者中使用颅内压(ICP)监测设备目前仍存在争议,各个地区使用存在很大区别。插管进行颅内压监测的目的是可以早期识别颅内高压,以便及时正确治疗。颅内压升高的临床表现,包括系统性高血压、心动过缓和不规则呼吸(柯金三联征)并不是同时出现,例如,瞳孔扩大或去大脑僵直等其他神经表现仅在脑水肿晚期出现。此外,CT并不能非常可靠地证明脑水肿,尤其是在脑水肿早期。其他监测颅内压的方法(如经颅多普勒超声,近红外分光光度法和测量血清 S-100β 和神经元特定的烯醇酶)可在不同阶段的评价颅内压,但是并不可靠,而且没有被广泛使用。为了避免脑的低灌注引起的缺氧损伤,监测 ICP 还可以评估脑灌注压[CPP;平均动脉压(MAP)-ICP]。颅内高压的管理目标是通过使用渗透性物质或升压药物降低颅内压(一般<20mmHg),同时保证 CPP(通常>60mmHg)的管理。在肝移植的过程中,监测尤为重要,因为电解质和血流动力学变化可以导致 ICP 大的波动。此外,在很多移植中心,因为担心神经系统功能难以恢复,顽固性颅内高压和(或)低灌注压被认为肝移植是相对禁忌证。尽管一些案例报道,长时间的颅内高压和低灌注压可以获得神经系统功能完全恢复,使人们对上述做法有所质疑,还是没有办法确定是否这些患者能否耐受艰苦的移植手术。一项非随机性的报道显示,ICP 监测设备可以安全置入,可以用来提供信息指导处理颅内高压,甚至延长存活时间,但并不能证明比没有 ICP 监测管理的患者生存率高。在危重,凝血功能异常的患者中,不愿进行 ICP 监测主要的原因是担心可能出现的风险(主要是感染的风险和出血)。

早期的报道基于ICU的经验,在美国移植中心发现,在 262 例行硬膜外导管压力监测的急性肝衰竭患者中,3.8%的患者发生并发症(1%发生致命出血)。硬脑膜腔内压力监测并不可靠,可以通过放置在硬膜下或脑实质内有所改进,但并发症也增加。也不知道是否越新、越小的监测设备能减少发生并发症的风险。更多积极的纠正凝血等参数的治疗,如重组激活因子Ⅶ可能进一步减少出血的风险,同时避免容量过荷量,以及输血相关的肺损伤,从而允许广泛使用 ICP 监测设备。事实上,最近的一份报道显示出血发生率明显降低(58 例中发生 2 例,主要是硬膜下监测)。然而,该系列研究并不能证明进行 ICP 监测患者的预后优于比那些没用 ICP 监测设备的患者。指南推荐:颅内压监测推荐用于急性肝衰竭重度肝性脑病,有专业 ICP 监测,患者等待移植和移植手术过程中(Ⅲ)。缺乏 ICP 监测时,需频繁地(每小时)进行神经功能评价来发现早期颅内高压(Ⅲ)。

5. 颅内压升高的具体治疗 已经发展为脑水肿后需要立即干预。如果有 ICP 监测设备,主要的参数是 ICP 和 CPP。如果可能的话,ICP 应保持低于 $2.7\sim3.3kPa(20\sim25mmHg)$,而 CPP 保持高于 $6.7\sim8kPa(50\sim60mmHg)$。来自脑外伤患者的资料表明,如果 CPP 能保持在 $9.3kPa(70mmHg)$ 以上,将会进一步改善神经系统的预后。血压支持首先是容量然后是升压药物,对保持足够的脑灌注压是非常需要的。相反,容量过负荷的肾衰竭患者,应该进行持续肾替代治疗以脱去约 500ml 血浆容量。

(1)甘露醇:如果颅内高压进一步发展,要么通过 ICP 监测或明显的神经症状(无意识的状态,瞳孔异常),如甘露醇这样的渗透药等通常可暂时性、有效降低脑水肿。非常少数的病例报道,甘露醇可以纠正急性肝衰竭患者颅内压的升高,改善患者生存。然而效果是短暂的,在严重的颅内高压患者(ICP>60mmHg),甘露醇并不能降低 ICP 到可接受的水平(< 25mmHg)。急性肝衰竭患者静脉注射甘露醇(负荷剂量 $0.5\sim1.0g/kg$ 体重)被推荐为治疗颅内高压的一线治疗药物,不推荐使用甘露醇预防颅内高压(Ⅱ-2)。该剂量以重复一次或两次直到血浆渗透压<320 mmol/L。肾损害的患者容量过负荷,使用甘露醇很危险,而且可能需要使用透析去除多余液体。过度使用甘露醇也可能导致高渗透压或高钠血症。

(2)过度通气:过度通气可以引起 $PaCO_2$ 下降 $3.3\sim4kPa(25\sim30mmHg)$,使脑血管自动调整,导致血管收缩并减少 ICP。急性肝衰竭患者经常自然过度通气,这种情况不应该被抑制。不幸的是,过度通气对脑血流量的影响是短暂的。一项随机、对照试验研究,在急性肝衰竭患者中连续换气过度并没有减少脑水肿和颅内高压的发生,对患者的生存没有益处,虽然过度通气组患者发生脑疝的时间看起来有所延迟。一些人担心过度通气引起的脑血管收缩可能造成大脑缺氧而进一步加剧脑水肿。根据现有证据,在急性肝衰竭患者中预防性过度通气对降低脑水肿和颅内高压没有作用。

(3)高渗氯化钠:一项对照研究中急性肝衰竭和严重肝性脑病患者,预防性使用高渗钠(血清钠 $145\sim155mmol/L$)诱导高钠血症组患者比正常血钠水平患者颅内高压发生率较低。尽管诱导高钠血症导致高生存率并没有得到证明,这个实验用最有说服力的数据表明,急性肝衰竭患者使用高渗物质有益,高渗氯化钠作为一种预防措施被推荐用于有发展为脑水肿的高风险患者[高血清氨、重度肝性脑病、急性肾衰竭和(或)需要使用升压药物]。尚没有相关研究将高渗氯化钠用于治疗已经形成的颅内高压。急性肝衰竭有脑水肿高危险因素(血清氨> $150\mu mol/L$,Ⅲ/Ⅳ期肝性脑病,急性肾衰竭,需要升压药物维持血压),推荐用高渗氯化钠诱导高钠血症,使血钠水平达到 $145\sim155mmol/L$。

(4)巴比妥酸盐:巴比妥酸盐成分(硫喷妥钠或戊巴比妥)可能会在颅内高压其他方法无效时使用,已被证明可有效地降低 ICP。严重的系统性低血压经常限制了它的使用,可能需要额外的措施来保持足够的平均动脉压(MAP)。应该认识到,急性肝衰竭患者中巴比妥酸盐的清除明显降低。阻碍神经评估,延长评估时间。短效巴比妥盐可以用于难治性 ICP。

(5)糖皮质激素:经常用来脑部肿瘤和一些中枢神经系统感染导致的颅内高压。然而,一项急性肝衰竭患者的对照试验表明,糖皮质激素并不能改善脑水肿或生存率。糖皮质激素不应用来控制颅内高压。

（6）低体温：急性肝衰竭患者低体温可能预防或控制颅内高压。在动物模型实验中已经证明，低体温可以预防脑水肿的发展，可能通过防止脑充血水肿，改变大脑氨或葡萄糖代谢。人类急性肝衰竭有限的经验认为低体温（冷却核心温度至33～34℃）可控制移植手术过程中发生颅内高压。然而，一项对照试验中，与正常体温相比，低体温并没有改善非移植患者的存活率。潜在的低体温的害处包括增加感染风险、凝血障碍和心律失常。低体温还可能影响肝细胞的再生。

（7）药物治疗高氨血症：在理论上，用来促进排毒和消除氨的化合物，可能对预防和治疗脑水肿是有用的。不幸的是，一项针对大型研究人群的随机、安慰剂对照试验中，门冬氨酸鸟氨酸未能证明可以使动脉血氨水平下降，没有改善患者的生存率。

（8）连续性血液净化降血氨：在儿科中应用连续性血液滤过治疗降血氨的经验比较多。新生儿代谢病时可以发生高血氨症，引起神经系统功能障碍。Hanudel报道，当药物治疗效果不理想时，可以采用血液透析和连续性肾脏替代治疗（CRRT），但血液透析后常出现血氨反弹，CRRT治疗并不能快速降低血氨。作者采用双相、高通量CRRT治疗策略，具体如下：先用置换液流速5000ml/h以快速降低血氨，然后降低置换液流速至500ml/h以防止血氨反弹。在成年人肝衰竭合并的高血氨症引起的肝性脑病研究较少，Slack将成年人肝衰竭合并血氨＞100μmol/L患者纳入CRRT研究。分为低通量35ml/（kg·h）和高通量90ml/（kg·h）两种治疗方案。分别检测1h和24h的血氨浓度和血氨清除率。发现血氨的清除与超滤率密切相关。1h时，血氨清除率分别是39（34～54）ml/min（低通量）比85（62～105）ml/min（高通量）CRRT，（$P<0.001$）；24h时血氨清除率是44（34～63）比105（82～109）ml/min（$P=0.01$）。从而得出结论，高通量CRRT能更好地降低血氨。目前CRRT降低血氨的方法正在临床尝试和改进中。

二、镇静药的应用

肝性脑病患者尽可能避免使用镇静药。对于正在使用镇静药的慢性肝病患者，根据其具体情况考虑暂停或减少药物剂量。肝性脑病Ⅰ期患者在安静、避免刺激的普通病房由有经验的护士看护是安全的。应该定期做神经系统评估，一旦意识水平下降需及时转运至ICU。发展到肝性脑病Ⅱ期建议转运至ICU。对于肝性脑病患者出现严重精神异常表现，如躁狂、危及自身或他人安全和不配合治疗者，适当应用镇静药有利于控制症状，但药物选择和剂量需个体化，应向患者家属充分告知利弊和潜在风险，并获得知情同意。脑CT用来排除如脑出血等其他原因引起的意识障碍。难以控制的躁动可以使用小剂量的短效苯二氮䓬类药物镇静。

三、营养支持治疗

肝性脑病患者常食欲欠佳或已处于昏迷状态，不能进食，需要积极给予营养支持。禁止蛋白质摄入会使患者营养不良而导致其预后恶化，维持正氮平衡可刺激肝细胞的再生、增加肌肉解除氨中毒的能力，从而对脑病起到缓解作用。欧洲肝病肠内营养指南建议肝病患者每日供应非蛋白质热量146～167 kJ/kg，并给予每日1.2～1.5g/kg蛋白质摄入。对HE患者蛋白质的摄入问题应该把握以下原则：①急性HE及Ⅲ～Ⅳ期HE患者开始数日要禁食蛋白质，清醒后每2～3天增加10g，逐渐增加蛋白质至每日0.5～1.2g/kg；Ⅰ～Ⅱ期HE患者则开始数日给予低蛋白质饮食（20g/d），每2～3天增加10g，如无HE发作，则继续增加至每日1.2g/kg；

②慢性 HE 患者则无禁食必要;③蛋白质摄入量为每日 1.0～1.5g/kg;④主张口服支链氨基酸制剂;⑤蛋白质种类以植物蛋白质为主,其次是牛奶蛋白质。

四、人工肝支持治疗

人工肝支持治疗可分为非生物型、生物型及混合型 3 种,但目前用于辅助治疗肝性脑病的主要是非生物型,包括血液透析、血液滤过、血浆置换、血液灌流、血浆吸附等方式。这些治疗模式在不同程度上有效清除血氨、炎症因子、内毒素及胆红素等,改善肝衰竭患者肝性脑病症状。人工肝支持系统可代替肝的部分功能,清除体内积聚的毒物,为肝细胞再生提供条件和时间,也是等待肝移植术的过渡疗法,可用于治疗急、慢性肝性脑病,Ⅱ期以上肝性脑病患者需慎用血浆置换。但如果是急性肝衰竭或终末期肝病晚期,则肝移植术是唯一有希望的治疗措施。

综上所述,肝性脑病、脑水肿目前有一些特殊的监测手段和治疗方法,临床医生需要密切观察及时发现、争取处理,挽救患者生命。

(林　芳)

参 考 文 献

中华医学会消化病分会,中华医学会肝病分会.2013.中国肝性脑病诊治共识意见.中华消化杂志,33(9):
  581-592.

Ferenci P,Lockwood A,Mullen K,et al.2002.Hepatic encephalopathy—definition,nomenclature,diagnosis,and
  quantification:final report of the working party at the 11th World Congresses of Gastroenterology,Vienna,
  1998.Hepatology,35(3):716-721.

Hanudel M,Avasare S,Tsai E,et al.2014.A biphasic dialytic strategy for the treatment of neonatal hyperam-
  monemia.Pediatr Nephrol,29(2):315-320.

Lee W M.2012.Acute liver failure.Semin Respir Crit Care Med,33(1):36-45.

Lee W M.2012.Recent developments in acute liver failure.Best pract Res Clin Gastroenterol,26(1):3-16.

Patton H,Misel M,Gish R G.2012.Acute liver failure in adults:an evidence-based management protocol for cli-
  nicians.Gastroenterology&hepatology,8(3):161-212.

Piero A,Chantal B,Roger B,et al.2013.The nutritional management of hepatic encephalopathy in patients With
  cirrhosis:international society for hepatic encephalopathy and nitrogen metabolism consensus.Hepatology,58
  (7):325-336.

Plauth M,Cabre E,Riggio O,et al.2006.ESPEN guidelines on enteral nutrition:liver disease.Clin Nutr,25(2):
  285-294.

Scott T R,Kronsten V T,Hughes R D,et al.2013.Pathophysiology of cerebral oedema in acute liver failure.
  World J Gastroenterol,19(48):9240-9255.

Slack A J,Auzinger G,Willars C,et al.2014.Ammonia clearance with haemofiltration in adults with liver dis-
  ease.Liver Int,34(1):42-48.

William M L,Anne M L,R Todd St.2011.AASLD Position Paper:The Management of Acute Liver Failure:
  Update 2011,Hepatology,(9):1-22.

第三节　肝衰竭的肾功能支持技术

肝衰竭时常合并不同程度的肾受损,在急性肝衰竭、ACLF 及慢性肝衰竭中,其发生率高达55%～70%,除原发性肾疾病外,与肝衰竭相关的肾损伤病因包括低血容量、肝肾综合征、急性肾小管坏死等,根据病因不同,给予适当的容量复苏、应用特利加压素、人血白蛋白、控制感染等治疗后,部分肾损伤可以短期逆转,但仍有相当一部分患者,肾功能损伤严重或持续时间较长,为控制液体容量及保持内环境稳定,需要肾替代治疗。在 Karvellas 关于 ACLF 的回顾性观察研究中,需要肾替代治疗的患者比例高达54%。与其他疾病状态时需要肾替代治疗的患者相比,肝衰竭患者因其基础疾病的特殊性,在肾替代治疗的模式、抗凝等方面有其特殊性,在治疗时机、治疗剂量、治疗时其他药物剂量的调整方面又有一定的共性,现分述如下。

一、肝衰竭时肾替代治疗的时机

肾替代治疗的目的是维持水、电解质和其他溶质的平衡,防止肾的进一步损伤,促进肾恢复。2001 年 Glasssock 指出在急性肾衰竭时的肾替代治疗指征如下。

1. 液体负荷过重(肺水肿)。
2. 高钾血症(血清钾>6.5mmol/L)。
3. 代谢性酸中毒(血 pH<7.15)。
4. 伴有症状的严重低钠血症(血清钠<120mmol/L)。
5. 心包炎。
6. 脑病(精神错乱、肌阵挛性反射、抽搐、昏迷)。
7. 尿毒症症状。
8. 高分解代谢(血尿素氮每日升高>10.7mmol/L,血肌酐每日升高>176.8μmol/L)。
9. 清除毒素(乙二醇、水杨酸、毒物中毒等)。
10. 严重尿毒症导致出血。

这个标准现已被大家认可。值得注意的是,这里并未把血肌酐的绝对值作为肾替代治疗的标准之一,主要是因为肌酐的高低并不能预测患者对补液治疗的效果(肾前性氮质血症肌酐可高达 1149.2μmol/L),其作为一个静态指标,也不能反映急性肾损伤时肾功能实际情况(急性肾损伤进展期肌酐高估肾功能)。

在创伤、心脏手术后、脓毒血症等非肝衰竭患者的急性肾衰竭中,目前倾向于早期开始肾替代治疗,因可及时地调节容量、补充营养、改善内环境、清除炎性因子,进而降低病死率,改善整体预后。但肾替代治疗也有其相应的风险,如体外循环需要抗凝造成的出血风险、体外循环凝血造成的血液丢失,进而贫血及凝血功能障碍、溶质转运造成营养物质及儿茶酚胺等的丢失等。

对于肝衰竭合并肾衰竭患者,因其本身就存在高出血风险、循环不稳定的特点,何时开始肾替代治疗并无定论,但对于符合肾替代治疗指征的患者,不进行肾替代治疗病死率显著增高。Keller 等报道 26 例 HRS 患者,接受 RRT 者 16 例,7 例(44%)存活,而 10 例未接受 RRT 者仅 1 例存活。因此,对于等待肝移植且应用血管收缩药效果不佳,或发生容量过负荷、难治性代谢性酸中毒、高钾血症等,RRT 为等待肝移植者争取了时间,是一种过渡治疗。

二、肝衰竭时肾替代治疗的模式选择

对于急性肾损伤需肾替代治疗者,选用间歇性模式还是连续性模式目前并无定论。Mehta RL 最早于 2001 年比较了急性肾衰竭时 CRRT 与 IHD 的疗效,发现预后与持续还是

间歇肾替代的治疗方式无关,但 Mehta 也认为,不同原发疾病可能需要不同的治疗方式。Himmelfarb 等对近期发表的临床研究进行分析认为,IHD 和 CRRT 对急性肾损伤患者的病死率并无差异。但以 Ronco 为代表的一批学者认为 CRRT 在急性肾损伤时疗效优于 IHD,一些阴性的结果可能是因为早期 CRRT 相关研究中的治疗剂量不足。

而肝衰竭患者,因本身循环功能受损表现突出,往往本身就有血流动力学问题,在 AASLD 推荐急性肝衰竭患者应用 CRRT 治疗,KDIGO 也推荐在血流动力学不稳定是采用 CRRT 治疗而不是 IHD。Davenport A 等比较了 IHD 和 CRRT 在急性肝衰竭合并肾衰竭患者中的疗效,发现 IHD 较 CRRT 时患者心排血量下降、氧输送减少、颅内压增高,CRRT 优于 IHD。有颅内高压时,间歇透析可因其对血流动力学的影响而导致平均动脉压下降及颅内压增高,减少脑灌注,快速清除溶质又可造成失衡综合征进一步加重脑水肿,因此,KDIGO 推荐在急性脑损伤时使用 CRRT 治疗。类似的,对于肝衰竭合并肝性脑病患者,推荐使用 CRRT。对于慢性肝衰竭 HRS 患者,如需肾替代治疗且病情允许,间歇血液透析依然可以改善生存率。

三、肝衰竭时肾替代治疗的治疗剂量

肾替代治疗的剂量,是保证治疗效果的基本参数,在血液透析中,因透析液流速一般恒定,主要用透析时间决定。在 CRRT 中主要用流出液速率表示。所谓流出液速率,是指总超滤量(包括置换液和净超滤)加上总透析液流量(CVVH 时仅有超滤,CVVHD 时仅有透析,CVVHD 则两者都有)。

关于肝衰竭患者 CRRT 治疗时应该选用何种剂量,并无文献以此为研究对象,在相关文献中,可以观察到其治疗剂量在 $20\sim40ml/(kg\cdot h)$,与非肝衰竭 CRRT 患者治疗剂量相当。ARFTN 研究比较了标准剂量 $[20ml/(kg\cdot h)]$ 和强化剂量 $[35ml/(kg\cdot h)]$ 对 AKI 预后的影响,发现两组在 60d 全因病死率、肾功能恢复比例、ICU 住院时间、其他器官衰竭情况方面均无差别。RENAL 在澳大利亚和新西兰的 35 个中心中比较 AKI 患者应用 CVVHDF 25 ml/$(kg\cdot h)$ 和 40 ml/$(kg\cdot h)$ 的治疗剂量对临床预后的影响,两组在 28d 和 90d 病死率方面无差异,高治疗剂量组除低磷血症发生率较高(65.1% vs 54%)外,其他并发症及 ICU 住院时间、总住院时间、其他器官衰竭数目、生存者肾功能恢复比率来看均无差异。值得注意的是,该研究中高剂量组和低剂量组实际治疗剂量为处方剂量的 84% 和 88%,不能达到处方剂量的主要原因包括治疗中断、处方错误等。因此,KDIGO 指南推荐,在 AKI 需要 CRRT 时,应给予流出液量 $20\sim25ml/(kg\cdot h)$,1A 级,此时往往需要 $25\sim30ml/(kg\cdot h)$ 的处方剂量。

四、肝衰竭时肾替代治疗的抗凝

肾替代治疗时,因其有体外循环通路,除凝血功能严重受损患者外,一般需要抗凝。理想的抗凝药,能够充分抗凝,避免体外管路凝血,又仅仅作用于体外循环管路或迅速被体内清除。目前肾替代治疗时临床常用的抗凝方法包括肝素、低分子肝素、局部柠檬酸抗凝、直接凝血酶抑制药、蛋白酶抑制药等。

肝衰竭时,因凝血因子合成障碍,存在凝血功能严重受损,同时,抗凝血因子(抗凝血酶Ⅲ)也存在合成障碍,此外,在合并严重感染时又可能存在高凝,因此,凝血功能紊乱,其凝血状态评估,除了传统的内源性凝血、外源性凝血功能评估外,还可采用 sono clot,TEG 等方法综合

评估其整体凝血状态,进一步合适选择抗凝剂量。

对于肝衰竭合并活动性出血患者,一般建议无抗凝。肝衰竭晚期凝血功能严重障碍者,具有较高的出血风险,初次治疗一般选择无抗凝,但如果短期内迅速凝血而中断治疗,需再次评估凝血功能,必要时加用抗凝药。对于早期和中期肝衰竭患者,一般需要使用减少剂量的抗凝。此时,肝素和低分子肝素仍是最常用的抗凝药。

肝衰竭的 CRRT 治疗中,因无抗凝或抗凝药减量,经常因抗凝不充分出现滤器或管路凝血。Chua 等发现,在肝衰竭合并肾衰竭患者中,CRRT 的体外循环管路寿命平均为 9h,在首次无抗凝后使用肝素全身或局部抗凝的患者中,体外循环管路寿命为 7h。Agarwal 等回顾研究肝衰竭患者 CRRT 治疗中的管路使用寿命,不同病程肝衰竭中的管路寿命为 $7.4 \sim 11.6h$,48h 内应用管路数目为 $4.2 \sim 5.3$ 个。在我们中心的临床观察中,有些患者监测凝血功能虽然 PT 已 $>120s$,但无抗凝 CRRT 时可能在 2h 内发生管路凝血。为达到治疗目标,需要多次更换滤器,且增加出血风险、输血概率等。因此有些临床研究尝试在肝衰竭患者中使用柠檬酸局部抗凝(regional citrate anticoagulation,RCA)。

初步认为肝功能受损患者中,在密切监测下使用 RCA,可保证临床安全,减少出血并发症,并可显著改善滤器寿命,保证 CRRT 治疗的达标。Balogun 等回顾性观察不同程度肝功能不全合并肾衰竭患者中应用 RCA 抗凝的有效性及安全性,发现在这些患者中,滤器平均使用时间为 64.6h,MELD 评分 >37.1 者,其血清总钙水平增高,表明可能存在柠檬酸蓄积,但其血清离子钙水平、碳酸氢根、血清钠水平平均在安全范围,且与低 MELD 评分者无统计学差异,故作者认为在这部分患者用应用柠檬酸局部抗凝安全有效。Schulthei 在一前瞻性观察了 25 例慢性肝衰竭及 3 例急性肝衰竭应用 RCA 行 CRRT 治疗,达到 72h 治疗目标者占 74%,在部分患者中存在柠檬酸蓄积,与总钙/离子钙比值相关,但观察期内未见严重的酸碱失衡及电解质紊乱。

五、肝衰竭时肾替代治疗后药物剂量调整

临床上,绝大部分药物经肝或肾代谢,肝衰竭时许多药物剂量需要进行调整,而肾替代治疗加大了药物剂量调整的复杂性。

药物的清除率是指在一定时间内药物被完全清除的血浆量,它仅适用于一级药动学模式,即每单位时间从体内清除恒定的药物浓度。药物的代谢特点我们一般可以经说明书查到,主要是指清除方式(肾脏、肝胆、消化道)、蛋白结合率、分子量、表观分布容积等。

肾替代治疗时的滤器是一个半透膜,主要影响经肾代谢药物的清除,除上述蛋白结合率、分子量、表观分布容积等药物本身的特性外,还与滤器膜面积、膜的截留分子量、治疗剂量等密切相关。进行治疗性药物监测(TDM)为最理想的方式,如果不能进行,尽量根据已有文献及药物说明书进行调整。如患者肾功能尚可,为其他目的(如感染性休克、肝性脑病等)进行 CRRT 治疗时,需要额外增加 CRRT 治疗所可能滤出的药物剂量。

综上,在肝衰竭患者中,虽然很少有人直接死于肾衰竭,但肾衰竭的出现与病死率增加密切相关,在这部分人群中进行肾替代治疗,比一般的肾替代治疗影响因素更为复杂和多变,需根据临床情况,选择合适的治疗时机、方式、剂量及抗凝,并注意肾替代治疗对其他治疗药物的影响,才能够真正改善患者的病死率和并发症,为临床其他治疗保证一个良好的容量及内环境状态,为患者肝移植治疗争取时机,具有积极而重要的意义。

(吉程程　李　克)

参 考 文 献

Agarwal B,Shaw S,Shankar H M,et al.2009.Continuous renal replacement therapy(CRRT)in patients with liver disease:is circuit life different? J Hepatol,51(3):504-509.

Balogun RA,Turgut F,Caldwell S,et al.2012.Regional citrate anticoagulation in critically ill patients with liver and kidney failure.J Nephrol,25(1):113-119.

Chua H R,Baldwin I,Bailey M,et al.2012.Circuit lifespan during continuous renal replacement therapy for combined liver and kidney failure.J Crit Care,27(6):744.e7-15.

Davenport A,Will E J,Davidson A M.1993.Improved cardiovascular stabil-ity during continuous modes of renal replacement therapy in critically ill patients with acute hepatic and renal failure.Crit Care Med,21:328-338.

Glassock R J,Massry S G,Humes H D.2001.Acute renal failure including cortical necrosis.Part 2,Diagnosis, clinical presentation,and management//Marrsy SG,Glassock RJ.Massry and Glassock's Textbook of Nephrology.4th ed.Philadelphia:Lippincott Williams & Wilkins,968-977.

Himmelfarb J.2007.Continuous dialysis is not superior to intermittent dialysis in acute kidney injury of the critically ill patient.Nat Clin Pract Nephrol,3(3):120-121.

Karvellas C J,Pink F,McPhail M,et al.2010.Bacteremia,acute physiology and chronic health evaluation II and modified end stage liver disease are independent predictors of mortality in critically ill nontransplanted patients with acute on chronic liver failure.Crit Care Med,38(1):121-126.

Keller F,Heinze H,Jochimsen F,et al.1995.Risk factors and outcome of 107 patients with decompensated liver disease and acute renal failure(including 26 patients with hepatorenal syndrome):the role of hemodialysis. Ren Fail,17(2):135-146.

Mehta R L,McDonald B,Gabbai F B,et al.2001.A randomized clinical trial of continuous versus intermittent dialysis for acute renal failure.Kidney Int,60(3):1154-1163.

RENAL Replacement Therapy Study Investigators,Bellomo R,Cass A,et al.2009.Intensity of continuous renal-replacement therapy in critically ill patients.N Engl J Med,361(17):1627-1638.

Ring-Larsen H,Palazzo U.1981.Renal failure in fulminant hepatic failure and terminal cirrhosis:a comparison between incidence,types,and prognosis.Gut,22(7):585-591.

Schulthei β C,Saugel B,Phillip V,et al.2012.Continuous venovenous hemodialysis with regional citrate anticoagulation in patients with liver failure:a prospective observational study.Crit Care,16(4):R162.

VΛ/NIH Acute Renal Failure Trial Network,Palevsky P M,Zhang J H,et al.2008.Intensity of renal support in critically ill patients with acute kidney injury.N Engl J Med,359(1):7-20.

第四节　肝衰竭的消化系统功能支持技术

肝衰竭患者的救治通常面临多器官损伤的问题,重症医学发展到今天,我们对呼吸、循环及肾替代治疗等都有较成熟的方案。然而,肝衰竭患者的胃肠道问题却往往困扰着我们的救治工作,一方面重症患者胃肠道功能障碍的发生率很高;另一方面,胃肠功能问题在重症患者的发生、发展过程中具有重要作用。包括腹胀、腹泻、便秘、应激性溃疡、无结石性胆囊炎和肠源性感染等。基于对 MODS 的认识,ICU 学者往往喜欢把这一组的重症患者胃肠问题笼统称为"胃肠功能障碍"。

一、肠衰竭与肠功能障碍

"肠功能衰竭"一词在 20 世纪 50 年代即已出现,然而,迄今肠功能衰竭并没有明确的定义,也没有可以明确监测的参数。有学者将肠功能衰竭分为两型,一型是以短肠综合征(SBS)为代表的功能性肠道减少;另一型则是各种因素导致的运动功能受损和广泛实质损伤所致的肠衰竭。黎介寿(2004)认为胃肠功能障碍的概念比"肠衰竭"的概念更准确,应包括黏膜屏障功能障碍,消化、吸收障碍和动力障碍三个方面。

二、肠功能障碍的临床表现类型

肠功能障碍的临床表现的常见类型包括消化吸收功能障碍、肠黏膜屏障受损、肠道动力障碍、应激性溃疡等。

(一)消化吸收障碍

其临床主要表现为腹泻或对肠内营养不耐受,其病理生理基础包括肠黏膜结构改变;消化酶活力减弱;肠系膜血流减少等。还有其他影响因素包括低蛋白血症、肠道水肿、菌群紊乱,以及不适当的肠内营养制剂和输注方式等。

(二)肠道动力障碍

其临床上主要表现为腹胀,几乎每例重症患者都存在不同程度的腹胀、肠鸣音减弱及大便不通。胃肠动力障碍可引起腹腔内压力增高,并对全身各系统功能产生重要的影响。

在影响肠蠕动的诸多因素中,以下是影响胃肠动力最重要的因素:①腹腔内炎症/感染:包括出血,急性胰腺炎等;②食物消化吸收不良;③电解质紊乱:特别是低血钾;④肠系膜血流减少:休克、sepsis;⑤肠道菌群改变;⑥颅内压增高;⑦药物:镇静药、钙离子拮抗药、抗胆碱类。

(三)肠黏膜屏障损伤

其临床上主要表现为肠道细菌、内毒素易位(translocation)、肠源性感染等。早期肠黏膜屏障损伤由以下因素所致:①肠道有效血循环量不足,处于缺血、缺氧状态,激活黄嘌呤氧化酶,产生过量氧自由基,损伤肠黏膜。②各种原始打击降低肠摄取和利用氧的能力,减少肠上皮细胞能量供给,影响肠黏膜修复。③肠腔细菌过度繁殖,黏附到肠壁的细菌增多,定植机会增加,产生大量代谢产物和毒素,破坏肠黏膜结构。④肠道抗原递呈细胞激活,释放血小板活化因子(PAF)、肿瘤坏死因子(TNF)等细胞因子,引起肠黏膜屏障功能损伤。

肠黏膜上皮坏死,肠黏膜通透性增加、修复能力降低,肠黏膜屏障受损,为致病微生物的入侵敞开大门,进一步导致肠源性内毒素血症。内毒素进入血液后可引起发热反应、激活补体系统,并作用于粒细胞系统、血小板、红细胞,触发全身炎症反应,加快了 MODS 的发展进程。

尽管目前已经明确肠黏膜屏障损伤在 MODS 进程中的重要作用,但临床上尚缺乏诊断肠黏膜屏障损伤特异、敏感的检测指标。

(四)应激性溃疡

应激性溃疡(stressulcer,SU)是指机体在各类严重创伤、重症疾病等严重应激状态下,发生的急性消化道糜烂、溃疡灌注不良、组织氧供不足的现象。

应激性溃疡的发病机制虽至今尚未完全了解,但越来越多的研究说明它是由于多因素引起,胃黏膜屏障功能受损,H^+ 反流的因素较胃酸分泌增多更为明显。临床上,多数应激性溃疡发生在出血性休克、感染或心功能不全的患者。胃黏膜缺血是应激性胃溃疡的主要病理生理改变,缺血可影响胃黏膜的能量代谢,ATP 与高能磷酸值下降,削弱了黏膜抗御损害的功能。胃底部黏膜的能量不足较胃幽门或肝、肺等其他组织为明显,故该处较幽门窦部好发应激性溃疡。胃黏膜对摒除或缓冲 H^+ 进入组织有重要作用。正常情况下,少量 H^+ 弥散在黏膜上可迅速被有效的黏膜血流清除或中和。因此,胃黏膜缺血、血流量不足时将导致 H^+ 在组织中积蓄、黏膜酸化与产生溃疡。

应激性溃疡是以胃黏膜糜烂、有浅表溃疡形成为特征,且是多发。除胃黏膜外,肠黏膜也可发生类似的改变。由于黏膜糜烂,可以有渗血。经胃酸作用后,引流的胃液呈黑褐色或咖啡色且形成絮状。出血量大者可为鲜血,有呕血、黑粪,以致发生低血容量休克。

重症患者的胃肠功能障碍除了以上讨论的 4 个类型之外,尚有其他临床表现:肠微生态紊乱、胃肠激素紊乱和谷氨酰胺代谢紊乱等。

三、肝衰竭与肠屏障功能障碍

肠屏障功能障碍引起肠源性内毒素血症在肝衰竭的发病中起着重要作用,是引起肝衰竭患者病情恶化和死亡的重要原因。但是,由于肠道功能的复杂性及缺乏明确的功能监测指标,对于肠屏障功能障碍的发生机制,诊治等问题尚缺乏一致意见。

1. 急性肝衰竭　起病急,组织病理学表现为肝细胞坏死面积≥肝实质的 2/3,或亚大块坏死,或桥接坏死,伴存活肝细胞严重变性,肝窦网状支架不塌陷或非完全性塌陷。其出现肠屏障功能障碍的机制可能包括如下几方面:①由于肝细胞广泛坏死,库普弗细胞功能受损(可以释放肿瘤坏死因子-α,白细胞介素-18 等多种炎症介质),血清补体缺陷,白细胞黏附功能明显降低,导致肝脏清除内毒素的功能下降。②急性肝衰竭患者存在明显的胃肠激素紊乱,导致胃肠动力减弱,胃肠排空功能受损,小肠清除功能减退,消化吸收能力下降,进而出现严重消化道症状,导致肠道微生态失衡,肠黏膜屏障功能损害。③反应性氧化物的产生增加,可以氧化细胞及细胞器的生物膜,形成脂质过氧化物,是肝损伤进展及致敏的重要机制。④急性肝衰竭常伴有营养不良,肠道营养不良时分泌性免疫球蛋白 A 的减少,有利于细菌,毒素侵入体内。另外,由于胆汁分泌不足,低蛋白血症和肠壁水肿等原因,亦促进肠屏障功能障碍的发生。

2. 慢性肝衰竭　对于肠屏障功能障碍的机制主要包括:①肝门静脉高压时,肠壁黏膜层及黏膜下层血液回流受阻,血管扩张被动性淤血,黏膜层及黏膜下层血供相对不足,一方面导致细胞间隙增宽,黏膜肌层增厚,水肿,绒毛隐窝变浅引起肠道通透性增加;另一方面,肠黏膜充血可损伤肠黏膜静脉内吞噬细胞的滚动黏附与移行,局部免疫功能受损是引起肠道菌群,内毒素易位的另一个重要因素。②肠道低动力状态及胆汁分泌减少至肠道细菌过度生长。③肝硬化时肝合成能力下降,补体生成不足,补体介导的免疫调理作用减弱,由于门-体分流及肝库普弗细胞吞噬活性受损,单核-吞噬细胞系统活性下降,或经腹腔淋巴系统由胸导管进入体循环,其结果是不能有效清除门静脉和体循环中的细菌及其代谢产物如内毒素等,从而导致肝硬化患者肠道微生态失衡,肠道定植抗力下降,肠道屏障功能障碍,导致肠道菌群易位,诱发肠源性内毒素血症。

3. 肠源性内毒素血症对机体的损伤机制　内毒素是磷脂-多糖-蛋白质复合物,主要成分为脂多糖(LPS),是革兰阴性菌细胞壁的最外层成分,覆盖在细胞壁的黏肽上。内毒素对机体的损害机制很复杂,主要包括:①内毒素可致肝细胞缺血、缺氧,直接损害肝细胞,诱导肝细胞凋亡。②内毒素可以损伤肠黏膜上皮细胞线粒体和溶酶体,导致上皮细胞自溶;内毒素也可以引起肠微血管收缩,使肠黏膜血流量减少,肠组织缺血,缺氧;丝氨酸蛋白酶具有损伤肠黏膜屏障完整性的作用,而内毒素亦可增加丝氨酸蛋白酶的活性,促使肠黏膜通透性增加及细菌易位,肠黏膜的屏障功能下降,内毒素吸收增多加重肠源性内毒素血症。③LPS进入宿主血液后,与LPS结合蛋白(LBP)结合形成LPS-LBP复合物,随即与表达在巨噬细胞上的膜性CD14(mCD14)结合,通过TLR-4的跨膜成分,启动胞内信号转导,激活转录因子,促使多种炎性因子表达,如TNF,IL-6,NO,白三烯等,导致炎性反应的发生,以利于机体清除内毒素,而过度的免疫炎性反应在清除内毒素的同时,引起肝细胞凋亡和坏死;另一方面,LPS激活肝库普弗细胞,产生过氧化氢等大量脂质过氧化物,提高细胞内氧化应激水平。④激活凝血纤溶系统,收缩肾血管等,引起肝微循环障碍,加速肝衰竭的进展,导致肝衰竭各种并发症,如HRS,DIC,上消化道出血、肝性昏迷等,最终导致脓毒症和MODS。肿瘤坏死因子-α(TNF-α)是内毒素介导机体损害的关键介质。TNF-α本身具有细胞毒作用,可增强细胞毒性T细胞介导的免疫损伤,诱导肝细胞内产生自由基,导致肝细胞变性和坏死;通过破坏细胞间紧密连接引起肠黏膜损伤;损伤肝血窦内皮细胞,使小血管基膜纤维蛋白黏连素含量减少,导致血管壁通透性增强,造成继发性肝内微循环障碍和缺血缺氧性肝细胞坏死。TNF-α可诱导IL-6,IL-8等细胞因子的大量分泌并介导肝细胞功能受损。

四、肠功能障碍的预防和治疗

在重症患者中,胃肠功能障碍被认为是MODS的启动因素之一。及早治疗胃肠功能障碍是防止病情发展的关键。治疗原则有:①积极治疗原发病,调整内环境的稳定性,改善组织血供与氧供;②肠内营养;③黏膜上皮特殊营养物;④对症处理等方面。

(一)改善机体的灌注和组织氧供

组织低灌注是重症患者普遍存在的问题,是MODS发生发展的重要环节之一,现已明了低灌注也是应激性溃疡、肠道通透性增加的重要原因之一。不能想象在持续低灌注的患者能有良好胃肠动力和屏障功能,因此,维持机体良好的组织灌注和氧供是重症患者治疗的基本原则,也是重症患者维护胃肠功能的基本要求。

组织的氧输送涉及呼吸、循环和血液等系统,与氧分压、心脏前负荷、心排血量、血红蛋白等因素密切相关。因此,改善组织灌注和氧供,需要适当的液体负荷、理想的氧分压、心肌收缩力和血红蛋白等,临床上通常通过液体复苏、氧疗/机械通气、血管活性药物和正性肌力药物等环节实现这一目标。

(二)肠内营养

尽管肠道黏膜屏障功能已受到广泛重视,但如何改善与维持肠屏障功能还没有完整、满意的治疗措施。目前已有大量实验研究证实肠内营养可改善肠黏膜屏障功能。肠内营养还有较肠外营养优越的地方:促使肠蠕动功能的恢复、加速门静脉系统的血液循环、促进胃肠道激素的分泌、为肠黏膜细胞提供必需的直接养分、营养物质中的营养因子直接进入肝等。因此,肠内营养不但能直接供给营养,而且能改善肠道的各种功能,这是单纯肠外营养所不具备的作用。相反,长期的胃肠外营养不但带来肝酶学异常、胆汁淤积、胆囊炎和胆结石等并发症的发生,更重要的是造成肠黏膜的失用性萎缩。人们正是基于对肠内及肠外营养的认识的逐渐增加,营养支持方式由20世纪70年代肠内营养占20%的比例向20世纪90年代80%的比例转变。肠黏膜的主要营养方式是肠内营养,即肠道黏膜需从肠腔内摄取营养底物供自身利用,这种营养方式占总营养底物摄取的 70%,其余 30% 来自动脉血液供给。因此重症患者在禁食时,肠腔内无营养底物,而来自动脉的血液代偿又十分有限,此时,肠黏膜细胞在无充分营养供给的情况下发生萎缩、坏死、脱落。所以此时如果能及时给予肠道提供充分的营养底物以保证肠黏膜的营养供应,那么肠内营养对预防肠黏膜细胞的萎缩坏死、保护肠黏膜屏障将是有积极意义的。同时,20 多年来,肠内营养新型给予途径的建立、肠内营养制剂的进步和输注技术的进步,使重症患者在胃肠功能障碍的条件下进行肠内营养成为了现实。

(三)肠黏膜特殊营养物

近年来的动物实验及临床研究证明,许多特殊营养底物如谷氨酰胺(Gln)、短链脂肪酸和生长激素等对肠黏膜屏障功能的维护具有重要的意义。另外还有研究在肠内营养的基础上加用正常菌群以改善肠道微生态环境的"微生态免疫营养",也被认为可能对维护肠道微生态,保护肠黏膜屏障功能有益处。

1. **谷氨酰胺**　是人体重要的氨基酸,是肠道的主要供能物质。重症患者机体内谷氨酰胺含量可明显减少至正常人的 20%~80%,而且持续时间可达 20~30d。在孵育培养基中加入 Gln 可以刺激正常人体回肠、结肠腺管细胞增生,输注谷氨酰胺酶而降低血 Gln 水平,可使实验动物产生腹泻、绒毛萎缩,黏膜溃疡形成,甚至肠坏死。在标准 TPN 液中增加 Gln 或口服 Gln 均能有效地预防肠道黏膜萎缩,增强小肠和结肠细胞的活性。动物和人体研究均表明,Gln 是广泛肠切除后必需的营养基质,可以促进残存小肠的代偿性增生。人体肠内给予的 Gln 中 50% 被肠黏膜细胞代谢,许多肠源性腹腔感染的实验研究表明,肠内给予 Gln 可以预防肠道细菌易位,减少肠管通透性,改善生存,通过改善葡萄糖、钠等物质的吸收而最大限度增加肠道功能,这种药理作用对吸收不良、腹泻伴脱水及进行性营养不良的患者有着重要的临床意义。联合应用 Gln 和 GH 可以明显提高肠切除后残存肠管细胞的蛋白质合成,其效应较单独给药更为明显。因此联合应用 Gln 和 GH 可以更好地改善肠道的结构和吸收功能。

2. **膳食纤维**　饮食中水溶性和非水溶性纤维素,对小肠、大肠的黏膜生长和细胞增殖均有刺激和促进作用。非水溶性纤维(如纤维素)可增加粪便容积,加速肠道运送;而特异性水溶性纤维则可延缓胃排空,减慢肠道运送时间,因而具有抗腹泻作用,可以减少应用液体配方饮食者排水样便的次数。可发酵的水溶性纤维及不能吸收的糖类,对短肠综合征患者的治疗颇有益处,特别是有着完整结肠的患者。这些在上段肠道内不被消化吸收的纤维和糖被厌氧菌分解代谢,产生短链脂肪酸(乙酸盐、丙酸盐、丁酸盐)、氢气、二氧化碳、甲烷和水。短链脂肪酸(SCFA)易于被结肠黏膜吸收,并作为能量而利用。据估计,正常人体结肠吸收的 SCFA 提供每日所需能量的 5%~10%,然而,在严重吸收不良者或摄高纤维饮食者,由此所获得的能量可超过这一数值。临床研究表明,果胶可增加广泛肠切除后粪便的固体性,改善结肠水分吸收,SCFA 对结肠黏膜有营养作用。单独应用 GH,Gln 及改良的含纤维素饮食,对肠道营养的吸收只产生轻微的改变。因此,在肠管康复的临床研究中,目前主要集中在这些物质的联合应用能否促进营养的吸收。

3. **生长激素(GH)和胰岛素样生长因子-1(IGF-1)**　动物实验表明,外源性给予 GH 及其类似物可以产生以下作用:①促进广泛肠切除后残存肠管的黏膜增生,从而影响适应性代偿改变;②增加结肠的容积和生物机械强度,从而增进结肠的储积功能和蠕动,延长肠道运行时间;③调节肠腔内氨基酸的吸收,促进水、钠转运;④增加黏膜刷状缘功能性载体的数目,从而增加小肠内氨基酸的转运。IGF-1 受 GH 的调节,可增加小肠和大肠的重量和长度,增加氮的吸收,促进广泛肠切除后残存肠管的增生和代偿。

(四)其他改善肠屏障功能障碍的药物

1. 合理应用抗生素　肠道选择性脱污染疗法是用窄谱抗生素去除肠道细菌及真菌,尽可能保护肠道厌氧菌,减少肠道细菌过度繁殖及易位,减少感染及肠源性内毒素血症的发生率。但是,由此引起的抗生素耐药菌的感染越来越多地引起众多学者的关注,因此寻找非抗生素方法显得尤为重要。

2. 微生态调节剂　主要分为三类:益生菌、如双歧杆菌、乳杆菌等,可再平衡肠道菌群,保护厌氧菌,防止细菌过度生长,稳定黏膜屏障功能,减少细菌移位,降低内毒素浓度;益生元,指能够选择性地促进宿主肠道内原有一种或几种有益菌生长繁殖的物质,如各种寡糖类物质、双歧因子等;合生素,是以益生菌和益生元并用的制剂。非吸收性双糖(乳果糖)可以选择性地刺激肠内有益菌的生长,改善肠道微生态失衡状态,直接灭活内毒素,并具有渗透性通便特性,改善肠黏膜水肿,从而防治肠源性内毒素血症,而几乎无任何毒性作用。乳果糖还可刺激机体肠道免疫系统分泌性免疫球蛋白 A 分泌,增加肠道局部免疫力。

3. 蒙脱石散　可均匀地覆盖在肠道黏膜表面,增加肠道黏液的厚度,减少肠道运动失调,选择性固定并抑制消化道内多种病毒、细菌及其产生的毒素,调节肠道正常菌群,对肠黏膜屏障功能有一定的保护作用,降低了肠源性内毒素血症的水平。

(牟劲松)

参 考 文 献

陈忠龙.2007.肠黏膜屏障与胃肠疾病.海峡预防医学杂志,13(2):31-33.

段美丽.王彦军.韩德五.1999.急性肝功能衰竭时肠黏膜屏障损伤的研究.中国病理生理杂志,15(10),906-908.

黎介寿.2008.对肠功能障碍的再认识.肠内与场外营养,11,15(6),321-322.

倪若愚.1999.肝性胃肠功能不全的产生机制.中华消化杂志,19(4):259-261.

徐可树,杜凡.2013.终末期肝病营养支持治疗.Chinese Journal of Practical Internal Medicine.9.33(9),702-704.

中华医学会重症医学分会.2006.中国重症加强治疗病房危重患者营养支持指导意见.中华外科杂志,44(170),1167-1177.

Goulet OJ.2015.Intestinal failure-associated liver disease and the use of fish oil-based lipid emulsions.World Rev Nutr Diet,112:90-114.

Klek S. 2016. Clin Management of acute intestinal failure:A position paper from the European Society for Clinical Nutrition and Metabolism(ESPEN)Special Interest Group.Nutr,19.

Lacaille F,Gupte G,Colomb V.2014.Intestinal Failure-Associated Liver Disease.A Position Paper By The ESPGHAN Working Group of Intestinal Failure and Intestinal Transplantation.J Pediatr Gastroenterol Nutr.

Matsuoka S,Tamura A,Nakagawara H.2014.Improvement in the nutritional status and clinical conditions of patients with liver failure using a liver diet combined with a branched chain amino acids-enriched elemental diet.Hepatogastroenterology,61(133):1308-1312.

第五节　肝衰竭合并感染性休克的器官支持

脓毒症/全身性感染(sepsis)是感染导致的生理性、病理性和生物化学性异常综合征。肝衰竭合并感染性休克后病死率在 80% 以上。针对感染性休克患者,除了及时使用合适的抗生素、寻找感染部位和病原菌外,脏器功能的支持尤为重要。

一、脓毒症、感染性休克的定义

2015 年美国危重病医学学会与欧洲重症监护医学学会召集 19 名脓毒症病理学、临床试验及流行病学方面的专家组成工作组,对脓毒症及感染性休克的定义与临床诊断标准通过会议、Delphi 程序、电子健康记录数据库分析及投票产生,然后送至国际专业协会,要求同行进行评审与认可,研究成果发表在 2016 年 2 月的 JAMA 杂志上。结果建议:脓毒症应该定义为感染引起的宿主反应失调所导致的致命性器官功能障碍。全身炎症反应综合征(SIRS)诊断标准的特异性与敏感性不足。目前已有多个术语用于脓毒症、感染性休克及器官功能障碍的定义,导致在报道发病率与观察病死率时出现差异。脓毒症涉及器官功能障碍,提示其病理学比单纯伴随免疫应答的感染更为复杂。在特定的器官系统内,危及生命的器官功能障碍与病理和生化异常情况下细胞功能缺陷的观点一致。工作组得出结论:"严重脓毒症"这个术语是多余的。为了便于临床操作,器官功能障碍可以用全身感染相关的序贯器官衰竭评分(SOFA)的增加≥2 分来表示,其相关的住院病死率>10%。在院外、急诊科或医院普通病房可疑感染的成年人患者若符合至少 2 项临床标准。这一标准构成一新的床旁指标即快速SOFA(qSOFA):呼吸频率≥22/min、意识状态改变、收缩压≤13.3kPa(100mmHg),即可快速识别那些可能出现典型脓毒症不良预后的可疑感染的非 ICU 患者。

感染性休克应该被定义为脓毒症的一个类型,与单独的脓毒症相比,特别是在严重循环、分子、代谢异常方面与高死亡风险密切相关。脓毒症休克也就是感染性休克,是由感染引起的全身灌注异常所导致的、以广泛细胞缺氧及重要器官功能障碍为特征的临床综合征,临床表现以低血压及面色苍白、四肢发凉、皮肤花斑、尿量减少等组织低灌注为主要特征。1991 年会议共识提出脓毒性休克定义为:经充足补液后,仍持续存在脓毒血症性低血压。基于大量临床实验的基础上,2008 年正式发布了脓毒症国际指南;经过近几年的临床调查研究,对之前的指南做了部分修订,2012 年《国际严重脓毒症和脓毒性休克治疗指南》对脓毒症休克时全身各器官支持提出了指导意见。2016 年 2 月脓毒症定义工作小组的研究成果在 JAMA 上发表,大幅更新了脓毒症和脓毒性休克/感染性休克(septic shock)的定义和临床标准,但对治疗的意见尚未公布,本稿中的治疗意见仍然参照 2012 年《国际严重脓毒症和脓毒性休克治疗指南》。2016 年的最新指南中对感染性休克的诊断标准为在明确诊断脓毒症的基础上,伴有持续性低血压,在充分补充血容量的基础上,仍需要升压药物以维持平均动脉压≥8.7kPa(65mmHg)且血清乳酸水平>2mmol/L(18mg/dl)。根据这一标准,脓毒性休克的住院病病率超过40%,主要死亡原因是氧供需失衡导致机体 MODS。肝衰竭本身就是一种肝严重疾病,80%的肝衰竭患者存在明确的细菌感染,感染引起的炎症反应可加重肝性脑病、组织灌注不足,并导致死亡,大大恶化了肝衰竭患者的预后。纠正和预防感染性休克引起的多脏器功能不全是治疗成功的关键。

二、循环功能支持

(一)液体治疗

对于感染性休克患者,维持适当的循环容量是治疗的首要目标。因此,循环容量的评估非常重要。有 40%～72% 的危重病患者存在低血容量。由于过分顾及组织水肿尤其是肺水肿造成的危害,尽管没有确切的证据支持,部分医生仍倾向于将危重病患者的体液维持在较"干"的状态。这样往往导致很多患者处于低血容量状态,从而影响重要器官功能,往往导致感染性休克的治疗失败。

1. 初始复苏 指发生感染性休克后最初的 6h 的治疗,往往是治疗成功的关键。

(1)对因脓毒症所致组织灌注不足(经早期液体冲击疗法后持续性低血压或血乳酸浓度≥4mmol/L)的患者,建议进行拟定的定量复苏。一旦确定组织灌注不足即应实施复苏。在进行初期复苏的最初 6h 内,脓毒症所致组织灌注不足的复苏目标应包括以下所有方面(作为治疗计划的一部分):①CVP1.1～1.6kPa(8～12mmHg);②MAP≥8.7kPa(65mmHg);③尿量≥0.5 ml/(kg·h);④上腔静脉血氧饱和度(ScvO₂)或混合静脉血氧饱和度(SvO₂)分别为0.70 或 0.65。

(2)建议以乳酸水平升高为组织灌注不足的标志,这类患者的复苏目标为使乳酸水平恢复正常。

发生感染性休克后,感染性休克需在 3h 内完成的项目:①检测血乳酸水平;②应用抗生素前获取血液培养标本;③使用广谱抗生素;④低血压或血乳酸≥4mmol/L 时,按 30ml/kg 给予晶体液体复苏。

需在 6h 内完成的项目:①应用血管升压药(对早期液体复苏无效的低血压)维持平均动脉压(MAP)≥8.7kPa(65mmHg)。②当经过容量复苏后仍持续性低血压(即脓毒性休克)或早期血乳酸≥4 mmol/L 时:测量中心静脉压(CVP),定量复苏目标为 CVP≥1.1kPa(8mmHg);测量中心静脉血氧饱和度(ScvO₂),复苏目标为 ScvO₂≥0.70。③如果早期血乳酸水平升高,应重复进行测量,复苏目标为血乳酸正常。

2. 液体选择

(1)推荐选用晶体液对严重脓毒症及脓毒性休克患者进行初期液体复苏。

(2)推荐避免使用羟乙基淀粉(HES)对严重脓毒症及脓毒性休克患者进行液体复苏。

(3)建议当需要大量晶体液对严重脓毒症及脓毒性休克患者进行液体复苏时,可应用白蛋白。对脓毒症导致组织灌注不足且怀疑有血容量不足的患者,早期液体冲击疗法应至少按30ml/kg 的剂量输注晶体液(此方法的部分作用与输注白蛋白等效)。对于某些患者,可能需要以更快的速度输入更大量的液体。采用液体冲击疗法时,应持续补液直至动态指标(如脉压、每搏量变化)或静态指标(如动脉压、心率)评估提示患者的血流动力学得到改善。

(二)血管活性药物

血管活性药物是感染性休克重要的循环支持手段,理想的血管活性药物应能迅速提高血压,改善心脑的血流灌注,同时增加肾和肠道等内脏器官的血流灌注,纠正组织低氧,防止MODS 的发生。血管升压药治疗的初始目标是平均动脉压(MAP)达到 8.7kPa(65mmHg)。一般认为,感染性休克患者经液体复苏后,平均动脉压(MAP)仍然<8.7kPa(65mmHg)时需要加用血管活性药物。但临床上对严重感染与感染性休克患者考虑更早地应用血管活性药物,即在液体复苏的同时联合应用血管活性药物,以尽早恢复和维持 MAP≥8.7kPa(65mmHg),保证重要器官灌注,预防器官损伤。

(1)将去甲肾上腺素(NE)作为首选血管升压药。NE 是肾上腺素能神经末梢释放的递质,属于儿茶酚胺类,具有兴奋 α 和 β 受体的双重效应。NE 兴奋 α 受体的作用较强,通过提升

MAP 而改善组织灌注；对 β 受体的兴奋作用为中度，可以提高心率和增加心脏做功，但由于其增加静脉回流充盈和对右心压力感受器的作用，可以部分抵消心率和心肌收缩力增加而导致的心脏做功增多，从而相对减少心肌氧耗。针对感染性休克，NE 一直以来被推荐作为一线血管活性药物，临床应用中也得到了进一步的证实：NE 对肾功能具有保护作用，研究发现，应用 NE 后患者 24 h 内尿量和肌酐清除率明显增加，血清肌酐水平明显下降。改善内脏器官灌注：内脏器官血流灌注减少是感染性休克的主要病理生理特点，感染性休克时肠道黏膜对缺血、缺氧十分敏感，肠道黏膜屏障功能破坏是引起多器官功能障碍的重要因素，NE 能够改善内毒素引起的外周血管扩张，增加全身和内脏器官的血流量和氧输送，改善胃肠道血流灌注。增加心排血量：NE 能显著增强心肌收缩力，使心率增快、心排血量增多。

（2）多巴胺（DA）仅对特定患者（有较低风险出现心动过速、绝对或相对缓脉）建议可用多巴胺作为去甲肾上腺素的替代血管升压药。不应将小剂量多巴胺作为肾保护药物。DA 是 NE 的前体，为儿茶酚胺类药物之一，其对多巴胺受体、α 受体、β 受体均具有兴奋作用。DA 的药理作用与剂量密切相关：$0.5\sim5.0\mu g/(kg \cdot min)$ 的 DAA 主要可以激动多巴胺受体，使肾、肠系膜、冠状动脉（冠脉）及脑血管扩张；$5\sim10\mu g/(kg \cdot min)$ 的 DA 主要可以激动 β 受体，表现为心脏的正性肌力作用，增加心肌收缩力及心率。

（3）当需要使用更多的血管升压药来维持足够的血压时，应选用肾上腺素［（EP）加用或替代去甲肾上腺素］。EP 具有强烈的 α 和 β 受体的双重兴奋效应，主要表现为心肌收缩力增强，心率加快，心肌耗氧量增加，皮肤、黏膜及内脏小血管收缩，冠状动脉和骨骼肌血管扩张。国外对于 EP 的负面作用报道较多，如 EP 对感染性休克患者的心肌损害，一直以来都不把 EP 作为感染性休克的一线用药。

（4）将血管加压素（AVP）推荐作为感染性休克治疗的一线血管活性药物，可以在应用 NE 的同时，使用小剂量的 AVP（0.03 U/min）。不推荐一开始即单一应用小剂量血管加压素治疗脓毒症所致低血压。AVP 是休克时机体释放的具有血管收缩作用的一种重要的内源性应激激素。目前认为，AVP 是一种无强心作用的长效血管收缩药，并不增加心排血量和心率，甚至降低心率，从而降低心肌氧耗，减少快速性心律失常等不良事件的发生。

（5）除外下列情况外，不推荐应用去氧肾上腺素治疗脓毒性休克：①应用去甲肾上腺素引起的严重心律失常；②持续的高心排血量和低血压；③当正性肌力药/血管升压药与小剂量血管加压素联合应用未能达到目标 MAP 时，应用去氧肾上腺素进行抢救治疗。

（6）多巴酚丁胺：具有强烈的 β_1，β_2 受体和中度的 α 受体兴奋作用，能增加心肌收缩力，提高心排血量、每搏量，作用强度与应用剂量呈正相关，心肌收缩力和心排血量增加的同时使外周阻力有所下降，有利于心肌氧供需平衡和心脏功能恢复，故多巴酚丁胺是心源性休克的常用血管活性药物。多巴酚丁胺通过兴奋 β_1 受体增加心排血量和氧输送，以改善器官灌注。通过兴奋 β_2 受体使肠道等器官内的血流重新分布，改善肠道缺氧，降低氧耗，使胃肠黏膜 pH 升高。对危重症患者的肾功能具有保护作用。存在下列情况时，以 $20\mu g/(kg \cdot min)$ 的速度试验性输注多巴酚丁胺或已使用血管升压药时加用多巴酚丁胺：①心脏充盈压升高、心排血量降低提示心肌功能障碍；②尽管已取得了充足的血容量和足够的 MAP，仍出现灌注不足征象。当感染性休克患者出现低心排指数，也可应用多巴酚丁胺，其剂量应从小剂量 $2\mu g/(kg \cdot min)$ 开始，根据病情变化进行调整，当剂量大于 $10\mu g/(kg \cdot min)$ 时可引起心率增快或心律失常。

小剂量多巴酚丁胺与 NE 的联合用药：研究发现，NE 联合多巴酚丁胺用于感染性休克，可以增加心排指数,改善内脏血流灌注,降低乳酸水平,其效果优于单独使用。原因可能是感染性休克患者常常伴有心功能不全,多巴酚丁胺兴奋 β_1 受体,增强心肌收缩力,改善心功能,增加心排血量,而不明显增加组织氧耗,使组织器官缺血、缺氧减轻,乳酸产生减少;同时,兴奋 β_2 受体改善内脏血供,内脏血供增加对血乳酸摄取、代谢增加,使动脉血乳酸浓度下降。然而感染性休克患者血压普遍降低,多巴酚丁胺升高血压作用弱,与 NE 联用可达到协调作用的效果。

(三)反对使用增加心指数达超常水平的疗法

休克的本质是组织灌注不足造成的细胞损伤。因此,在对循环状态进行评估时,了解组织灌注情况至关重要。很多医生满足于在 ICU 中通过多种方法对心排血量进行监测。但是,心排血量为 7 L/min 并不说明组织灌注充分;即使心排血量仅为 4L/min,也并不一定存在组织灌注不足。因此,心排血量数值本身并不反映组织灌注状态。

(四)糖皮质激素

对于成年人脓毒性休克患者,如果通过充分的液体复苏和血管升压药治疗能够使血流动力学恢复稳定,则不建议静脉给予氢化可的松。如果需使用,建议每日静脉内单一使用氢化可的松 200mg。对于无休克的脓毒症患者,不使用皮质类固醇治疗。当不再需要血管升压药时,逐渐减少患者的氢化可的松剂量。当给予氢化可的松时,采用连续静脉输注。

三、呼吸功能支持

急性呼吸窘迫综合征(ARDS)是急性呼吸衰竭常见表现形式。ARDS 的发病原因复杂多样,但最常见的为严重感染,25%~42% 的 ARDS 由严重感染引起。其中以肺部和腹腔感染最为多见。顽固性低氧血症是 ARDS 最突出的临床特征。机械通气是纠正低氧血症的主要治疗手段。ARDS 患者大量肺泡塌陷,肺容积显著减少,肺顺应性明显降低,决定了机械通气中必须采用特殊的通气模式和通气条件。

(1)脓毒症引发的 ARDS 患者目标潮气量为 6ml/kg。

(2)推荐 ARDS 患者测量平台压,使肺被动充气的初始平台压目标上限为 $\leqslant 2.9kPa$ (30cmH$_2$O)。

(3)推荐使用 PEEP 以避免呼气末的肺泡塌陷(萎陷伤)。对脓毒症引发的中度或重度 ARDS 患者,建议使用高水平 PEEP 而非低水平 PEEP 的通气策略。关于 ARDS 的最佳 PEEP 水平目前一直存在争议。临床试验结果表明,PEEP>1.2kPa(12cmH$_2$O),尤其是高于 1.6kPa(16cmH$_2$O)可明显改善患者的生存率。ARDS 需要设置较高水平的 PEEP 以防止呼气末肺泡塌陷。对于败血症引起的中度至重度 ARDS 患者,采用较高水平 PEEP 而非较低水平 PEEP 的治疗策略。

(4)对有严重难治性低氧血症的脓毒症患者建议使用肺复张手法。

(5)对由脓毒症引发的 ARDS,氧合指数(PaO$_2$/FiO$_2$)$\leqslant 13.3kPa$(100mmHg)时,在有操作经验的医疗机构使用俯卧位通气。ARDS 病变分布不均一,重力依赖区更易发生肺泡塌陷和肺不张,相应塌陷肺泡的复张较为困难。俯卧位通气降低胸膜腔压力梯度,减少心脏的压迫效应,促进重力依赖区肺泡复张,有利于通气/血流比例失调和氧合的改善,同时还有助于肺内分泌物的引流,有利于肺部感染的控制。对于合并有休克、室性或室上性心律失常等血流动力学不稳定患者,存在颜面部创伤或未处理的不稳定性骨折的情况,为俯卧位通气的禁忌证。尤其对于肝衰竭患者,随时存在严重出血风险,且常伴有大量腹水,患者难以实现俯卧位,目前尚未见报道。

(6)推荐脓毒症患者机械通气时保持床头抬高 30°~45°,以降低误吸风险和预防呼吸机相关性肺炎。

(7)对小部分脓毒症引发 ARDS 患者,经仔细评估无创面罩通气(NIV)的益处并认为超过其风险时,建议使用 NIV。

(8)对机械通气的严重脓毒症患者制订撤机方案,常规进行自主呼吸试验评估,当满足下列标准时终止机械通气:①可唤醒;②血流动力学稳定(未使用血管加压药物);③没有新的潜在的严重情况;④对通气和呼气末压力的需求较低;⑤吸入氧浓度(FiO₂)的需求较低,能够通过面罩或鼻导管安全输送。如果自主呼吸试验成功,应考虑拔管。

(9)反对脓毒症所致 ARDS 患者常规使用肺动脉导管。

(10)对无组织低灌注表现的脓毒症所致 ARDS 患者,采用保守液体治疗策略。

(11)脓毒症患者机械通气需要镇静,推荐最小量的间歇注射或连续点滴镇静达到预定终点。

四、神经系统监测及支持

镇痛镇静药物能够减轻应激反应,提高患者对 ICU 操作的耐受性。通常的镇静目标是 Ramsay 评分 3~4 分。每日唤醒有助于缩短机械通气时间、气管切开率和 ICU 住院时间,且减少镇静药的用量,降低医疗费用。对于严重感染而未合并 ARDS 的患者,不建议使用肌松药,但如果患者必须给予肌松治疗,应在四连刺激监测肌松效果的基础上间断给予或在持续静脉输注(1C)。对于严重感染导致的重症 ARDS 患者(氧合指数 $PaO_2/FiO_2 < 150$),可在早期使用肌松药,肌松药物使用的时间不超过 48h。

五、肾脏支持

感染性休克时的组织器官低灌注对全身各个脏器都可能造成损害,据统计,感染性休克时急性肾损伤的发生率高达 52.8%,而 AKI 三期的患者中有 64.3% 与感染性休克相关。2012 年脓毒症休克指南提出连续性肾替代治疗(CRRT)和间断血液透析对严重脓毒症、急性肾衰竭患者的效果相当(2B)。建议使用 CRRT 辅助管理血流动力学不稳定的脓毒症患者的液体平衡(2D)。对低灌注导致的 pH≥7.15 的乳酸血症患者,不建议使用碳酸氢钠改善血流动力学或减少血管加压药物的需求(2B)。

六、血液系统支持

一旦解决了组织灌注不足,且无特殊情况(如心肌缺血、严重低氧血症、急性出血或缺血性心脏病),我们推荐当血红蛋白水平下降至<70g/L 时,输注红细胞,使成年人血红蛋白水平维持在 70~90g/L。在无出血或有计划地侵入性操作时,如果凝血试验异常,不建议使用新鲜冷冻血浆进行纠正。

对于严重脓毒症患者,当血小板计数<10×10⁹/L 且无明显出血时,建议预防性输注血小板。如果患者有较高的出血风险,当血小板计数<20×10⁹/L 时,我们建议进行预防性血小板输血。活动性出血、外科手术或侵入性操作需要较高的血小板计数(≥50×10⁹/L)。

七、营养支持

1. 建议在确诊严重脓毒症/脓毒性休克最初的 48h 内,可以耐受的情况下给予经口饮食或肠内营养(如果需要),而不是完全禁食或仅给予静脉输注葡萄糖。

2. 建议在第 1 周内避免强制给予全热量营养,建议低剂量喂养[如每日最高 2092 kJ(500 kcal)],仅在可以耐受的情况下加量。

3. 建议在确诊严重脓毒症/脓毒性休克的最初 7d 内,使用静脉输注葡萄糖和肠内营养,而非单独使用全胃肠外营养(TPN)或肠外营养联合肠内营养。

4. 对严重脓毒症患者,不建议使用含特殊免疫调节添加剂的营养制剂。

八、调节内分泌功能

危重患者,尤其肝衰竭患者由于肝功能受损,往往出现血糖紊乱,影响伤口愈合、增加感染机会,从而影响患者预后,血糖控制至为关键。

1. 推荐对 ICU 的严重脓毒症患者采取程序化的血糖管理,当连续 2 次血糖水平＞10mmol/L(180mg/dl)时,开始使用胰岛素定量治疗;目标血糖上限≤10mmol/L(180 mg/dl)而非≤6.1mmol/L(110mg/dl)。

2. 推荐每 1～2h 监测血糖值,直到血糖值和胰岛素输注速度稳定后改为每 4 小时监测 1 次。

3. 需谨慎解读床旁即时检测的末梢血血糖水平,因为这种方法不能准确估计动脉血或血浆的血糖值。

最后,建议临床医生需要根据患者的基础疾病、身体状况等,制订个性化的治疗方案,提高感染性休克患者的生存率。

(林　芳)

参 考 文 献

李缺缺,张久之.2014.感染性休克时血管活性药物的选择与应用.中华危重病急救医学,26(1):61-64.

Branco R G,Garcia P C,Piva J P,et al.2005.Glucose level and risk of mortality in pediatric septic shock.Pediatr Crit Care Med,6(4):470-472.

Dellinger R P,Levy M M,Rhodes A,et al.2013.Surviving Sepsis Campaign:International Guidelines for Management of Severe Sepsis and Septic Shock 2012.Critical Care Medicine,41(2):580-637.

Determann R M,Royakkers A,Wolthuis E K,et al.2010.Ventilation with lower tidal volumes as compared with conventional tidal volumes for patients without acute lung injury:A preventive randomized controlled trial. Crit Care,14(1):R1.

Ducrocq N,Kimmoun A,Furmaniuk A,et al.2012.Comparison of equipressor doses of norepinephrine,epinephrine,and phenyle-phrine on septic myocardial dysfunction.Anesthesiology,116(5):1083-1091.

Gordon Ac,Wang N,Walley K R,et al.2012.The cardiopulmonary effects of vasopressin compared with norepinephrine in septic shock.Chest,142(3):593-605.

Levy M M,Dellinger R P,Townsend S R,et al.2010.Surviving Sepsis Campaign:The Surviving Sepsis Campaign:Results of an international guideline-based performance improvement program targeting severe sepsis. Intensive Care Med,36(2):222-231.

Lopes JA，Jorge S，Resina c，et al.2009.Acute kidney injury in patient with sepsis：a contempory analysis.Int J Infect Dis，13(2)：176-181.

Nathall Coxford R，Lang E，Dowling S.2011.Doparnine versus norepinephrine in the treatment of shock.CJEM，13(6)：395-397.

O'Shaughnessy D F，Atterbury C，Bolton Maggs P，et al.2004.Guidelines for the use of fresh-frozen plasma，cryoprecipitate and cryosupernatant.Br J Haematol，126(1)：11-28.

Pope J V，Jones A E，Gaieski D F，et al.2010.Multi-center study of central venous oxygen saturation(ScvO$_2$)as a predictor of mortality in patients with sepsis.Ann Emerg Med，55(1)：40-46.

Ranieri V M，Rubenfeld G D，Thompson B T，et al.2012.Acute respiratory distress syndrome：The Berlin definition.JAMA，307(23)：2526-2523.

Seymour C W，Liu V X，Iwashyna T J，et al.2016.Assessment of Clinical Criteria for Sepsis：For the Third International Consensus Definitions for Sepsis andSeptic Shock(Sepsis-3).JAMA，315(8)：762-774.

Shankar-Hari M，Phillips G S，Levy M L，et al.2016.Developing a New Definition and Assessing New Clinical Criteria for Septic Shock：For the Third International Consensus Definitions for Sepsis and Septic Shock(Sepsis-3).JAMA，315(8)：775-787.

Singer M，Deutschman C S，Seymour C W，et al.2016.The Third International Consensus Definitions for Sepsis and Septic Shock(Sepsis-3).JAMA，315(8)：801-810.

第六节　肝衰竭的营养支持

　　肝是人体最大的代谢器官,也是营养物质代谢的中心器官,它广泛参与体内复杂的生化过程,包括糖类、脂肪和蛋白质等的代谢、维生素的储存和激活、解毒和产生代谢废物等。尤其在肝衰竭的患者,营养障碍具有四大特点:①必需脂肪酸的链延长或去饱和障碍;②伴随高血氨和肝性脑病的尿素合成障碍;③水钠潴留;④食欲严重下降,经口进食严重减少和味觉障碍。随着肝病的病情进展,蛋白质能量营养不良逐渐加重,在肝功能代偿期发生率20%,而在肝病失代偿期发生率达60%,营养不良使患者腹水、出血、感染及肝性脑病发生率增加,并影响肝功能,加速疾病进程。营养支持是危重病综合治疗的一个必要组成,理想的营养支持治疗能够改善重症患者的代谢与营养状态、改善临床结局。近年来,危重症营养是研究比较活跃的一个领域,认识上也逐渐深入,同时一些研究在营养支持理论与实践效果不一致、目标与临床结果的矛盾,反映出营养支持在危重病患者应用的特点与挑战。

一、基本概念

　　临床营养支持(nutrition support,NS)是指经口、肠道或肠外途径为患者提供较全面的营养素。目前临床上包括肠内营养(enteral nutrition,EN)支持和肠外营养(parenteral nutrition,PN)支持。

　　肠内营养是指经消化道给予较全面的营养素。根据组成不同分为整蛋白型肠内营养、短肤型肠内营养和氨基酸型肠内营养根据用途的不同分为通用型和疾病导向型,根据给予的途径的不同,分为口服和管饲。其中口服可以分为部分经口营养补充(oral nutritional aupplement,ONS)或全量供给。

　　肠外营养是经静脉为无法经胃肠道摄取或摄取营养物不能满足自身代谢需要的患者提供

包括氨基酸、脂肪、糖类、维生素及矿物质在内的营养素,以抑制分解代谢,促进合成代谢并维持结构蛋白的功能。所有营养素完全经肠外获得的营养支持方式称为全肠外营养(total parenteral nutrition,TPN)。

营养不良(malnutrition)因能量、蛋白质及其他营养素缺乏或过度,导致机体功能乃至临床结局发生不良影响,所以包括营养不足(undernutrition)和肥胖(obesity)等不良状态。在当前的文献中,大多数情况是指营养不足(undernutrition)。

营养不足通常指蛋白质-能量营养不良(protein-energy malnutrition,PEM),指能量或蛋白质摄入不足或吸收障碍者,造成特异性的营养缺乏症状。此名词在试用过程中,没有"营养不良"的普及。

营养风险筛查(nutritional risk screening,NRS)由 ESPEN 在 2002 年发布的简易工具,为医护人员实际应用的简便方法,用来判断患者是否需要营养支持。营养风险是指对患者结局(感染有关并发症、住院日等)发生负面影响的风险,不是指发生营养不良的风险。

营养风险(nutritional risk)或重度营养风险(severe nutritional risk)因疾病或手术造成的急性或潜在营养代谢受损,营养支持对这类患者可能带来更好的临床结局(指营养风险筛查评分>3 分的患者)。

营养风险的概念是指"现存的或潜在的营养和代谢状况对疾病或手术有关的不良临床结局的影响"。该定义所强调的营养风险是指与营养因素有关的出现不良临床结局(如并发症)的风险,而不是出现营养不良的风险。

营养评定(nutritional assessment)由营养专业人员对患者的营养代谢、机体功能等进行全面检查和评估,如脏器功能、人体组成等用于较复杂患者制订营养支持计划,考虑适应证和可能的不良反应。

营养筛查工具(nutritional screening tools)包括营养风险筛查工具(nutritional rick screening tool)和营养不良筛查工具(malnutrition screeningtook)。营养筛查工具是循证应用肠外肠内营养支持的重要的与适应证有关的工具,是规范的医师培训课程的必要内容,目前常用的有以下四种营养筛查方法。

1. 营养风险筛查工具(nutritional risk screening tool 2002,NRS-2002)适用于对住院患者的营养筛查,是 2003 年发表的,欧洲肠外肠内营养学会(ESPEN)推荐用于临床。

2. 主观全面评定法(subjective global assessment,SGA),虽然在此用了 assessment(评定),但实际上仍然是一种筛查,不是评定。

适用于去发现已经存在的营养不良,但没有疾病对营养和对结局的权重,偏向主观来分析。是美国肠内肠外营养学会(ASPEN)推荐的临床营养不良筛查工具。

3. 营养不良通用筛查工具(malnutrition universal screening tool,MUST)适用于对社区人群的营养筛查,主要用于评定因功能受损所致的营养不良。

4. 微型营养评定法(mini nutritional assessment,MNA)主要用于社区老年患者的营养不良筛查。

二、营养筛查

NRS 2002 采用评分的方法的优点在于简便易行、医患有沟通,有临床 RCT 的支持,在临床上,医生/营养师/护士都可以进行操作,目前是有关肠外肠内营养支持适应证的有用工具

（表 5-1）。

表 5-1　NRS 2002 总评分计算方法

营养状态受损评分		
没有	0 分	正常营养状态
轻度	1 分	3 个月内体重丢失＞5％或食物摄入比正常需要量低 25％～50％
中度	2 分	一般情况差或 2 个月内体重丢失＞5％，或食物摄入比正常需要量低 50％～75％
重度	3 分	BMI＜18.5 且一般情况差，或 1 个月内体重丢失＞5％（或 3 个月体重下降 15％），或者前 1 周食物摄入比正常需要量低 75％～100％
疾病的严重程度评分		
没有	0 分	正常营养需要量
轻度	1 分	需要量轻度提高：髋关节骨折，慢性疾病有急性并发症者（肝硬化[(1)]、COPD[(1)]、血液透析、糖尿病、一般肿瘤患者）
中度	2 分	需要量中度增加：腹部大手术[(1)]、脑卒中[(1)]、重度肺炎、血液恶性肿瘤
重度	3 分	需要量明显增加：颅脑损伤[(1)]、骨髓移植，APACHE 评分＞10 的 ICU 患者
年龄		超过 70 岁者总分加 1，即年龄调整后总分值
总分≥3 分：患者处于营养风险，开始制订营养治疗计划		
总分＜3 分：每周复查营养风险筛查		

（1）表示经过循证医学验证的疾病

应用：对于下列所有 NRS 评分≥3 分的患者应设定营养支持计划。包括：①严重营养状态受损（≥3 分）；②严重疾病（≥3 分）；③中度营养状态受损＋轻度疾病（2 分＋1 分）；④轻度营养状态受损＋中度疾病（1 分＋2 分）

　　显而易见的是，作为肝病患者中的重症——肝衰竭，NRS 评分通常均会≥3 分，所以在这里再次强调肝衰竭营养支持治疗的重要性。

三、肝衰竭患者的代谢特点

　　1. 葡萄糖代谢特点：葡萄糖合成和存储减少　　肝在糖类代谢中的作用为储存糖原及进行糖异生。肝功能不全时肝糖原储存减少，且因胰高血糖素增高及胰岛素抵抗使糖氧化供能障碍，机体对糖耐受下降，易出现血糖紊乱，糖作为能源物质供能减少，脂肪成为主要能源物质，且糖异生增加。肝衰竭时肝糖原含量下降，糖异生能力不足，机体从以葡萄糖为主要能源转化为以脂肪作为主要能源，从而引起机体能量消耗改变。糖原分解减少和糖原异生问题，常导致低血糖。严重低血糖常会带来致命的后果，可导致显著的高氨基酸血症和乳酸性酸中毒。有研究报道，存在营养不良的肝功能不全的患者，普遍有能量消耗增加的现象，约 1/3 终末期肝病患者处于高代谢状态，而且处于高代谢状态的患者往往预后较差。肝源性糖尿病主要与胰岛素抵抗和葡萄糖耐量异常有关。

　　2. 蛋白质代谢特点：蛋白质需求增加，蛋白质分解增加　　肝在蛋白质代谢的作用为合成蛋白，分解芳香族氨基酸及将氨转化为尿素，肝衰竭患者蛋白质合成减少和分解增加，导致低蛋白血症，使器官功能障碍、免疫力下降和腹水增加，加速肝衰竭的进展，此时积极的蛋白补充与合理的营养支持在一定程度上能改善氮平衡,减缓营养不良的进展。当发展至肝性脑病时,氨基酸代谢产物氨在肝转化障碍,导致血氨浓度增加,且芳香族氨基酸(苯丙氨酸、酪氨酸、色氨酸)在肝内分解障碍,支链氨基酸(亮氨酸、异亮氨酸、缬氨酸)在肝外分解增加,血中支链氨基酸/芳香族氨基酸比例失衡,促进肝性脑病的发生。

肝衰竭患者血浆氨基酸谱发生改变,支链氨基酸(BCAA)水平下降,而血浆芳香氨基酸(AAA)浓度升高,从而造成 BCAA 与 AAA 的比值(Fisher 比)下降。肝衰竭患者血浆中 BCAA 浓度下降是由于外周组织中 BCAA 消耗增加,而 AAA 浓度增加是由于肝清除 AAA 能力下降所致。AAA 是生胺性神经递质的前体,可通过 L-系统转运以穿过血-脑脊液屏障,从而引起肝性脑病。临床上,血浆中 Fisher 比常被用来作为肝疾病期间蛋白质代谢异常和肝性脑病严重程度的参考指标。正常情况下,Fisher 比值为 $3.5\sim4.0$。在肝硬化或肝衰竭患者中,Fisher 比值降低。在肝性脑病或深度肝性昏迷的患者中,Fisher 比值可 <1。

3. 脂肪代谢特点:脂肪成为首要能量物质 肝是进行脂肪代谢、游离脂肪酸氧化和利用的重要器官,也是脂蛋白、大部分载脂蛋白的主要合成、分泌、降解及转运场所。肝在脂肪代谢中的作用为脂肪、肉碱、酮体合成及脂肪酸氧化,肝功能不全患者胆汁分泌减少,使脂肪吸收障碍,必需脂肪酸(亚油酸和-γ 亚麻酸)缺乏,且脂肪氧化供能比例增加,体脂肪消耗,其程度与营养不良的严重程度及肝病严重程度相关。肝衰竭时,脂蛋白代谢异常、载脂蛋白合成障碍,可出现高三酰甘油血症、胆固醇酯及低密度脂蛋白胆固醇显著下降,这些均是肝细胞严重受损的征象,提示预后不良。

4. 维生素和微量元素的代谢特点:易于缺乏 肝衰竭时食欲下降伴消化吸收不良使维生素吸收障碍,胆盐分泌减少使脂溶性维生素的吸收障碍更为明显,易出现维生素(A,D,E,K)的缺乏。同样,食欲下降伴消化吸收不良,常见钙、磷、镁、铁等的缺乏,钾、钠的紊乱。维生素和微量元素均是人体生理功能的必需,它们的缺乏会对疾病本身具有协同作用,会对肾、中枢神经系统、骨髓造血功能、心脏甚至组织水肿程度等均有明显影响,因此所导致的营养风险亦值得高度重视。

四、肝衰竭的营养支持

1. 营养支持原则 确定营养素需要量应当根据疾病状况、体重与体液成分组成、生理功能变化等方面进行个体化评估,制订合理化配方。大部分住院患者的实际能量消耗通常低于经典的方程式或教科书上的公式推算出来的值。在败血症或创伤的急性代谢期,不主张采用高热量营养支持获得正氮平衡或氮平衡。水、电解质生理需要量是维持生命所必需。无论肠内或肠外营养支持患者,都需要监测出入液量、水肿或脱水症状体征、血电解质水平等,并及时调整补充剂量,根据病情选择肠内或肠外途径补充。重症疾病状态下是否需要增加维生素与微量元素的供给量,目前无确定性结论。在合理用药的前提下,根据医生的判断,结合患者需求,调整部分维生素的应用剂量。

(1)营养物质的供给:有 $15\%\sim20\%$ 的肝硬化患者表现为代谢率增高,$25\%\sim30\%$ 患者表现为代谢率下降,其能量消耗实测值个体差异大,与 Harris-Benedict(H-B)公式预测值相关性差。如无条件实测能量消耗量,肝衰竭患者代偿期能量供给 $25\sim35kcal/(kg \cdot d)$,合并营养不良时可酌情增加,合并肝性脑病时应降低能量供给。

因为糖利用障碍,脂肪氧化增加,糖类提供热量的比例宜减少,$60\%\sim70\%$ 的热量由糖类提供,30%～40%的热量由脂肪提供。中链脂肪乳剂不需要肉碱参与可直接进入线粒体氧化代谢,对肝功能及免疫功能影响小,因此,肝功能不全患者宜选用中/长链脂肪乳剂。过多的糖类或脂肪将加重肝负担,导致或加重黄疸及转氨酶、血糖增高,血脂廓清障碍,以及免疫功能下降。

在早期患者,蛋白质分解增加,低蛋白血症加速了肝细胞损害及肝功能不全的进展,此时补充蛋白质(氨基酸)能促进正氮平衡而不导致肝性脑病,可根据肝功能代偿情况给予蛋白质1.3～1.5g/(kg·d)。

在终末期,增加蛋白的摄取可能导致血氨增加,加速肝性脑病的发生,蛋白摄入量可减至0.5～1g/(kg·d)。对于儿童,即使肝性脑病,蛋白摄入不必过多限制,原因是分解代谢亢进和生长发育对蛋白的需要,蛋白质摄入量可为2.5～3g/(kg·d)。富含支链氨基酸的氨基酸液能纠正肝衰竭患者血浆支链氨基酸/芳香族氨基酸比例的失衡,有证据表明补充支链氨基酸能改善肝蛋白合成,减少分解代谢,减轻肝性脑病。

肝衰竭合并大量腹水时,需限制钠盐摄入及提高摄入热量的密度以减少机体水分潴留。需特别注意补充脂溶性维生素及微量元素。

(2)营养途径的选择:肝衰竭患者早期能耐受正常饮食,合并中度至重度营养不良时,需通过口服或管饲加强肠内营养,每日进食次数可增加至4～7次以降低营养的不耐受、减少低血糖的发生,但在并发食管静脉曲张出血时,放置肠内营养管时应注意食管黏膜的损伤和诱发消化道出血,但并非绝对禁忌。

当肝功能障碍患者食欲下降且消化吸收障碍,导致严重营养不良,此时可通过肠外营养补充能量与氨基酸、维生素和微量元素。

2. 营养支持方案　肝衰竭起病急骤,数天内病情可迅速恶化,给营养支持造成很大困难。一方面,由于存在颅内高压,儿茶酚胺、皮质激素释放增加,患者处于高分解代谢的应激状态,对营养的需求增加;另一方面,由于肝细胞严重损坏,肝功能急剧退化,机体无法耐受营养物质的大量摄入,同时还需要严格限制水摄入量以免加重脑水肿。此时,营养支持应注意循序渐进。

开始时仅给患者输注10%葡萄糖以防止低血糖发生,缓解高分解代谢状况。如果患者未发生肠梗阻,则可通过管饲进行肠内喂养。如果患者发生麻痹性肠梗阻,则需对其进行肠外营养支持。如果患者伴有严重的肝性脑病,可通过提供葡萄糖和脂肪乳剂以保证足够热量,但要限制蛋白质摄入。一般初始的蛋白质摄入量为每日0.6g/kg,应用标准的平衡型氨基酸制剂即可,需监测机体氮平衡,目标的热量供应量为每日125.5～146.4 kJ(30～35 kcal)/kg。如果患者处于负氮平衡状态,且伴有较重的肝性脑病,则推荐应用BCAA制剂,蛋白质摄入量仍为每日0.6 g/kg,并可根据患者的改善情况逐渐增加其营养摄入量。

营养支持的方式应首选经口饮食,如果经口无法获得足够的营养物质,则可以通过放置细而柔软的鼻胃管或鼻肠管进行肠内营养。如果患者存在胃肠道功能障碍、明显吸收不良、严重营养障碍,或出现感染、消化道出血等并发症时,则需要进行肠外营养支持。肠外营养适合于大多数等待肝移植的终末期肝病患者,对于那些需要严格限制液体量的患者尤为适用,但应避免长时间接受全肠外营养支持,因为其存在损害肝功能的潜在危险。对于存在吸入性肺炎危险的患者、肝性脑病患者和明显衰竭的患者,肠外营养支持要优于肠内营养支持。

3. 营养配方　特殊肠内营养配方(specialized formulas)为脏器功能不全或衰竭、代谢障碍、机体对某一营养素的需求增加或机体限制某一营养素的摄入,而设计的肠内营养配方称为疾病特殊肠内营养配方。

肝衰竭用肠内营养配方:特点为支链氨基酸(亮氨酸、异亮氨酸和缬氨酸)的浓度较高,占总氨基酸量的35%~40%以上;而芳香氨基酸(色氨酸、酪氨酸和苯丙氨酸)的浓度较低。支链氨基酸可经肌肉代谢、增加其浓度但不增加肝负担,且可与芳香族氨基酸竞争性进入血-脑脊液屏障,有助于防治肝性脑病和提供营养支持。

肠外营养制剂既有普通输液制剂的一些共同特点,但又不同于普通输液制剂,比普通输液制剂有更高的质量要求。其具体质量要求和特征如下:①pH应调整在人体血液缓冲能力范围内:血液的pH约为7.4;②适当的渗透压:血浆渗透压280~320mmol/L;③必须无菌、无热源;④微粒异物不能超过规定;⑤无毒性:某些输液如水解蛋白质,要求不能含有引起过敏反应的异型蛋白质;⑥相容性良好、稳定性良好;⑦使用方便、安全。

肝用氨基酸:①特点为:含有大量的支链氨基酸(亮氨酸、异亮氨酸和缬氨酸),部分制剂尚含有鸟氨酸、门冬氨酸、精氨酸、苹果酸等。②适应证有肝性脑病、肝衰竭引起的氨基酸代谢紊乱,是肝衰竭患者的必需营养补充品。

脂肪乳剂的特点:①脂肪含热量高,氧化1g脂肪可提供9kcal的热量;②脂肪乳剂提供人体必需脂肪酸和三酰甘油,可维持人体脂肪组织的恒定,防止单独使用糖进行肠外营养引起的必需脂肪酸缺乏;③脂肪乳剂基本上是等渗液,特别适用于外周静脉营养;④脂肪乳剂可作为脂溶性维生素的载体,有利于人体吸收利用脂溶性维生素;⑤脂肪乳剂无利尿作用,亦不会自尿和粪中丢失。

维生素制剂:维生素可分为水溶性和脂溶性两大类。前者包括维生素B族、维生素C和生物素等,后者包括维生素(A,D,E,K);水溶性维生素在体内无储备,长期TPN时常规提供多种维生素可预防其缺乏。脂溶性维生素在体内有一定的储备,短期禁食者不致缺乏。在应激状态下,人体对部分水溶性维生素,如维生素C及维生素B_6等的需要量增加。

微量元素和电解质制剂:对临床较具实际意义的微量元素包括锌、铜、铁、硒、铬、锰等。这些元素均参与酶的组成、三大营养物质的代谢、上皮生长、创伤愈合等生理过程。

(李 雷 李 克)

参 考 文 献

中华医学会肠外肠内营养学分会.肠外肠内营养学临床指南.2006.

中华医学会重症医学分会.危重病人营养支持指导意见.2006.

Desai S V,McClave S A,Rice T W.2014.Nutrition in the ICU:an evidence-based approach.Chest,145(5):1148-1157.doi:10.1378/chest.13-1158.Review.PubMed PMID:24798840.

Hasse J M,DiCecco S R.2015.Enteral Nutrition in Chronic Liver Disease:Translating Evidence Into Practice. Nutr Clin Pract,30(4):474-487.doi:10.1177/0884533615591058.Epub 2015 Jun 25.Review.PubMed PMID:26113562.

McClave S A,DiBaise J K,Mullin G E,et al.2016.ACG Clinical Guideline:Nutrition Therapy in the Adult Hospitalized Patient.Am J Gastroenterol,111(3):315-334.doi:10.1038/ajg.2016.28.Epub 2016 Mar 8.PubMed PMID:26952578.

Singer P,Doig G S,Pichard C.2014.The truth about nutrition in the ICU.Intensive Care Med,40(2):252-255.

doi:10.1007/s00134-013-3162-y.Epub 2013 Nov 22.PubMed PMID:24271029.

Toshikuni N,Arisawa T,Tsutsumi M.2014.Nutrition and exercise in the management of liver cirrhosis.World J Gastroenterol,20(23):7286-7297.doi:10.3748/wjg.v20.i23.7286.Review.PubMed PMID:24966599.

第七节　晚期肝病心血管系统的变化

晚期肝病是临床常见的严重肝病症候群,其预后不良,病死率极高。包括失代偿期肝硬化及各种肝衰竭等。晚期肝病患者常存在冠状动脉粥样硬化、高动力循环、肝门静脉高压及肝硬化性心肌病等。另外,肝衰竭是由多种病因引起的严重肝损伤,表现肝合成、转化、排泄和解毒等功能严重障碍和失代偿,出现以黄疸、凝血功能障碍、肝性脑病和腹水等为主要表现的一种临床综合征。在我国,超过50%的晚期肝病患者是 ACLF(慢性肝病基础上出现急性肝功能失代偿)及慢性肝衰竭(在终末期肝病基础上出现慢性肝功能失代偿),这些患者常伴有心肌病变、血流动力学变化及各种代谢紊乱等。近年来,随着医学穿刺技术及监测技术的发展,其涉及心血管系统的血流动力学变化特点越来越受到广泛的重视。

一、肝衰竭与心肌损伤

肝衰竭多数病因为肝炎病毒所致。肝炎病毒感染后,除引起肝的损害,导致肝功能障碍外,还可引起肝外脏器的损伤,包括程度不等的心肌损伤。合并心脏损伤时,患者除表现为乏力、纳差、腹胀,甚至腹水等典型肝病症状外,还可出现胸闷、胸痛、心悸、呼吸困难或心前区不适等症状。

有报道乙型肝炎合并心肌酶谱异常比例20%~60%,表现为 AST,CK,CK-MB,LDH,α-羟丁酸脱氢酶升高。CK-MB 来自心肌,活性升高程度与心肌细胞的坏死程度呈正相关,是诊断心肌坏死较敏感和可靠的指标,而 AST 与 LDH 升高不排除肝本身病变的影响。CK-Mb 是广泛存在于心肌中的一种亚铁血红蛋白,在血液中检测时敏感性很高,由于 Mb 分子量小,所以在肌肉细胞损伤后较早释放入血液循环,血清 Mb 在心肌梗死后 4h 左右升高,24h 即恢复正常。有研究认为,病毒性肝炎合并心肌损伤时心肌酶谱的改变不同于心肌梗死时的改变,因为病毒性肝炎心肌损伤发生的时间点不如心肌梗死明确。推测可能的原因包括:①肝炎病毒、抗体、补体形成免疫复合物,由细胞介导炎性反应,引起心肌损害;②高胆红素血症(主要是胆盐)影响心脏传导系统;③重型肝炎时高内毒素血症、低氧血症及电解质紊乱对心肌的毒害作用。HBV 是一种泛嗜性病毒,主要侵犯肝,也可引起肝外脏器的病变,病毒本身导致心肌损害的可能原因有 HBV 直接侵犯心肌细胞,或通过血液循环进入心肌纤维,在心肌细胞内复制,最终导致心肌细胞水肿、变性、坏死,以及免疫复合物沉积或体液免疫参与的变态反应等。HCV 引起病毒性心肌炎的病理过程中可能存在着免疫介导损伤机制,2002 年意大利科学家对 48 例心肌炎患者进行了 HCV 及其他嗜心性病毒的检测,发现 3 例血清 HCV 抗体阳性,并在心肌细胞中检测到 HCV RNA;而其他嗜心性病毒检测阴性,免疫抑制治疗对 HCV 心肌炎恢复有益。心肌酶谱异常的肝炎患者部分可以出现心电图异常,以 ST-T 改变、窦性心动过速、肢导低电压、窦性心动过缓为主。心电图异常的原因可能为病毒性肝炎并发心肌坏死从而诱发心肌电生理、心脏传导异常致各种心律失常。有研究发现重型肝炎患者心脏彩色多普勒提示并发室间隔增厚,室腔扩大,主动脉瓣、二尖瓣轻度反流,左心室射血分数下降或升高。超声心动图异常推测与心肌细胞的缺氧、变性、坏死后水肿及高动力循环有关。合并心悸、胸闷、心前区不适症状的较为少见（5％～20％不等）。

因此认为，有必要对各种肝衰竭患者进行常规的心电图检查、心肌酶检测，以免延误治疗。由于心脏受损对预后影响较大，故对于心肌酶谱升高和（或）明显心电图异常的肝衰竭患者，尤其是当肌酸激酶、肌酸激酶同工酶、α-羟丁酸脱氢酶升高，出现室性期前收缩、传导阻滞时，应常规给予氧疗、心肌保护药物，密切注意电解质、酸碱平衡，以防出现心力衰竭、肺水肿或严重的心律失常发生。症状较重的患者应积极给予营养心肌，改善心肌供血等治疗，以防止出现心力衰竭。

二、肝硬化性心肌病

肝硬化患者出现心脏结构和功能异常，被称为肝硬化性心肌病（cirrhotic cardiomyopathy，CCM）。该综合征在 20 世纪 60 年代后期被首次描述，然而很多年来均被误认为是潜在或亚临床酒精性心肌病。然而，自 20 世纪 80 年代中期，通过对人及动物非酒精性肝硬化的模型研究，发现同样的基础心排血量增加而对压力反应迟钝现象。肝硬化患者的基础心排血量在不同程度上有所增加，但其血管压力反应下降，导致一系列改变，如基础心排血量增加、外周血管阻力下降和动脉压下降，心室的舒张性和（或）收缩性减弱。通常该类疾病是隐匿或表现轻微的，只有在一些应激状态下，如不恰当的体育运动、使用某些药物、出血和手术，才会诱发心功能减退，甚至出现心力衰竭或猝死。常见的心肌电生理变化是心电图上 Q-T 间期的变化和变时性功能不全。其发病机制是多因素的，如 β 肾上腺素受体信号传导系统受损、内源性大麻素、NO 等。在诊断和鉴别诊断方面，鉴于目前尚无统一的诊断标准，可以结合临床表现、体格检查和适当的实验室检查，诸如肝硬化病史、肾血管性高血压征象、心电图、核素心脏扫描等做出临床诊断。

CCM 临床特点包括心肌收缩和舒张功能对压力的反应迟钝，而且存在心室肥大及电生理异常如 Q-T 间期延长等。近来的研究提出肝硬化心肌病促成 SBP 参与的 HRS 发生，以及 TIPS 后急性心力衰竭发生，同时增加了肝移植后心血管事件的发病率及病死率。肝硬化患者常对血管加压药物（如去甲肾上腺素、血管紧张素Ⅱ及垂体后叶素等）产生抵抗，可能是由于肾上腺素能受体对其配体敏感性下降或内源性的血管扩张药（NO，降钙素基因相关肽等）存在，抑或自主神经系统功能障碍。

有研究认为，尽管肝硬化者的心排血量是增加的，然而本质上可能与肝硬化性心肌病的心肌损伤有关。随着射血分数（ejection fraction，EF）不能适当升高，心血管压力可能显示心脏收缩功能障碍。由于肝硬化者心脏结构改变，舒张期功能障碍同样存在。心脏电生理的异常（如 Q-T 间期延长）可能易于出现心律失常等。肝硬化动物和人的相关研究显示，体液在不同的间隔异常分布。内脏血流增加，超过整个循环的 22％；相反，中心循环的有效容量（包括心脏、肺及对动脉压力感受器敏感的中心动脉树的血容量）是减少的，尤其在病情进展期更明显。事实上，很多证据支持肝硬化伴有低效血容量特征，尽管细胞外液是过剩的。

三、晚期肝病患者血流动力学的变化特点

在晚期肝病患者血流动力学变化特点主要是高动力循环（hyperdynamic circulation，HDC），其特征性的变化包括体循环血管阻力（systemic vascular resistance，SVR）下降、心排血量增加与心率（heart rate，HR）过速、平均动脉压（mean arterial pressure，MAP）下降及肾血

流量减少等,针对不同病情而稍有不同,但所有这些或多或少对心血系统均有影响。近年来,研究和描述最多的仍是有关 HDC 发生的相关机制。

1. 肝硬化 有研究认为,失代偿肝硬化患者的血流动力学异常主要体现在 HDC 及肝硬化性心肌病两个方面。HDC 是肝硬化患者典型的血流动力学特征。肝硬化患者的心排血量增加归于静脉回流增多、心率增快及心肌收缩力增加,所有这些均可由自主神经系统控制。血管扩张、动静脉交通支存在、血容量增加及交感神经兴奋进一步增加了心排血量,在进展性肝硬化患者中所有这些机制均较活跃。在疾病早期,高动力循环可能并不明显;然而,随着肝病的进展,高动力循环与肝硬化程度高度相关。围绕体位改变的循环变化研究提示仰卧患者多存在高动力,肝硬化进展期间血容量增加,但中央与非中央的血管分布之间并不一致,因此在肝硬化的人和动物实验中,针对中心及动脉血容量建立的不同技术显示:心肺及中央动脉血管容量常常下降,而非中央血容量尤其是内脏血管容量是增加的(表 5-2)。有效的动脉血容量和中央循环时间减少,这与进展性肝硬化的低生存明显相关。

表 5-2　肝硬化患者特殊血管床循环变化

体循环	血浆容量 ↑
	全血容量 ↑
	非中心血容量 ↑
	中心和动脉血容量 ↓(→)
	动脉血压 ↓(→)
	全身血管阻力(SVR) ↓
皮肤及骨骼肌循环	骨骼肌血流量 ↑ → ↓
	皮肤血流量 ↑ → ↓
心脏	心率 ↑
	心排血量 ↑
	左心房容量 ↑
	左心室容量 →(↑)
	右心房容积 →↑ ↓
	右心房压 → ↑
	右心室舒张末期压力 →
	肺动脉压→↑
	肺毛细血管楔压→
	左心室舒张末期压→
	全血管顺应性 ↑
	动脉顺应性 ↑
肝及内脏循环	肝血流量 ↓ →(↑)
	肝静脉压力梯度 ↑
	窦后阻力 ↑
肾循环	肾血流量 ↓
	肾小球滤过率(↑)↓ →

脑循环	脑血流量 ↓→
肺循环	肺动脉血流 ↑
	肺血管阻力(PVR)↓(↑)
	肺动脉血容量 ↓
	肺通过时间 ↓

↑,→,↓.分别代表升高、不变及下降。在括弧内的箭头提示出现早/少见的典型变化

另外,Kumar 等研究发现,肝硬化合并肝门静脉高压性胃病(PHG)患者较普通肝门静脉高压患者,血流动力学变化更明显,有显著差异性。在 254 例肝门静脉高压患者中,其中 150 (55%)例合并 PHG,合并 PHG 者存在显著的血管扩张,有较高的平均心指数(CI)[(5.3± 2.3)L/(min·m²) vs.(4.6±1.9)L/(min·m²),$P=0.012$],及平均心排血量[(8.9±4.0) L/min vs.(7.6±3.2)L/min,$P=0.004$],低的 SVR [869(252~2651)dyn·s/cm⁵ vs.974 (403~2590)dyn·s/cm⁵,$P=0.012$],和低的肺血管阻力(pulmonary vascular resistance, PVR)[51(6~226)dyn·s/cm⁵ vs.63(6~512)dyn·s/cm⁵,$P=0.003$]。结论认为 PHG 常与进展期的门静脉高压及肝衰竭有关,PHG 存在亦显示血流动力学异常,因此,PHG 不仅仅是胃黏膜改变的一个现象,而且也是肝硬化全身性血管变化及门静脉高压严重的特征。

2. 急性肝衰竭 在急性肝衰竭和慢性肝衰竭的 HDC 特征均有描述,同样是血管扩张导致的低 SVR、高的心排血量、低的 MAP 及肾血流量减少等。特征性的变化也出现在门静脉循环,包括增加的门静脉压力和门体分流。这些现象被认为继发于血管反应性下调和受体的减少,导致血管收缩的低反应性。这些变化部分在肝移植后可以逆转,可能与肝失功有关。因为表现的多样性,慢加急肝衰竭难于清楚描述,往往因多器官衰竭而病死率较高,并合并 HRS 及肝性脑病等。

有关暴发性肝衰竭(FHF)的血流动力学变化,Siniscalchi 等采用 Swan-Ganz 方法监测了 58 例 OLT 术前患者,发现 FHF 患者同样存在高动力循环,包括心率及心排血指数增加,外周血管阻力及 MAP 下降,分别是 HR(bpm)77.5± 18.1,MAP(mmHg)78.6 ± 10.4,SVRI(dyn·s·m²·cm⁵)1285.9 ± 568.6,CI[L/(min·m²)] 4.7 ± 1.6。而且往往影响到移植术后恢复,有 40%(24 例)患者术后出现再灌注后综合征(postperfusion syndrome,PSR)。

3. 慢加急肝衰竭 ACLF 主要的机制被认为是全身炎症反应导致的病情的严重恶化,包括出现黄疸、肝性脑病、腹水及 HRS 等,许多临床症状均较慢性肝衰竭危重,包括有 HDC 表现。早期 Kumar 等研究将 144 例患者被分成 3 个组,包括 ACLF 组、代偿性肝硬化及失代偿性肝硬化组,每组 48 人。结果显示针对 MAP 及 SVR,ACLF 组低于代偿性肝硬化组,而与失代偿肝硬化组相同。ACLF 患者的平均心排血量高于代偿组,而与失代偿组相同。PVR 及肺毛细血管楔压(pulmonary capillary wedge pressure,PCWP)3 组相似。ACLF 患者的平均肝静脉压力梯度(hepatic venous pressure gradient,HVPG)为 2±0.8 kPa(15.1 ± 6.3 mmHg),显著高于代偿组的 1.56±0.8 kPa(11.7 ± 6.3 mmHg),但低于失代偿肝硬化组的 2.69±0.8 kPa(20.2 ± 6.0 mmHg)。根据静脉曲张程度将 ACLF 患者进行分组的话,轻的静脉曲张组的平均 HVPG 与代偿性肝硬化组相似(13.7± 5.7 mmHg vs.11.7 ± 6.3 mm-

Hg；$P=0.146$），而重的静脉曲张组的平均 HVPG 与失代偿肝硬化组相似（18.7 ± 6.6 mmHg vs. 20.2 ± 6.0 mmHg；$P=0.442$）。结论认为，ACLF 患者的血流动力学与失代偿性肝硬化相同，肝门静脉压力高于代偿期肝硬化，但大样本时则与失代偿性肝硬化相同。在随后的研究中，Kumar 等针对 ACLF 与代偿和失代偿肝硬化患者，对比其肝门静脉、体循环及肺动脉血流动力学改变。研究则发现 ACLF 组的 MAP 及 SVR 较代偿性肝硬化和失代偿肝硬化均低，同样，平均心排血量较两组均高，在 ACLF 组 HDC 变异较大的机制尚不清楚。

实际上，ACLF 患者 HRS 病理生理可能包含了慢性肝病基础上急性肝衰竭复杂的血流动力学变化，因此，对这些代偿或失代偿肝病患者血流动力学特点可能是不同的。当前很少有关 ACLF 的可参考数据，尽管当出现 ACLF 时失代偿肝硬化循环功能障碍变得较为明显。当 ACLF 发生时有必要监测血流动力学变化，以辅助指导对器官功能、肝门静脉高压及出血等并发症的处理。

四、血流动力学变化相关机制

有关肝门静脉高压及肝硬化血流动力学变化的分子机制研究主要集中在 NO 及内源性大麻素样物质、中枢神经活化及肾上腺素受体变化等，随着体循环和内脏血管阻力下降，外周及内脏小动脉扩张，以致有效动脉血流量（CBV）减少而激活血管收缩系统，临床及血流动力学后果是肝静脉压力梯度（HVPG）、心排血量、心率、血浆容量（PV）和血容量（BV）增加，肾血管阻力（RVR）增加而肾血流量（RBF）下降，低的 SVR、MAP 及 HDC 的发展可增加肝门静脉流量和进一步加重肝门静脉高压并形成恶性循环（图 5-1）。而所有肝衰竭 HDC 发生机制主要集中在血管扩张-收缩功能失衡、肾上腺功能减退及肝内血管阻力升高等。

1. 血管扩张-收缩功能失衡　多数研究认为 ACLF 的 HDC 变化机制类似于慢性肝衰竭的 HDC，即血管扩张和血管收缩因子的失衡。据此理论，血管扩张缘于血管对下调受体的反应性下降而导致对血管收缩因子的低反应性。可能还存在血管扩张药如 NO 等的高活性或过度表达。然而有学者认为这些严格意义上的外周的及内源性机制均是过于单一化的，以往有研究通过建立肝门静脉高压及肝硬化大鼠模型，显示其脑干和下丘脑心血管中枢调节核如孤核活动是门脉高压时 HDC 发生的必要条件。目前，有关中枢神经失调对 ACLF 的 HDC 变化作用机制仍不清楚，不过在严重肝门静脉高压患者血管扩张、收缩因子失衡的确发挥了关键的作用，有关血管扩张、收缩因子见表 5-3。

无论 HDC 的发生机制如何，ACLF 时存在明显的急性炎症反应是无可否认的。炎症本身可以导致循环功能障碍甚至是 HDC，暖休克就是一个典型的例子，可出现心排血量升高而外周阻力明显下降，由此，用炎性介质机制解释 ACLF 时 HDC 不完全的增强似乎是合理的。

2. 两个重要的血管扩张因子

（1）肿瘤坏死因子 α（tumour necrosis factor-α，TNF-α）：TNF-α 在 ACLF 患者细胞因子被认为发挥了重要作用，发现肝门静脉高压大鼠 TNF-α 血清水平升高，应用抗-TNF-α 抗体中和可显著降低心排血指数及肝门静脉压力，并使得 MAP 及 SVR 升高，由此可逆转肝门静脉高压症动物模型的 HDC。有研究发现，在 ACLF 患者 TNF-α 和可溶性 TNF-α 受体-1 水平明显升高，这就增加了 HDC 的严重程度，相对于其他标准的处理，利用分子吸附再循环系统（molecular adsorbent recirculating system，MARS）可显著降低患者血浆中 TNF-α 的水平，经 MARS 处理后患者 HDC 可得到显著改善。然而，这些观察仍无法提供 ACLF 患者细胞因子

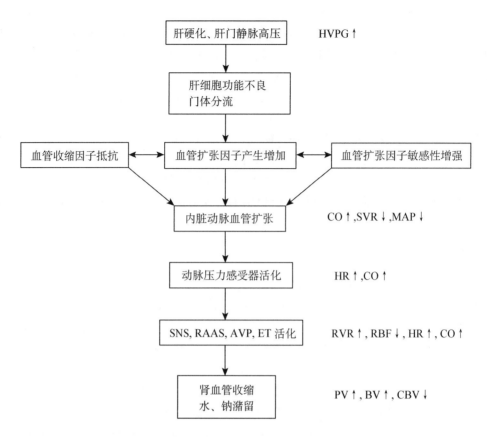

图 5-1　肝硬化及肝门脉高压血流动力学变化可能的分子机制

SNS 交感神经系统(sympathetic nervous system)；RAAS 肾素-血管紧张素-醛固酮系统
(renin-angiotensin-aldosterone system)；AVP 精氨酸血管加压素(arginine vasopressin)；ET
内皮缩血管肽(endothelin)

与 HDC 相互关系的确凿证据。

(2)NO：体外及体内的研究发现,特异性的 NOS 抑制药可纠正血管的低反应性。在肝硬化患者,抑制 NOS 可使心排血量降低及 SVR 和 MAP 的升高。肝硬化者心血管的变化可能导致血管切变力增加而激活 eNOS,由此致 NO 的产生增加。研究还提示,NO 的产生可能是内毒素血症的结果,并受可 iNOS 的介导。然而,目前有关在肝硬化患者中体循环血管扩张机制的 NO 假说被认为是由 eNOS 驱使的。亦有大量有关第三个 NOS 异型体(nNOS)发挥作用的证据,因在 iNOS 和 eNOS"基因敲除"的小鼠模型发现肝门静脉阻断后仍可发展为 HDC。Xu 等研究显示了一个选择性的 nNOS 抑制药在四氯化碳(CCl₄)诱导的肝硬化大鼠模型中消除了 HDC。尚有一些研究证实在肝硬化-肝门静脉高压动物模型中 nNOS 的作用。最近 Afzelius 等通过对照检测发现,虽然呼出的 NO 浓度与血容量、心率及肺弥散能力(DLCO)密切相关,但血液循环中的 NO 代谢物[NO(x)]并不会影响肺及体循环 NO 的释放,与呼出的 NO 浓度无关,不过同样认为血循环中的 NO(x)与肝门静脉压力及血管扩张的血流动力学指

表 5-3　在肝硬化中可能的血管舒张和收缩因素(按字母先后排序)

血管舒张系统
adenosine 腺苷
adrenomedullin 肾上腺髓质肽
atrial natriuretic peptide(ANP)心房钠尿肽
bradykinin 缓激肽
brain natriuretic peptide(BNP)脑利钠肽
calcitonin gene-related peptide(CGRP)降钙素基因相关肽
carbon monoxide(CO)一氧化碳
endocannabinoids 内生大麻素类似物
endothelin-3(ET-3)内皮素-3
endotoxin 内毒素
enkephalins 脑啡肽类
glucagon 高血糖素
histamine 组胺
hydrogen sulphide 硫化氢
interleukins 白细胞介素类
natriuretic peptide of type C(CNP),C 型利尿钠肽
nitric oxide(NO)一氧化氮
prostacyclin(PGI_2)前列环素
substance P　P 物质
tumour necrosis factor-a(TNF-α)肿瘤坏死因子 α
vasoactive intestinal polypeptide(VIP)血管活性肠肽

血管收缩系统
angiotensin Ⅱ 血管紧张素 Ⅱ
adrenaline and noradrenaline 肾上腺素和去甲肾上腺素
sympathetic nervous system(SNS)交感神经系统
endothelin-1(ET-1)内皮缩血管肽 1
neuropeptide γ 神经肽 γ
renin-angiotensin-aldosterone system(RAAS)肾素-血管紧张素-醛固酮系统
vasopressin 加压素

标相关,从而影响到肝硬化患者全身及内脏血流动力学改变。

3. 全身炎症反应及肾上腺功能减退　研究认为 ACLF 主要机制是全身炎症反应,心血管的活化因子如 TNF 及 NO 水平升高促进血管扩张,而皮质醇水平下降则降低了对血管收缩的敏感性,血管的过度扩张进一步使心脏后负荷减少。然而,还没有研究显示在 ACLF 治疗中使用血管扩张、收缩药的益处,即使规范的处理亦可见到高的病死率。用 MARS 可改善患者血清中的炎性因子水平如 TNF-α 及 IL-6,但这些处理并不能改善预后,肝移植可最终逆转心血管功能异常。在严重败血症患者肾上腺功能减退已有报道,ACLF 患者有明显的内毒素血症并可激活中性粒细胞,相应地,相对于单一的慢性肝衰竭,脓毒症综合征特点更加明显。

因此,ACLF 似与肾上腺功能减退有关。在一项前瞻性研究中,Fernandez 等发现,肝硬化合并脓毒症休克患者的肾上腺功能减退的发生率是 68%。Aravinthan 等报道了 1 例 ACLF 静脉曲张破裂出血的患者,经血管硬化剂治疗已确认无活动性出血,但其仍持续低血压,应用去甲肾上腺素可维持血压,经短二十四肽促皮质素检测(SST)显示延迟应答,表明存在严重的肾上腺功能减退,在静脉注射氢化可的松后患者恢复了对去甲肾上腺素的应答。

4. 肝内血管阻力的升高　血管扩张因子的增加进一步触发内脏本身血浆容量过多的分布异常(内脏过度缺血)和体循环有效血容量不足,这就导致了血管紧张素、肾素-血管紧张素-醛固酮系统(RAAS)及交感神经系统(SNS)的活化,以及精氨酸血管加压素(AVP)非渗透性释放。这些系统持续活化作用可使得增加的肝内血管阻力进一步加重,研究显示 NO 水平在体循环明显升高而在肝内循环则下降。实际上,在肝硬化的病理状态下,由于机体自身的调节作用,无论是缩血管物质还是舒血管物质都可能显著增加,从而达到新的动态平衡。但最近 Luo 等通过对兔纤维化模型研究发现,螺内酯作为醛固酮的拮抗药,使用后通过改善肝纤维化,并下调 ROCK-2 的活性及活化 NO/PKG 通路抑制肝内血管收缩,从而有效降低肝门静脉压力;因此认为,针对肝硬化及肝门静脉高压患者,可早期选用螺内酯治疗。多数研究认为,肝门静脉系统阻力增加被认为是发病的主要原因和始发因素,而门静脉系统的高动力状态是维持肝门静脉高压的重要因素,肝硬化低血压程度与肝门静脉高压严重性、肝功能障碍程度、失代偿体征及预后相关。

(王永刚)

参 考 文 献

Afzelius P,Bazeghi N,Bie P,et al.Circulating nitric oxide products do not solely reflect nitric oxide release in cirrhosis and portal hypertension.Liver Int,31:1381-1387.

Annane D,Bellissant E,Bollaert P E,et al.2009.Corticosteroids in the treatment of severe sepsis and septic shock in adults:a systematic review.JAMA,301:2362-2375.

Aravinthan A,Al-Naeeb Y,Richardson P.2009.Relative adrenal insufficiency in a patient with liver disease.Eur J Gastroenterol Hepatol,21:381-383.

Barbosa M,Guardado J,Marinho C,et al.2016.Cirrhotic cardiomyopathy:Isn't stress evaluation always required for the diagnosis?.World J Hepatol,8:200-206.

Bernardi M,Moreau R,Angeli P,et al.2015.Mechanisms of decompensation and organ failure in cirrhosis:From peripheral arterial vasodilation to systemic inflammation hypothesis.J Hepatol,63:1272-1284.

Biecker E,Neef M,Sagesser H,et al.2004.Nitric oxide synthase 1 is partly compensating for nitric oxide synthase 3 deficiency in nitric oxide synthase 3 knock-out mice and is elevated in murine and human cirrhosis.Liver Int,24:345-353.

Fernandez J,Escorsell A,Zabalza M,et al.2006.Adrenal insufficiency in patients with cirrhosis and septic shock:effect of treatment with hydrocortisone on survival.Hepatology,44:1288-1295.

Golriz M,El Sakka S,Majlesara A,et al.2016.Hepatic Hemodynamic Changes Following Stepwise Liver Resection.J Gastrointest Surg,20:587-594.

Helmy A,Newby D E,Jalan R,et al.2003.Nitric oxide mediates the reduced vasoconstrictor response to angiotensin II in patients with preascitic cirrhosis.J Hepatol,38:44-50.

Henriksen J H,Moller S.2009.Cardiac and systemic haemodynamic complications of liver cirrhosis.Scand Cardiovasc J,43;218-225.

Iwakiri Y,Cadelina G,Sessa WC,et al.2002.Mice with targeted deletion of eNOS develop hyperdynamic circulation associated with portal hypertension.Am J Physiol Gastrointest Liver Physiol,283;G1074-G1081.

Jalan R,Olde Damink S W,Ter Steege J C,et al.2011.Acute endotoxemia following transjugular intrahepatic stent-shunt insertion is associated with systemic and cerebral vasodilatation with increased whole body nitric oxide production in critically ill cirrhotic patients.J Hepatol,54;265-271.

Jeong J W,Young Y K,Hee J K.2008.N-terminal pro B-type natriretic peptide and the evaluation of cardiac dysfunction and severity of disease in cirrhotic patients.Yonsei Med J,49;625-631.

Joana P,Cristiana P.2010.B-type nariuretic peptide is related to cardiac function and prognosis in hospitalized patients with decompensated cirrhosis.Liver International,1059-1066.

Karagiannakis D S,Papatheodoridis G,Vlachogiannakos J.2015.Recent advances in cirrhotic cardiomyopathy. Dig Dis Sci,60;1141-1151.

Krag A,Bendtsen F,Henriksen J H,et al.2010.Low cardiac output predicts development of hepatorenal syndrome and survival in patients with cirrhosis and ascites.Gut,59;105-110.

Kumar A,Das K,Sharma P,et al.2009.Hemodynamic studies in acute-on-chronic liver failure.Dig Dis Sci,54;869-878.

Kumar A,Mishra SR,Sharma P,et al.2010.Clinical,laboratory,and hemodynamic parameters in portal hypertensive gastropathy;a study of 254 cirrhotics.J Clin Gastroenterol,44;294-300.

La Mura V,Pasarin M,Rodriguez-Vilarrupla A,et al.2014.Liver sinusoidal endothelial dysfunction after LPS administration;a role for inducible-nitric oxide synthase.J Hepatol,61;1321-1327.

Laleman W,Wilmer A,Evenepoel P,et al.2006.Effect of the molecular adsorbent recirculating system and Prometheus devices on systemic haemodynamics and vasoactive agents in patients with acute-on-chronic alcoholic liver failure.Crit Care,10;R108.

Li Y,Liu H,Gaskari S A,et al.2008.Altered mesenteric venous capacitance and volume pooling in cirrhotic rats are mediated by nitric oxide.Am J Physiol Gastrointest Liver Physiol,295;G252-G259.

Liu H,Gaskari S A,Lee S S.2006.Cardiac and vascular changes in cirrhosis;Pathogenic mechanisms.World J Gastroenterol,12;837-842.

Liu H,Lee S S.2011.Acute-on-chronic liver failure;the heart and systemic hemodynamics.Current Opinion in Critical Care,17;190-194.

Liu H,Schuelert N,McDougall J J,et al.2008.Central neural activation of hyperdynamic circulation in portal hypertensive rats depends on vagal afferent nerves.Gut,57;966-973.

Luo W,Meng Y,Ji H L,et al.2012.Spironolactone lowers portal hypertension by inhibiting liver fibrosis, ROCK-2 activity and activating NO/PKG pathway in the bile-duct-ligated rat.PLoS One,7;e34230.

Merli M,Calicchia A,Ruffa A,et al.2013.Cardiac dysfunction in cirrhosis is not associated with the severity of liver disease.Eur J Intern Med,24;172-176.

Milani A,Zaccaria R,Bombardieri G,et al.2007.Cirrhotic cardiomyopathy.Diges tive and Liver Disease,39;507-515.

Moller S,Henriksen J H.2008.Cardiovascular complications of cirrhosis.Gut,57;268-278.

Moller S,Henriksen JH.2010.Cirrhotic cardiomyopathy.Journal of Hepatology,53;179-190.

Moller S,Hove JD,Dixen U,et al.2013.New insights into cirrhotic cardiomyopathy.Int J Cardiol,167;1101-1108.

Nazar A,Guevara M,Sitges M,et al.2013.LEFT ventricular function assessed by echocardiography in cirrhosis;relationship to systemic hemodynamics and renal dysfunction.J Hepatol,58;51-57.

Novelli G, Annesini M C, Morabito V, et al.2009.Cytokine level modifications: molecular adsorbent recirculating system versus standard medical therapy.Transplant Proc,41:1243-1248.

Polli F, Gattinoni L.2010.Balancing volume resuscitation and ascites management in cirrhosis.Curr Opin Anaesthesiol,23:151-158.

Raval Z, Harinstein M E, Flaherty J D.2014.Role of cardiovascular intervention as a bridge to liver transplantation.World J Gastroenterol,20:10651-10657.

Siniscalchi A, Dante A, Spedicato S, et al.2010.Hyperdynamic circulation in acute liver failure: reperfusion syndrome and outcome following liver transplantation.Transpl Proc,42:1197-1199.

Stadlbauer V, Krisper P, Aigner R, et al.2006.Effect of extracorporeal liver support by MARS and Prometheus on serum cytokines in acute-on-chronic liver failure.Crit Care,10:R169.

Tsaroucha A, Chondrogiannis C, Mani A, et al.2013.Myocardial involvement during ischemia-induced acute liver failure in the pig.J Invest Surg,26:99-104.

VanWagner LB, Wilcox J E, Colangelo LA, et al.2015.Association of nonalcoholic fatty liver disease with subclinical myocardial remodeling and dysfunction: A population-based study.Hepatology,62:773-783.

Zekanovic D, Ljubicic N, Boban M, et al.2010.Doppler ultrasound of hepatic and system hemodynamics in patients with alcoholic liver cirrhosis.Dig Dis Sci,55:458-466.

第八节　肝衰竭气管镜的应用

支气管内镜从硬质支气管镜发展到纤维支气管镜(纤支镜)有 100 多年的历史,我国于 20 世纪 70 年代初开始使用以来在呼吸领域的应用越来越广泛。近年来,其在重症监护病房 (ICU)中的应用亦越来越受到重视。目前,纤维支气管镜在 ICU 患者中的应用主要包括建立有效气道、对创伤患者检查有无气道损伤、对咯血患者检查出血的部位及局部止血、对气道分泌物蓄积堵塞管腔的清除、对下呼吸道感染提供良好的病源学诊断方法等。2006 年中华医学会重症医学分会制定的《建设与管理指南》中,将纤维支气管镜列入 ICU 的必配设备。目前已成为检查呼吸道病变、处理困难气道和救治危重症患者的重要工具,ICU 应配置能行急诊和择期检查的纤维支气管镜设备,ICU 医务人员应具备纤维支气管镜技术。

肝硬化患者往往因并发症死亡,其中常见并发症为肝性脑病、消化道出血、感染;因患者脾功能亢进,机体免疫力功能减退而抵抗力下降,以及门体静脉间侧支循环的建立,增加了病原微生物进入人体的机会,故易合并各种感染如支气管炎、肺炎、自发性腹膜炎等,患者合并重症肺部感染表现为支气管、气管黏膜水肿、充血较严重,容易合并重症肺炎,往往需要呼吸机机械通气治疗;肝性脑病患者处于昏迷状态时,气道廓清能力差,咳嗽反射消失,无法将呼吸道的分泌物清除,而人工气道机械通气无法保证湿度,气道分泌物黏稠,造成引流不畅,阻塞气道,通气效果差,纤维支气管镜吸痰术准确快速地将痰液洗净,加上反复冲洗(肺泡灌洗),有利于消退炎症,疏通呼吸道,因此,纤维支气管镜在肝衰竭患者中也有重要应用价值。

一、人工气道建立中的应用

经纤维支气管镜引导行气管插管术在 ICU 病房的各类急诊和危重病患者的抢救中人工气道的建立是抢救的重要措施之一,尤其是昏迷、重症肺炎等其他疾病患者,需要延长气管插管(tracheal tube,TT)的时间,通过机械通气(mechanical ventilation,MV)来改善通、换气功能,以利于原发病的抢救和治疗。通常人工气道建立采用经口插管、经鼻插管、气管切开 3 种路径。经口插管操作方便、快捷,但清醒患者难以耐受;气管切开创伤大,并发症多,抢救时受条件限制,难以紧急置管;而经鼻气管插管具有易固定、易耐受、留置时间较长、便于口腔护理、发生咽喉损伤的可能性较经口插管少等优点,已被越来越多的临床医生广泛采用。但由于经鼻盲目插管或借助喉镜明视下经鼻插管难度大,成功率不高,难以推广。由于插管全过程都在直视下进行,可直接观察导管位置,准确了解导管前端距离隆突的位置可保证插管的最佳位置,可避免将导管反复插入及避免插入食管和右侧主支气管,故引起呼吸心搏骤停、严重心律失常、喉头水肿、支气管痉挛、大出血等各类并发症的风险大为减少。

二、在气道管理中的应用

机械通气过程中,如果怀疑气管导管位置移动致插入过深甚至进入一侧主支气管或气管导管退出者,常规的判断方法是通过听诊器听诊,准确性较差,而经气管导管行纤维支气管镜检查可直视气管导管远端的位置,气囊放气,松解外固定,缓慢调整气管导管位置,至导管远端距隆突 3.0～4.0cm 处,重新行气囊充气,胶布和绷带外固定气管导管。

气管插管作为放置在气道中的异物,尤其在气囊部位与气管黏膜长期紧密接触,放置过久可产生黏膜水肿、糜烂及气管软化。少数患者可产生气管食管瘘。这些病变或损伤应用常规及放射学方法有时难以判定,而纤维支气管镜检查可起到监测及确定诊断的作用,并为我们提供一定的预防及治疗作用。

三、肺部疾病治疗上的应用

1. 严重肺部感染的治疗　肺炎的病原学诊断国外报道,院内肺炎的病源菌以需氧革兰阴性菌占首位(56%～63%),最常见的为大肠埃希菌、克雷伯杆菌,在经验应用抗生素的同时,经纤维支气管镜以保护性标本刷(protected specimen brush,PSB)及支气管肺泡灌洗(bronchoalveolar lavage,BAL)留取痰标本行细菌培养及药敏试验,可避免细菌污染。经纤维支气管镜做痰菌培养结果的特异性高达 80%～100%,敏感性达 70%～90%,明显高于喉口取痰的准确性,经纤维支气管镜取痰培养还可确诊一些罕见病原菌的感染。气管镜引导下灌洗肺段或亚肺段,回收肺泡灌洗液进行相应检测,帮助诊断和治疗一些疾病。气管镜针吸活检(transbronchial needle aspiration,TBNA):气管镜下经可弯曲导管的穿刺针进入气道,在支气管腔内、外病变处针刺吸引行细胞学和病理学检查。发现与原发病不可解释的症状及治疗结果,需查明有无其他气道病变,进行气道组织病理学检查。纤维支气管镜检查和吸引目标明确,吸引彻底。能达到 3～4 级支气管,能清除深部阻塞呼吸道黏稠分泌物,并且能嵌入有病变的支气管,吸出阻塞支气管分泌物,以<13.3kPa(1kPa=7.50mmHg)的负压抽吸,使肺化脓充分引流,畅通呼吸道,并可局部注入敏感抗生素,配合全身用药治疗肺内感染,治疗效果良好。气道内抗生素的选择应以氨基糖苷类及第三代头孢为首选,此两类抗生素不仅为广谱抗生素,而且对气道局部的组织毒性、刺激性及致敏性小,患者通常能耐受,此外第三代喹诺酮类药物也可以用于气道内局部注射。在局部注射抗生素的同时可以配合灌注地塞米松,这样既能提高局部有效药物浓度,使病灶部位的药物浓度显著提高,很快达到有效的杀菌浓度,病灶部位的高浓度激素又有消炎、抗过敏和解除支气管痉挛等作用,从而促进病变的吸收和好转。纤维支气管镜可以对气道分泌物充分吸引,加速肺炎的愈合,多次用纤维支气管镜清除气道分

泌物,还可减少抗生素的应用,经纤维支气管镜以保护性标本刷留取痰标本行细菌培养及药敏试验,可避免细菌污染,指导抗生素降阶梯选择。用纤维支气管镜开展肺支气管局部给药,这是近几年来我国发展较快的一种治疗肺部感染的手段,有利于减少全身给药或作为全身给药的一种辅助手段。SaO_2 难以达到 0.85,有严重的心功能不全的应慎重,机械通气的多数患者 SaO_2 难以达到 0.90 以上,但一般经纤维支气管镜介入治疗后都能取得较好的效果。纤维支气管镜在机械通气患者合并肺部感染中更具优越性:①通过纤维支气管镜对气道分泌物及痰痂的清除,可从根本上解除病因,并对下呼吸道感染提供良好的病原学诊断方法;②可避免常规吸痰反复操作对气管、支气管黏膜的损伤;③通过纤维支气管镜局部用药,可明显缩短肺炎吸收时间及机械通气时间,改善患者氧合情况。对于重症肺炎使用呼吸机机械通气治疗是目前各类危重病患者重要的呼吸支持。由于需机械通气的患者大部分处于昏迷状态,气道干燥,黏痰难咳,以致分泌物在深部支气管积聚,吸痰管难以吸净支气管深部积痰。所以机械通气期间的肺内感染较常见。人工气道的建立及机械通气是抢救呼吸衰竭的重要手段,但同时使上呼吸道的自然防御能力丧失,导致气道损伤及增加呼吸机相关性肺炎(ventilator associated pneumonia,VAP)的发生机会。镇静药或肌肉松弛药的使用导致纤毛运动减弱、咳嗽反射抑制、分泌物潴留,吸痰管、湿化器和呼吸机管道消毒不严又直接导致了病原微生物的侵入,加之接受机械通气者大多全身抵抗力低下,因而肺部感染在机械通气治疗者中相当常见,且其发生率随机械通气时间的延长而升高。致病菌以铜绿假单胞菌、克雷伯杆菌、变形杆菌、不动杆菌和革兰阴性杆菌最为常见,部分患者可合并真菌感染。促使患者肺部感染控制窗(pulmonary infection control window,PIC 窗)时间提早出现,有效控制肺部感染,改善肺通气,可缩短患者机械通气时间与机械通气后的住院时间,从而降低住院费用。

2. 肺不张的治疗 应用纤维支气管镜治疗肺不张的方法如下:支气管吸引;支气管灌洗;球形气囊注气加压;经纤维支气管镜行选择性支气管注气。肺部病变患者由于纤毛上皮细胞受损,咳嗽无力,痰液黏稠堵塞较大的气道,造成段、叶肺不张,病情往往急转直下危及生命。手术后患者由于麻醉药、肌松药的使用,咳嗽反射减弱,腹部手术后膈肌无力,伤口疼痛不敢咳嗽;部分患者因气道湿化不足,气道黏膜干燥受损,痰液黏稠,分泌物潴留在呼吸道内,一般的吸痰管难以达到深部吸痰,均是造成肺不张的原因。出现肺不张可造成呼吸衰竭加重,氧合下降,全身状况恶化。纤维支气管镜的应用为炎性肺不张的诊断和治疗开辟了新途径。还可行 BAL 治疗,清除气道分泌物彻底干净,创伤小,重复性及可控性强,特别对因痰栓形成肺不张时,经纤维支气管镜吸痰后可起到立竿见影效果。吸入到下气道的胃内容物包括肺泡内的胃液,尤其是食物残渣阻塞支气管造成肺不张时,清除这些气道吸入物唯一最有效的工具是纤维支气管镜。纤维支气管镜检查过程中,可刺激支气管,引起咳嗽反射,利于气道内分泌物的清除。

方法:术前向患者说明检查的目的、意义和大致过程,以求得合作,并征得家属同意。术前静脉注射异丙酚 5～10ml 或地西泮 5～10mg。检查全程监测心电图和脉搏氧饱和度。术前5min 将通气模式改为辅助控制通气,并适当增加通气量,吸氧浓度升至 100% 并维持至术后5min。人工通气管道(TT 或气管切开)更换纤维支气管镜专用接头 Y 形双旋转接头,用以连接人工气道和呼吸机管道。纤维支气管镜经 MV 共同通道插入,按顺序窥视可见范围内的气管、隆突和支气管,然后插入定向的肺段或肺叶支气管内。先吸引痰液,再注入少量生理盐水(每次 5～10ml)冲洗吸净;也可采用利多卡因盐水溶液灌洗。明确肺不张部位和原因,将黏稠痰栓、痰痂彻底吸出或钳出。需局部肺泡灌洗时,每次灌洗液 10～20ml,总量不超过 80～100ml,左右支气管可轮流灌洗,避免加重低氧血症。

3. 咯血　在 ICU 中气管切开后患者出现咯血的原因多为气管黏膜充血水肿、局部糜烂出血,且以血性痰为主,较少有大出血的表现。气管黏膜糜烂出血的原因主要与肺部的严重感染有关,另外与气道湿化不足、吸痰动作粗暴等有关。经纤维支气管镜局部以生理盐水或以配有敏感抗生素的生理盐水冲洗,同时对积血及分泌物进行吸引以畅通气道,辅以全身止血药物的应用可达到止血的目的。具体操作如下:直视下明确出血部位,观察大体病变情况,局部反复注入室温下生理盐水或 4% 冷生理盐水,每次 20ml,等待 10～30s 吸出,必要时重复上述操作,或 1:2000 肾上腺素 1～5ml 局部注入,或凝血酶 500U 加 5ml 生理盐水溶解后局部注入止血,观察 5min,见无活动性出血后退出纤维支气管镜。少数患者出现血性痰与气管切开切口缝合不好渗血有关,应引起注意。未建立人工气道的患者活动性出血期间进行纤维支气管镜检查,目前应大力推广经皮气管切开插管,可避免此类情况的发生有一定危险性,可能诱发大咯血,而纤维支气管镜吸引管孔径较小,可能因来不及充分吸引而发生窒息。

尽管纤维支气管镜灌洗技术在 ICU 的应用日益成熟,发生严重并发症的机会少,但作为一种有创操作对伴有呼吸衰竭行机械通气的危重患者毕竟存在一定的危险性。我们体会行支气管肺泡灌洗技术操作时,必须注意以下几点:①选择合适的纤维支气管镜,用于灌洗的纤维支气管镜末端直径为 5.5～6.0mm 适宜于紧密楔入段或亚段支气管管口,防止大气道分泌物混入和灌洗液外溢,保证灌洗液满意回收;②医师操作一定要熟练,在操作中动作尽量轻柔,且术前摄胸部 X 线或做 CT 检查明确病变部位,做到准确定位,以便使灌洗液准确到达病灶区;③术前麻醉一定要充分,以保证灌洗过程中咳嗽反射得到满意抑制,否则易引起支气管壁黏膜损伤从而造成灌洗液混血;④灌洗的生理盐水最好加温至 37℃,过冷或过热将引起支气管痉挛和刺激性咳嗽;⑤负压吸引应保持在 6.7～13.3kPa(50～100mmHg),负压过大容易导致支气管陷闭和损伤,并影响回收量;⑥对年老体弱患者一旦出现心律失常;应立即停止操作;⑦尽量缩短操作时间,且灌洗前将呼吸机参数吸氧浓度(FiO$_2$)提高至 80%～100%,1～2h 后再恢复至术前吸氧浓度,以保障患者有充分的氧供;⑧术后患者若出现出血、发热,应密切观察,及时处理。

因肝病患者凝血功能差,容易出血,因此只要操作者技术熟练,操作时充分气道麻醉及镇静,提高吸氧浓度等在监护条件下进行纤维支气管镜检查和治疗是安全的。

(李　克　张军昌)

参 考 文 献

李一耕.2001.纤维支气管镜在肺科疾病中的应用.中华结核和呼吸杂志,24(7):389-391.

林科雄,钱桂生.2014.纤维支气管镜在肺部疾病诊断和治疗中的价值.中华肺部疾病杂志:电子版,7(4):361-363.

刘琼.2007.纤维支气管镜在 ICU 机械通气患者中的应用.医疗设备信息,10(22):110-111.

马仁龙,李洪.2013.纤维支气管镜灌洗治疗危重症合并肺部感染患者 34 例疗效评价.实用临床医药杂志,17(13):118-120.

祁绍艳,齐景宪,忽新刚.2008.纤维支气管镜在 ICU 的临床应用 71 例分析.中国误诊学杂志,8(13):3179-3180.

夏连芳.2006.纤支镜支气管肺泡灌洗加注抗生素治疗呼吸机相关性肺炎的护理研究.医疗设备信息,(5):86-87.

杨松.2005.纤维支气管镜在呼吸系统疾病中的应用进展.临床肺科杂志,(6):771.

曾军,等.1998.纤维支气管镜检查的严重并发症回顾及分析.中国内镜杂志,(6):37-39.

张骅,张民,徐鹏,等.2008.纤维支气管镜在ICU中的应用.中华实用诊断与治疗杂志,759-761.

张杰,张洪玉,翁心植.1998.肺部感染的病源学诊断方法.中国内镜杂志,4(6):60-63.

中华医学会呼吸病分会.2008.诊断性可弯曲支气管镜应用指南.中华结核和呼吸杂志,31(1):14-17.

中华医学会重症医学分会.2006.中国重症加强治疗病房(ICU)建设与管理指南.中国危重病急救医学杂志,18(7):387-388.

Chennib H,Baslaim G.1996.Bronchoscopy in the intensive care uni t.Chest Surg Clin N Am,6(2):349-361.

第九节　肝衰竭的镇静镇痛

2006年中华医学会重症医学分会颁布的《ICU病人镇静镇痛指南》提出,镇静镇痛的目的和意义在于:①消除或减轻患者的疼痛及躯体不适感,减少不良刺激及交感神经系统的过度兴奋;②帮助和改善患者睡眠,诱导遗忘,减少或消除患者对其在ICU治疗期间病痛的记忆;③减轻或消除患者焦虑、躁动甚至谵妄,防止患者的无意识行为干扰治疗,保护患者的生命安全;④降低患者的代谢速率,减少其氧耗氧需,使机体组织氧耗的需求变化尽可能适应受到损害的氧输送状态,并减轻各器官的代谢负担。对危重肝病及肝性脑病的患者,诱导一种低代谢的"休眠"状态,可减少各种应激和炎性损伤,减轻器官损害。需要指出的是,镇痛与镇静治疗并不等同,对于同时存在疼痛因素的患者,应首先实施有效的镇痛治疗。镇静治疗则是在先已祛除疼痛因素的基础上帮助患者克服焦虑、诱导睡眠和遗忘的进一步治疗。

肝衰竭患者的镇静镇痛治疗是肝病ICU病房患者基本治疗的一部分。入住ICU的危重病患者常常会有不适、疼痛及焦虑和恐惧等不良感受,尤其是肝衰竭合并肝性脑病的患者因为机体内某些病理生理性改变而出现的躁动不安,其结果是机体应激反应显著增加,诱发一系列神经内分泌反应,可导致循环、呼吸功能不稳定,增加机体氧耗,加重重要生命器官负担。这些变化对机体代偿能力低下或已处于器官功能衰竭状态的重症患者可能会产生进一步损害,严重者甚至影响预后。此外,剧烈躁动可能引起一些严重的意外事件发生,如气管导管或中心静脉导管脱出等,导致患者意外死亡。相反,使这样的患者处于良好的镇静状态,不仅有利于其他ICU复杂操作和治疗顺利实施;而且能有效解除患者高应激状态对病情的干扰,有助于患者恢复。因此,对入住ICU的危重肝病患者给予适当的镇静在治疗上是重要和必需的。

一、肝功能异常对镇静和镇痛药的影响

所有的镇静和镇痛药均通过肝代谢。因此肝功能异常患者的镇静镇痛需要区别对待。一方面,苯二氮䓬类药物如咪达唑仑,主要通过肝微粒体氧化酶(P450-3A)氧化,代谢产物1、4羟咪达唑仑与葡萄糖醛酸结合后,从尿中排泄,原型排出极少,肝肾功能障碍时,药物的蓄积作用明显,另一方面,苯二氮䓬类药物对肝微粒体氧化酶具有诱导作用,长时间给药可能导致药物需要量的逐渐增加,更加剧了药物蓄积作用的风险,呼吸抑制和苏醒时间将更加延长和不可预测。因此,对于此类患者,镇静镇痛药物的选择上应避免长时间、大剂量应用咪达唑仑。

丙泊酚的代谢和清除主要在肝进行,醛化作用是其主要的代谢过程。88%以上以无活性

的硫酸盐和(或)葡萄糖醛酸结合物从尿中排出,以原型排泄的不到 0.3%,从粪便排泄的不到 2%,故肾功能异常对丙泊酚的代谢影响较小。一些临床研究证明,肝功能异常对丙泊酚的体内代谢并无严重影响。肝移植供、受体之间丙泊酚表现分布容积无差别。在肝移植过程中,无肝期不改变静脉泵入速度,患者血浆丙泊酚浓度上升到一定水平后不再进一步升高,而且丙泊酚的清除率超过肝血流,提示有肝外代谢途径的存在。动物实验表明,切除肾并不改变丙泊酚的代谢速率;肺循环前后丙泊酚也无浓度差别;由此认为,肠道可能是丙泊酚重要的肝外代谢途径。因此,对于肝肾功能异常患者的镇静,丙泊酚是良好的选择。但值得注意的是,有研究表明,应用丙泊酚镇静时,由于心排血量的下降导致肝血流量的减少,可影响丙泊酚的代谢。因此需注意保持血流动力学的稳定。

对于肝肾功能障碍的患者,长期静脉泵入镇静、镇痛药时应注意药物时相相关半衰期。有研究指出,持续泵入 24h 后,药物半衰期将发生显著变化,与单次给药比较,芬太尼半衰期可增加至 5h 以上,咪达唑仑半衰期延长至 3h,而丙泊酚半衰期变化不明显。

此外,肝肾功能障碍患者镇静、镇痛药物之间及不同镇静药之间存在药物协同作用。有研究显示,丙泊酚通过抑制细胞色素 P450 影响麻醉性镇痛药和咪达唑仑的代谢。临床研究发现,丙泊酚对咪达唑仑和芬太尼有明显的代谢抑制作用,而且该作用主要是使其清除半衰期显著延长。临床应用时,一方面应注意药物的协同作用导致的药物过量及作用的延迟;另一方面,也可以适当运用该药动学特点,减少镇静、镇痛药的使用剂量。

二、危重患者的镇痛镇静指征

1. **疼痛**　是因损伤或炎症刺激,或因情感痛苦而产生的一种不适的感觉。危重肝病患者疼痛的诱发因素包括原发疾病(肝肿瘤、肝转移癌、大量腹水)、各种监测、治疗手段和长时间卧床制动及气管插管等。疼痛导致机体应激,睡眠不足和代谢改变,进而出现疲劳和定向力障碍,导致心动过速、组织耗氧增加、凝血过程异常、免疫抑制和分解代谢增加等。镇痛是为减轻或消除机体对痛觉刺激的应激及病理生理损伤所采取的药物治疗措施。

2. **焦虑**　是一种强烈的忧虑,不确定或恐惧状态。50% 以上的危重患者可出现焦虑症状,其特征包括躯体症状(如心慌、出汗)和紧张感。焦虑的原因包括①病房环境:噪声、灯光刺激、室温过高或过低;②对自己疾病和生命的担忧;③高强度的医源性刺激;④各种疼痛;⑤原发疾病本身的损害;⑥对诊断和治疗措施的不了解与恐惧;⑦对家人和亲朋的思念,隔壁患者的抢救或去世等。减轻焦虑的方法包括保持患者舒适,提供充分镇痛,完善环境和使用镇静药物等。

3. **躁动**　是一种伴有不停动作的易激惹状态,或者说是一种伴随着挣扎动作的极度焦虑状态。在综合 ICU 中,70% 以上的患者发生过躁动,引起焦虑的原因均可以导致躁动。肝病 ICU 中因为肝性脑病的发病率很高,所以躁动的发生率更高。另外,某些药物的不良反应、休克、低氧血症、低血糖、乙醇及其他药物的戒断反应、机械通气不同步等也是引起躁动的常见原因。研究显示最易使重症患者焦虑、躁动的原因依次为疼痛、失眠、经鼻或经口腔的各种插管、失去支配自身能力的恐惧感及身体其他部位的各种管道限制活动。躁动可导致患者与呼吸机对抗,耗氧量增加,意外拔除身上各种装置和导管,甚至危及生命。所以应及时发现躁动,寻找诱因,纠正其紊乱的生理状况,如低氧血症、低血糖、低血压和疼痛等。患者因躁动不能配合床边诊断和治疗,在充分告之和解释等非药物措施的前提下,可采取镇痛和镇静治疗以完成诊断和治疗。从而减轻或抑制患者身体和心理的应激反应,使患者耐受 ICU 的日常操作和治疗。

4. 谵妄　是多种原因引起的一过性的意识混乱状态。短时间内出现意识障碍和认知功能改变是谵妄的临床特征,意识清晰度下降或觉醒程度降低是诊断的关键。ICU 患者因焦虑、麻醉、代谢异常、缺氧、循环不稳定或神经系统病变(肝病患者肝性脑病,酒精性肝病的戒断症状)等原因,可以出现谵妄症状,长时间置身于陌生而嘈杂的 ICU 环境会加重谵妄的临床症状:表现为精神状态突然改变或情绪波动,注意力不集中,思维紊乱和意识状态改变,伴有或不伴有躁动状态;还可以出现整个白天醒觉状态波动,睡眠清醒周期失衡或昼夜睡眠周期颠倒。谵妄也可以表现为情绪过于低沉或过于兴奋或两者兼有。不适当的使用镇静镇痛药物可能会加重谵妄症状,有些谵妄患者,接受镇静药后会变得迟钝或思维混乱,导致躁动。

5. 睡眠障碍　可能会延缓组织修复、减低细胞免疫功能。睡眠障碍的类型包括失眠、过度睡眠和睡眠-觉醒节律障碍等,肝性脑病患者有睡眠倒错症状。失眠是一种睡眠质量或数量达不到正常需要的主观感觉体验,失眠或睡眠被扰在 ICU 极为常见。原因包括:①持续噪声;②灯光刺激;③高强度的医源性刺激;④疾病本身的损害及患者对自身疾病的担心和不了解。患者在 ICU 睡眠的特点是短暂睡眠,醒觉和快速动眼(REM)睡眠交替。患者快动眼睡眠明显减少,非快动眼睡眠期占总睡眠时间的比例增加,睡眠质量下降。使得患者焦虑、抑郁或恐惧,甚至躁动,延缓疾病的恢复。尽管采用各种非药物措施(减少环境刺激、给予音乐和按摩治疗等),在 ICU 内许多患者仍然有睡眠困难,多数患者需要结合镇痛、镇静药物以改善睡眠。

三、危重患者疼痛与意识状态及镇痛镇静疗效的观察与评价

对疼痛程度和意识状态的评估是进行镇痛镇静的基础,是合理、恰当镇痛镇静治疗的保证。

(一)疼痛评估

疼痛评估应包括疼痛的部位、特点、加重及减轻因素和强度,最可靠有效的评估指标是患者的自我描述。使用各种评分方法来评估疼痛程度和治疗反应,应该定期进行、完整记录。常用评分方法有以下几种。

1. 语言评分法(verbal rating scale,VRS)　按从疼痛最轻到最重的顺序以 0 分(不痛)至 10 分(疼痛难忍)的分值来代表不同的疼痛程度,由患者自己选择不同分值来量化疼痛程度。

2. 视觉模拟法(visual analogue scale,VAS)　用一条 100mm 的水平直线,两端分别定为不痛到最痛。由被测试者在最接近自己疼痛程度的地方画垂线标记,以此量化其疼痛强度。VAS 已被证实是一种评价老年患者急、慢性疼痛的有效和可靠方法(图 5-2)。

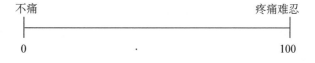

图 5-2　视觉模拟评分法(VAS)

3. **数字评分法**(numeric rating scale,NRS)　是一个从 0～10 的点状标尺,0 代表不痛,10 代表疼痛难忍,由患者从上面选一个数字描述疼痛(图 5-3)。

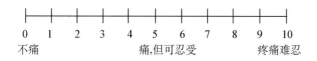

0　1　2　3　4　5　6　7　8　9　10
不痛　　　　　　痛,但可忍受　　　疼痛难忍

图 5-3　数字疼痛评分尺

4. **面部表情评分法**(faces pain scale,FPS)　由六种面部表情及 0～10 分(或 0～5 分)构成,程度从不痛到疼痛难忍。由患者选择图像或数字来反映最接近其疼痛的程度(图 5-4)。FPS 与 VAS、NRS 有很好的相关性,可重复性也较好。

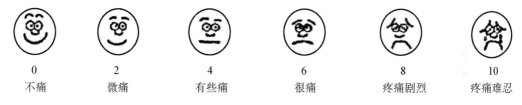

0　　　　2　　　　4　　　　6　　　　8　　　　10
不痛　　　微痛　　　有些痛　　　很痛　　　疼痛剧烈　　疼痛难忍

图 5-4　面部表情疼痛评分法

5. **术后疼痛评分法**(Prince-Henry 评分法)从 0～4 分共分为 5 级,评分方法如下(表 5-4)。

对于术后因气管切开或保留气管导管不能说话的患者,可在术前训练患者用 5 个手指来表达自己从 0～4 的选择。

疼痛评估最可靠的方法是患者的主诉。VAS 或 NRS 评分依赖于患者和医护人员之间的交流能力。当患者在较深镇静、麻醉或接受肌松药情况下,无法主观表达疼痛的强度。在此情况下,患者的疼痛相关行为(运动、面部表情和姿势)与生理指标(心率、血压和呼吸频率)的变化也可反映疼痛的程度,需定时仔细观察来判断疼痛的程度及变化。

该方法主要用于胸腹部手术后疼痛的测量。

表 5-4　术后疼痛评分法

分值	描述
0	咳嗽时无疼痛
1	咳嗽时有疼痛
2	安静时无疼痛,深呼吸时有疼痛
3	安静状态下有较轻疼痛,可以忍受
4	安静状态下有剧烈疼痛,难以忍受

(二)镇静评估

定时评估镇静程度有利于调整镇静药物及其剂量以达到预期目标。目前临床常用的镇静评分系统有 Ramsay 评分、Riker 镇静躁动评分(SAS)及肌肉活动评分法(MAAS)等主观性镇静评分及脑电双频指数(BIS)等客观性镇静评估方法。

1. **镇静和躁动的主观评估**

(1)Ramsay 评分:是临床上使用最为广泛的镇静评分标准,分为六级,分别反映三个层次

表 5-5 Ramsay 评分

分数	描述
1	患者焦虑、躁动不安
2	患者配合,有定向力、安静
3	患者对指令有反应
4	嗜睡,对轻叩眉间或大声听觉刺激反应敏捷
5	嗜睡,对轻叩眉间或大声听觉刺激反应迟钝
6	嗜睡,无任何反应

的清醒状态和三个层次的睡眠状态(表5-5)。Ramsay 评分被认为是可靠的镇静评分标准,但缺乏特征性的指标来区分不同的镇静水平。

(2)Riker 镇静、躁动评分(sedation-agitation scale,SAS):SAS 根据患者 7 项不同的行为对其意识和躁动程度进行评分(表 5-6)。

表 5-6 Riker 镇静和躁动评分(SAS)

分值	描述	定义
7	危险躁动	拉拽气管内插管,试图拔除各种导管,翻越床栏,攻击医护人员,在床上辗转挣扎
6	非常躁动	需要保护性束缚并反复语言提示劝阻,咬气管插管
5	躁动	焦虑或身体躁动,经言语提示劝阻可安静
4	安静合作	安静,容易唤醒,服从指令
3	镇静	嗜睡,语言刺激或轻轻摇动可唤醒并能服从简单指令,但又迅即入睡
2	非常镇静	对躯体刺激有反应,不能交流及服从指令,有自主运动
1	不能唤醒	对恶性刺激无或仅有轻微反应,不能交流及服从指令

恶性刺激:指吸痰或用力按压眼眶、胸骨或甲床 5s

(3)肌肉活动评分法(motor activity assessment scale,MAAS):自 SAS 演化而来,通过 7 项指标来描述患者对刺激的行为反应(表 5-7),对危重病患者有很好的可靠性和安全性。

表 5-7 肌肉运动评分法(MAAS)

分值	描述	定义
6	危险躁动	无外界刺激就有活动,不配合,拉扯气管插管及各种导管,在床上翻来覆去,攻击医务人员,试图翻越床栏,不能按要求安静下来
5	躁动	无外界刺激就有活动,试图坐起或将肢体伸出床沿。不能始终服从指令(如能按要求躺下,但很快又坐起来或将肢体伸出床沿)
4	烦躁但能配合	无外界刺激就有活动,摆弄床单或插管,不能盖好被子,能服从指令
3	安静、配合	无外界刺激就有活动,有目的的整理床单或衣服,能服从指令
2	触摸、叫姓名有反应	可睁眼,抬眉,向刺激方向转头,触摸或大声叫名字时有肢体运动
1	仅对恶性刺激有反应	可睁眼,抬眉,向刺激方向转头,恶性刺激时有肢体运动
0	无反应	恶性刺激时无运动

ICU 患者理想的镇静水平,是既能保证患者安静入睡又容易被唤醒。应在镇静治疗开始时就明确所需的镇静水平,定时、系统地进行评估和记录,并随时调整镇静用药以达到并维持所需镇静水平

(4)护士镇静交流评分工具(nursing instrument for the communication of sedation,NICS):该评分工具于 2010 年提出,并与 Ramsay 评分比较,结果表明对于 ICU 中的混合人群,NICS 是一个正确可信的镇静评分,它更简易直接,更受护士欢迎,与其他任意一种评分都能保持很好的相关性(表 5-8)。

表 5-8 NICS 评分

分数	描 述
+3	危险性躁动;对患者或其他人造成身体上的危险;试图拖、拉侵入性操作设备;受限时积极挣扎
+2	躁动;频繁的或持续的运动、活动;需要束缚患者,言辞上的提醒不能控制
+1	焦虑;难以取悦的;用命令可以让其安静
0	清醒、合作、平静
-1	昏睡的,但对于声音或轻度触觉刺激易于觉醒;注意有目的的运动的检查;无刺激时眼睛紧闭
-2	深度镇静;需要大的声音或强刺激才能觉醒;当刺激时对简单的命令有回应;快速回到深度镇静水平;刺激时有目的的运动
-3	对深度刺激无反应,对指令无反应或者无有目的的运动

　　0 分是患者处于非常安静、合作状态;-1 分和 1 分是接近最好,可以观察和等待;-2 分和 2 分,患者过度镇静或镇静不足,需要严密的观察,但是这种状态不构成威胁;-3 分和 3 分,需要立即关注,不安全的,严重躁动或者无反应

　　2. 镇静的客观评估　客观性评估是镇静评估的重要组成部分。目前报道的方法有脑电双频指数(BIS)、皮肤电传导、手术应激指数(SSI)和有害刺激反应指数(NSRI)等,每种方法各有其优缺点,在临床工作中,我们不能完全依赖于这些方法,而需要综合各种参数和临床症状来确认患者目前的镇痛镇静水平。

　　(三)谵妄评估

　　谵妄的诊断主要依据临床检查及病史。目前推荐使用 ICU 谵妄诊断的意识状态评估法(the confusion assessment method for the diagnosis of delirium in the ICU,CAM-ICU)(表 5-9)。

表 5-9 ICU 谵妄诊断的意识状态评估法(CAM-ICU)

临床特征[1]	评价指标
1. 精神状态突然改变或起伏不定	患者是否出现精神状态的突然改变
	过去 24h 是否有反常行为。如时有时无或者时而加重时而减轻
	过去 24h 镇静评分(SAS 或 MAAS)或昏迷评分(GCS)是否有波动
2. 注意力散漫	患者是否有注意力集中困难
	患者是否有保持或转移注意力的能力下降
	患者注意力筛查(ASE)得分多少?(如 ASE 的视觉测试是对 10 个画面的回忆准确度;ASE 的听觉测试患者对一连串随机字母读音中出现"A"时点头或捏手示意)
3. 思维无序	若患者已经脱机拔管,需要判断其是否存在思维无序或不连贯。常表现为对话散漫离题、思维逻辑不清或主题变化无常
	若患者在带呼吸机状态下,检查其能否正确回答以下问题:①石头会浮在水面上吗?②海里有鱼吗?③1 磅比 2 磅重吗?④你能用锤子砸烂一颗钉子吗?
	在整个评估过程中,患者能否跟得上回答问题和执行指令?①你是否有一些不太清楚的想法?②举这几个手指头(检查者在患者面前举两个手指头);③现在换只手做同样的动作(检查者不用再重复动作)

临床特征	评价指标
4. 意识程度变化(指清醒以外的任何意识状态,如警醒、嗜睡、木僵或昏迷)	清醒:正常、自主的感知周围环境,反应适度
	警醒:过于兴奋
	嗜睡:瞌睡但易于唤醒,对某些事物没有意识,不能自主、适当地交谈,给予轻微刺激就能完全觉醒并应答适当
	昏睡:难以唤醒,对外界部分或完全无感知,对交谈无自主、适当地应答。当予强烈刺激时,有不完全清醒和不适当的应答,强刺激一旦停止,又重新进入无反应状态
	昏迷:不可唤醒,对外界完全无意识,给予强烈刺激也无法进行交流

(1)若患者有特征 1 和 2,或者特征 3,或者特征 4,就可诊断为谵妄

SAS. 镇静镇痛评分;MAAS. 肌肉运动评分;GCS. Glasgow 昏迷评分

(四)睡眠评估

患者自己的主诉是睡眠是否充分的最重要的指标,应重视对患者睡眠状态的观察及患者的主诉(主动地询问与观察)。如果患者没有自诉能力,由护士系统观察患者睡眠时间不失为一种有效措施。

四、镇痛镇静治疗的方法与药物选择

(一)镇痛治疗

疼痛治疗包括两个方面:即药物治疗和非药物治疗。药物治疗主要包括阿片类镇痛药、非阿片类中枢性镇痛药、非甾体抗炎药(NSAIDS)及局部麻醉药。非药物治疗主要包括心理治疗、物理治疗。

1. 镇痛药物治疗

(1)阿片类镇痛药:理想的阿片类药物应具有以下优点:起效快,易调控,用量少,较少的代谢产物蓄积及费用低廉。临床中应用的阿片类药物多为相对选择 μ 受体激动药。阿片类药物的不良反应主要是引起呼吸抑制、血压下降和胃肠蠕动减弱;在老年人尤其明显。阿片类药诱导的意识抑制可干扰对重症患者的病情观察,在一些患者还可引起幻觉、加重烦躁。

治疗剂量的吗啡对低血容量患者则容易发生低血压,在肝、肾功能不全时其活性代谢产物可造成延时镇静及不良反应加重。

芬太尼具有强效镇痛效应,其镇痛效价是吗啡的 100～180 倍,静脉注射后起效快,作用时间短,对循环的抑制较吗啡轻。但重复用药后可导致明显地蓄积和延时效应。快速静脉注射芬太尼可引起胸壁、腹壁肌肉僵硬而影响通气。

瑞芬太尼是新的短效 μ 受体激动药,在 ICU 可用于短时间镇痛的患者,多采用持续输注。瑞芬太尼代谢途径是被组织和血浆中非特异性酯酶迅速水解。代谢产物经肾排出,清除率不依赖于肝肾功能。在部分肾功能不全患者的持续输注中,没有发生蓄积作用。对呼吸有抑制作用,但停药后 3～5min 恢复自主呼吸。

舒芬太尼的镇痛作用约为芬太尼的 5～10 倍,作用持续时间为芬太尼的 2 倍。一项与瑞芬太尼的比较研究证实,舒芬太尼在持续输注过程中随时间剂量减少,但唤醒时间延长。

哌替啶镇痛效价约为吗啡的 1/10,大剂量使用时,可导致神经兴奋症状(如欣快、谵妄、震颤、抽搐),肾功能障碍者发生率高,可能与其代谢产物去甲哌替啶大量蓄积有关。哌替啶禁忌和单胺氧化酶抑制剂联合使用,可出现严重不良反应。所以在 ICU 不推荐重复使用哌替啶。

(2)非阿片类中枢性镇痛药:代表药物为曲马朵。曲马朵可与阿片受体结合,但亲和力很弱,对 μ 受体的亲和力相当于吗啡的 1/6000,对 κ 和 δ 受体的亲和力则仅为对 μ 受体的 1/25。临床上此药的镇痛强度约为吗啡的 1/10。治疗剂量不抑制呼吸,大剂量则可使呼吸频率减慢,但程度较吗啡轻,可用于老年人。主要用于术后轻度和中度的急性疼痛治疗。

(3)非甾体类抗炎镇痛药(NSAIDs):NSAIDs 的作用机制是通过非选择性、竞争性抑制前列腺素合成过程中的关键酶——环氧化酶(COX)达到镇痛效果。代表药物如对乙酰氨基酚等。

对乙酰氨基酚可用于治疗轻度至中度疼痛,它和阿片类联合使用时有协同作用,可减少阿片类药物的用量。该药可用于缓解长期卧床的轻度疼痛和不适。该药对肝衰竭或营养不良造成的谷胱甘肽储备枯竭的患者易产生肝毒性,应予警惕。对于那些有明显饮酒史或营养不良的患者使用对乙酰氨基酚剂量应<2g/d,其他情况<4g/d。

其主要不良反应,包括胃肠道出血、血小板抑制后继发出血和肾功能不全。在低血容量或低灌注患者、老年人和既往有肾功能不全的患者,更易引发肾功能损害。

2. 非药物治疗　包括心理治疗、物理治疗等手段。在疼痛治疗中,应首先尽量设法祛除疼痛诱因,并积极采用非药物治疗;非药物治疗能降低患者疼痛的评分及其所需镇痛药的剂量。

(二)镇静治疗

镇静药物的选择需要根据不同疾病的镇静特点(呼吸衰竭行机械通气、心脏手术后、肝肾功能不全、中枢神经疾病等);单次静脉注射后药物作用维持时间的不同(超短效如丙泊酚作用时间<5min,短效如咪达唑仑作用时间<15min 和长效如地西泮作用时间>30min);长期应用镇静药物的蓄积作用、基础疾病或正压通气造成体液分布异常、老龄、肝肾功能改变等,有针对性地“个体化”选择用药。目前 ICU 最常用的镇静药物为苯二氮䓬类和丙泊酚。

1. 苯二氮䓬类药物　苯二氮䓬类药物通过与中枢神经系统内 GABA(γ-氨基丁酸)受体的相互作用,产生剂量相关的催眠、抗焦虑和顺行性遗忘作用;其本身无镇痛作用,但与阿片类镇痛药有协同作用,可明显减少阿片类药物的用量。苯二氮䓬类药物的作用存在较大的个体差异。老年患者、肝肾功能受损者药物清除减慢,肝酶抑制药亦影响药物的代谢。需要注意的是,在肝病患者中,苯二氮䓬类药物可增强脑内 GABA 的效应,能诱发肝性脑病,因此肝衰竭患者应慎用。ICU 常用的苯二氮䓬类药为咪达唑仑、劳拉西泮及地西泮。

咪达唑仑是苯二氮䓬类中相对水溶性最强的药物。其作用强度是地西泮的 2～3 倍,其血浆清除率高于地西泮和氯羟西泮,故其起效快,持续时间短,清醒相对较快,适用于治疗急性躁动患者。但注射过快或剂量过大时可引起呼吸抑制、血压下降,低血容量患者尤著,持续缓慢静脉输注可有效减少其不良反应。咪达唑仑长时间用药后会有蓄积和镇静效果的延长,在肾衰竭患者尤为明显;部分患者还可产生耐受现象。丙泊酚、西咪替丁、红霉素和其他细胞色素 P450 酶抑制药可明显减慢咪达唑仑的代谢速率。

劳拉西泮是 ICU 患者长期镇静治疗的首选药物。由于其起效较慢,半衰期长,故不适于治疗急性躁动。劳拉西泮的优点是对血压、心率和外周阻力无明显影响,对呼吸无抑制作用。缺点是易于在体内蓄积,苏醒慢;其溶剂丙二醇长期大剂量输注可能导致急性肾小管坏死、代谢性酸中毒及高渗透压状态。

地西泮具有抗焦虑和抗惊厥作用,作用与剂量相关,依给药途径而异。大剂量可引起一定的呼吸抑制和血压下降。静脉注射可引起注射部位疼痛。地西泮单次给药有起效快,苏醒快的特点,可用于急性躁动患者的治疗。但其代谢产物去甲地西泮和去甲羟地西泮均有类似地西泮的药理活性,且半衰期长。因此反复用药可致蓄积而使镇静作用延长。

苯二氮䓬类药物有其相应的竞争性拮抗药——氟马西尼(Flumazenil),但应慎重使用,需注意两者的药效学和药动学差异,以免因拮抗后再度镇静而危及生命。

2. 丙泊酚　是一种高脂溶性药物,特点是起效快,作用时间短,撤药后迅速清醒,且镇静深度呈剂量依赖性,镇静深度容易控制。丙泊酚亦可产生遗忘作用和抗惊厥作用。可以快速分布于血液,并具有较高的代谢清除率。相对于其他镇静药物,停用丙泊酚后,患者能够快速苏醒,便于评估急性肝衰竭患者的神经系统状态。另外,肝衰竭不影响丙泊酚的药动学。丙泊酚还具有降低脑代谢率、降低颅内压,增强 GABA 能神经元的抑制作用,抑制 N 甲基-D-天冬氨酸(NMDA)受体和电压依赖钙通道,防止脂质过氧化作用。丙泊酚在颅内压正常或升高的患者中都具有降低颅内压的作用。脑细胞对二氧化碳的反应与自我调节作用不受丙泊酚的影响。丙泊酚可以使脑代谢率下降约 40%,这个作用是剂量依赖性的。在动物模型中,丙泊酚可以减轻急性缺血性打击后神经系统的损伤。

Wijdicks 和 Nyberg 曾在 7 例急性肝衰竭的患者中评价丙泊酚的作用,丙泊酚以 50mg/(kg·min)的速度给药。其中有 3 例患者进行颅内压监测,6 例患者的颅内压保持正常,1 例患者死于颅内压升高,1 例在肝移植过程中死亡。在急性肝衰竭的患者中应用丙泊酚的早期数据鼓励和支持进一步的深入研究。目前的文献资料显示,丙泊酚可以降低高颅压患者的颅内压,所以支持在急性肝衰竭的患者中以镇静药物应用丙泊酚。

丙泊酚单次注射时可出现暂时性呼吸抑制和血压下降、心动过缓,对血压的影响与剂量相关,尤见于心脏储备功能差、低血容量的患者。丙泊酚使用时可出现外周静脉注射痛。因此临床多采用持续缓慢静脉输注方式。另外,部分患者长期使用后可能出现诱导耐药。

肝肾功能不全对丙泊酚的药动学参数影响不明显。丙泊酚的溶剂为乳化脂肪,提供热量 1.1cal/ml,长期或大量应用可能导致高三酰甘油血症;2% 丙泊酚可降低高三酰甘油血症的发生率,因此更适宜于 ICU 患者应用。老年人丙泊酚用量应减少。因乳化脂肪易被污染,故配制和输注时应注意无菌操作,单次药物输注时间不宜超过 12h。

近期一项 RCT 试验的 Meta 分析,对肝硬化上消化道出血患者,内镜治疗过程中选择丙泊酚和咪达唑仑进行比较,结果显示,丙泊酚镇静起效和停药神志恢复的时间都短于咪达唑仑,而且出现低血压、心动过缓、低氧血症的概率两者相同。提示严重肝病患者需要短时间镇静时,优选丙泊酚。

3. 镇静药物的给予　镇静药的给药方式应以持续静脉输注为主,首先应给予负荷剂量(表 5-10)以尽快达到镇静目标。经肠道(口服、胃管、空肠造口管等)、肌内注射则多用于辅助改善患者的睡眠。间断静脉注射一般用于负荷剂量的给予,以及短时间镇静且无须频繁用药的患者。

表 5-10　常用镇静药物的负荷剂量与维持剂量参考

药物名称	负荷剂量（mg/kg）	维持剂量[mg/(kg·h)]
咪达唑仑	0.03～0.30	0.04～0.2
劳拉西泮	0.02～0.06	0.01～0.1
地西泮	0.02～0.10	
丙泊酚	1.00～3.00	0.5～4

为避免药物蓄积和药效延长，可在镇静过程中实施每日唤醒计划，即每日定时中断镇静药物输注（宜在白天进行），以评估患者的精神与神经功能状态，该方案可减少用药量，减少机械通气时间和 ICU 停留时间。但患者清醒期须严密监测和护理，以防止患者自行拔除气管插管或其他装置。

大剂量使用镇静药治疗超过 1 周，可产生药物依赖性和戒断症状。苯二氮䓬类药物的戒断症状表现为躁动、睡眠障碍、肌肉痉挛、肌阵挛、注意力不集中、经常打哈欠、焦虑、躁动、震颤、恶心、呕吐、出汗、流涕、声光敏感性增加、感觉异常、谵妄和癫痫发作。因此，为防止戒断症状，停药不应快速中断，而是有计划地逐渐减量。

4. α_2 受体激动药　有很强的镇静、抗焦虑作用，且同时具有镇痛作用，可减少阿片类药物的用量，其亦具有抗交感神经作用，可导致心动过缓和（或）低血压。

右美托咪啶由于其 α_2 受体的高选择性，是目前唯一兼具良好镇静与镇痛作用的药物，同时它没有明显心血管抑制及停药后反跳。其半衰期较短，可单独应用，也可与阿片类或苯二氮䓬类药物合用。

（三）谵妄治疗

谵妄状态必须及时治疗。一般少用镇静药物，以免加重意识障碍。但对于躁动或有其他精神症状的患者则必须给药予以控制，防止意外发生。镇静镇痛药使用不当可能会加重谵妄症状。

氟哌利多是治疗谵妄常用的药物。其不良反应为锥体外系症状，还可引起剂量相关的 Q-T 间期延长，增加室性心律失常的危险。应用过程中须监测心电图。既往有心脏病史的病人更易出现此类不良反应。临床使用氟哌利多的方式通常是间断静脉注射。氟哌利多半衰期长，对急性发作谵妄的患者需给予负荷剂量以快速起效。

五、镇静镇痛治疗中器官功能的监测与保护

各种镇静镇痛药物都有一定的毒性作用，一定程度上是危及生命的，所以，在实施镇静镇痛治疗过程中应对患者进行严密监测，以达到最好的个体化治疗效果，最小的毒性作用和最佳的效价比。

1. 呼吸功能　多种镇静镇痛药物都可产生呼吸抑制。深度镇静还可导致患者咳嗽和排痰能力减弱，影响呼吸功能恢复和气道分泌物清除，增加肺部感染机会。不适当的长期过度镇静治疗可导致气管插管拔管延迟，ICU 住院时间延长，患者治疗费用增高。在镇静镇痛治疗期间必须进行呼吸功能监测，密切观察患者的呼吸频率、幅度、节律、呼吸周期比和呼吸形式，常规监测脉搏氧饱和度，酌情监测呼气末二氧化碳，定时监测动脉血氧分压和二氧化碳分压，对机械通气患者定期监测自主呼吸潮气量、分钟通气量等。

镇静镇痛不足时,患者可能出现呼吸浅促、潮气量减少、氧饱和度降低等;镇静镇痛过深时,患者可能表现为呼吸频率减慢、幅度减小、缺氧和(或)二氧化碳蓄积等,应结合镇静镇痛状态评估,及时调整治疗方案,避免发生不良事件。无创通气患者尤其应该引起注意。

ICU 患者长期镇静镇痛治疗期间,应尽可能实施每日唤醒计划。观察患者神志,在患者清醒期间鼓励其肢体运动与咳痰。在患者接受镇静镇痛治疗的过程中,应加强护理,缩短翻身、拍背的间隔时间,酌情给予背部叩击治疗和肺部理疗,结合体位引流,促进呼吸道分泌物排出,必要时可应用纤维支气管镜协助治疗。

2. 循环功能 镇静镇痛治疗在血流动力学不稳定、低血容量或交感神经张力升高的患者更易引发低血压。在血容量正常的患者中,阿片类药物介导的低血压是由于交感神经受到抑制、迷走神经介导的心动过缓和组胺释放的综合结果。芬太尼对循环的抑制较吗啡轻,血流动力学不稳定、低血容量的患者宜选择芬太尼镇痛。应严密监测血压(有创血压或无创血压)、中心静脉压、心率和心电节律,尤其给予负荷剂量时,应根据患者的血流动力学变化调整给药速度,并适当进行液体复苏治疗,力求维持血流动力学平稳,必要时应给予血管活性药物。接受氟哌利多治疗时定期复查标准导联心电图。

镇静镇痛不足时,患者可表现为血压高、心率快,此时不要盲目给予药物降低血压或减慢心率,应结合临床综合评估,充分镇痛,适当镇静。

同时,长时间镇静、制动使患者关节和肌肉活动减少,可增加深静脉血栓(DVT)形成的危险,应给予积极的物理治疗预防 DVT 形成并保护关节和肌肉的运动功能。阿片类镇痛药可抑制肠道蠕动导致便秘,可酌情应用刺激性泻药。

(许 彪 李 克)

参 考 文 献

中华医学会重症医学分会(安友仲,邱海波,黄青青,等).2006.中国重症加强治疗病房患者镇痛和镇静治疗指导意见(2006).中华外科杂志,44(17):1158-1166.

Bao YP,Williamson G,Tew D,et al.1998.Antioxidant effects of propofol in human hepatic microsomes:concentration effects and clinical relevance.Br J Anaesth,81:584-589.

Kress J P,Vinayak A G,Levitt J,et al.2007.Daily sedative interruption in mechanically ventilated patients at risk for coronary artery disease.Crit Care Med,35(2):365-371.

Lambin V,Favory R,Boulo M,et al.2006.Microcirculatory alterations induced by sedation in intensive care patients.Effects of midazolam alone and in association with sufentanil.Crit Care,10(6):R176.

Marek A.Shannon N,John J.2010.Validity and reliability of an intuitive conscious sedation scoring tool:The nursing instrument for the communication of sedation.Crit Care Med,38(8):1674-1684.

Marik PE.2004.Propofol:therapeuric indications and side effects.Curr Pharm Design,10:3639-3649.

Mehta S,Burry L,Fischer S,et al.2006.Canadian survey of the use of sedatives,analgesics,and neuromuscular blocking agents in critically ill patients.Crit Care Med,34(2):374-380.

Tsai H C,Lin Y C,Ko C L,et al.2015.Propofol versus midazolam for upper gastrointestinal endoscopy in cirrhotic patients:a meta-analysis of randomized controlled trials.PLoS One,10(2):e0117585.

Veroli P,O'Kelly B,Bertrand F,et al.1992.Extrahepaticmetabolism of propofol in man during the anhepatic phase of orthotopic liver transplantation.Br J Anaesth,68:183-186.

Wijdicks E F,Nyberg S L.2002.Propofol to control intracranial pressure in fulminant hepatic failure.Transplant Proc,34:1220-1222.

第十节　肝衰竭经外周中心静脉置管维护

肝衰竭是指由多种因素引起的严重肝损害,导致其合成、解毒、排泄和生物转化等功能发生严重障碍或失代偿,出现以凝血机制障碍和黄疸、肝性脑病、腹水等为主要临床表现的一组症候群。目前临床治疗大部分以内科综合治疗为主,包括内科支持、抗病毒、人工肝支持、免疫调节和防治并发症等。其内科治疗的主要手段是静脉输液治疗,因此选择合理的静脉通路对肝衰竭患者治疗过程中起到至关重要的作用。

经外周中心静脉置管术(peripherally inserted central catheter,PICC)因其留置时间长、保护患者外周血管,是提供中长期中心静脉治疗的安全可靠通道,已被广泛运用于临床。PICC置管后做到安全维护,能使患者顺利完成治疗过程。

一、PICC 的适应证

1. 需要 1 周以上的中、长期静脉输液治疗。

2. 外周静脉血管较差和(或)要求减少静脉穿刺的患者。

3. 需要静脉输入高渗性、黏稠性、刺激性等溶液及肿瘤化疗药物。

4. 需要反复输血或血制品。

5. 使用输液泵或压力输液。

6. 有缺乏外周静脉通道的倾向。

二、PICC 和禁忌证

1. 高热。

2. 上腔静脉压迫综合征。

3. 穿刺部位或附近组织有感染、皮炎、蜂窝织炎或损伤等。

4. 确诊或疑似导管相关性感染、菌血症、败血症和对导管等材质过敏。

5. 乳癌术后患侧肢体。

6. 预置管途径近心端有外伤使、血管外科手术史、放射治疗史、静脉血栓形成史、动静脉瘘、肌肉痉挛。

7. 穿刺部位血管条件太差,B 超引导也不能确认外周静脉或不能完成固定的。

三、PICC 的并发症

PICC 的并发症为静脉炎、渗血、导管脱出、导管堵塞、感染、导管异位、导管飘移、空气栓塞、三向瓣膜损伤、导管破损、断管等。

四、PICC 的置管方法

1. 普通置管　直视下选择患者肘部静脉,消毒局部皮肤,行局部麻醉,用套管针进行静脉穿刺,经套管送入导管的方法。

2.B超引导下置管 在B超探测下选择患者上臂静脉,消毒局部皮肤,行局部麻醉,在B超引导下采用微插管鞘技术(MST)进行静脉穿刺和置管,并能利用超声探测确定穿刺侧颈内静脉无导管异位的方法。

五、PICC的置管维护

1.置管前评估和观察要点

(1)评估患者病情、年龄、血管状况、意识状态、治疗需求、心理反应及合作程度。

(2)了解既往静脉穿刺史、有无相应静脉的损伤、穿刺侧肢体功能状况及有无手术史。

(3)评估是否需要借助影像技术帮助辨认和选择血管。

(4)了解过敏史、用药史、凝血功能及是否安装起搏器。

2.置管后维护要点(由经过培训的护理人员进行导管输液、维护及拔管操作)

(1)PICC导管输液维护:安尔碘棉签反复摩擦消毒输液接头(或肝素帽)至少10s;生理盐水20ml冲管(肝衰竭患者用肝素钠溶液封管时,可酌情抽出封管液后再冲管);确定导管通畅后接静脉液体,观察重力滴数。

(2)PICC导管换药维护:置管后首次换药时间为24~72h,以后每7天更换敷料1次,使用无菌纱布者每24小时更换1次,出现渗血、渗液、出汗等导致敷料潮湿、卷曲、破损等时应立即更换;输液接头(或肝素帽)每周更换1次,如输注血液、胃肠外营养液时,应24h更换1次;换药前先测量导管外露长度和双侧上臂臂围,并与以往记录对照;更换敷料时,以"零角度"方式揭去无菌透明辅料(先松动贴膜四周,再用一只手在敷料外固定导管连接处,另一只手由导管远心端向近心端小心揭去敷料);戴无菌手套;以穿刺点为中心消毒局部皮肤(先用乙醇,后用安尔碘,各3遍),消毒面积大于敷料面积;导管禁用乙醇消毒;禁止将导管体外部分人为移入体内;正确摆放外露导管,用无菌透明敷料无张力粘贴固定;敷料上注明更换日期和时间;记录外露导管长度、臂围、更换敷料的日期与时间。

(3)经PICC导管采血维护:尽量不经导管采血。采血程序:安尔碘消毒输液接头(或肝素帽);回抽血确定导管通畅;生理盐水20ml脉冲式冲管;等待20s后抽血5ml弃去;换注射器或采血器采血;立即用不少于20ml生理盐水脉冲式冲管,或用肝素钠溶液封管。

(4)PICC导管再通维护:导管堵塞12h之内(时间越短越好),经患者或法定代理人同意,遵医嘱用5000U/ml尿激酶溶液疏通导管。方法:取下输液接头(或肝素帽)连接三通,分别接空注射器和尿激酶注射器;关闭尿激酶端,开通空注射器与PICC端,回抽空注射器,使PICC管腔内形成负压;立即关闭空注射器端,开通尿激酶与PICC端,借助PICC管腔中的负压自动将尿激酶吸入导管,保持15~30min后回抽血,观察导管是否通畅。可反复以上操作。

(5)PICC导管拔管维护:备换药用物、止血带;协助患者手臂外展90°,穿刺点位置低于心脏水平;揭去敷料,局部消毒;于穿刺点5cm内用无菌纱布卷住导管,平行静脉方向缓慢、持续地拔出导管,不要按压穿刺点(避免将导管外壁的一些血栓和纤维蛋白鞘留在体内),不可用力过度(遇有阻力停止拔管并固定导管,热敷20~30min后再继续拔管);导管快拔出瞬间时指导患者憋气,直至拔出导管按压穿刺点;检查导管是否完整,确保导管全部拔出;按压穿刺点至不出血后,覆盖无菌透明敷料,每24小时评估一次,待2~3d针眼愈合后再除去敷料。必须警惕导管断裂、空气栓塞、血栓脱落等发生,必要时在医生监管下操作,备抢救用物;如一旦发生导管断裂,立即按压该静脉或应用止血带阻断该静脉血流,通知医生紧急处理;可疑血栓形成时,不得随意拔管,建议行血管彩超,必要时请血管外科会诊,以确定拔管时机或进行其他处理。

(6)PICC 导管冲、封管原则:遵循 SASH 原则;S:生理盐水;A:药物注射;S:生理盐水;H:肝素盐水(禁用肝素者实施 SAS 原则);连续输血 4h,连续输液 12h,导管采血、输注血制品、TPN 及化疗药物、氨基酸、脂肪乳、甘露醇等高渗、强刺激性药物后,及时脉冲式冲管;使用 10～100U/ml 肝素盐水正压封管(注射最后 0.5～1ml 时,边推边退注射器),封管液量应 2 倍于导管+附加装置容积;禁止使用<10ml 注射器给药、冲管和封管;不能用含有血液或药液的盐水冲管;不可依赖重力静脉滴注方式冲管;小儿患者使用生理盐水 6ml 冲管;常规 PICC 导管不能用于高压注射泵推注造影剂。

3. PICC 置管宣教

(1)告知患者置管的目的、方法、配合要点、置管后并发症。

(2)指导患者留置导管期间穿刺部位防水、防牵拉等注意事项。

(3)指导患者观察穿刺点周围皮肤情况,如有异常及时通知护士。

(4)指导患者置管手臂不可过度用力,避免提拿重物、拄拐杖,衣袖不可过紧,不可测血压及静脉穿刺。

(5)告知患者淋浴时的局部保护方法,避免盆浴、泡浴。

(6)拔管前告知拔管过程、配合要点及拔管后局部保护方法。

(7)带管出院前,给予讲解维护知识并提供书面参考资料。

(张惠英　唐永红)

参 考 文 献

王慧芬,辛绍杰.2011.肝衰竭诊治进展.北京:人民军医出版社,4:18-27.

张惠英,唐永红,于晓莉,等.2010.肝衰竭患者 PICC 穿刺皮下移行长度对术后渗血的影响.中华现代护理杂志,16(26):3205-3206.

第 **6** 章　肝衰竭研究进展

第一节　肝衰竭与免疫

肝衰竭是多种因素共同作用下的结果,其发生机制十分复杂,在我国乙型肝炎病毒感染相关的肝衰竭最为常见。肝衰竭的发生与发展主要受病毒和宿主两方面因素及其相互作用的影响,其中病毒诱发的机体免疫病理损伤在肝衰竭的发生发展中起重要作用。

研究表明在肝衰竭的发病过程中,存在着"二次打击"现象,即各种致肝损伤因素通过各自特异机制造成的肝损伤,称为原发性肝损伤,为对肝的初次打击,肝炎病毒所致的肝损伤主要是细胞毒性 T 淋巴细胞(cytotoxic lymphocyte,CTL)攻击表达 HBV 抗原靶细胞,导致大量肝细胞溶解和凋亡。由于原发性肝损伤造成的肠源性内毒素血症激活库普弗细胞,释放多种化学介质,所致的继发性肝损伤则是对肝的二次打击。原发性肝损伤和继发性肝损伤相互叠加,导致了大量的肝细胞死亡,发生肝衰竭。也有学者提出 HBV 导致的肝衰竭依次经受了免疫损伤、缺血缺氧性损伤和内毒素血症的"三重打击"学说。这两种学说都认为以 CTL 为中心的免疫病理损伤是肝衰竭的始动因素。近年来,病毒学、免疫学及分子生物学等学科技术的不断发展,对于肝衰竭的发病机制取得了一些新的进展,以下主要从肝衰竭与宿主免疫反应对有关研究成果进行概括。

目前认为,HBV 本身并不能引起肝细胞损伤,HBV 感染后引起的宿主反应尤其是细胞免疫应答强弱决定着 HBV 感染的转归。细胞免疫过程的主要环节细胞包括:树突状细胞(dendritic cells,DC)、库普弗细胞、CTL,NK/NKT 细胞等。其主要过程为:DC 细胞将抗原递呈给TH1 细胞;致敏的淋巴细胞被肝细胞产生的细胞因子特异性地吸引至肝内;病毒特异性 CTL通过 Fas 或穿孔素介导的凋亡机制直接"杀死"受染肝细胞,或通过抗病毒因子"治愈"受或染肝细胞;诱导过的 NK/NKT 细胞也能够致死受感染肝细胞。主要环节如下。

1. 抗原递呈　肝内浆细胞样 DC 细胞(pDCs)和髓细胞样 DC 细胞(mDCs)的数量,在肝衰竭时明显高于未发生肝衰竭时;肝内的 pDCs 衍生的 IFN-α 与产生 IL-12,IL-10 有关;循环pDCs 产生 IFN-α 的能力下降,程度与病情严重性有关。提示在发生 HBV 相关的慢加急性肝衰竭时,血液循环中的 DC 细胞富集到肝并被激活。DC 细胞激活后,抗原递呈作用明显加强,促使机体的免疫反应进入激进状态。

2. 直接损伤效应细胞的活化　此类细胞包含 CTL,NK 和 NKT 细胞等。在清除受病毒感染的肝细胞过程中,由 CTL,NK 细胞和 NKT 细胞造成、Fas 介导的细胞凋亡起到了主要作用。

CTL 的损伤效应主要过程:首先抗原特异性的 CTL 介导 HBV 感染肝细胞凋亡(通过穿

孔素/颗粒酶系统、Fas/Fas 配体系统或 TNF/TNF 受体系统等路径);随后,在数小时内抗原非特异性淋巴细胞和中性粒细胞扩增聚集形成炎性灶;最后,CTL 分泌 IFN-γ,激活肝内巨噬细胞并导致迟发性超敏反应,从而造成肝进一步的损伤。研究表明,肝衰竭早期患者处于免疫过激反应阶段,大量的 CTL 细胞在双重刺激信号下活化并过度扩增,原有的免疫平衡机制被打破。随着病情的发展,晚期由于感染导致的内毒素血症的发生及机体微循环障碍,使得CTL 细胞的凋亡增加,数量逐渐减少。还有研究发现,血小板活化过程参与了 CTL 所导致的肝损伤。

而 NK 细胞和 NKT 细胞表面表达 FasL,激活后可以释放 Fas,TNF 相关凋亡诱导配体(TNF-related apoptosis-inducing ligand,TRAIL)和 IFN-γ(正调节 Fas,TRAIL 的释放),导致死亡受体介导的肝细胞凋亡。研究提示在病毒性肝炎过程中,NK 细胞和 NKT 细胞的作用是导致肝细胞大量死亡的一个相当重要的因素。

3. **靶细胞自身的相关变化**　程序性死亡受体 1(programmed death 1,PD-1)/程序性死亡受体配体(programmed death ligand,PD-L)在调节免疫、抑制潜在的有害或过度激活的 T 细胞中起重要作用。活化的 T 细胞及病毒感染,均能够增强原代培养的人肝细胞中 PD-1 的表达。急性肝衰竭患者的外周血 HBV 特异性 $CD8^+$ T 细胞表达 PD-1 的强度相对降低,缺乏PD-1 表达将会失去对 T 细胞反应过强的控制能力。最终 PD-1/PD-L 抑制系统崩溃,能够诱发和加速肝衰竭。

4. **自身抗体**　在肝衰竭尤其是急性亚急性肝衰竭的发生过程中,自身抗体相关的体液免疫性损伤也是存在的。例如,采用较为敏感的检测方法进行研究后发现,非对乙酰氨基酚所致药物性肝炎、HBV 所致肝炎、原因不明的急性肝炎等数种不同原因导致的急性肝衰竭也普遍存在自身抗体,且这些自身抗体以可溶性肝抗原抗体为主。

5. **细胞因子的变化**　细胞因子不仅是肝细胞坏死过程的主要因素,还与肝衰竭时肝细胞再生抑制有关。目前已证实与肝衰竭发生有重要关系的细胞因子包括:TNF-α,IFN-γ,IL-1和 IL-6 等。

高水平的 TNF-α 可以诱导肝细胞凋亡与坏死,是造成肝细胞损伤的主要因子。血中TNF-α 水平明显升高,肝细胞 TNF-α 受体 1(TNFR1)过度表达,均与肝衰竭患者的死亡风险增加直接相关。IFN-γ 由 NK 细胞和活化的 T 淋巴细胞生产,具有诱导主要组织相容性复合体(major histocompatibility complex,MHC)Ⅰ类抗原和 MHC Ⅱ类抗原的表达、刺激 TNF-α产生的重要作用。研究已经证实血清 IL-6 水平与肝细胞坏死程度相关,并且它在肝细胞坏死区内的表达增强。更有学者认为,循环中的 IL-6 水平可反映急性/亚急性肝衰竭的病情严重程度。此外,CXC 家族趋化因子干扰素-γ 诱导蛋白-10(interferon gamma inducible protein10 kD,IP-10)是 NK 细胞的重要趋化因子,参与慢加急性肝衰竭(ACLF)患者外周 NK 细胞向肝内迁移、聚集、在组织中的重新分布,与肝组织炎症活动度相关,在 NK 细胞所介导的抗病毒免疫应答中发挥重要调节作用。

6. **肝衰竭时免疫状态的动态变化**　早期 ACLF 患者的单核细胞释放以 TNF-α,IL-6 增高为主,而晚期 ACLF 单核细胞炎症因子分泌功能下降,抗炎因子 IL-10 分泌增强;ACLF 晚期 HLA-DR 表达低于 ACLF 早期,后者又低于慢性肝炎及肝硬化患者;ACLF 早晚期及肝硬化患者单核细胞 Toll 样受体 TLR-4 表达均高于健康对照组。提示 ACLF 早期以炎症反应为主,在向晚期进展的过程中,出现抗炎反应明显增强的现象。

有研究表明，一方面，肝衰竭在起病前，处于免疫耐受状态，当机体免疫被激活时，机体会发挥自我调控功能，诱导 T 调节细胞（Regulatory T cell，Treg）在疾病早期迅速增加，抑制肝细胞免疫损伤；另一方面，持续肝炎症使 T 细胞总数减少，Treg 细胞功能也受到破坏，使 Treg 不能有效抑制机体过度免疫反应，进一步加重了肝实质细胞的免疫损伤。Th17 和 Treg 细胞具有共同的起源，两者的分化均依赖 TGF-β。Treg，Th17 和其分泌的细胞因子之间形成一个网络。研究表明 Th17 和 Treg 平衡状态在 HBV 感染重症化中发挥一定作用，但具体机制目前尚不完全明确。

临床上在肝衰竭的不同时期，免疫增强或者免疫抑制治疗的效果是不同的。早期往往需要使用糖皮质激素类药物抑制相关的免疫反应，中晚期往往需要给予免疫增强药来提高机体的免疫状态。这种现象反映了肝衰竭时机体免疫状态存在一种动态变化过程。

（李晓东　徐东平）

参 考 文 献

刑同京，徐洪涛.2010.肝脏免疫学.北京:科学技术文献出版社.

叶一农，高志良.2009.乙型肝炎肝衰竭发生机制中的三重打击.传染病信息,22(05):276-279.

Bernal W，Ma Y，Smith HM，et al.2007.The significance of autoantibodies and immunoglobulins in acute liver failure:a cohort study.J Hepatol,47(5):664-670.

Dong Z，Wei H，Sun R，et al.2007.The roles of innate immune cells in liver injury and regeneration.Cell Mol Immunol,4(4):241-252.

Fisicaro P，Valdatta C，Boni C，et al.2009.Early kinetics of innate and adaptive immune responses during hepatitis B virus infection.Gut,58(7):974-982.

Guidotti LG，Chisari FV.2006.Immunobiology and pathogenesis of viral hepatitis.Annu Rev Pathol,1:23-61.

Iannacone M，Sitia G，Ruggeri ZM，et al.2007.HBV pathogenesis in animal models:recent advances on the role of platelets.J Hepatol,46(4):719-726.

Jin X，Zimmers TA，Perez EA，et al.2006.Paradoxical effects of short-and long-term interleukin-6 exposure on liver injury and repair.Hepatology,43(3):474-484.

Malhi H，Gores GJ.2008.Cellular and molecular mechanisms of liver injury.Gastroenterology,134(6):1641-1654.

Radziewicz H，Hanson HL，Ahmed R，et al.2008.Unraveling the role of PD-1/PD-L interactions in persistent hepatotropic infections:potential for therapeutic application.Gastroenterology,134(7):2168-2171.

Rutherford AE，Hynan LS，Borges CB，et al.2007.Serum apoptosis markers in acute liver failure:a pilot study.Clin Gastroenterol Hepatol,5(12):1477-1483.

Xing T，Li L，Cao H，et al.2007.Altered immune function of monocytes in different stages of patients with acute on chronic liver failure.Clin Exp Immunol,147(1):184-188.

Zhang Z，Zhang JY，Wherry EJ，et al.2008.Dynamic programmed death 1 expression by virus-specific CD8 T cells correlates with the outcome of acute hepatitis B.Gastroenterology,134(7):1938-1949.

Zhang Z，Zou ZS，Fu JL，et al.2008.Severe dendritic cell perturbation is actively involved in the pathogenesis of acute-on-chronic hepatitis B liver failure.J Hepatol,49(3):396-406.

Zou Z，Li B，Xu D，et al.2009.Imbalanced intrahepatic cytokine expression of interferon-gamma，tumor necrosis factor-alpha，and interleukin-10 in patients with acute-on-chronic liver failure associated with hepatitis B virus infection.J Clin Gastroenterol,43(2):182-190.

第二节　乙型肝炎病毒基因变异与乙型肝炎重症化

据世界卫生组织统计,目前全球至少有 2.4 亿人为慢性乙型肝炎病毒(hepatitis B virus,HBV)感染者。我国 2006 年的流行病学调研结果显示约有 9300 万慢性 HBV 感染者,其中慢性乙型肝炎(chronic hepatitis B,CHB)患者约 2000 万。HBV 感染可引起多种临床表现,包括无症状 HBV 携带状态、急性感染和慢性感染。急性 HBV 感染可引起急性乙型肝炎,在感染后数周至 6 个月内机体自发清除 HBV 而痊愈,间或会导致急性肝衰竭或急性重型肝炎。与欧美国家 HBV 多在成年期经性接触、共用针头和不安全输血平行传播不同,在东亚地区,尤其是我国最常见的 HBV 传播模式仍以母婴传播为主,90％以上的婴幼儿时期感染可转为CHB,并可进一步发展为肝硬化(liver cirrhosis,LC)、慢加急性肝衰竭(acute-on-chronic liver failure,ACLF)和肝细胞癌(hepatocellular carcinoma,HCC)等终末期肝病。我国每年约有 30万人(全球每年约有 100 万人)死于乙型肝炎相关肝病,其中约 28 万人死于 HCC,2 万多人死于 ACLF,乙型肝炎相关 ACLF 病死率高达 60％以上。多种因素参与乙型肝炎重症化的发生,其中病毒基因变异导致的相关生物学改变可能是一个重要因素。本章将从临床病毒学角度阐述 HBV 基因变异与乙型肝炎重症化的相关性。

一、HBV 的病毒学特点

1. HBV 基因组结构及高变异特点　HBV 是最小的 DNA 病毒,基因组长约 3.2kb,松弛环状、部分呈双链结构,有 4 个主要开放读码框(open reading frame,ORF),分别是 S 区[由前S1 (2848～3204nt)、前 S2 (3205～154nt) 和 S (155～835nt)基因组成,分别编码 3 种病毒外膜蛋白:LHBsAg,MHBsAg 及 SHBsAg]、C 区[由前 C (1814～1900nt)和 C(1901～2452nt)基因组成,分别编码 HBeAg 和 HBcAg]、P 区[P 基因 (2307～1623nt),编码病毒 DNA 聚合酶,与病毒基因组的复制、转录和包装有关]和 X 区[X 基因 (1374～1838nt),编码 X 蛋白,具有转录反式激活功能,可能与肝癌的发生有关]。HBV 基因组调控序列包括 S 启动子 I 区[SP I (2219～2780nt),负责 2.4kb mRNA 转录]、S 启动子 II 区[SP II (2808～2780nt),负责2.1kb mRNA 转录]、核心启动子区[CP(1643～1849nt),负责 3.5kb mRNA 转录]和 X 启动子区[CP(1235～1374nt),负责 0.8kb mRNA 转录],以及增强子 I 区和增强子 II 区。

HBV 具有高变异特性,虽是 DNA 病毒,其复制却与人类获得性免疫缺陷病毒(HIV)等反转录病毒类似存在一个由前基因组 RNA 到基因组 DNA 的反转录过程,而参与此过程的HBV DNA 多聚酶/反转录酶(RT)缺乏严格的校对功能,使病毒复制过程中的碱基错配率明显高于其他 DNA 病毒,每年每个位点的 HBV 变异率达到$(1.4\sim3.2)\times10^{-5}$碱基替换。HBV 也是高复制率病毒,其复制速度达到每天 $10^{12}\sim10^{13}$拷贝,因此,每天病毒基因组中每个碱基都有发生所有碱基替换的可能。此外,HBV 复制的原始模板——共价闭合环状 DNA(covalently closed circular DNA,cccDNA)半衰期长,并且现有抗 HBV 药物均不能从根本上清除肝细胞核内的 HBV cccDNA,因此稳定存在于感染的肝细胞核中的 cccDNA,是 HBV 持续感染的根本原因。

2. HBV 准种特性　在自然感染状态下 HBV 是以野生株为优势株的病毒准种群形式存

在于患者体内,在内源性因素(包括宿主免疫应答、病毒株的复制适应力和复制空间)和外源性因素(核苷类和核苷酸类抗病毒药物、HBV 免疫球蛋白治疗和 HBV 疫苗免疫接种)双重压力下,更适应环境的变异病毒株有更强的竞争优势,在准种群中所占比例逐渐增大,被筛选成为优势种群。

由于 HBV 基因组结构高度紧密,不同 ORF 间存在编码基因共用及 ORF 和调控序列间高度重叠,使变异对病毒产生损害的概率增加,一些病毒变异可以影响病毒的生物学特性,如病毒复制力、感染力、蛋白表达与分泌水平、抗原表位的亲和力等发生改变,从而参与 HBV 感染的疾病发展进程。HBV 基因变异随着病毒感染时间的延长而逐步累积,在 HBV 感染慢性化和重症化的不同阶段基因变异率也有显著差别。

二、HBV 基因型/亚型与乙型肝炎重症化

1. HBV 基因型/亚型　根据 HBV 基因组序列差异程度可分为不同的基因型(>8%)和基因亚型(>4%),更小的差异构成病毒准种。目前 HBV 至少分为 A～H 8 个基因型,若干个基因亚型,HBV 基因型/亚型的分布具有地域性。各种基因型 HBV 的病毒学特点不同,也可能影响肝病的临床转归。

在我国存在 A,B,C,D 4 种基因型,其中 B 型和 C 型共占 95% 以上,C 型最多,D 型少见,A 型则很少见。北方地区以 C 基因型流行为主,由北方至南方 B 型感染率逐渐升高,D 型主要见于西部边疆地区,A 型见于南部沿海地区。HBV 还可表现为 C 与 B 不同基因型组成的杂合基因型,如南方医科大学的侯金林教授课题组发现我国某些地域存在 B/C 和 C/D 杂合基因型。而解放军 302 医院徐东平教授课题组和桂林医学院刘永明教授课题组联合鉴定我国广西某地存在 A/C/G 杂合基因型 HBV 感染。

在基因亚型上,B 型分为 B1(Bj),B2(Ba),B3,B4,B5,B6 和 B7 亚型,C 型分为 C1(Cs),C2(Ce),C3,C4 和 C5 亚型。在我国大陆 B 型中以 B2 亚型占绝对优势,C 型中以 C2 亚型占绝对优势。本课题组通过 HBV 全基因或 S 基因测序,对来我院诊治的 4118 例 HBV 感染患者进行了基因亚型分析,结果显示华北地区患者($n=2403$)B2,C2 分别占 14.3% 和 81.7%;东北地区患者($n=518$)B2,C2 分别占 6.8% 和 91.3%;西北地区患者($n=139$)B2,C2 分别占 10.1% 和 79.1%,同时 D 型占到了 6.5%;华东地区患者($n=539$)B2,C2 分别占 13.9% 和 82.4%;华中地区患者($n=483$)B2,C2 分别占 13.9% 和 83.5%;西南地区患者($n=36$)B2,C2 分别占 41.6% 和 38.9%。其他检出的基因亚型有 C1,C3,C4,B1,B3,B4,所占比率均较低。

2. HBV 基因型/亚型与乙型肝炎重症化　HBV 基因型/亚型与疾病的关系尚存争议。有研究表明,B 型与 C 型 HBV 感染相比,B 型更易引起急性肝炎和急性肝衰竭;而 C 型则更易引起肝硬化。中国台湾学者报告肝硬化患者多为 C 基因型,占 60%,而年龄匹配的无症状携带中 C 基因型仅占 23%,提示 C 基因型与肝病进展相关;在肝细胞癌患者中,50 岁以上 C 型占 41%,50 岁以下 B 型占 80%,35 岁以下 B 型占 90%,提示 B 型 HBV 感染与低年龄组 HCC 发生有关,而 C 基因型可能由于更易引起肝硬化而在高龄患者 HCC 中更为常见。本课题组通过大样本序列研究表明,B 型在急性肝炎中的比率显著高于慢性肝炎;慢加急肝衰竭与慢性肝炎相比 B 型比率略高于 C 型,但如果排除有肝硬化基础的患者,则 B 型比率显著高于 C 型。这些结果提示 B 型 HBV 诱导的免疫反应相对较强,有利于病毒清除,但同时如免疫反应过强则易于引起重型肝炎肝衰竭;而 C 型 HBV 可能更易引起乙型肝炎慢性化,导致在肝硬

化基础上发生的肝衰竭和肝癌发生率增加。

在基因亚型方面,中国香港学者研究提示 HBeAg 阴性慢性乙型肝炎中 C1 型与 C2 型感染相比,血清学和组织学炎性反应较重;而中国台湾的一项研究却表明 C 型中的基因亚型(C1,C2)与慢性乙型肝炎病情进展无明显相关性,我国武汉大学的研究也显示 C1 和 C2 亚型感染的慢性乙型肝炎患者间肝功能和血清学指标无显著差异。本课题组研究显示 HBV 基因亚型 C2/B2 比率随着疾病进展而递增,在急性乙型肝炎、慢乙型肝炎、肝硬化、慢加急肝衰竭和肝细胞患者分别为 1.7%,5.7%,7.5%,8.0% 和 15.3%。

三、HBV 基因变异与乙型肝炎重症化

1. HBV 前 S/S 区基因变异与乙型肝炎重症化　HBV 包膜蛋白包括大(L)表面蛋白、中(M)表面蛋白和小(S)表面蛋白,含有 3 个翻译起始密码和 1 个共用的终止密码,分别由前 S1/前 S2/S 基因、前 S2/S 基因和 S 基因编码。S 区有 2 个肝特异性启动子序列 SPⅠ 和 SPⅡ,前者指导 2.4kb mRNA 转录,主要翻译 L 蛋白;后者指导 2.1kb mRNA 转录,主要翻译 M 和 S 蛋白,其转录活性类似于 SV40 启动子,是 2.4kb mRNA 转录的 10 倍以上,因此,体内 M 蛋白和 S 蛋白含量远远高于 L 蛋白。

前 S 区含有许多在病毒生活周期中起关键作用的结构位点,如肝细胞结合区域、热休克蛋白 70 结合位点、细胞质锚定决定簇、核衣壳结合位点、CCAAT 结合因子结合位点、多聚人血清白蛋白结合位点等。前 S 区还具有 T 淋巴细胞和 B 淋巴细胞的识别表位,易影响免疫反应。

HBV 前 S/S 区变异的主要模式为前 S2 起始密码子点突变和前 S 区缺失变异,常见于前 S1 区 3′端缺失、前 S2 区 5′端缺失和前 S2 起始密码子缺失等。

前 S 区突变可能改变病毒的感染性及分泌能力,改变病毒的抗原性及结合位点识别能力,从而影响疾病的发生、发展过程。有研究显示 HBV 前 S2 基因突变频率随疾病进展逐渐增加,在无症状 HBV 携带者、慢性乙型肝炎患者和慢性肝衰竭的 HBV 前 S2 基因突变检出率分别是 12.0%,16.7% 和 60.0%,前者与后两者有显著差异。

有研究显示,在 7 例急性肝衰竭患者分离的 HBV 前 S2 起始密码子出现两处(ATG→ACA)或一处(ATG→ATA)点突变,而对照的 13 例急性乙肝患者均无此类变异,提示 HBV 前 S2 起始密码子变异在急性肝衰竭的发病中可能起重要作用,但具体机制尚不清楚。一般认为,当 HBV 前 S2 蛋白不能正常合成时,针对前 S2 蛋白的特异性 T 及 B 细胞免疫就不能产生足够的中和性抗体及时清除病毒,导致乙型肝炎重症化。还有观点认为,M 蛋白的合成障碍,引起 L 蛋白合成相对增多,使得 L,M 和 S 蛋白比例失调,L 蛋白在肝细胞内质网过度产生并滞留,增加了内质网压力,导致 DNA 损伤以及基因组不稳定性,形成毛玻璃样肝细胞,造成严重的肝细胞坏死,这可能是引起肝衰竭发生的机制之一。

本课题组针对 131 例急性乙型肝炎、239 例慢性乙型肝炎和 146 例 ACLF 患者全基因组序列分析发现,HBV 缺失变异最常见于前 S 区的 2850~2888nt,3135~3215nt 及 32~55nt,检出率随病情慢性化和重症化程度而递增,分别为急性乙型肝炎患者 3.8%、慢性乙型肝炎患者 19.7% 和 ACLF 患者 24.7%。此外,前 S1 区 T2857C 单点突变和前 S2 区 T53C 单点突变的检出频率在急性乙型肝炎、慢性乙型肝炎和 ACLF 患者中分别为 0.8% 和 1.5%,7.5% 和 13.8%,12.3% 和 24.0%。前 S 缺失变异同样可以减低 M 蛋白和 S 蛋白的表达,导致 HBV

表面蛋白和亚病毒颗粒在细胞内聚集,诱导内质网应激和 DNA 损伤。前 S 蛋白缺失还可使部分 T、B 淋巴细胞识别表位丧失,影响免疫应答,上述结果提示 HBV 前 S 缺失变异参与 HBV 感染的慢性化和重症化。

前 S 基因缺失突变多见于基因 C 型,病情严重程度较无前 S 缺失的患者严重,且随着肝疾病严重程度的增加,突变率相应增加。因此在较晚的疾病阶段患者中前 S 区缺失检出率更高。研究显示,前 S 区缺失突变也与肝癌的发生密切相关。在肝癌患者中前 S 缺失检出率高达 21.9%,缺失范围为 3~189nt,集中在前 S1 的 3′端和前 S2 的 5′端,人血清白蛋白受体区及 S 启动子区缺失较为多见。前 S1 涵盖了对病毒生活周期相关的位点,如肝细胞结合位点、S 启动子区域,与前 S1 相比,前 S2 涵盖多个 T 细胞及 B 细胞表位,对免疫压力的反应更活跃。已有研究显示前 S2 缺失突变是肝癌发生的独立预测因素。

S 基因变异集中在"a"决定簇,其中最常见的是 G145R 变异,可引起 HBsAg 亚型改变或 HBsAg 阴性乙型肝炎,增加病毒感染者患 HCC 的风险。S 基因变异主要引起四种情况:①HBsAg 与 anti-HBs 共存:"a"决定簇变异引起病毒血清学亚型转换,感染了不同亚型的患者可出现 HBsAg 与 anti-HBs 共存现象;②出现乙型肝炎疫苗免疫失败;③导致乙型肝炎免疫球蛋白未能预防肝移植后 HBV 再感染;④出现 HBsAg 阴性的慢性乙型肝炎,常规试剂检测不出。另有研究从 2 例肝移植术后发生肝衰竭的患者体内分离到 HBV 变异株,发现 S 蛋白有包括 sG145A 在内的多个氨基酸发生突变。该变异株具有较强的体外复制能力,但却有严重的分泌缺陷,其囊膜蛋白滞留在转染细胞的内质网中而不是在胞质内,提示由于 S 基因突变增强了病毒的复制能力并引起了 HBsAg 分泌障碍,可能与肝衰竭发生有关。

2. HBV 核心启动子区变异与乙肝重症化　HBV 基因组自然发生的热点变异是 HBV 基本核心启动子(basal core promoter,BCP)变异,目前报道的有意义的变异主要为 T1753A/C、T1754C/G、A1762T、G1764A、C1766T 和 A1846T 等,这些变异与肝病进展密切相关。其中以 A1762T/G1764A 双联变异最为常见,该区变异既可以增强 HBV 复制力,又可转录下调 HBeAg 合成。多联变异的影响高于双联变异,例如,在 1762/1764 双联变异时病毒复制力和 HBeAg 表达水平分别是野生株的 2 倍和 80%,1753/1762/1764 位三联变异是 4 倍和 70%,1753/1762/1764/1766 位四联变异则达到了 8 倍和 20%。BCP 区基因变异还可以增加肝细胞凋亡。

国内李兰娟课题组报道慢性重型乙型肝炎组 A1762T/G1764A 位双联变异的检出率为 76%,显著高于慢性乙型肝炎组的 27% 和 HBV 无症状携带组的 16%。本课题组的研究表明,慢性乙型肝炎 A1762T/G1764A 的检出率显著高于急性乙型肝炎,分别为 52.9%(172/325)和 22.0%(40/182);而慢性乙型肝炎轻度、重度和 ACLF 患者的 A1762T/G1764A 检出率呈现阶梯次显著增高,分别为 52.9%(172/325),67.0%(114/170)和 78.9%(235/298)。此外,随着病情加重,T1753V、C1766T 和 T1768A 以及这些变异与 A1762T/G1764A 组合形成的多联变异的检出率也呈现梯次增高。一种新型三联变异 G1764A/C1766T/T1768A 仅在我们研究样本的 16 例 ACLF 患者中检出,显著上调 BCP 启动子活性,增加病毒复制力。

在慢性肝炎和 ACLF 患者中 C 型病毒的 BCP 变异发生率显著高于 B 型病毒,而急性肝炎中 BCP 变异在两种基因型间无明显差异。这些结果表明,HBV BCP 区变异及其复杂程度与乙型肝炎向慢性化重症化的进展相关。有人认为 C 型病毒感染引起慢性肝炎和肝硬化比率高于 B 型,其原因可能部分来自两种基因型间的 BCP 变异率的差异。此外,有报道 BCP 区变异可以补偿某些核苷(酸)类药物耐药突变病毒的复制力。发生在 BCP 区的变异一方面可增强病毒复制力或逃避宿主免疫应答;另一方面增加了宿主免疫系统对 HBcAg 的攻击,可能是乙肝重症化机制之一。

3. HBV 前 C 区变异与乙型肝炎重症化　HBV 前 C 区最常见的突变是 G1896A 突变,使原本编码色氨酸的 TGG 密码子变异为终止密码子 TAG,使 HBeAg 表达提前终止。G1896A 突变还增加 HBV nt1847-1917 茎环结构的稳定性,上调 HBcAg 的表达;HBcAg 由核型转为胞质型,增加了其对肝细胞的毒性,CTL 细胞集中于肝内并进行免疫攻击,从而导致急性肝衰竭的发生。此外 G1899A 突变可使 HBeAg 前体不能被信号酶裂解,影响了 HBeAg 分泌。前 C 区变异导致 HBeAg 丢失被认为是病毒对机体免疫的适应结果,HBeAg 被认为是一种免疫耐受抗原,与 HBcAg 拥有共同的 HBV 特异性 CTL 攻击表位,HBeAg 的存在一定程度上可以缓解 CTL 对细胞膜上 HBcAg 的攻击,当 HBeAg 合成或分泌障碍时,增加了宿主免疫系统对 HBcAg 的攻击,可能是乙肝重症化机制之一。

前 C 区变异与 BCP 变异有一定关联,乙型肝炎自然发展过程中往往先出现 A1762T/G1764A 变异,后出现 G1896A 变异。本课题组研究也表明,慢性乙型肝炎患者出现前 C 区变异后,平均 ALT 水平升高,病毒载量下降,HBeAg 阴转率和抗 HBe 阳性率均显著增高,从而支持上述解释。我们的研究还表明,G1896A 变异率随疾病分类严重程度而变化,呈现为ACLF(52.0%)>慢性乙型肝炎重度(48.2%)>慢性乙型肝炎轻度(32.3%)>急性乙型肝炎(9.9%),此外,慢性乙型肝炎中 B 型病毒 G1896A 检出率明显高于 C 型病毒。对 ACLF 患者生存和死亡相关的临床和病毒学特征分析显示,感染了 G1896A 变异的病毒是 ACLF 患者死亡的独立风险因素。

4. HBV 核心基因变异与乙型肝炎重症化　HBV C 基因编码的 HBcAg 包含多个免疫表位,是 CTL 攻击的靶抗原,可导致表达靶抗原的感染肝细胞死亡,因而变异相对集中在遭受免疫压力较大的抗原表位区域,如氨基酸 35~60,85~105,130 和 172 位。C 基因变异导致编码的氨基酸突变时,病毒特异性淋巴细胞表位的序列或构象也可能发生改变,进而影响表位与人类白细胞抗原(HLA)分子或与淋巴细胞受体的结合力,导致宿主针对 HBV 的免疫应答发生变化。若免疫反应过强,可导致肝细胞广泛损伤引起病情加重,严重者可造成肝衰竭。

本课题组对 249 例 HLA-A2 限制性 HBV 特异性 CTL 表位突变频率进行分析,发现 C区 3 个表位(c18-27 FLPSDFFPSI,C107-115 CLTFGRETV,C139-148 ILSTLPETTV)的突变频率在 ACLF 患者中均显著高于慢性乙型肝炎和急性乙型肝炎患者。急性乙型肝炎、慢性乙型肝炎和 ACLF 患者中 c18-27 表位突变频率依次为 1.4%、5.5% 和 8.5%;c107-115 表位突变频率依次为 4.3%、4.6% 和 19.7%;c139-148 表位突变频率依次为 2.9%、4.6% 和12.7%。表位突变后与 HLA-A2 分子的亲和力也将改变,从而参与乙型肝炎重症化发生。

有研究对 1 例重型乙型肝炎患者发病前后的 HBV 序列进行了动态分析,发现在 HBcAg第 77 和 113 位氨基酸发生改变。另有研究发现从重型乙型肝炎患者分离的病毒株存在 C 基因区 A2339G 和 G2345A 变异,且在体外实验中证实 HBcAg 在病毒复制的调节中起重要作用,同时 A2339G 是高病毒复制效率的重要病毒学因素之一。

5. HBV DNA 聚合酶/反转录酶区耐药变异与乙型肝炎重症化　P 基因区是 HBV 基因组 4 个 ORF 中最长的一个,编码含有 843 个氨基酸的 DNA 聚合酶,其开始段与 C 基因重叠,中间段与 S 基因重叠,最后段与 X 基因重叠,P 基因共涉及 4 个功能区:编码末端蛋白、间隔区、反转录酶（RT区）和RNA酶H。P基因的变异通常表现为发生在RT区的核苷（酸）类耐药相关变异。当前核苷（酸）类药物主要分为核苷（拉米夫定、替比夫定、恩替卡韦）和核苷酸（阿德福韦酯和替诺福韦酯）两大类，这些药物的抗病毒作用靶位均为HBV P/RT区，与未发生耐药患者比较，耐药不仅使已取得的治疗效果丧失，引起临床病毒学和生化学反跳、组织学损伤加重等，还可诱导过度免疫反应，导致肝病变急剧恶化，使疾病加速进展为肝衰竭，增加肝移植率、HCC发生率和病死率。

关于经典的耐药变异形式，拉米夫定是rtM204I和rtM204V，rtL80I，rtV173L，rtL180M为其补偿变异；阿德福韦酯是rtN236T，rtA181V；恩替卡韦是在拉米夫定耐药位点基础上同时发生rtT184，rtS202或rtM250至少一种变异；替比夫定与拉米夫定交叉耐药。有研究显示LAM治疗6~12个月后可出现耐药相关变异，部分肝硬化患者因耐药变异导致肝病恶化。随着核苷酸类药物种类增加，尤其是近年强效高耐药基因屏障药物（恩替卡韦、替诺福韦酯）的陆续上市，特别是近年美国肝病学会、欧洲肝病学会和亚太肝病学会等多个乙型肝炎抗病毒治疗指南/共识的出台，临床上对乙型肝炎耐药治疗的路线管理逐步规范化，因耐药变异而引起乙型肝炎重症化的病例将越来越少。

此外，RT区（130~1161nt）/S区（155~835nt）高度重叠，因此RT耐药变异可能引起S蛋白免疫逃逸突变、HBs抗原性改变或S蛋白羧基末端截短，影响到病毒的复制能力，加重内质网压力，增加肝癌发生风险。

6. HBV X基因区突变与乙肝重症化　X基因区是HBV基因组最小的ORF，位于C基因上游（1374~1838nt），不同基因亚型的HBV X基因大小不等，其编码含145~154个氨基酸的HBx，后者具有反式激活作用，HBx可反式激活BCP，启动前基因组RNA和mRNA的转录，增强HBV复制和表达；可与多种细胞因子相互作用而增强原癌基因的表达，促进细胞恶变；HBx加强肝细胞表面MHC Ⅰ类和Ⅱ类抗原的表达，促进CTL介导的肝细胞坏死。

X基因区包含BCP，核心上游调节序列、负性调节元件和Enh Ⅱ等重要调节基因。有研究比较了重症肝炎患者和急性肝炎患者的HBV X基因序列，发现存在C1655T、A1764T和G1766A突变，这些突变可能会改变X蛋白的功能，在重症肝炎发病机制中起重要作用。目前关于X区变异与肝细胞癌的相关报道较多，但其变异与肝衰竭的关联还有待证实。

7. HBV CTL表位变异与乙型肝炎重症化　作为宿主清除HBV的主要反应细胞，HBV特异性CD4$^+$T细胞和CD8$^+$T细胞需要识别HBV的有效表位才能有效发挥其作用。因此，HBV特异性CTL表位变异也成为HBV逃避机体免疫清除作用的重要策略之一，研究证实CTL表位变异与疾病进程有关。

本课题组对HLA-A2阳性且感染HBV/C基因型的188例患者样本（AHB 51例，CHB-M 42例，CHB-S 44例，ACLF 51例）HBV全基因组序列分析，在已鉴定的31个HLA-A2限制性CTL表位中，发现有12个HBV特异性HLA-A2限制性CTL表位的变异发生率与疾病严重程度相关（表6-1），与AHB和CHB相比，有7个表位的变异率在ACLF患者显著增高（表6-2），5个表位的变异率在ACLF患者显著降低。

进一步研究发现HBV包膜183~191表位（FLLTRILTI）变异为3种形式（FLLTKILTI，K型；FSLTRILTI，S型；FSLTKILTI，SK型），表位多肽的变异与乙型肝炎疾病进程相关，在不同乙型肝炎疾病进程中各变异表位比率为：AHB中K型11.8%，S型0，SK型0；CHB中K型1.8%，S型26.2%，SK型0；CSHB中K型15.7%，S型11.8%，SK型9.8%。体外HLA-

表 6-1　不同疾病类型和不同基因型 HBV 感染者 HBV BCP/PC 变异频率分析

	基因型 B(n=145)					基因型 C(n=648)				
	CHB-M (n=54)	CHB-S (n=28)	ACLF (n=63)	单变量 P 值	多变量 P 值	CHB-M (n=271)	CHB-S (n=142)	ACLF (n=235)	单变量 P 值	多变量 P 值
男	48(88.9%)	23(82.1%)	60(95.2%)	0.134	0.588	231(85.2%)	125(88.0%)	195(83.0%)	0.409	0.703
年龄	33.6±12.7	36.9±14.0	47.3±13.1	<0.001	<0.001	39.3±11.5	39.5±11.9	45.5±11.6	<0.001	<0.001
HBV DNA (logcps/ml)	5.14±1.5	6.15±1.33	5.50±1.69	0.024	0.143	5.28±1.68	5.96±1.50	5.61±1.50	0.034	0.070
ALT	83.7±124.5	863.9±746.3	661.6±717.5	<0.001	0.002	67.5±82.0	820.4±639.2	477.6±539.6	<0.001	<0.001
野生型	22(40.7%)	2(7.1%)	5(7.9%)	<0.001	0.022	68(25.1%)	13(9.2%)	8(3.4%)	<0.001	0.016
T1753V	2(3.7%)	3(10.7%)	6(9.5%)	0.389	0.656	49(18.1%)	23(16.2%)	84(35.7%)	0.001	0.031
T1754G	3(5.6%)	3(10.7%)	5(7.9%)	0.698	0.648	5(1.8%)	5(3.5%)	4(1.7%)	0.448	0.216
T1758C	0	1(3.6%)	4(6.3%)	0.172	0.181	16(5.9%)	9(6.3%)	7(3.0%)	0.217	0.866
A1762T	15(27.8%)	14(50.0%)	40(63.5%)	0.001	0.028	157(57.9%)	100(70.4%)	195(83.0%)	<0.001	<0.001
G1764A	15(27.8%)	14(50.0%)	42(66.7%)	<0.001		162(59.8%)	106(74.6%)	214(91.1%)	<0.001	<0.001
C1766T	0	0	3(4.7%)	0.136	0.976	16(5.9%)	11(7.7%)	31(13.2%)	0.014	0.323
T1768A	1(1.9%)	0	2(3.1%)	0.611	0.977	8(3.0%)	2(1.4%)	19(8.1%)	0.003	0.273
G1862T	1(1.9%)	2(7.2%)	3(4.7%)	0.494	0.293	3(1.1%)	0	10(4.3%)	0.007	0.042
G1896A	23(42.3%)	17(60.7%)	34(54.0%)	0.246	0.247	82(30.3%)	65(45.8%)	121(51.5%)	<0.001	0.003
G1899A	4(7.4%)	2(7.2%)	11(17.5%)	0.170	0.449	18(6.6%)	6(4.2%)	51(21.7%)	<0.001	<0.001
替代[1]	1.28±1.33	2.00±1.12	2.43±1.39	<0.001	0.070	1.90±1.46	2.28±1.17	3.12±1.27	<0.001	0.085
Triplet A	3(5.6%)	2(7.1%)	5(7.9%)	0.878	0.451	48(17.7%)	24(16.9%)	82(34.9%)	0.002	0.484
Triplet B	0	0	3(4.8%)	0.136	—	11(4.1%)	8(5.6%)	35(14.9%)	<0.001	0.004

(1)HBV BCP/前 C 区 10 个分析位点的每个样本平均碱基替代数目;Triplet A. 同时伴 T1753V/A1762T/G1764A 变异;Triplet B. 同时伴 A1762T/G1764A/C1766T/T1768A 中任意 3 个组合变异,也可伴 T1753V 变异;CHB-M. 慢性乙型肝炎轻中度;CHB-S. 慢性乙型肝炎重度;ACLF. 慢性肝炎加急性肝衰竭

表 6-2　与 ACLF 患者死亡相关的临床和病毒学特点分析

		生存的 ($n=90$)	非生存的 ($n=184$)	单变量 P 值	多变量 P 值	变异率
年龄（岁）	≥40	51 (56.7%)	138(75.0%)	0.002	0.013	2.313（1.201～ 4.454)
	<40	39 (43.3%)	46(25.0%)			1
总胆红素 （μmol/L）	≥408	36 (40.0%)	101(54.9%)	0.021	0.006	2.672（1.358～ 5.258)
	<408	54 (60.0%)	83(45.1%)			1
凝血酶原活性	<24%	29 (32.2%)	108(58.7%)	0.003	0.049	1.905（1.004～ 3.623)
	≥24%	61 (67.8%)	76(41.3%)			1
白蛋白 （g/L）	<29	43 (47.8%)	91(49.5%)	0.794	0.652	
	≥29	47 (52.2%)	93(50.5%)			
胆碱酯酶 （U/L）	≥1690	42 (46.7%)	95(51.6%)	0.440	0.093	
	<1690	48 (53.3%)	89(48.4%)			
ALT(U/L)	≥311	53 (58.9%)	85(46.2%)	0.029	0.019	2.277（1.161～ 4.464)
	<311	37 (41.1%)	99(53.8%)			1
HBV DNA （copies/ml）	≥10^5	49 (54.4%)	124(67.4%)	0.037	0.962	
	<10^5	41 (45.6%)	60(32.6%)			
HBeAg	阴性	57 (63.3%)	129(70.1%)	0.259	0.471	
	阳性	33 (36.7%)	55(29.9%)			
HBV 基因型	C	70 (77.8%)	144(78.3%)	0.928	0.890	

续表

		生存的 (n=90)	非生存的 (n=184)	单变量 P 值	多变量 P 值	变异率
	B	20 (22.2%)	40(21.7%)			
PC 突变	阳性	37 (41.1%)	107(58.2%)	0.008	0.043	2.088（1.022～4.255）
	阴性	53 (58.9%)	77(41.8%)			1
BCP 突变	阳性	78 (86.7%)	154(83.7%)	0.595	0.294	
	阴性	12 (13.3%)	30(16.3%)			
替代[1]	≥3	50 (55.6%)	133(72.3%)	0.006	0.172	
	<3	40 (44.4%)	51(27.7%)			

(1)HBV BCP/前 C 区 10 个分析位点的每个样本平均碱基替代数目

A2 亲和力结合实验(T2 细胞实验)分析结果与 BIMAS 亲和力预测结果基本一致,其中包膜183～191 的 K 型、S 型、SK 型变异表位亲和力分别是野生型表位的 52.2%,3.5% 和 1.8%。结果提示,变异表位使野生型的 CTL 识别下降,发生免疫逃逸,表位变异后并不是完全丧失与HLA-A2 分子的亲和力,也会诱导弱的非特异型 CTL 细胞反应,不能完全清除病毒反而会引起肝细胞的炎症反应,使肝细胞长期处在一个非特异 CTL 细胞浸润的环境中,在一些诱因下HBV 患者可能发生肝衰竭。

四、结语

总之,HBV 复制存在反转录过程缺乏校正功能极易发生变异,其基因组四个 ORF 区均可发生变异,而且变异形式多样化,HBV 基因型/亚型与 HBV 基因变异影响病毒的生物学特性及与宿主免疫相互作用,进而可以影响到 HBV 感染的自然进程、抗病毒疗效及疾病的临床转归。监测 HBV 基因型/亚型及与乙肝慢性化、重症化相关的热点基因变异,明确 HBV 变异株的特点不但有助于阐明 HBV 感染的流行病学特征和致病机制,也对乙型肝炎的临床治疗策略有实际的指导性作用,进而为开发新型的治疗药物及治疗方式提供了方向。

(刘　妍　徐东平)

参 考 文 献

李梵,陈国凤,徐东平.2014.乙型肝炎病毒基因突变与临床疾病进展的关系.实用肝脏病杂志,17(2):210-213.
慢性乙型肝炎特殊患者抗病毒治疗专家委员会.2014.慢性乙型肝炎特殊患者抗病毒治疗专家共识:2014 年更

新.临床肝胆病杂志,30(7):580-587.

王耀,刘妍,许智慧,等.2010.G1764A/C1766T/T1768A 三联突变对 HBV 核心启动子活性的上调作用研究.解放军医学杂志,35(8):954-957.

张骏飞,陈从新.2009.HBV 基因多位点变异与肝衰竭的关系.实用肝脏病杂志,12(6):473 477.

庄辉,翁心华,等.参加乙型肝炎病毒耐药讨论会专家.2013.核苷和核苷酸类药物治疗慢性乙型肝炎的耐药及其管理.传染病信息,26(1):1-9.

Kaneko M,Uchida T,Moriyama M,et al.1995.Probable implication of mutations of the X open reading frame in the onset of fulminant hepatitis B.J Med Virol,47(3):204-208.

Karayiannis P,Alexopoulou A,Hadziyannis S,et al.1995.Fulminant hepatitis associated with hepatitis B virus e antigen-negative infection:importance of host factors.Hepatology,22(6):1628-1634.

Kim D,Lyoo KS,Smith D,et al.2011.Number of mutations within CTL-defined epitopes of the hepatitis B virus(HBV)core region is associated with HBV disease progression.J Med Virol,83(12):2082-2087.

Li X,Liu Y,Xu Z,et al.2013A complete genomic analysis of hepatitis B virus isolated from 516 Chinese patients with different clinical manifestations.J Med Virol,85(10):1698-1704.

Li X,Wang L,Liu Y,et al.2011.Characterization of hepatitis B virus genotypes/subgenotypes in 1301 patients with chronic hepatitis B in Northern China.Chinese Med J,124(24):4178-4183.

Li X,Wang L,Zhong Y,et al.2010.Hepatitis B virus(HBV)subgenotypes C2 and B2 differ in lamivudine-and adefovir-resistance-associated mutational patterns in HBV-infected Chinese patients.J Clin Microbiol,48(12):4363-4369.

Liu Y,Wang C,Zhong Y,et al.2011.Genotypic resistance profile of hepatitis B virus(HBV)in a large cohort of nucleos(t)ide analog(s)-experienced Chinese patients with chronic HBV infection.J Viral Hepat,18(4):e29-e39.

Liu Y,Zhong Y,Zou Z,et al.2010.Features and clinical implications of hepatitis B virus genotypes and mutations in basal core promoter/precore region in 507 Chinese patients with acute and chronic hepatitis B.J Clin Virol,47(3):243-247.

Lok AS,Zoulim F,Locarnini S,et al.2007.Antiviral drug-resistant HBV:standardization of nomenclature and assays and recommendations for management.Hepatology,46(1):254-265.

Ren X,Xu Z,Liu Y,et al.2010.HBV genotype and basal core promoter/precore mutations are associated with hepatitis B-related acute-on-chronic liver failure without preexisting liver cirrhosis.J Viral Hepat,17(12):887-895.

Sheldon J,Rodès B,Zoulim F,et al.2006.Mutations affecting the replication capacity of the hepatitis B virus.J Viral Hepat,13(7):427-434.

Su He,Liu Y,Xu Z,et al.2014.A novel complex A/C/G intergenotypic recombinant of hepatitis B virus isolated in southern China.Plos One,9(1):e84005.

Xu Z,Liu Y,Rong Y,et al.2014.Analysis of HBV mutations on epitopes of cytotoxic T lymphocytes in HBV-infected patients with different clinical presentations.Hepatol Int,8:S36.

Xu Z,Ren X,Liu Y,et al.2011.Association of hepatitis B virus(HBV)mutations in basal core promoter and precore regions with severity of liver disease—an investigation of 793 Chinese patients with mild and severe chronic hepatitis B and acute-on-chronic liver failure.J Gastroenterol,46(3):391-400.

You CR,Jang JW,Choi JK,et al.2010.Hepatic failure caused by reactivation of YMDD mutants occurring during preemptive lamivudine therapy.Gut and Liver,4(2):262-265.

第三节　乙型肝炎病毒 S 区基因变异研究进展

HBV 感染是一个复杂的生物学过程,在此过程中 S 基因有着重要的作用,现有的 90% 以上的被动免疫类的疫苗都是针对 S 基因的"a"抗原决定簇所设计的,S 基因变异引起病毒免疫逃逸以成为 HBV 研究的热点之一;而 S 区的变异也是引起隐匿性肝炎的原因之一;由于 HBV 有着特殊的结构,使 S 基因与耐药相关的反转录酶区完全重叠,所以它们之间的变异会相互影响,尤其是现在研究较多的经典耐药突变会引起 S 基因的提前终止突变,目前发现的 4 个 S 基因提前终止突变研究得较少。所以认识这些突变对 HBV 蛋白结构、功能、分泌、病毒复制和致病性的影响,不仅将加深对 HBV 基因组在免疫压力和抗病毒药物环境下进化和适应生存机制的理解,同时还将对正确评价 CHB 患者抗病毒治疗和预测肝癌发生等提供有价值的数据。本节针对 HBV S 基因的结构和功能,以及目前关注较多的免疫逃逸、隐匿性肝炎和耐药突变引起 S 基因变异方面对最新的 S 基因变异研究进展进行了研究综述。

一、基因的结构和功能

HBV 是不完全环状双链 DNA 分子,是目前已知感染人类最小的 DNA 病毒。由一条较长且固定长度的负链(3200bp)和一条短的不定长度的正链(400～1900bp)组成,两链的 5′ 末端有长达 250～300 个互补的碱基,通过碱基配对构成环状 DNA 结构。配对碱基末端的两侧还各有 11 个核苷酸(5′ TTCACCTCTGC 3′)构成的顺向重复序列(direct repeat sequence,DR)。DR1 在负链 5′ 端,起始于 1824 位。DR2 在正链 5′ 端,起始于 1590 位。负链的 5′ 端起始于 1826 位,与一短肽共价结合,它是合成负链的引物。正链起始于 1601 位,正链 5′ 端与 19 个寡核苷酸帽状结构共价结合,它是合成正链的引物。DR 中间相隔 223 个核苷酸,DR 区域是 DNA 成环及病毒复制的关键区域。HBV 基因组虽仅有 3.2kb 大小,但含有众多启动子、增强子和 4 个主要的开放读码框(ORF)。1979 年 Galibert 等将 HBV DNA 负链划分为 4 个开放读码框(ORF),包括编码外膜蛋白的 S 基因区,编码核衣壳蛋白的 C 基因区,编码聚合酶的 P 基因区和调节病毒基因转录水平的 X 基因区,4 种 ORF 分别有各自的启动子。

S 区长度为 1185 bp,由 S,Pre S1 和 Pre S2 3 个区域组成,各区都有自己的起始密码 ATG,但 3 个区共同合用 5′ 端的终止密码子。S 区(155～833nt)由 678 个核苷酸组成编码 226 个 aa 的 S 蛋白,主要是小蛋白(small protein,SP)或表面抗原,即 HBsAg,是 HBV 疫苗研制的靶点。PreS1 基因定位于 2848～3204nt,编码 119 个氨基酸(aminoacid,aa)的残基。PreS1 基因长度不固定,不同亚型产物在 108～119aa 间变化。HBV 中肝细胞受体的配体存在于 PreS1 第 21～47 位氨基酸残基部分,是 HBV 感染肝细胞的机制之一。PreS2 基因定位于 3205～154nt,编码产物为 55 aa,PreS2 基因长度是固定的。PreS2 蛋白含有人多聚白蛋白(PHSA)受体,肝细胞表面也含有此类受体,HBV 可能通过 PHSA 与肝细胞间接结合感染肝细胞。

S 和 PreS2 区共同由 281 个 aa 组成的蛋白称为中蛋白(middle protein,MP),而 S、PreS1 和 PreS2 基因由 389 个 aa 组成,共同编码 HBV 包膜蛋白,称为大蛋白(large protein,LP)。这 3 种编码产物参与 Dane 颗粒的组装,过剩的组装呈小球形颗粒和管形颗粒,大量存在于 HBV 感染者血清中。

二、S 区变异与病毒免疫逃逸的关系

S 基因编码的 226 个残基的外膜主蛋白(HBsAg)是引起机体产生保护性免疫的主要成分,它有一个免疫优势区域称为"a"决定簇,在所有基因型中均存在。由被动免疫产生的抗体90%是针对"a"决定簇,此种抗体可对所有基因亚型的 HBV 感染提供保护性免疫,而其他基因亚型抗体之间并无交叉免疫。Wallace 等重新定义了 S 基因的主要亲水区概念(major hydrophilic region,MHR),从 AA99～169 位,并把 MHR 分为 5 个区:HBs1(aa120 上游),HBs2(aa121～123),HBs3(aa124～137),HBs4(aa139～147),HBs5(aa149-169)。主动或被动免疫,即乙型肝炎疫苗和用乙型肝炎免疫球蛋白(HBIg)治疗乙型肝炎后肝移植患者是产生 S 基因突变的重要原因。免疫调节药如 α 胸腺素治疗慢性乙型肝炎也会导致 S 基因突变。

S 基因变异集中在"a"决定簇,其中最常见的是 G145R 变异。"a"决定簇中第 145 位氨基酸由甘氨酸(G)变成了精氨酸(R)。G145R 被认为是最典型的免疫逃避株。与"a"决定簇相邻近的位点也发现了一些突变,使抗 HBs 识别 HBsAg 的活性减弱。这些突变主要是T118K/A/R 及 P120S/Q。在"a"决定簇的第一个环形结构上也发现有突变,如 T45K 和L49I;在 C 末端也有突变位点,如 S204R 和 L205V。对一些普通疫苗和单克隆或者多克隆 S 抗原抗体逃逸的 S 基因变异有 D144E,P142S,Q219H,I/T126N/A,M133I。Carman 等报道了 8 例肝移植患者术后均发生 HBV 感染,其中 5 例在 HBIG 治疗过程中发生 HBV 感染,测序发现其 S 基因第 20,44,114,130,145,184 和 188 位氨基酸等多处有变异。高强度免疫压力导致 S 基因变异从而使 HBsAg 抗原性发生变化,常规抗体无法中和变异后的 HBsAg,导致HBV 免疫逃逸。

临床上发现在部分血清 HBsAg 阴性的个体,应用 PCR 技术可以检测出血清和肝组织中HBV DNA 阳性,称之为隐匿性 HBV 感染(occult HBV infection,OBI),这种感染可发生于抗 HBs 和(或)抗 HBc 阳性的患者,也可见于血清 HBVM 均阴性的个体。吴蓓颖等研究严重慢性肝损伤与隐匿性乙型肝炎感染的关系时发现 PreS2 基因的 M1I 和 Q2K 及 S 基因的G185R 和 S210R 变异率明显升高。Jeant D 等把隐匿性乙型肝炎患者突变的 S 基因克隆于表达载体,突变的 HBsAg 在培养细胞表达后观察其被 HBsAg 检测试剂的识别能力,发现少数不能被识别,多数识别减弱,另少数能很好识别。因此隐匿性乙型肝炎有两种情况:1 S 基因发生变异,现有的检测试剂无法检测其抗原决定簇。2 S 基因启动子或者重要结构域发生变异引起 HBsAg 不分泌,或者分泌抗原没有生物活性。

三、S 区变异与重叠 P 区反转录酶区(RT)关系

HBV 基因组中多数开放型读码框(ORF)是重叠的,S 区与 P 区完全重叠,现已发现,NA抗病毒治疗引起 RT 区突变可同时导致大、中、小 S 蛋白改变,同样 S 蛋白某些免疫逃逸突变有可能改变 RT 序列,进而使病毒对 NA 敏感性下降,这种相互影响称为"镜像改变"(mirror change)。表 6-3 和表 6-4 是免疫压力下突变和抗病毒药物压力下突变的对应关系。其中rtA181T→sW172*,rtV191I→sW182*,rtM204I→sW196S/L/*,rtV207I→sW199* 4 种 RT区耐药变异可导致 S 基因提前产生一个终止密码子,使大、中、小 S 蛋白发生截短变异。

表 6-3　S 基因免疫逃逸变异对应 RT 区氨基酸变异

S 区"a"抗原决定簇氨基酸变异	对应 RT 区氨基酸变异
sP120T	rtT128N
sM133I	rtV142I
sD144E	无变异
sG145R	rtW153Q

表 6-4　RT 区耐药变异对应 S 区氨基酸变异

RT 区耐药引起的氨基酸变异	对应 S 区氨基酸变异
rtV173L	sE164D
rtL180M	无变异
rtA181T	sW172L/*
rtA181V	sW173L
rtV191I	sW182*
rtA194T	无变异
rtM204V	sL195M
rtM204I	sW196S/L/*
rtV207I	sW199*

rtA181T→sW172* 突变体外研究结果表明,复制力低于 HBV 野生型病毒株,对 S 蛋白分泌有影响,致癌性可能强于野生型病毒株。Yeh 等通过生存分析 123 例拉米夫定治疗患者中 rtA181T→sW172* 突变情况时,发现此突变的出现与肝癌发生显著相关。Warner 等利用 SeqHepB 数据库中序列进行群体分析,发现 rtA181T→sW172* 突变可见于 HBV 各种基因型毒株,且都以准种形式存在。通常野生型准种占 80% 左右,这提示 rtA181T→sW172* 突变株生存能力弱,需要大量生型病毒提供复制支持。推测随着 rtA181T→sW172* 准种比例的增加,慢性 HBV 感染者发生肝癌的风险逐渐提高。rtV191I→sW182* 变异体目前体外研究结果尚少,该突变体对拉米夫定耐药,对阿德福韦酯和替诺福韦酯敏感。Yang 等利用昆虫细胞系表达 rtV191I→sW182* 突变体,体外实验显示其对阿德福韦酯敏感。Amini Bavil Olyaee 等体外构建 rtV191I→sW182* 表达载体,瞬时转染 Huh7 细胞系,发现复制力减弱,HBsAg 分泌障碍;但若 HBeAg 阴性或者低表达(前 C/BCP 区发生突变)基础上构建 rtV191I→sW182* 表达载体,其复制力和 HBsAg 分泌得到恢复。rtM204I→sW196* 和 rtV207I→sW199* 两种突变体还未见功能研究方面的报道。

(荣义辉　万志红)

参 考 文 献

马春玲.2002.乙型肝炎病毒 S 基因变异研究的新进展.微生物学免疫学进展,30(3):92-94.

吴蓓颖,蔡刚,林佳菲,等.2011.隐匿性乙型肝炎患者乙肝病毒 preS/S 基因突变分析.中华微生物学和免疫学,31(8):724-728.

Amini-Bavil-Olyaee S,Sheldon J,Lutz T,et al.2009.Molecular analysis of an HBsAg negative hepatitis B virus mutant selected in a tenofovir treated HIV-hepatitis B virus co-infected patient.AIDS,23(2):.268-272.

Carman WF,Trautwein C,Van Deursen FJ,et al.1996.Hepatitis B virus envelope variation after transplantation with and without hepatitis B immune globulin prophylaxis.Hepatology,24(3):489-493.

Formijn J,Hans L,Ben B.2008.Occult hepatitis B infection:an evolutionary scenar.Virol J,5(12):146-148.

Galibert F,Mandart E,Fitoussi F,et al.1979.Nucleotide sequence of the hepatitis B virus genome(subtype ayw) cloned in E coil.Nature,281(5733):646-650.

Jeantet D,Chemin I,Mandrand B.2004.Cloning and expression of surface antigens from occult chronic hepatitis B virus infections and their recognition by commercial detection assays.J Med Virol,73(4):508-515.

Sheldon J,Soriano V.2008.Hepatis B virus escape mutants induced by antiviral therapy.J Antimicrob Chemoth, 61(4):766-768.

TangJH,Yeh CT,Chen TC,et al.1998.Emergence of an s gene mutant during thymosin alpha therapy in a patient with chronic hepatitis B.J infect Dis,178:866-869.

Wallace LA,Echevarria JE,Echevarria JM,et al.1994.Molecular characterization of envelope antigenic variants of hepatitis B virus from Spain.J Infect Dis,170:1300-1303.

Warner N,Locarnini S.2008.The antiviral drug selected hepatitis B virus rtA181T/sW172* mutant has a dominant negative secretion defect and alters the typical profile of viral rebound.Hepatology,48(1):88-98.

Xiong X,Flore C,Yang H,et al.1998.Mutations in hepatitis B virus DNA polymerase associated with resistance to lamivudine do not confer resistance to Adefovir in vitro.Hepatology,28:1669.

Yang H,Westland CE,Delaney WE,et al.2002.Resistance surveillance in chronic hepatitis B patients treated with adefovir dipivoxil for up to 60 weeks.Hepatology,36(2):464-473.

Yeh CT,Chen T,Hsu CW,et al.2011.Emergence of the rtA181T/sW172* mutant increased the risk of hepatoma occurrence in patients with lamivudine-resistant chronic hepatitis B.BMC Cancer,11(9):398.

第四节　自然杀伤细胞在乙型肝炎病毒感染中的意义

自然杀伤(natural killer,NK)细胞在 1975 年被定义为有细胞颗粒的一个淋巴细胞亚群。目前关于 NK 细胞的生物学和功能特征研究已经比较明确。NK 细胞广泛分布在人体淋巴组织和非淋巴组织,其免疫防御和监视功能一致。淋巴组织中 NK 细胞数量最多的依次为:肺、肝、外周血、脾、骨髓、淋巴结及胸腺。大量研究数据显示:NK 细胞功能受组织微环境的影响,尤其是正常肝内的 NK 细胞相对于外周血 NK 细胞,能表现更高水平的抗肿瘤细胞毒性和表达更高水平的细胞毒性介质。健康肝内 NK 细胞能被慢性 HCV 感染或 IFN-α 抗病毒治疗激活,在抑制病毒性肝炎和抗肝脏纤维化过程中起重要作用,尽管近期有研究显示慢性 HCV 感染患者中肝内 NK 细胞的细胞毒性功能受损。

NK 细胞占肝内淋巴细胞占肝内淋巴细胞的大部分,参与调节病原体感染时的肝内免疫调节。重要的是,肝内 NK 细胞的亚群和功能(包括肝内固有 NK 细胞和血液中来源的 NK 细胞)在肝微环境中发生改变:肝内 NK 细胞表达独特的 NK 细胞受体和细胞因子。因此,肝内 NK 细胞亚群和功能的转变可能导致持续感染。另外,通过细胞-细胞间相互接触和分泌细胞因子,NK 细胞能调节树突状细胞(DCs)的分化和功能,从而影响 T 细胞的反应。

一、NK 细胞的进展和分化

NK 细胞起初被认为是淋巴细胞,对没有致敏的转化细胞或病毒感染细胞发生非特异性反应。大部分 NK 细胞来源于骨髓内的 NK 细胞前体(NKPs),NK 细胞的进展也发生在其他的淋巴组织,如胸腺和淋巴结。NKPs 特异地分化为 NK 细胞,包括表达 NK1.1 的不成熟和成熟的 NK 细胞。最早来源于鼠骨髓的 NKP 被定义为 CD49b-CD161-CD122$^+$ 细胞。NKPs 可进展为表达 CD161(NK1.1)的不成熟的 NK 细胞,可持续表达 CD122。不成熟 NK 细胞的进展是通过逐步获得表型标志进行的,包括 CD94/NKG2 受体的表达,随后是 Ly49 受体和 CD49b(Dx5)的表达。此外,NK 细胞的成熟过程中,CD11b 和 CD43 表达增加。近期研究将不成熟 NK 细胞进展为成熟 NK 细胞成为受教育的(也称"许可的")和未受教育的。一个受教育的 NK 细胞有完整的功能特征,也就是说,NK 细胞对活化性受体的刺激有反应。NK 细胞的教育被认为受到 MHC-Ⅰ类分子受体的信号调节,因为 NK 细胞缺乏自身 MHC-Ⅰ类分子的表达,其功能是低反应性的。与野生型小鼠的 NK 细胞相比,MHC-Ⅰ类分子缺乏的小鼠 NK 细胞功能较低。另外,ITIM(位于 MHC-Ⅰ类分子抑制性受体的胞质尾区)在 NK 细胞功能的完整性方面起关键性作用。自身特异性 MHC-Ⅰ类分子受体在维持 NK 细胞对活化性受体信号的耐受性方面起关键性作用。RAG 重组酶在 NK 细胞发育过程中起重要的作用。综上所述,宿主 MHC-Ⅰ类分子在调节 NK 细胞反应性和受体形成方面起关键作用。

二、NK 细胞的亚群

NK 细胞在肝内数量相对较多,集中在肝窦内皮层。早期报道描述鼠的肝内特异性 NK 群为"凹陷细胞",因其含大量的胞内颗粒。另外,鼠肝内 NK 细胞根据其颗粒的密度和大小分为高密度大颗粒、低密度小颗粒。肝内高密度大颗粒的 NK 细胞来源于血液,可进一步分化为低密度小颗粒肝内 NK 细胞。但是 NK 细胞由血液迁移至肝内的机制以及改变 NK 细胞功能的因素目前尚不明确。人类 NK 细胞不同的功能取决于不同 NK 细胞的亚群(CD16$^-$ CD56Bright 和 CD16$^+$ CD56Dim NK 细胞),不同的亚群根据 CD16 和 CD56 的表达进行分类。CD16$^-$ CD56Bright NK 细胞可转变为 CD16$^+$ CD56Dim NK 细胞,随着 CD16$^+$ CD56Dim NK 细胞端粒长度变短。CD16$^+$ CD56Dim NK 细胞有较高的细胞毒性,占人类外周血 NK 细胞的绝大部分(>90%)。相反,CD16$^-$ CD56Bright NK 细胞的细胞毒性较弱,但能产生大量的细胞因子(IFN-γ,TNF-α,GM-CSF,IL-10)。细胞表面 CD11b 和 CD27 的表达已被用于确定小鼠 NK 细胞的成熟状态。有实验显示了成熟度由 CD11b$^-$ CD27$^+$ 到 CD11b$^+$ CD27$^+$,再到 CD11b$^+$ CD27$^-$ 的线性关系。功能方面,与 CD11b$^+$ CD27$^+$ NK 细胞相比,CD11b$^-$ CD27$^+$ NK 细胞产生较大量的细胞因子,但表现为较低的细胞毒性。相反,CD11b$^+$ CD27$^-$ NK 细胞能表达较高水平的杀伤细胞植物血凝素样受体亚家族 G,成员 1(KLRG1),其由 NK 细胞活化和增殖诱导产生。另外,CD11b$^+$ CD27$^-$ NK 细胞在血液中数量较多,而 CD11b$^-$ CD27$^+$ NK 细胞在肝内数量较多。但是,关于特定的 NK 细胞亚群为什么存在于不同的组织内,尤其在肝部分,目前尚不明确。关于不同组织中 NK 细胞的分化和成熟度的影响因素,尚需进一步研究。

通常,肝 NK 细胞在表达高水平的 CD69,穿孔素及颗粒酶 B 时,有较高的活性。因此,与外周血 NK 细胞相比,肝脏 NK 细胞表达较高的细胞毒性。但是比外周血 NK 细胞成熟性低。

三、NK 细胞的受体

NK 细胞通过 MHC-Ⅰ类分子受体的作用之外,NK 细胞的激活通过激活信号的平衡进行调节,该过程通过抑制性受体和活化性受体(Ly49 和 NKG2)的表达进行介导。在小鼠内,一些 NK 细胞受体来源于 Ly49 受体家族。Ly49 受体是 Ⅱ 型跨膜糖蛋白,表达在 NK 细胞上,形成二硫化物样二聚体,大部分 NK 细胞表达 1~4 个单个的 Ly49 受体。大部分 Ly49 受体为抑制性受体(合并成一个 ITIM),识别 MHC-Ⅰ 类和 MHC-Ⅰ 类分子。相反,大部分活化性 Ly49 受体的配体目前尚不明确。与 Ly49 受体分子不同,表达在 NK 细胞上的另一个受体是 Ly 受体分子的功能性同源产物家族,称为杀伤细胞免疫球蛋白样受体(KIR)家族,包括活化性受体和抑制性受体。重要的是,KIR 和 Ly49 受体家族有高水平的基因多态性,不同单倍体之间的基因在数量、基因结构和等位基因多态性方面都是不同的。

NKG2 类受体是 C 型植物血凝素样受体,表达于人类和小鼠。NKG2 类受体包括 NKG2A,NKG2C 和 NKG2E(NKG2F 也表达在人类),与 CD94 形成二聚体表达在细胞表面。NKG2A 是一种抑制性受体,在胞质尾区,而 NKG2C 和 NKG2E 受体通过接头蛋白 DAP12 表达活化信号。在小鼠内,NKG2A 表达在大部分 NK 细胞上,而 NKG2C 和 NKG2E 表达水平较低。NKG2A 的配体是非典型的 MHC-Ⅰ 类分子 Qa-1b(人类 HLA-E),其表达依赖于经典的 MHC-Ⅰ 类分子的肽,从而成为表达 MHC-Ⅰ 类分子的测量参数。NKG2 受体的表达受炎性刺激的调节。尤其是 IL-10 和 TGF-β 能诱导 NKG2A 的表达。因此,微环境的变化通过调节对感染的反应影响 NK 细胞的表达。肝内,NK 细胞的变化有助于肝的耐受性,从而刺激嗜肝病原体的持续感染。关于肝内不同 NK 细胞表达抑制性和活化性受体的功能的相关研究表明:肝包括大量 NKG2A$^+$ NK 细胞,其缺乏 Ly49 受体表达。更重要的是,肝内 NKG2A$^+$ Ly49$^-$ NK 细胞亚群对 IL-12/IL-18 的刺激敏感性低。另外,当脾内 NK 细胞移至肝后,将与肝内固有的 NK 细胞表型和功能表现一致。这些结果证明,肝微环境可改变 NK 细胞受体的表达和对细胞因子的反应性,或许可能保留肝内 NK 细胞的未成熟度。

NKG2D 受体之前虽然被认为是 NKG2 受体家族的成员,但是其与其他 NKG2 受体有很少的同源性,NKG2D 不与 CD94 绑定,但在小鼠和人类 NK 细胞上以同型二聚体表达。NKG2D 是一种活化性受体,在病毒感染或转化的细胞上识别配体。在鼠内,NKG2D 根据其胞质尾区的长短分为两种亚型。长胞质尾区的 NKG2D 亚型与接头蛋白 DAP10 相关,而短胞质尾区的亚型与 DAP10 或 DAP12 相关。但是人类 NK 细胞仅表达长胞质尾区的 NKG2D 亚型。尤其是,大部分 NK 细胞能表达 NKG2D,细胞因子的微环境可调节其表达水平:IL-15 和 TNF-α 增加 NKG2D 的表达,而 TGF-β 下调 NKG2D 的表达。重要的是,NK 细胞上的 KIR、Ly49 和 NKG2 受体是随机表达的,从而导致 NK 细胞受体表达的异源性。

自然细胞毒性受体(NCR)是活化的免疫球蛋白样跨膜糖蛋白。人类的 NCRs 包括 NKp30,NKp44 和 NKp46,而鼠只表达 NKp46,有一个 NKp30/Ncr3 伪基因。NKp46 有两个细胞外 C2 型免疫球蛋白样区域和一个带正电荷的跨膜区域,该区域与包含 CD3ζ 和 FcR$'\gamma$ 的 ITAM 相关。大部分正常静止期的靶细胞不表达或仅表达低水平的 NCR 配体。尽管目前还没有正式确定细胞内 NCR 配体,中间丝状体的胞外形式可能与 NKp46 的交联相关。NKp46 可能与膜相关性硫酸类肝素多糖蛋白绑定,也可能与流感和仙台病毒的血凝素-神经氨酸酶绑定。

四、NK 细胞的功能

NK 细胞的功能是杀伤靶细胞并产生大量细胞因子,如 IFN-γ。NK 细胞杀伤靶细胞的功能由 NK 细胞表面的活化性受体和抑制性受体及其与靶细胞表达的反应性配体相互所用所介导。NK 细胞的抑制性受体(如 CD94/NKG2,Ly49A)与表达在靶细胞上的抑制性配体(如 MHC class I 类分子)相互作用,从而抑制 NK 细胞的功能。活化性受体(如 NKG2D,NKp46,NKp30,NKp44)与靶细胞上的活化性配体相互作用促进 NK 细胞的功能。在肝疾病中,NK 细胞上的抑制性和活化性受体及其在肝细胞和肝非实质细胞表面表达的配体会发生巨大的变化,从而导致疾病的发生。

五、肝内 NK 细胞

NK 细胞在肝内数量丰富,分别占人类和小鼠肝内淋巴细胞的 25%～40% 和 10%～20%。肝内 NK 细胞起初被称为"凹陷细胞",其与外周血 NK 细胞在免疫表型、形态学及功能等方面均有所不同。关于肝内 NK 细胞丰富的数量和特殊功能特征的机制目前仍不明确,但是可能与聚集化学因子的 NK 细胞在肝内高表达及 NK 细胞和其他肝细胞的相互作用均有关系。人类 NK 细胞表达特殊标志。人类 NK 细胞被定义为 $CD56^+CD3^-$ 淋巴细胞,根据 CD56 的表达水平分为 CD56Bright 和 CD56Dim 两个亚群。大约 90% 外周血和脾 NK 细胞是 CD56Dim;而肝内 NK 细胞 50% 是 CD56Dim,另外 50% 是 CD56Bright。CD56Bright 和 CD56DimNK 细胞亚群在其对 IL-2 的增殖反应、固有细胞毒性、产生细胞因子、NK 细胞受体结合及黏附分子的表达等方面均有所不同。人类肝移植的研究显示,循环的 NK 细胞前体(大部分来源于骨髓)移至肝内,随后分化为肝特异性 NK 细胞,这些细胞与循环中 NK 细胞相比有不同的特征和功能。例如,与外周血 NK 细胞相比,肝内 NK 细胞发挥更强的杀伤能力,表达高水平的细胞介质,且表达高水平的 CD69,CD69 是一个急性激活的标志,在近期激活的淋巴细胞上瞬间表达。

在病原体感染过程中,肝内 NK 细胞数量明显增加,可能是由于剩余肝内 NK 细胞扩增和(或)从血液内转运至肝内。肝微环境可通过诱导激活/抑制受体表达和炎性细胞因子分泌调节肝内 NK 细胞的功能。尤其是与脾 NK 细胞相比,肝能使肝内 NK 细胞维持在一个功能性低反应状态:肝内 NK 细胞抑制 IL12/18 的刺激下 IFN-γ 的反应。更重要的是,肝包含大量功能性低反应 NK 细胞,表达高水平的抑制性受体 NKG2A,不表达 MHC-Ⅰ-Ly49 受体。另外,脾内 NK 细胞能转移至肝内并发生表型及功能变化,这就证明,肝环境可以改变 NK 细胞受体表达和功能性反应。

六、肝 NK 细胞和肝病的发病机制

NK 细胞作为肝固有免疫系统的一个重要组成部分,通过分泌细胞因子直接或间接杀伤病原体、肿瘤细胞、受损肝细胞及肝星状细胞(HSCs)。NK 细胞也作为调节细胞,通过分泌多种细胞因子(IFN-γ、TNF-α 和 IL-10)、趋化因子和生长因子或通过识别固有免疫,从而影响树突状细胞(DCs)、Kupffer/巨噬细胞、T 细胞、B 细胞和内皮细胞。

1. 肝内 NK 细胞与其他免疫细胞的相互作用　在肝内,多种免疫细胞相互作用,从而激活 NK 细胞。例如,TLR 配体活化的库普弗细胞可通过细胞-细胞接触诱导 NK 细胞的活化,库普弗细胞衍生的 IL-12 在肝内 NK 细胞的聚集和活化过程中起重要的作用,导致 poly I:C 诱导的轻微肝损伤。库普弗细胞衍生的 IL-12 和 IL-18 的联合作用导致 poly I:C/D-半乳糖胺诱导的急性重型肝炎,其作用机制是通过增加 NK 细胞与库普弗细胞的相互作用,NKT 细胞衍生的 IL-4 和 IFN-γ,或肝细胞上 NK 细胞活化性配体的表达增加,可增强 NK 细胞针对肝

细胞的细胞毒性,从而增加 HBV 转基因小鼠对免疫性(poly I:C 或 Con A)或化学性(CCl4)损伤的敏感性。此外,DCs 可诱导 HBV 感染小鼠模型中 NK 细胞的活化,从而诱导 HBV 感染肝细胞的大量变性,并通过 Fas/FasL 相互作用导致急性重型肝炎。相反,研究显示调节性 T 细胞可通过产生 IL-10 和 TGF-β 抑制 NK 细胞的活化,改善新生胆管的损伤,而活化的肝星状细胞(HSCs)也能产生高水平的 TGF-β,抑制 NK 细胞的抗纤维化功能。肝 NK 细胞除了有不利的功能外,同时也有保护性作用,NK 细胞通过刺激库普弗细胞依赖性 IL-6 表达抑制胆汁淤积性肝损伤,或通过诱导 T 细胞和 NKT 细胞凋亡抑制 T 细胞性肝炎。

2. 肝内 NK 细胞识别固有免疫反应 　 NK 细胞与靶细胞的相互作用由 NK 细胞活化性和抑制性受体及其对靶细胞上配体的反应所控制。其中在肝疾病病因学研究中,NKG2D 和其配体被广泛研究。有报道显示,在人类肝疾病和动物模型中,NKG2D 配体在肝细胞、胆管细胞、激活的肝星状细胞(HSCs)及库普弗细胞上表达上调。这些配体能与 NK 细胞上的 NKG2D 结合,随后激活 NK 细胞,产生大量的细胞毒性介质,不仅通过杀伤肝细胞核胆管细胞诱导肝损伤,而且通过杀伤 HSCs 抑制肝纤维化。在病毒性肝炎或经 IFN-α 抗病毒治疗后 NK 细胞受体的表达发生明显的变化,其在抑制病毒性肝炎过程中发挥重要的作用。

3. 肝 NK 细胞死亡受体配体的表达 　 肝 NK 细胞的一个特征是表达 TRAIL,其在病毒性肝炎患者、IFN-α 抗病毒治疗后患者或在 IFN-γ 治疗的小鼠中表达增加。肝内表达 TRAIL 的 NK 细胞可导致肝细胞损伤、HCV 清除并可抑制肝纤维化。关于外周血中 NK 细胞 TRAIL 的表达研究,结果显示健康人中表达水平非常低,而在慢性 HCV 感染时表达增加。但是也有一些研究发现,外周血中表达 TRAIL 的 NK 在健康人、HCV 或 HBV 患者中并无差别。除 TRAIL 外,其他的细胞毒性介质,如 FAS、穿孔素和颗粒酶等,也有可能参与 NK 细胞对肝细胞和 HSCs 的细胞毒性作用。

4. 活化 NK 细胞的细胞因子 　 除了 NK 细胞活化性配体外,需要细胞因子都能诱导肝内 NK 细胞的活化,包括 IFN-α/β,IL-2,IL-12,IL-15,IL-18 和 IFN-γ。在这些细胞因子中,IFN-α/β 被认为是 NK 细胞毒性的潜在激活剂,IL-12 和 IL-18 是 NK 细胞产生 IFN-γ 的强诱导剂,IL-15 促进 NK 细胞的增殖。一项新数据显示,HCV 感染的肝细胞产生的 IFN-α/β 或体外使用 IFN-α/β 治疗,对诱导 NK 细胞活化和控制 HCV 感染起关键性作用。此外,HBV 感染患者在免疫激活期,肝表达 IL-12、IL-15 和 IL-18 的水平增加,与肝 NK 细胞的功能和肝组织学活性指数呈正相关。这些数据证明,细胞因子介导的 NK 细胞的激活导致病毒性肝炎中肝细胞的损伤。

5. 抑制肝内 NK 细胞的细胞因子 　 NK 细胞除能直接杀伤靶细胞外,也能通过产生一系列细胞因子(IFN-γ,TNF-α,IL-10,IL-12,IL-22 等)和化学因子(MIP-1,IL-8,RANTES 等)影响靶细胞。其中,IFN-γ 是 NK 细胞产生的最重要的细胞因子,是肝内 NK 细胞发挥多种功能如抗病毒、抗纤维化、抗再生和抗肿瘤等的重要因素。但是,NK 细胞产生的其他细胞因子和化学因子的功能目前尚未研究。有些细胞因子被证明可以抑制肝内 NK 细胞的功能。在这些细胞因子中,TGF-β 在慢性肝损伤中表达增加,是肝内 NK 细胞介导的细胞毒性和产生细胞因子的最有效的抑制剂。TGF-β 水平增加可通过下调 NKG2D 的表达从而显著抑制 NK 细胞的抗病毒和抗纤维化作用。此外,IL-10 选择性抑制 NK 细胞分泌 IFN-γ,但不影响 NK 细胞的细胞毒性和 TRAIL 的表达,因此在慢性 HBV 感染中,NK 细胞能降低 NK 细胞的抗病毒活性,但不能改变 NK 细胞介导的肝损伤。

七、NK 细胞与急性乙型病毒性肝炎

病毒复制通常导致固有免疫反应的激活,其特征是快速产生Ⅰ型干扰素。这些细胞因子诱导干扰素刺激基因(ISGs),反过来促进肝内抗病毒机制,从而抑制病毒扩散,包括上调受感染细胞表面的 MHC-Ⅰ类分子。但是,在黑猩猩体内,HBV 在感染第 1 周不能诱导肝内 ISGs 的表达,因此 HBV 被认为是一种"隐性病毒",不能激活固有免疫系统。但是该假设被体外一项研究所质疑,HBV 复制会引起 HepaRG cells 强烈和特异的固有免疫反应,其通过上调 IFN-b 和其他 ISGs 导致 HBV DNA 非细胞病变的清除。另外,在急性感染的黑猩猩研究中发现,肝损伤和 T 细胞浸润高峰之前,可出现 HBV DNA 的明显下降,该现象显示 HBV DNA 清除的非细胞病变机制。NK 细胞识别受感染细胞不依赖于 MHC-Ⅰ类分子的表达可解释上述现象。另外,黑猩猩受感染的肝内 IFN-γ 和 TNF 的表达发生在病毒清除的非细胞病变的前 T 细胞期也可解释上述现象,因为这些效应细胞因子不仅由 CD8$^+$ T 细胞表达,也由 NK 细胞表达。2 例急性 HBV 感染患者临床前期(定义为持续正常 ALT 水平)的一项研究显示,NK 细胞在病毒血症高峰之前被迅速激活,其特征为表达活化信号(CD69 和 NKG2D)。因此在急性 HBV 感染患者的潜伏期,可见到大量的 NK 细胞。但是,急性 HBV 感染患者中 NK 细胞的功能受损也有相关报道。Dunn 等报道,与健康人相比,在 HBV 感染病毒血症高峰期,NK 细胞的激活被显著抑制。高病毒载量与 NK 细胞的细胞毒性效应或功能的降低也有相关性。此外,NK 细胞的基本活化剂(Ⅰ型 IFN,IFN-11 和 IL-15)在这些患者中也很少见到。此外,NK 细胞的主要活化剂、Ⅰ型和Ⅱ型干扰素及 IL-15,在这些患者中很少见到,这就支持 HBV 作为一种隐性病毒的传统说法。但是,在感染早期,IL-10 水平有所增加,且在 NK 细胞产生 IFN-γ 明显降低的病毒血症高峰期,IL-10 水平达到峰值。因此 IL-10 有抑制 NK 细胞抗病毒作用的功能。研究者证实,体外使用 IL-10 刺激 NK 细胞,可显著抑制 NK 细胞释放 IFN-γ,而阻断 IL-10 则促进 NK 细胞的效应功能。但是,也有报道显示在急性 HBV 感染中,NK 细胞可引发较高的细胞溶解功能并产生高水平 IFN-γ。该现象与活化性受体(如 NKp46)表达增加以及抑制性受体(NKG2A)表达降低相一致。另外,NK 细胞的活化由 CD69,CD38 和 HLA-DR 的水平来衡量,与 ALT 水平呈正相关,与 HBV DNA 载量呈负相关,证实急性 HBV 感染时 NK 细胞的活化与肝坏死炎症及病毒清除相关。急性 HBV 感染时,NK 细胞除了表型发生变化外,频率和亚群分布也会发生变化,CD56Bright NK 细胞数量显著增加。上述这些研究结果存在差异的原因可能在于,正常 ALT 水平的无症状患者和 ALT 升高的有症状患者,其疾病进展程度不同,因此这些研究结果的不同可能源于不同疾病进展状态的不同。总之,所有研究均表明,急性 HBV 感染患者中 NK 细胞的重要作用,NK 细胞被活化,但功能可能被抑制。

八、NK 细胞与慢性 HBV 感染

HBV 感染患者的 NK 细胞功能缺陷,主要是由于 IL-10 和 TGF-β 表达增加导致不能控制 HBV 病毒复制及慢性感染。但是,在慢性感染中,NK 细胞通过 TRAIL 途径杀伤病毒特异性 CD8 T 细胞,从而抑制 T 细胞的抗病毒功能。同时,NK 细胞也会杀伤受感染的肝细胞,从而导致肝损伤及疾病的进展,同时 NK 细胞也会杀伤抑制肝纤维化的星形细胞。

慢性 HBV 感染中 NK 细胞的表型和功能研究中部分结论是相互矛盾的。一些报道显示

NK 细胞在抗病毒的功能方面有选择性缺陷,该项功能是一种保守的或者是增强的细胞溶解活性、诱导细胞因子的产生导致病毒的持续存在,从而显示出 NK 细胞在疾病发病机制中的作用。该机制导致的功能损伤目前尚不明确,但认为是多样化的。HBV 感染可能改变 NK 细胞表面的激活状态和受体表达,抑制性受体如 NKG2A 表达上调,而活化性受体 CD16 和 NKp30 表达下调,其变化与血清 HBV DNA 载量有相关性。有趣的是,抗病毒治疗可以部分恢复 NK 细胞的表型和功能。但是该研究是有争论的,因为 Bonorio 等发现慢性 HBV 感染中 NK 细胞的 NKG2A 表达下降,同时也有报道 HBV 感染不能改变 NK 细胞中 NKG2A 的表达。除了经典的 NK 细胞受体外,免疫反应中其他的协同抑制分子也可能损伤 NK 细胞的功能。著名的一项研究中,显示在 HBV 感染中 T 细胞免疫球蛋白-黏蛋白区域分子 3(Tim3)可上调 NK 细胞,而在体外被抑制后可增强 NK 细胞的细胞毒性。NK 细胞活性和功能受损也可能是由于 NK 细胞抑制性和活化性受体的配体表达形式的改变所引起。有研究显示,NKG2D 配体降低、MICA/B 及 HBV 感染的肝细胞可抑制 NK 细胞的溶解活性。另外,在慢性 HBV 感染中,由于 IL-10 的高表达所形成的免疫抑制的细胞因子微环境,可能抑制 NK 细胞产生 IFN-γ 的能力,在急性感染的患者中也有该结论。在接受抗病毒治疗的慢性 HBV 感染患者中,该项缺陷持续存在,但在体外通过特异性地抑制 IL-10 和转化生长因子 β(TGF-β)可改变上述缺陷状态。另外,在持续病毒感染中,NK 细胞与其他免疫细胞的相互作用也可能改变 NK 细胞的反应性。如一些研究显示,HBV 干扰 pDCs 的表达,从而调节体内和体外的 pDC-NK 细胞。在慢性 HBV 感染患者中,尽管循环中和肝内的 pDCs 活化性表型增加,但是其对 Toll 样受体 9(Toll-9)刺激的反应明显受损。此外,患者中成熟的 pDCs 由于其分泌 INF-α 能力受损以及 OX40L 表达降低,导致其对 NK 细胞毒性功能激活能力降低。HBV 不仅可通过 TLR-9 依赖性方式直接抑制 pDC 的成熟,也可通过抑制 pDCs 产生 IFN-α 的能力降低单核细胞的功能。上述提及的,NK 细胞也可以产生调节功能。该项结果也被另一个关于慢性 HBV 感染患者的研究证实,体外 NK 细胞损耗可增加 NK 细胞特异性 CD8cT 细胞反应,而不是 CMV 特异性 CD8cT 细胞反应。TRAIL 受体 2(TRAIL-R2)表达增加使得 HBV 特异性 CD8cT 细胞对表达 TRAIL 的 NK 细胞诱导的凋亡更敏感。TRAIL-R2 表达模式与 HBV DNA 滴度有相关性,因此 NK 细胞在 HBV 暴发过程中起关键作用。HBV 感染患者纵向研究分析显示 ALT 波动与表达 TRAIL 的 NK 细胞有相关性。综上所述,这些研究均显示,在 HBV 感染中,NK 细胞可能发挥非经典的调节作用,与其他经典抗病毒功能相似。

九、NK 细胞与肝衰竭

慢性肝病基础上出现急性肝损伤成为重症肝损伤,其治疗困难,最终因慢加急性肝衰竭(ACLF)死亡。在中国和其他亚洲国家,HBV 感染是暴发性肝衰竭(FHF)和 ACLF 等常见重症肝病的主要原因。病毒诱导的免疫机制目前尚不明确。免疫细胞的作用,尤其是 HBV-Ag-特异性 CTL 细胞在 HBV 相关 ACLF(HBV-ACLF)的发病过程中起关键的作用,而固有免疫细胞的作用,尤其是 NK 细胞的作用目前尚不明确。NK 细胞是病毒感染后首要的细胞学反应,提供抗病毒感染的第一道防线。NK 细胞不仅可直接杀伤病毒感染的细胞,而且可产生大量的有直接抗病毒活性的细胞因子(如 IFN-γ,TNF-α)及免疫调节细胞因子(如 IL-3,GM-CSF 和 M-CSF)。NK 细胞被认为是与树突状细胞和 T 细胞相互作用的免疫反应调节剂。此外,与外周淋巴系统相比,肝内 NK 细胞数量丰富,约占肝内淋巴细胞的 1/3,该细胞形态在肝生物学中起特殊的作用。有大量的数据显示肝内 NK 细胞在肝损伤中的重要作用。在聚肌胞苷酸诱导的小鼠肝损伤中,肝内 NK 细胞通过 TRAIL/TRAIL 受体通路杀伤新鲜分离的肝细胞,HBV 转基因小鼠在刀豆蛋白 A(ConA)刺激后,通过 NKG2D/NKG2D 配体(NKG2DL)识别方式诱导重症肝损伤。这些研究可以帮助了解 FHF 发病过程中肝内 NK 细胞的作用,但是模型中的肝损伤都是由化学试剂诱导的,没有病毒复制。为了探索病毒诱导的肝损伤中肝内 NK 细胞的作用,宁琴等进行了一项研究,通过鼠科肝炎病毒株 3(MHV-3)诱导 FHF 小鼠模型,同时入组 HBV-ACLF 患者。研究显示 MHV-3 可诱导肝内 NK 细胞的活化和聚集,效应活性增加[如 IFN-γ 和 TNF-α 释放增加,通过 Fas/Fas 配体(FasL)和 NKG2D/NKG2DL 通路杀伤 MHV-3 感染的肝细胞]。此外,HBV-ACLF 患者肝内 NK 细胞的聚集和外周血自然毒性受体(NCRs)(NKp30 和 NKp46)的上调与疾病的进展[通过总胆红素、凝血酶原时间(PT)和凝血酶原活动度(PTA)进行评估]有相关性。FHF 和 ACLF 最常见的原因是病毒和药物。HBV 感染是病毒感染的首要原因。大量数据显示 NK 细胞参与暴发性 HBV 感染的发病。FHF 患者中 $CD16^+$ NK 细胞数量增加。此外,在 HIV 阳性的严重免疫缺陷的患者中,NK 细胞也参与其发生的 HBV 相关的急性肝衰竭。宁琴等研究也显示,与轻微慢性 HBV 感染患者相比,HBV-ACLF 患者表达较高水平的 $CD32CD57^+$ NK 细胞,肝内 FasL 表达增加,外周血 NK 细胞 NCRs(NKp30 和 NKp46)表达显著增加。关于 HCV 或 HIV 感染患者的一项研究也显示出 NK 细胞及其活化性受体的重要作用。HIV 感染患者中 NK 细胞的活化性受体(NKG2D,NKp30 和 NKp46)表达显著下降,NK 细胞的细胞毒性功能严重受损。Nattermann 等也报道了一项关于 HCV 感染患者中 NK 细胞的 NKp46 和 NKp30 表达显著降低,他们同时也发现了通过抗病毒治疗清除 HCV 后 NKp44 和 NKp30 的表达恢复正常。上述研究显示了 NK 细胞活化性受体的异常表达与固有免疫反应的损伤的相关性。动物研究显示,HBV 转基因小鼠模型诱导的急性肝炎中 NK T 细胞触发的 NKG2D/NKG2DL 通路起关键性作用。但是宁琴等研究显示,NK 细胞触发的 NKG2D/NKG2DL 通路部分导致肝细胞的损伤。此外,在 MHV-3 诱导的 FHF 中,肝内 NK 细胞介导的肝细胞毒性也通过 Fas/FasL 和 NKG2D/NKG2DL 通路实现。

在我国,HBV 感染是肝炎、肝纤维化、肝癌甚至肝损伤的一个重要因素,近 20 年来的研究数据显示,NK 细胞不仅在病毒性肝炎、肝纤维化、肝癌等疾病中发挥重要的作用,同时在重症肝病如肝衰竭的发病中也起关键性作用。尽管这些研究已增加了我们对肝疾病发病和治疗的认识,但是针对 NK 细胞的多重功能仍需进一步的研究,从而把这些研究发现从实验阶段发展到临床治疗阶段。

(柳芳芳　万志红)

参 考 文 献

Biassoni R.2009.Human natural killer receptors,co-receptors,and their ligands.Curr Protoc Immunol,Chapter 14(Unit 14):10.

Bonorino P,Ramzan M,Camous X,et al.2009.Fine characterization of intrahepatic NK cells expressing natural killer receptors in chronic hepatitis B and C.J Hepatology,51:458-467.

Brown MG,Scalzo AA.2008.NK gene complex dynamics and selection for NK cell receptors.Semin Immunol,

20:361-368.

Chen,Y,Wei H,Sun R,et al.2007.Increased susceptibility to liver injury in hepatitis B virus transgenic mice involves NKG2D-ligand interaction and natural killer cells.Hepatology,46:706-715.

Cheng CW,Duwaerts CC,Rooijen N,et al.2011.NK cells suppress experimental cholestatic liver injury by an interleukin-6-mediated,Kupffer cell-dependent mechanism.J Hepatol,54:746-752.

Chisari FV,Isogawa M,Wieland SF.2010.Pathogenesis of hepatitis B virus infection.Pathol Biol(Paris),58:25-66.

Dunn C,Peppa D,Khanna P,et al.2009.Temporal analysis of early immune responses in patients with acute hepatitis B virus infection.Gastroenterology,137:1289-1300.

Fisicaro P,Valdatta C,Boni C,et al.2009.Early kinetics of innate and adaptive immune responses during hepatitis B virus infection.Gut,58:974-982.

Gao B.2010.NKG2D,its ligands,and liver disease-good or bad.Hepatology,51:8-11.

Gur C,Doron S,Kfir-Erenfeld S,et al.2012.NKp46-mediated killing of human and mouse hepatic stellate cells attenuates liver fibrosis.Gut,61:885-893.

Hou X,Zhou R,Wei H,et al.2009.NKG2D-retinoic acid early inducible-1 recognition between natural killer cells and Kupffer cells in a novel murine natural killer cell-dependent fulminant hepatitis.Hepatology,49:940-949.

Hudspeth K,Donadon M,Cimino M,et al.2016.Human liver-resident CD56/CD16 NK cells are retained within hepatic sinusoids via the engagement of CCR5 and CXCR6 pathways.J Autoimmun,66:40-50.

Hudspeth K,Pontarini E,Tentorio P,et al.2013.The role of natural killer cells in autoimmune liver disease:a comprehensive review.J Autoimmun,46:55-65.

Hydes T,Abuhilal M,Armstrong T,et al.2015.Natural killer cell maturation markers in the human liver and expansion of an NKG2C+KIR+ population.Lancet,385(Suppl 1):S45.

Jeong WI,Park O,Suh YG,et al.2011.Suppression of innate immunity(natural killer cell/interferon-gamma)in the advanced stages of liver fibrosis in mice.Hepatology,53:1342-1351.

Ju Y,Hou N,Meng J,et al.2010.T cell immunoglobulin-and mucin-domain-containing molecule-3(Tim-3)mediates natural killer cell suppression in chronic hepatitis B.J Hepatol,52:322-329.

Kahraman A,Schlattjan M,Kocabayoglu P,et al.2010.Major histocompatibility complex class I-related chains A and B(MIC A/B):a novel role in nonalcoholic steatohepatitis.Hepatology,51:92-102.

Karo JM,Schatz DG,Sun JC.2014.The RAG recombinase dictates functional heterogeneity and cellular fitness in natural killer cells.Cell,159:94-107.

Kramer BKC,Kebschull M,Glassner A,et al.2012.NKp46(High)expression defines a NK cell subset that is potentially involved in control of HCV replication and modulation of liver fibrosis.Hepatology,56:1201-1213.

Krizhanovsky V,Yon M,Dickins RA,et al.2008.Senescence of activated stellate cells limits liver fibrosis.Cell,134:657-667.

Li N,Puga Yung GL,Pradier A,et al.2013.NK cell isolation from liver biopsies:phenotypic and functional analysis of low cell numbers by flow cytometry.Front Immunol,4:61.

Long EO.2008.Negative signaling by inhibitory receptors:the NK cell paradigm.Immunol Rev,224:70-84.

Lucifora J,Durantel D,Testoni B,et al.2010.Control of hepatitis B virus replication by innate response of HepaRG cells.Hepatology,51:6-72.

Lunemann S,Malone DF,Hengst J,et al.2013.Compromised function of natural killer cells in acute and chronic viral hepatitis.J Infect Dis,209(9):1362-1373.

Martinet J，Dufeu-Duchesne T，Bruder Costa J，et al.2012.Altered functions of plasmacytoid dendritic cells and reduced cytolytic activity of natural killer cells in patients with chronic HBV infection.Gastroenterology，143：1586-1596.

Mavilio D，Benjamin J，Daucher M，et al.2003.Natural killer cells in HIV-1 infection：dichotomous effects of viremia on inhibitory and activating receptors and their functional correlates.Proc Natl Acad Sci USA，100：15011-15016.

Miethke AG，Saxena V，Shivakumar P，et al.2010.Post-natal paucity of regulatory T cells and control of NK cell activation in experimental biliary atresia.J Hepatol，52：718-726.

Morsica G， Tasca S， Biswas P，et al.2005.Natural killer-cell cytotoxicity in HIV-positive and HIV-negative patients with and without severe course of hepatitis B virus infection.Scand.J Immunol，62：318-324.

Nattermann J，G Feldmann，G Ahlenstiel，et al.2006.Surface expression and cytolytic function of natural killer cell receptors is altered in chronic hepatitis C.Gut，55：869-877.

Ochi M，Ohdan H，Mitsuta H，et al.2004.Liver NK cells expressing TRAIL are toxic against self hepatocytes in mice.Hepatology，39：1321-1331.

Okazaki A，Hiraga N，Imamura M，et al.2012.Severe necroinflammatory reaction caused by natural killer cell-mediated Fas/Fas ligand interaction and dendritic cells in human hepatocyte chimeric mouse.Hepatology，56：555-566.

Peppa D，Gill US，Reynolds G，et al.2013.Up-regulation of a death receptor renders antiviral T cells susceptible to NK cell mediated deletion.J Exp Med，210：99-114.

Peppa D，Micco L，Javaid A，et al.2010.Blockade of immunosuppressive cytokines restores NK cell antiviral function in chronic hepatitis B virus infection.PLoS Pathog，6：e1001227.

Sarin，SK，Kumar A，Almeida JA，et al.2009.Acute-on-chronic liver failure：consensus recommendations of the Asian Pacific Association for the study of the liver(APASL).Hepatology Int，3：269-282.

Schuch A，Hoh A，Thimme R.2014.The role of natural killer cells and CD8(+)T cells in hepatitis B virus infection.Front Immunol，5：258.

Stegmann KA，Bjorkstrom NK，Veber H，et al.2010.Interferon-alphainduced TRAIL on natural killer cells is associated with control of hepatitis C virus infection.Gastroenterology，138：1885-1897.

Sun C，Fu B，Gao Y，et al.2012.TGF-beta1 down-regulation of NKG2D/DAP10and 2B4/SAP expression on human NK cells contributes to HBV persistence.PLoS Pathog，8：e1002594.

Tang KF，Chen M，Xie J，et al.2009.Inhibition of hepatitis B virus replication by small interference RNA induces expression of MICA in HepG2.2.15 cells.Med Microbiol Immunol，198：27-32.

Tjwa ET，Van Oord GW，Hegmans JP，et al.2011.Viral load reduction improves activation and function of natural killer cells in patients with chronic hepatitis B.J Hepatology，54：209-218.

Varchetta S，Mele D，Mantovani S，et al.2012.Impaired intrahepatic natural killer cell cytotoxic function in chronic hepatitis C virus infection.Hepatology，56：841-849.

Vilarinho S，Ogasawara K，Nishimura K，et al.2007.Blockade of NKG2D on NKT cells prevents hepatitis and the acute immune response to hepatitis B virus.Proc Natl Acad Sci USA，104：18187-18192.

Waggoner SN，Cornberg M，Selin LK，et al.2012.Natural killer cells act as rheostats modulating antiviral T cells.Nature，481：394-398.

Webster GJ，Reignat S，Maini MK，et al.2000.Incubation phase of acute hepatitis B in man：dynamic of cellular immune mechanisms.Hepatology，32：1117-1124.

Yong Zou，Tao Chen，Meifang Han，et al.2010.Increased Killing of Liver NK Cells by Fas/Fas Ligand and NKG2D/NKG2D Ligand Contributes to Hepatocyte Necrosis in Virus-Induced Liver Failure.J Immunol，

184：466-475.

Zhang Z，Zhang S，Zou Z，et al.2011.Hypercytolytic activity of hepatic natural killer cells correlates with liver injury in chronic hepatitis B patients.Hepatology，53：73-85.

Zou Y，Chen T，Han M，et al.2010.Increased killing of liver NK cells by Fas/Fas ligand and NKG2D/NKG2D ligand contributes to hepatocyte necrosis in virus-induced liver failure.J Immunol，184：466-475.

第五节　NLRP3 炎性体及其在急性肝损伤中的作用

　　炎性体（inflammasome）是新近发现的一类位于胞内的多蛋白复合体，参与人体的炎症和免疫反应，与遗传代谢病、糖尿病、动脉粥样硬化、肠道炎症、肿瘤及肝病等多种疾病的发生发展有关，炎性体相关疾病的分子机制等研究已逐渐成为国际热点。

　　炎性体的核心成分为核苷酸结合寡聚化结构域样受体［nucleotide-binding and oligomerization domain(NOD)-like receptors，NLRs］家族蛋白或 PYHIN 家族蛋白，主要包括 NLRs 家族的 NLRC4，NLRP1，NLRP3，NLRP6，NLRP12 和 PYHIN 家族的 AIM2，IFI16。炎性体激活炎症反应，调节半胱氨酸天冬氨酸蛋白酶-1（cysteinyl aspartate-specific protease，Caspase-1）和白细胞介素 1β（interleukin-1β，IL-1β）的解离和活化，进而导致复杂的细胞反应网络、启动局部和全身炎症反应。NLRP3 炎性体是目前研究最为充分的炎性体，与多种疾病有关。NLRP3 炎性体由 NOD 样受体 NLRP3、接头分子 ASC(apoptosis-associated speck-like protein containing a CARD)及效应分子 procaspase-1 组成。NLRP3 是这一大分子复合体中的关键组成部分，并激发 caspase-1 依赖性细胞因子 IL-1β，IL-18 前体细胞成熟。

一、NLRP3 炎性体的激活

　　NLRP3 主要表达于树突状细胞、单核细胞、巨噬细胞、中性粒细胞等免疫细胞。在原代培养的肝细胞几乎不表达 NLRP3，体外应用脂多糖(lipopolysaccharide，LPS)刺激肝细胞可引起 NLRP3 强表达。正常情况下 NLRP3 与热休克蛋白 90 等分子伴侣结合在一起，处于自我抑制状态。NLRP3 炎性体通过细胞内的病原体相关分子模式(pathogen-associated molecular patterns，PAMPs)和危险相关分子模式(danger-associated molecular patterns，DAMPs)在炎症和天然免疫反应过程中发挥作用，当受到 PAMPs 或 DAMPs 刺激后 NLRP3 募集 ASC，通过 ASC 与 procaspase-1 结合组装成炎性体。炎性体可以将无活性的 procaspase-1 转化为有活性的 caspase-1，活性 caspase-1 分子不仅可以将 IL-1β 前体(pro-IL-1β)和 IL-18 前体(pro-IL-18)转化为有活性的 IL-1β 和 IL-18 分子发挥生物学作用，而且可以介导炎症型细胞死亡(pyroptosis)。NLRP3 炎性体激活分两步：首先是位于细胞膜的 Toll 样受体(toll-like receptor，TLR)激活后通过核因子-κB(nuclear factor-kappa B，NF-κB)促进胞内 NLRP3 炎性体各分子转录和翻译，然后在炎性体激活剂的作用下激活 NLRP3 炎性体。

　　NLRP3 炎性体激活的具体分子机制尚未完全明确，NLRP3 炎性体可被多种刺激物激活的特点，使 NLRP3 成为功能最为复杂也是最为重要的炎性体，但目前我们对 NLRP3 的活化仍知之甚少。目前认为其与细胞内钾离子外流、胞质内 cAMP 减少和钙离子浓度升高、溶酶体损伤、产生活性氧(ROS)等有关。NLRP3 炎性体能够被多种物理和化学因子激活。其中有外源性微生物刺激物，包括脂多糖(lipopolysaccharide，LPS)、脂寡糖、核酸、胞壁酰二肽

(MDP)、某些穿孔毒素如肺炎球菌溶血素和刺尾鱼毒素等;环境大分子无机晶体结构,如石棉、二氧化硅等;内源性信号如细胞内 ATP、尿酸晶体、透明质酸和硫酸肝素、可溶性 β 原纤维等。NLRP3 炎性体也可被坏死细胞但非凋亡细胞激活,释放 IL-1β 和 IL-18,引起所谓的无菌性炎症反应。NLRP3 炎性体激活后促进免疫细胞产生效应分子 IL-1β 和 IL-18,IL-1β、IL-18 和受体结合后触发一系列信号通路,激活单核细胞、巨噬细胞和中性粒细胞,分泌 IL-6,IL-8、TNF-α 等多种促炎细胞因子、黏附分子和趋化因子,募集炎症细胞,在炎症和天然免疫反应中发挥作用。

上述大量不同的 NLRP3 活化因子,并非每一个因子都能直接与炎性体结合,所以有人提出,炎性体的激活可能存在共同的分子或通路。研究表明有三条可能的通路:第一个假设的通路是 ROS,认为 ROS 是 NLRP3 炎性体激活的近端信号。ROS 是古老且高度保守的危险信号,在许多经过检测的 NLRP3 活化因子处理后观察到 ROS 产物升高。第二条通路是细胞内 K^+ 浓度下降,通过内源性离子通道或细菌穿孔毒素,造成炎性体激活。根据这两个假设,隔离 NLRP3 活化因子引起的 ROS 或阻滞 NLRP3 活化因子引起的 K^+ 流出,可抑制 NLRP3 激活,减少 caspase-1 的活化和 IL-1β 的形成。第三个假设是由于吞噬微粒或活的病原导致溶酶体膜破坏,造成 NLRP3 活化分子进入细胞溶质,很可能是组织蛋白酶 B 或组织蛋白酶修饰的蛋白。Shimada 等提出了一个将三种 NLRP 活化可能机制统一的理论:细胞内 K^+ 外流、溶酶体膜破坏和 ROS 信号共同导致氧化线粒体 DNA 而后激活 NLRP3 炎性体。

二、NLRP3 炎性体的负调控

炎性体信号通路与其他信号通路之间存在着密切联系,炎性体的激活受到严密、精确的调控。目前宿主对炎性体负调控机制主要包括:含有 PYCARD 结合域的蛋白分子能够在一定程度上竞争炎性体中心 PYCARD 区,从而抑制信号传递;TRIM 30(tripartite motif protein) 通过降解 TLR 信号通路中的 TAB2/TAB3 来负性调控 NF-κB 的活化;也有研究表明细胞内 cAMP 水平升高可导致 NLRP3 抑制,微小 RNA miR-223 能够特异靶向于 NLRP3 mRNA 的 $3'$UTR 区,从而抑制 NLRP3 mRNA 的表达。此外 I 型干扰素可以调控 NLRP3 炎性体活性,IFN-β 可诱导内源性一氧化氮(NO),NO 能够对 NLRP3 分子进行硫醇亚硝基化修饰以抑制其募集 ASC,从而抑制 NLRP3 炎性体的激活。下调 NLRP3 炎性体激活的另一机制是通过特异性免疫系统的作用,2009 年 Guarda 等研究发现,小鼠 $CD4^+$ 效应性和记忆性 T 细胞能够以细胞-细胞接触的方式抑制 NLRP1,NLRP3 炎性体介导的 caspase-1 活化和 IL-1β 成熟,而受体-配体结合的方式可以取代这种细胞-细胞相接触的抑制方式,活化的 T 细胞表面表达的肿瘤坏死因子家族配体如 CD40 配体(CD40 ligand,CD40L/CD154)与受体 CD40 结合时,可抑制巨噬细胞 NLRP3 炎性体的激活,减少 IL-1β 和 IL-18 分泌,这种抑制由 P2X7R 介导,但 $CD4^+$ T 细胞对非 P2X7R 介导的 NLRP3 炎性体的激活并未表现出明显的抑制作用。单独的 CD40L 也能抑制明矾等激活剂导致的巨噬细胞 NLRP3 炎性体激活、caspase-1 活化和 IL-1β 分泌。总之,NLRP3 炎性体的调控极其复杂。

三、NLRP3 炎性体与肝损伤

越来越多的研究显示,NLRP3 炎性体与肝损伤有密切关系。正常肝组织低表达 NLRP3,四氯化碳等药物注射导致肝组织损伤后肝内中性粒细胞、单核细胞等免疫细胞增加,NLRP3

表达升高,且主要表达于库普弗细胞等非实质细胞,肝细胞表达很弱。体外培养证实库普弗细胞和肝窦内皮细胞高表达 NLRP3、肝星状细胞(hepatic stellate cell,HSC),低表达 NLRP3,肝细胞基本不表达 NLRP3,但是 HSC 和肝细胞体外受到 LPS 刺激后其 NLRP3 表达水平明显升高,并伴随 IL-1β 和 TNF-α 的升高。急性肝衰竭发生时 IL-1β,IL-18 和 caspase-1 显著升高,慢加急性肝衰竭早期患者单核细胞被 LPS 刺激后 IL-1β 水平显著高于健康人,而晚期患者其 IL-1β 水平降低,IL-1 受体拮抗剂治疗有助于缓解小鼠肝衰竭病情。

NLRP3 炎性体不仅是一个危险信号传感器,也是一个氧化应激和炎症性疾病的调节位点。D-氨基半乳糖(D-galactosamine,GalN)和 LPS 常被用于研究肝炎症反应及其引起的暴发性肝衰竭导致肝功能障碍的发生机制。血红素氧合酶-1(heme oxygenase-1,HO-1)是细胞保护酶,具有抗炎和对细胞氧化应激的抗氧化作用。HO-1 可通过抑制 NLRP3 信号通路保护肝对抗 GalN/LPS 引起的炎症。Kim 等研究了 GalN/LPS 引起肝损伤的过程中 NLRP3 炎性体的激活及 HO-1 在炎性体信号通路中的作用。C57BL/6 小鼠在 GalN/LPS 处理前 12h,2h 分别先给予 HO-1 诱导剂氯高铁血红素和抑制剂锌原卟啉(ZnPP)。氯高铁血红素诱导 HO-1 逆转 GalN/LPS 引起的致死性损伤,而预先 ZnPP 处理能阻断这种改变。在 GalN/LPS 处理组,GalN/LPS 处理后脂质过氧化作用显著增加,而谷胱甘肽含量减少,血清 IL-1β 和 TNF-α 水平增加,肝 IL-1β,TNF-α 和 NLRP3 mRNA 增加,肝组织 NLRP3,ASC 和 caspase-1 蛋白表达增加。氯高铁血红素能够减弱 NLRP3 与 ASC 和 caspase-1 的相互作用,而 ZnPP 又能消除氯高铁血红素的这种作用。GalN/LPS 可诱导硫氧化还原蛋白(thioredoxin-interacting protein,TXNIP)基因的表达并增强 TXNIP 与 NLRP3 的相互作用。研究结果提示,GalN/LPS 诱导的炎症反应可能是通过 TXNIP-NLRP3 的相互作用引起 NLRP3 炎性体活化,HO-1 可通过抑制 NLRP3 信号通路减轻 GalN/LPS 诱导的肝炎症。

在肝缺血/再灌注损伤后 ROS 介导的 NLRP3 和 AIM2 炎性体激活而引起的炎性反应中,库普弗细胞发挥重要作用。在产生氧化应激过程中信号激发炎性体的形成与激活。Leemans 等的研究显示在肝移植或肝外科切除术后,肝非实质细胞的 NLRP3 表达水平升高,伴随血浆 IL-1β,IL-18 水平升高,干扰 NLRP3 表达可以导致 caspase-1,IL-1β,IL-18,TNF-α 和 IL-6 等表达下降并显著减轻缺血再灌注损伤引起的肝炎症,抑制 IL-1β,IL-18 的表达同样有助于保护肝缺血再灌注损伤。Kim 等检测肝缺血/再灌注损伤中炎性体活化的分子机制及 ROS 种类。发现肝缺血/再灌注损伤引起 NLRP3 和 AIM2 炎性体形成,血清释放 IL-1β 水平增加,泛连接蛋白-1(pannexin-1)抑制剂和抗组织蛋白酶 B 抗体可减弱缺血/再灌注损伤引起的炎性体激活和肝损伤。肝缺血/再灌注损伤可增加 TXNIP 基因的表达,增强 NLRP3 与 TXNIP 的相互作用。应用抗氧化剂 N-乙酰半胱氨酸处理能显著减弱肝缺血/再灌注损伤后 IL-1β 蛋白转化;应用氯化钆耗竭库普弗细胞可显著减少 NLRP3 和 AIM2 炎性体表达和信号通路的活化,也能减少 F4/80 阳性细胞中 caspase-1 蛋白表达水平。提示在肝缺血/再灌注损伤后 ROS 介导的 NLRP3 和 AIM2 炎性体激活的炎性反应中,库普弗细胞发挥重要作用。

内质网应激和非折叠蛋白反应与烧伤时增强肝 NLRP3 炎性体激活有关。大面积烧伤患者常发生脓毒血症,特别是铜绿假单胞菌感染,可延长代谢紊乱,促进多器官衰竭,增加病死率。然而感染相关代谢紊乱和器官功能不全的分子和细胞机制仍不清楚。既往研究结果显示,严重烧伤患者出现严重、持续的内质网应激,推测内质网应激和非折叠蛋白反应与烧伤时 NLRP3 炎性体激活有关,并可能激发肝明显的代谢改变,形成烧伤后肝损伤和肝功能不全的病理基础。研究在建立了体表烧伤面积 60％和烧伤后 3 天腹腔内注射铜绿假单胞菌脂多糖的大鼠二次打击模型 1d 后,处死动物留取肝组织标本进行基因表达检测和 NLRP3 炎性体活化、内质网应激以及糖、脂质代谢分析,进行血浆 ALT,AST 等标志和肝组织化学检测以了解肝损伤情况。结果显示,烧伤和注射 LPS 可诱导肝 NLRP3 炎性体激活,增强肝内质网氧化应激和肝损伤,进而加重烧伤后代谢紊乱。

既往研究显示,对甲硫氨酸-胆碱缺乏饮食诱导的非酒精性脂肪性肝炎(non-alcoholic steatohepatitis,NASH)小鼠应用泛 Caspase 抑制剂 VX-166,可阻断 IL-18 的成熟分泌,从而减轻脂肪变性和肝纤维化。在 NLRP3 敲除的小鼠,长期高脂饮食引起的肝脂肪变性情况减轻,提示 NLRP3 炎性体参与了 NASH 的发病机制。炎性体激活在酒精性肝炎发病机制中亦有重要意义,近期研究表明 NLRP3 炎性体与酒精性肝炎 Mallory-Denk 小体(Mallory-Denk body,MDB)形成有关。Peng 等应用泛素双染色观察酒精性肝炎患者肝活检标本炎性体激活及其与 MDB 形成的关系,结果显示酒精性肝炎患者存在 NLRP3 炎性体激活,并提示 MDB 可能是炎性体激活程度的一个标志。

近年国内外在炎性体的构成、调控方面的研究已取得较大进展,NLRP3 炎性体的激活参与了多种肝病的发生、发展,但对该领域的研究目前仍处于早期阶段,今后若能系统阐明炎性体激活及调控机制,则有助于寻找新的靶向药物,提出新的临床诊疗思路。

(臧　红　沈宏辉)

参 考 文 献

Abderrazak A,Syrovets T,Couchie D,et al.2015.NLRP3 inflammasome:From a danger signal sensor to a regulatory node of oxidative stress and inflammatory diseases.Redox Biology,4:296-307.

Atianand MK,Rathinam VA,Fitzgerald KA.2013.SnapShot:inflammasomes.Cell,153(1):272.

Bauernfeind F,Rieger A,Schildberg FA,et al.2012.NLRP3 inflammasome activity is negatively controlled by miR-223.J Immunol,189(8):4175-4181.

Boaru SG,Borkham-Kamphorst E,Tihaa L,et al.2012.Expression analysis of inflammasomes in experimental models of inflammatory and fibrotic liver disease.J Inflamm(Lond),9(1):49.

Boaru SG,Borkham-Kamphorst E,Van de Leur E,et al.2015.NLRP3 inflammasome expression is driven by NF-κB in cultured hepatocytes.Biochem Biophys Res Commun,458(3):700-706.

Ciraci C,Janczy JR,Sutterwala FS,et al.2012.Control of innate and adaptive immunity by the inflammasome.Microbes Infect,14(14):1263-1270.

Diao L,Marshall AH,Dai X,et al.2014.Burn plus lipopolysaccharide augments endoplasmic reticulum stress and NLRP3 inflammasome activation and reduces PGC-1α in liver.Shock,41(2):138-144.

Franchi L,Eigenbrod T,Munoz-Planillo R,et al.2009.The inflammasome:a caspase-1-activation platform that regulates immune responses and disease pathogenesis.Nat Immunol,10:241-247.

Gross O,Poeck H,Bscheider M,et al.2009.Syk kinase signalling couples to the NLRP3 inflammasome for antifungal host defence.Nature,459(7245):433-436.

Guarda G,Dostert C,Staehli F,et al.2009.T cells dampen innate immune responses through inhibition of NLRP1 and NLRP3 inflammasomes.Nature,460(7252):269-273.

Hansson GK,Klareskog L.2011.Pulling down the plug on atherosclerosis:cooling down the inflammasome.Nat Med,17(7):790-791.

Hernandez-Cuellar E，Tsuchiya K，Hara H，et al.2012.Cutting edge：nitric oxide inhibits the NLRP3 inflammasome.J Immunol,189(11)：5113-5117.

Hoffman HM，Mueller JL，Broide DH，et al.2001.Mutation of a new gene encoding a putative pyrin-like protein causes familial cold autoinflammatory syndrome and Muckle-Wells syndrome.Nat Genet,29(3)：301-305.

Hornung V，Bauernfeind F，Halle A，et al.2008.Silica crystals and aluminum salts activate the NALP3 inflammasome through phagosomal destabilization.Nat Immunol,9(8)：847-856.

Hu J，Yan D，Gao J，et al.2010.rhIL-1Ra reduces hepatocellular apoptosis in mice with acetaminophen-induced acute liver failure.Lab Invest,90(12)：1737-1746.

Kamari Y，Shaish A，Vax E，et al.2011.Lack of interleukin-1α or interleukin-1β inhibits transformation of steatosis to steatohepatitis and liver fibrosis in hypercholesterolemic mice.J Hepatol,55(5)：1086-1094.

Kersse K，Bertrand MJ，Lamkanfi M，et al.2011.NOD-like receptors and the innate immune system：coping with danger，damage and death.Cytokine Growth Factor Rev,22(5-6)：257-276.

Kim HY，Kim SJ，Lee SM.2015.Activation of NLRP3 and AIM2 inflammasomes in Kupffer cells in hepatic ischemia/reperfusion.FEBS J,282(2)：259-270.

Kim SJ，Lee SM.2013.NLRP3 inflammasome activation in D-galactosamine and lipopolysaccharide-induced acute liver failure：role of heme oxygenase-1.Free Radic Biol Med,65：997-1004.

Lee GS，Subramanian N，Kim AI，et al.2012.The calcium-sensing receptor regulates the NLRP3 inflammasome through Ca2$^+$ and cAMP.Nature,492(7427)：123-127.

Leemans JC，Cassel SL，Sutterwala FS.2011.Sensing damage by the NLRP3 inflammasome.Immunol Rev,243(1)：152-162.

Li H，Ambade A，Re F，et al.2009.Cutting edge：necrosis activates the NLRP3 inflammasome.J Immunol,183(3)：1528-1532.

Peng Y，French BA，Tillman B，et al.2014.The inflammasome in alcoholic hepatitis：Its relationship with body formation.Exp Mol Pathol,97(2)：305-313.

Pétrilli V，Papin S，Dostert C，et al.2007.Activation of the NALP3 inflammasome is triggered by low intracellular potassium concentration.Cell Death Differ,14(9)：1583-1589.

Schroder K，Zhou R，Tschopp J.2010.The NLRP3 inflammasome：a sensor for metabolic danger. Science,327(5963)：296-300.

Shi M，Deng W，Bi E，et al.2008.TRIM30 alpha negatively regulates TLR-mediated NF-kappa B activation by targeting TAB2 and TAB3 for degradation.Nat Immunol,9(4)：369-377.

Shimada K，Crother TR，Karlin J，et al.2012.Oxidized mitochondrial DNA activates the NLRP3 inflammasome during apoptosis.Immunity,36(3)：401-414.

Stehlik C，Dorfleutner A.2007.COPs and POPs：modulators of inflammasome activity.J Immunol,179(12)：7993-7998.

Stravitz RT，Sanyal AJ，Reisch J，et al.2013.Effects of N-acetylcysteine on cytokines in non-acetaminophen acute liver failure：potential mechanism of improvement in transplant-free survival.Liver Int,33(9)：1324-1331.

Sutterwala FS，Haasken S，Cassel SL.2014.Mechanism of NLRP3 inflammasome activation.Ann N Y Acad Sci,1319：82-95.

Szabo G，Csak T.2012.Inflammasomes in liver diseases.J Hepatol,57(3)：642-654.

Vyleta ML，Wong J，Magun BE.2012.Suppression of ribosomal function triggers innate immune signaling through activation of the NLRP3 inflammasome.PLoS One,7(5)：e36044.

Witek RP，Stone WC，Karaca FG，et al.2009.Pan-Caspase inhibitor VX-166 reduces firbosis in an animal model of nonalcoholic steatoehaptitis.Hepatology,50(5):1421-1430.

Xing T,Li L,Cao H,et al.2007.Altered immune function of monocytes in different stages of patients with acute on chronic liver failure.Clin Exp Immunol,147(1):184-188.

Zambetti LP,Laudisi F,Licandro G,et al.2012.The rhapsody of NLRPs:master players of inflammation,and a lot more.Immunol Res,53(1-3):78-90.

第六节　血红素氧合酶-1 在肝肾疾病中的作用研究进展

血红素氧合酶(heme oxygenase,HO)是血红素降解的限速酶,可分解血红素生成等物质的量的胆红素、一氧化碳(CO)和铁。研究发现,HO 与及酶解产物胆红素、CO 共同发挥着抗氧化、抗炎、抗增生、抑制细胞凋亡、扩血管、改善组织微循环等作用。HO-1,HO-2 和 HO-3 为 HO 的 3 种同工酶,分别由不同基因编码,其基本结构、表达调节和组织分布有很大差异。HO-1 是 HO 的诱导型,在脓毒血症、高血压、急性肺损伤、肝缺血再灌注损伤、急性肾损伤等多种疾病中均呈现适应性诱导表达并产生相应的保护作用。现将 HO-1 在肝肾疾病中作用的研究进展综述如下。

1. HO-1 与非酒精性脂肪性肝炎　非酒精性脂肪性肝炎(NASH)是临床常见的慢性肝病,是非酒精性脂肪性肝病发病过程向更严重疾病发展的关键转折点。有关 NASH 的发病机制以 Day 等的"二次打击"理论最为普遍。初次打击是指在胰岛素抵抗及继发的高胰岛素血症基础上,出现大量游离脂肪酸(FFA)输入肝导致肝脂质沉积。第二次打击为过量的 FFA 沉积诱发氧化应激,进一步引起脂质过氧化产生大量活性氧(ROS),ROS 的增加刺激单核巨噬细胞和库普弗细胞活化,肝细胞凋亡增加并异常释放炎性细胞因子,引起生物膜反应,导致线粒体肿胀、变性及通透性增加,肝细胞变性、坏死、炎性细胞浸润和纤维化形成,从而产生脂肪性肝炎。其中,氧化应激为单纯性脂肪肝进展为 NASH 的始动环节。有学者发现 SD 大鼠肝线粒体中 HO-1 及其酶解产物能减少 O_2 摄取及 ROS 等产量,提示 HO-1 对 NASH 中肝细胞的保护作用。

2. HO-1 与肝硬化　肝硬化时常伴有内毒素血症、NO 过量产生、细胞因子增加、血管切应力改变等,这些均可诱导 HO-1 的表达。HO 的表达和活性增强,一方面可通过其产物如胆绿素、胆红素的抗氧化反应,对器官起保护作用;另一方面,肝硬化时内脏 HO 活性增加,CO 产生过多,则出现血管过度扩张,不仅出现肝门静脉高压,还出现高动力循环,产生肝硬化的并发症。在肝硬化的不同阶段,如疾病后期,肝 HO 活性的相对下降,肝微循环血管阻力升高,可造成肝门静脉压力进一步上升。因而对 HO-CO 系统进行调节,对肝硬化肝门静脉高压的治疗或许会有新的突破。

3. HO-1 与肝癌　HO-1 在多种实体肿瘤如肝癌中的表达较高,其在肿瘤细胞的作用体现为以下两方面:抵抗机体产生的 ROS 以保护肝癌细胞并促进其生长和扩散,从而提高肝癌细胞的生长速度。其一,HO-1 能增强肿瘤细胞的抗氧化、抗凋亡、抗炎作用并促进肿瘤血管的生成。其二,HO-1 可通过免疫抑制作用降低癌症患者接受器官移植(包括肝移植)治疗时的免疫排斥率。如 HO-1 可以使肝免于化学物质诱导的肝损伤并抑制肝癌的趋化。同时也发现,使用 HO-1 的抑制剂可增强恶性肿瘤对放疗治疗的敏感性。因此,在肝癌发生的早中期,HO-1 具有的保护作用对肝癌的治疗造成一定的妨碍,但在肝癌后期的治疗中,HO-1 的免疫抑制作用则可降低受者的免疫排斥率而对治疗起到辅助作用。

4. HO-1 与肝移植　在肝移植过程中,移植物的缺血缺氧是不可避免的,缺血再灌注损伤(IRI)是影响肝移植存活率和远期效应的重要因素之一。IRI 不仅可以引起超急性排斥期移植器官功能障碍,而且可以增加急性和慢性排斥反应的发生,供体 HO-1 表达在加强其他的免疫抑制治疗效应中很重要,可延长移植物存活率及抑制内膜增生,HO-1 在慢性排斥中的保护性作用似乎和转录因子 NF-κB 表达的下游调控及移植物凋亡抑制相关。腺病毒相关的 HO-1 基因治疗可以减轻移植物中的慢性排斥损伤,其通过保护移植物、下游调控免疫应答及诱导免疫偏离起作用,活性氧自由基在缺血再灌注损伤进程中起到重要作用,主要损伤肝的内皮细胞,还可使细胞内的线粒体大量损伤。因此,通过清除氧自由基可以减少缺血再灌注损伤,有效保护移植肝。Zeng 等通过实验证明,HO-1 过表达提高了肝组织抗氧化活性,明显减轻肝缺血再灌注损伤。而 HO-1 通过维持并保护肝微循环、抑制肝细胞凋亡、直接或间接地抑制炎症连锁反应等途径对肝缺血再灌注损伤产生保护作用。

5. HO-1 与急性肾损伤(AKI)　肾血流灌注降低、缺氧所导致的肾小管上皮细胞代谢障碍及凋亡是 AKI 的重要机制。HO-1 对 AKI 的保护作用由 Nath 等 1992 年制作横纹肌溶解症所致的 AKI 大鼠模型中首次证实,HO-1 的抗炎、抗氧化、抗凋亡、扩张血管作用能减轻 AKI。实验证实 CO 可通过激活 PI3K/AKT 和 P38 MAPK,增强 STAT3 的活性,减少 Fas 和 caspase-3 的表达以及上调 P21 发挥抗凋亡作用。HO-1 催化血红素分解产生的 CO 能激活血管平滑肌细胞的可溶性鸟苷酸环化酶(sGC),使细胞内环鸟苷酸(cGMP)浓度升高,引起血管平滑肌舒张,增加肾血流和肾小球滤过率。CO 与细胞色素 P450 结合,减少其产物二十烷酸等缩血管物质的生成,也是肾血流灌注增加的原因之一。近来的研究证实在顺铂诱导的 AKI 中,HO-1 发挥了细胞保护作用,而一种周期素依赖性蛋白激酶抑制剂(CDKIs)p18 起到或至少参与了这一保护作用。

6. HO-1 与肾小球肾炎　在大鼠抗肾小球基膜型肾小球肾炎、膜性肾病模型中,证实 HO-1 能够减轻肾小球肾炎的肾组织损伤、减少免疫复合物的沉积及蛋白尿形成,其机制与 HO-1 抑制免疫反应和炎症介质的释放有关。尿 HO-1 水平的监测被认为是评估肾疾病中肾小管间质炎症损伤程度的新型而无创的生物标志。HO-1 基因启动子(GT)n 大量重复序列对 HO-1 基因的表达有负性调节作用。在探讨(GT)n 多态性对 IgA 肾病的影响的试验中,不同的研究结果尚不尽相同。但有研究表明 HO-1 的诱导生产参与了对糖尿病高血压大鼠肾损害中可溶性环氧化酶(sEH)的抑制作用,从而减轻了 sEH 对肾功能的损害。还有研究表明,金属卟啉有助预防顺铂诱导的小鼠肾毒性,而 HO-1 在这一保护作用中发挥了至关重要的作用。

7. HO-1 与移植肾损伤　HO-1 对移植肾有保护作用,可延长移植肾的存活时间。研究发现,在肾移植前,给予供体肾钴卟啉以诱导 HO-1 表达,可以减少蛋白尿及移植肾的组织损伤。在肾移植中,受体过度表达 HO-1 可减少慢性排斥反应的发生。有学者证实了一定浓度的 CO 环境下,细胞中的 CYP450 分解产物和游离血红素减少,抑制了 CYP450 分解产物如 20-HETE 及 PGH2 等的缩血管作用和促炎作用,减轻缺血再灌注损伤。而同时给予移植肾 CO 和胆绿素,比单诱导其中一种因素对移植肾的保护作用更大。

8. HO-1 与肝硬化肾功能损害　肝硬化肾功能损害的原因未明,可能是由于肝硬化门静脉高压时内脏和外周动脉扩张,形成高动力循环状态,导致有效动脉血容量相对充盈不足,进而引起肾血流动力学紊乱。过去认为肝病变引起的肾衰竭是功能性的,肾本身没有组织学的改变。但近来有研究报道,肝硬化时存在肾小球、肾小管的损伤,肾组织形态学的改变是肾功能障碍临床表现的基础,说明严重肝病发展到晚期,确实存在肾的病理损害。研究证实在肝硬化大鼠肾组织中,HO-1 蛋白表达减少,说明 HO-CO 系统参与了肝硬化时肾血流动力学紊乱的形成。肝硬化肾功能损害是一个多因素作用的结果,HO-CO 系统可能发挥重要作用。当 HO-1 表达增强时,催化产物内源性 CO 合成增加,HO/CO 在肝硬化肾损伤病理及病理生理过程中发挥重要的作用,可对肝硬化肾损伤起到保护效应。

9. 问题与展望　实验证实 HO-1 及血红素降解产物具有抗氧化、抗炎、抗凋亡、扩张血管等生理作用,并在多种疾病的动物模型中发挥保护作用。然而,也有不少研究者发现由细胞中 HO 诱导的保护作用是有阈值的。缺血和氧化应激是组织损伤的主要机制,氧化性肾损伤是各种因素引起的许多肾疾病的病理生理基础。人们通过诱导 HO-1 表达、转基因技术等证明了 HO-1 的肾保护作用。然而,仍有很多问题亟待解决。例如,诱导多大剂量的 HO-1 能够既产生保护作用又避免其毒性,怎样诱导 HO-1 特异性地在人类肾中表达,怎样确保 HO-1 诱导剂对人体无害等,肝硬化肾功能损害时 HO-CO 系统发挥作用的具体作用方式、途径、部位及与其他血管活性物质的相互作用等有待于进一步研究。

(申力军　万志红)

参 考 文 献

Abraham NG,Kappas A.2008.Pharmacological and clinical aspects of heme oxygenase.Pharmacol Rev,60:79-127.

Axelsen RA,Crawford DH,Endre ZH,et al.1995.Renal glomerular lesions in unselected patients with cirrhosis undergoing orthotopic liver transplantation.Pathology,27(3):237-246.

Chin HJ,Cho HJ,Lee TW,et al.2009.The hemeoxygenase-1 genotype is a risk factor to renal impairment of IgA nephropathy at diagnosis,which is a strong predictor of mortality.J Korean Med Sci,24 Suppl:S30-37.

Clarke H M,Shrivastava S,Motterlini R,et al.2009.Donor HO-1 expression inhibits intimal hyperplasia in un-manipulated graft recipients:a potential role for CD8[+] T-cell modulation by carbon monoxide.Transplantation.88(5):653.

Courtney AE,McNamee PT,Heggarty S,et al.2008.Association of functional haemoxygenase-1 gene promoter polymorphism with polycystic kidney disease and IgA nephropathy.Nephrol Dial Transplant,23:608-611.

Daniela P,Converso,Camille Taille,et al.2006.HO-1 is located in liver mitochondria and modulates mitochondrial heme content and metabolism.The FASEB Journal.FJ Express Full-Length Article,6(20):E482-492.

Day CP,James OF.1998.Steatohepatitis:a tale of two "hits".Gastroenterology,114(4):842-845.

Du D,Chang S,Chen B,et al.2007.Adenovirus-mediated heme oxygenase transfer inhibits graft arteriosclerosis in rat aortic transplants.Transplant Proc,39(10):3446.

Elmarakby AA,Faulkner J,Pye C,et al.2013.Role of haem oxygenase in the renoprotective effects of soluble epoxide hydrolase inhibition in diabetic spontaneously hypertensive rats.Clin Sci(Lond),125(7):349-359.

Elmarakby AA,Faulkner J,Pye C,et al.2013.Role of haem oxygenase in the renoprotective effects of soluble epoxide hydrolase inhibition in diabetic spontaneously hypertensive rats.Clin Sci(Lond),125(7):349-359.

Farombi EO,Surh YJ.2006.Heme oxygenase-1 as a potential therapeutic target for hepatoprotection.J Biochem Mol Biol,39:479-491.

Gong NQ, Du DF, Dong C, et al. 2007. The protective effects on allografts of adeno-associated heme-oxygenase-1 gene therapy against chronic rejection injury. Zhonghua Wai Ke Za Zhi, 45(4):254.

Kapoor S. 2009. The therapeutic benefits of heme oxygenase-1 (HO-1) inhibition in the management of systemic malignancies besides hepatocellular carcinomas. Int J Cancer, 125:736.

Ke B, Shen X D, Gao F, et al. 2010. Adoptive transfer of ex vivo HO-1 modified bone marrow derived macrophages prevents liver ischemia and reperfusion injury. Mol Ther, 18(5):1019.

Maines MD. 1997. The heme oxygenase system: a regulator of second messenger gases. Annu Rev Pharmacol Toxicol, 37(1):517-554.

Miyazono M, Garat C, Morris KG Jr, et al. 2002. Decreased renal heme oxygenase-1 expression contributes to decreased renal function during cirrhosis. Am J Physiol Renal Physiol, 283(5):F1123-1131.

Nakao A, Faleo G, Shimizu H, et al. 2008. Ex vivo carbon monoxide prevents cytochrome P450 degradation and ischemia/reperfusion injury of kidney grafts. Kidney Int, 74:1009-1016.

Nath KA. 2006. Heme oxygenase-1: a provenance for cytoprotective pathways in the kidney and other tissues. Kidney Int, 70(3):432-443.

Pan H, Shen K, Wang X, et al. 2014. Protective effect of metalloporphyrins against cisplatin-induced kidney injury in mice. PLoS One, 9(1):e86057.

Ryt er SW, Ch oi AM. 2009. Heme oxygenase-1/carbon monoxide: from metabolism to molecular therapy. Am J Res pir Cell Mol Biol, 41:251-260.

Tyrrell RM. 2012. Modulation of gene expression by the oxidative stress generated in human skin cells by UVA radiation and the restoration of redox homeostasis. Photochem Photobiol Sci, 11:135-147.

Wang L, Zhang Y, Yuan L, et al. 2014. Cyclin-dependent kinase inhibitor p18INK4c is involved in protective roles of heme oxygenase-1 in cisplatin-induced acute kidney injury. Int J Mol Med, 34(3):911-917.

Was H, Sokolowska M, Sierpniowska A, et al. 2011. Effects of heme oxygenase-1 on induction and development of chemically induced squamous cell carcinoma in mice. Free Radic Biol Med, 51:1717-1726.

Yokoyama T, Shimizu M, Ohta K, et al. 2011. Urinary heme oxygenase-1 as a sensitive indicator of tubulointerstitial inflammatory damage in various renal diseases. Am J Nephrol, 33(5):414-420.

Yue LH, Zhao YL, Chen J, et al. 2010. Effect of fusion protein TAT and heme oxygenase-1 on liver sinusoidal endothelial cells apoptosis during preservation injury. Chin Med J, 123(1):68.

Zeng Z, Huang HF, Chen MQ, et al. 2011. Contributions of heme oxygenase-1 in post conditioning-protected ischemia-reperfusion injury in rat liver transplantation. Transplant Proc, 43(7):2517-2523.

Zou Y, Li J. 2006. High-fat emulsion-induced rat model of nonalcoholic steatohepatitis. Life Sci, 79(11):1100-1107.

第七节　慢加急性肝衰竭早期肾损伤标志物检测的临床意义

乙型肝炎病毒(HBV)相关的慢性肝疾病是威胁我国人类健康的杀手之一,随着病情的进展,部分患者发展为慢加急性肝衰竭(ACLF)。在我们最近所做的一项 10 年肝衰竭患者调查中发现,2002—2011 年,解放军第 302 医院共收治 3916 例肝衰竭患者,HBV 仍然是引起 ACLF 的主要因素(87.3%),由于缺乏特异性治疗,HBV 相关 ACLF 的治愈好转率仅为 39.0%。因此,与预后相关早期预警分子的研究有利于提供早期有效治疗措施、提高肝衰竭患者的生存率。

急性打击和慢性肝病共同促进慢加急性肝衰竭的发展,诱导循环和多器官功能障碍,其中,肾往往是肝衰竭发生时最先累及的器官。ACLF 患者通常表现为脓毒症(sepsis)症状,内毒素和炎症介质共同作用可能引起肾性损伤,进而进展为急性肾损伤(acute kidney injury, AKI),ACLF 比肝硬化或慢性肝衰竭患者更快、更凶险。但肾损伤早期症状隐匿,临床体征与常规检测指标多不典型,因早期难于发现而贻误病情。基于肝衰竭患者预后评定的 MELD 评分系统,也因为血清肌酐检测敏感性低而易出现偏差。因此研究早期肾损害指标有利于早期发现肾损伤,提供早期的有效治疗措施,提高肝衰竭患者的生存率。

　　临床评价肾疾病进展和严重程度,一般以肾小球滤过率(GFR)反映。GFR 指在一定时间内通过肾小球的血浆量(定义为在单位时间内肾将若干容积血浆内的物质从体内清除,其单位一般为 ml/min 物质)。它不能直接测定,必须借助某些标志物的肾清除率来反映。现阶段临床上常用尿素、肌酐、肌酐清除率作为肾滤过功能的评价指标,但均有不同缺陷。如血浆尿素影响因素多、变异大,缺乏作为肾功能监测指标的可靠性;血清肌酐(SCr)虽是目前应用最广的肾功能评价指标,但因年龄、性别、个体肌肉量的差异,导致其临床肌酐值的解释较困难,且因肌酐指标的滞后性导致敏感性并不高,有研究证实机体 GFR 下降至正常水平 30% 以下时,SCr 才会升高;慢加急性肝衰竭患者的血清高黄疸同样影响肌酐水平测定的准确性;在 50% 已存在肾功能障碍的慢加急性肝衰竭患者中,血肌酐水平仍可保持正常,这样可能会影响判断肝衰竭患者病情严重程度和预后的 MELD 评分的准确性。内生肌酐清除率(CCr)被认为是临床评价肾功能最常用的可靠指标,但 CCr 的测定方法比较麻烦,试验前应给受试者无肌酐饮食 3 天,并限蛋白入量,避免剧烈运动,使血中内生肌酐浓度达到稳定状态。如采用公式计算:CCr=(140-年龄)×体重(kg)/[72×Scr(mg/dl)],仍然以血清肌酐作为主要计算指标,在评价肾小球滤过率功能时同样存在与肌酐相同的局限性。

　　目前一些新的预测早期肾损伤的指标得到大家的关注,其中胱抑素 C,中性粒细胞明胶酶相关脂质运载蛋白、肾损伤分子-1 和白细胞介素-18 备受关注。

　　1. 胱抑素 C(cystatin C,CysC)　完全由肾小球滤过,不受年龄、性别、体重、炎症等因素影响,肾是其唯一的滤过和代谢器官,因此可作为反映肾小球滤过率的一种理想的内源性指标。Randers 等提示血清 CysC 在正常至中度肾功能损伤患者中可作为反映肾功能的一种内源性指标。Hotta 等研究发现,轻度肾功能损伤患者血清 CysC 浓度升高比例明显高于血清 β 微球蛋白(β-MG)、SCr。结果表明血清 CysC 能更好地反映肾小球滤过率(GFR),提高早期肾功能检测灵敏度。目前,有国外文献显示血清 CysC 水平可预测肝硬化病人发生肝肾综合征(HRS)。HRS 是以肾功能不全、内源性血管活性物质异常和动脉循环血流动力学改变为特征的一组临床综合征,主要发生于慢性肝衰竭伴肝门静脉高压的病人。实验证实肾血管痉挛收缩、肾血流量减少、肾皮质灌注不足是 HRS 的病理生理基础。ACLF 病人发生肾功能障碍的机制与慢性肝衰竭病人稍有不同,ACLF 病人通常表现为脓毒症的症状,由内毒素和炎症介质引起肾性损伤,进展为急性肾损害,ACLF 比肝硬化或慢性肝衰竭进展更快、更凶险;另一方面早期诊断和治疗往往可以反转 ACLF 病人病情,预后好于慢性肝衰竭病人。探索新的诊断方法早期发现肾损伤,早期应用肾替代疗法(CRRT)或使用某些药物,可能会逆转 ACLF 病人肾损伤。

　　2. 中性粒细胞明胶酶相关脂质运载蛋白(neutrophil gelatinase-associated lipocalin, NGAL)　是共价结合在中性粒细胞明胶酶的 25kDa 的蛋白质。NGAL 在人体组织(包括肾、肺、胃和大肠)中低表达,但在受损的上皮细胞中表达显著上升。通过基因芯片技术分析,

NGAL 会出现在肾缺血或肾毒性损伤动物模型早期,在病人急性肾损伤(AKI)发生早期即可在血液和尿液中被检测出来。在一项横断面研究中,继发于败血症、缺血或肾毒性的急性肾衰竭的 ICU 患者血液和尿液中的 NGAL 比正常对照分别高出 10 倍和 100 倍。一项英国的研究对 SCr,eGFR,NGAL 和 CysC 在对肝移植病人预测 2d 内发生 AKI 的作用进行了比较,结果发现血 NGAL 是病人发生 AKI 的独立风险因素,而且能够很好地预测 AKI 的发生[AUROC=0.87(0.77~0.92),$P<0.001$]。

血清中 NGAL 的成分主要包括:NGAL 单体(monomer)、MMP9-NGAL 异源二聚体(heterodimer)及 NGAL 自身形成的同型二聚体(homodimer),其中 NGAL 单体和 MMP9-NGAL 异源二聚体与肾小管上皮损伤有关,如图 6-1 所示。为了更特异性地反映肾损伤,检测这两个指标更有临床意义。

目前,虽然许多研究表明 NGAL 可以作为早期诊断 AKI 的指标,但是国内外仍缺乏ACLF 病人早期 NGAL 水平变化以及其对病人预后评估的临床研究。尤其对于特异性NGAL 单体和 MMP9-NGAL 异源二聚体对肝衰竭病人肾损伤的预测,国内外均无相关报道。

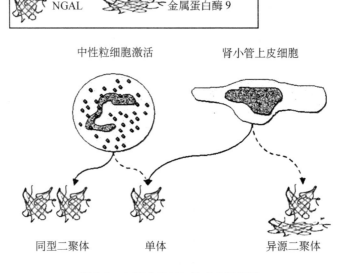

图 6-1　血清中 NGAL 的成分及来源

3. **肾损伤分子-1(kidney injury molecule-1,KIM-1)**　是一个跨膜蛋白,高表达于由缺血或肾毒性引起 AKI 动物模型的近端肾小管上皮细胞中,易于在尿中检测到。在一项临床横断面研究中发现 KIM-1 在缺血性 AKI 患者近端肾小管中表达显著增加。更重要的是尿 KIM-1能很好地鉴别肾前氮质血症引起的缺血性 AKI 和慢性肾疾病,而造影剂所致 AKI 则不会导致尿 KIM-1 的改变。近来研究发现 KIM-1 作为 AKI 预测标志物的临床意义。进行体外循环的手术最后发生 AKI 的患者,在术后 2h 尿中的 KIM-1 升高 40%,而 24h 后尿中 KIM-1 升高超过 100%。同样在儿童建立体外循环的研究中,40 例患者中有 20 例发展为 AKI,尿中KIM-1 显著升高,术后 12h 的 AUC 为 0.83。因此,KIM-1 有望成为尿液分析中诊断 AKI 的标志物。在缺血或肾毒性引起 AKI 中 KIM-1 比 NGAL 表现出更高的特异性。

4. **白细胞介素-18(interleukin-18)**　是一种促炎性细胞因子,主要由近端肾小管产生。

动物实验发现在缺血性 AKI 时,极易在尿中检测出 IL-18。在横断面临床研究中,发现尿 IL-18 在已发生 AKI 的患者尿液中显著增加,而在尿路感染、慢性肾疾病、肾病综合征、肾前衰竭患者尿中 IL-18 则无显著变化。尿液 IL-18 诊断 AKI 的特异性及灵敏度大于 90%。此外。在发生移植肾功能延迟恢复的肾移植患者,肾移植当天尿液 IL-18 即显著升高。对于发生 AKI 的急性呼吸窘迫综合征患者,尿液 IL-18 显著升高比血清肌酐升高早 48h,且与病死率显著相关。对在心脏术后 23d 发生 AKI 的患儿研究发现,尿液 NGAI 在术后 2h 内即升高,并在术后 6h 达到峰值;尿 IL-18 则在术后 6h 升高,在术后 12h 时升高达 25 倍。结果说明尿 NGAL 与 IL-18 独立地反映了 AKI 的不同时间进程。

终末期肝病模型(model for end-stage liver disease,MELD)仍是预测慢加急性肝衰竭病人预后的主要指标。MELD 是应用血清胆红素、凝血酶原时间国际标准化比值和血清肌酐指标来评价终末期肝病的系统。计算方法为:$9.6 \times \ln($肌酐 mg/dl$) + 3.8 \times \ln($胆红素 mg/dl$) + 11.2 \times \ln($INR$) + 6.4 \times$病因。在 MELD 评分中,血清肌酐的水平占到很大比重,但在临床上我们观察到大约有 70% 的肝衰竭病人就诊时肌酐在正常水平,由此计算出的 MELD 评分可能偏低,不能准确反映病人的病情轻重程度。如果将更敏感的早期肾损伤标志如 CysC、NGAL 或 MMP9-NGAL、KlM-1 和 IL-18 引入 MELD 评分的计算系统中,修正 MELD 评分,对准确判断肝衰竭病人(尤其血清肌酐正常病人)的预后具有重要意义。

(万志红)

参 考 文 献

Ariza X,Sola E,Elia C,et al.2015.Analysis of a urinary biomarker panel for clinical outcomes assessment in cirrhosis.PLoS One,10(6):e0128145.

Barakat M,Khalil M.2011.Serum cystatin C in advanced liver cirrhosis and different stages of the hepatorenal syndrome.Arab J Gastroenterol,12(3):131-135.

Cai L,Borowiec J,Xu S,et al.2009.Assays of urine levels of HNL/NGAL in patients undergoing cardiac surgery and the impact of antibody configuration on their clinical performances.Clin Chim Acta,403(1):121-125.

Cárdenas A,Ginès P.2011.Acute-on-chronic liver failure:the kidneys.Curr Opin Crit Care,17(2):184-189.

Hisamichi M,Kamijo-Ikemori A,Sugaya T,et al.2016.Increase in urinary markers during the acute phase reflects the degree of chronic tubulointerstitial injury after ischemia-reperfusion renal injury.Biomarkers,Mar 30:1-9.

Huang Z,Lin C,Fang J,et al.2015.Acute kidney injury in hepatitis B-related acute-on-chronic liver failure without preexisting liver cirrhosis.Hepatol Int,9:416-423.

Inker LA,Schmid CH,Tighiouart H,et al.2012.Estimating glomerular filtration rate from serum creatinine and cystatin C.N Engl J Med,367(1):20-29.

Mai T.2008.Nguyen & Prasad Devarajan.Biomarkers for the early detection of acute kidney injury.Pediatr Nephrol,23:2151-2157.

Mishra J,Mori K,Ma Q,et al.2004.Neutrophil Gelatinase-Associated Lipocalin(NGAL):a novel urinary biomarker for cisplatin nephrotoxicity.Am J Nephrol,24:307-315.

Mohammed AA,Hassan HA,Fouad YM,et al.2011.Cystatin C:a predictor of hepatorenal syndrome in patients with liver cirrhosis.Hepatol Int,5(4):927-933.

Obermüller N,Geiger H,Weipert C,et al.2014.Current developments in early diagnosis of acute kidney injury.

Int Urol Nephrol,46:1-7.

Prakash J,Mahapatra AK,Ghosh B,et al.2001.Clinical spectrum of renal disorders in patients with cirrhosis of liver.Ren Fail,33(1):40-46.

Wan Z,Wu Y,Yi J,et al.2015.Combining serum cystatin C with total bilirubin improves short-term mortality prediction in patients with HBV-related acute-on-chronic liver failure.PLoS One,10(1):e0116968.

Wan ZH,Wang JJ,You SL,et al.2013.Cystatin C is a biomarker for predicting acute kidney injury in patients with acute-on-chronic liver failure.World J Gastroenterol,19(48):9432-9438.

Weir MR.2012.Improving the estimating equation for GFR-a clinical perspective.N Engl J Med,367(1):75-76.

第八节 肝硬化急性肾损伤的早期临床诊断

急性肾衰竭(acute renal failure,ARF)是肝硬化失代偿期患者的常见并发症之一,1996 年 Arroyo 等提出了对这类患者肾衰竭的诊断标准。2002－2004 年提出了急性肾损伤(AKI)的概念并以此取代 ARF。目前认为,AKI 是肾功能突然(48h 内)和持续下降,引起含氮物质和非氮质排泄物的滞留及电解质等调节异常。AKI 与再灌注损伤、脓毒血症或毒素有关,引起肾小管上皮细胞的细胞支架完整性和细胞的极性快速丧失。肝硬化患者发生 AKI 的风险增大,约 20％的肝硬化住院患者发生 AKI。应用估计的肾小球滤过率(eGFR)评价,乙型肝炎肝硬化患者肾功能不全的发生率为 20.8％,而慢性乙型肝炎相关慢加急性肝衰竭患者,按照 A-KIN 标准 AKI 发生率可达 36.0％。AKI 与肝硬化患者病死率密切相关,因此肝硬化 AKI 的早期临床诊断、早期治疗对降低病死率极为重要。

一、肝硬化 AKI 的临床诊断

AKI 早期诊断的问题已经争论了多年,但目前围绕肝硬化 AKI 的诊断仍有相当多的困惑,其中部分原因是由于缺乏恰当、统一的定义,其次是缺乏可应用的 AKI 实验模型及能及时有效地检测肾功能损伤的分子标志物。其中最主要的是针对血肌酐(serum creatinine,SCr)的争论,目前 SCr 1.5 mg/dl(133μmol/L)作为肝硬化失代偿期患者肾衰竭的临界值已经引起争议。在临床实际工作中,由于受体质量、种族、年龄、性别的影响,SCr 作为肾功能的一个生物标志有很多局限性。在肝硬化患者中,SCr 会受到下列因素的影响:①由于肌肉萎缩,肌肉中的肌酸来源减少,导致 SCr 的生成减少;②肾小管 SCr 分泌增加;③肝硬化容量分布增加,可能稀释 SCr;④sCr 检测方法受胆红素升高的影响。因此,肝硬化患者依赖 SCr 结果进行诊断可能导致过高估计肾小球滤过率(glomerular filtration rate,GFR)或肾功能,从而遗漏部分潜在 AKI 患者。尽管如此,目前 sCr 仍然是伴有或不伴有肝硬化患者诊断 AKI 最常用的生物标志物。

AKI 的临床诊断依赖肾小球滤过率减少,SCr 增加,伴或不伴少尿。近年来,对非肝硬化患者 AKI 的诊断,不同的组织分别制订提出了诊断标准,一个是急性透析质量倡议小组(the acute dialysis quality initiative group,ADQI)于 2004 年提出的 RIFLE(risk,injury,failure,loss of renal function and end-stage renal disease)诊断分级标准,即 1 周内 SCr 增加≥50％或 GFR 减少＞25％,同时伴有尿量减少＜0.5 ml/(kg·h)超过 6h;另一个是急性肾损伤网络(acute kidney injury network,AKIN)于 2007 年对 RIFLE 进行修订并提出 AKIN 标准,即 48h 内 SCr 增加 0.3mg/dl(26.5μmol/L)或较基线增加≥50％,同时伴有尿量减少＜0.5 ml/

(kg·h)并持续 6h 以上。为了尽可能早期诊断 AKI,2012 年将 AKIN 标准和 RIFLE 标准结合,发布了 KDIGO(the kidney disease improving global outcome)标准,即 48h 内 SCr 增加 0.3mg/dl(26.5μmol/L)或 7d 内 SCr 较基线增加≥50%,同时伴有尿量减少<0.5ml/(kg·h)并持续 6h 以上。然而,应用尿量减少作为肝硬化腹水患者的诊断标准存在一个问题,这些患者常常存在少尿并钠潴留而维持 GFR 相对正常,且由于应用利尿药患者的尿量还可能增加,因此在临床实际工作中尿的收集常常并不准确,而且 SCr 固定临界值没有考虑到此前数天甚至数周的动态变化,而这些又是鉴别急性和慢性肾损伤所必需的。因此,SCr 动态变化成为肝硬化患者诊断 AKI 的关键。为达成对肝硬化患者 AKI 重新定义,2012 年 12 月国际腹水俱乐部(ICA)在意大利威尼斯召开会议,并于 2014 年提出了新的肝硬化患者 AKI 的定义、诊断和处理意见(ICA-AKI 标准)。新的 ICA-AKI 标准去除了尿量作为标准之一,采用了 KDIGO 标准中的另外两条:如果不能获得此前 7d 的 SCr,则入院前 3 个月内的 sCr 可被认定为诊断 AKI 的基线值,且排除应用 MDRD(the modification of diet in renal disease)公式计算的 sCr 作为基线值,并对 AKI 分期及进展进行了定义(表 6-5)。

表 6-5　国际腹水俱乐部 2014 年新修订肝硬化 AKI 定义、诊断与分期标准

	定　义		
基线 SCr	近 3 个月内的 SCr 值 如果近 3 个月内患者有多次 SCr 值,选取离住院日最近的一次 如果患者不能提供以往的 SCr 值,选取入院时测定的 SCr		
AKI 定义	48h 内 SCr 值升高≥0.3mg/dl(26.5μmol/L),或者在前 7d 内 SCr 值比已知或推测的基础 SCr 值升高 50%以上		
AKI 分期	1 期	2 期	3 期
	SCr 值升高 ≥ 0.3 mg/dl(26.5μmol/L);或者 SCr 比基线值升高 1.5~2 倍	SCr 比基线值升高 2~3 倍	SCr 比基线值升高 3 倍以上;或者 SCr≥4.0mg/dl(353.6μmol/L)并伴有急性升高≥0.3mg/dl(26.5μmol/L);或者需要肾替换治疗
AKI 进展	进展		好转
	AKI 进展到更高一级和(或)需要肾替换治疗		AKI 降回到更低一级
对治疗的反应	无应答	部分应答	完全应答
	AKI 无任何好转	AKI 好转,SCr 值下降,但仍高于基线值 0.3mg/dl(26.5μmol/L)以上	SCr 值水平下降,数值高于基线值 0.3mg/dl(26.5μmol/L)以内

SCr 为血肌酐;AKI 为急性肾损伤

新标准与传统标准主要有如下不同:①SCr 被认为是绝对值的增加;②取消 SCr≥1.5 mg/dl(133μmol/L)的临界值;③基于一个稍微延长的时间窗口内(1 周内)SCr 值的变化建立 AKI 的分期体系,以期能够评价分期的进展和恢复(AKIN 分期的改良)。比较传统标准与新

标准对肝硬化患者预后判断的准确性,对于制订 AKI 新的管理策略至关重要。近期研究发现,细菌感染导致 AKI1 期,但 SCr≤1.5mg/dl(133μmol/L)的患者短期病死率高于未发生 AKI 的患者。按新标准对肝硬化患者 AKI 的研究显示,AKI(SCr 绝对值升高≥0.3mg/dl(26.5μmol/L)和(或)较基线值升高≥50%与患者住院时间延长、短期病死率增加等有关。因此,即使 SCr 轻微升高,也应该尽早认识到 AKI 存在的潜在可能并早期干预。

二、肝肾综合征的诊断

新标准对肝肾综合征(hepatorenal syndrome,HRS)的诊断标准也做出了调整。现行的 1 型 HRS 诊断标准包括一个 2 周的时间区间,以及在此期间 SCr 值 2 倍升高达到>221μmol/L(2.5mg/dl)。应用新的治疗策略的优点在于能够对 1 型 HRS 患者进行更早的治疗,患者能有一个比现行方法更好的转归。虽然如此,新的标准从 HRS 诊断标准中去除固定不变的 SCr 临界值,而目前 HRS 诊断标准中其余的所有标准维持不变。

三、肝硬化急性肾损伤的生物学标志物

SCr 是估计 GFR 的内源性标志物,是临床常用的肾功能评价指标,但由于多种因素影响,SCr 不是肝硬化患者肾功能的一个准确而敏感的标志物。因此,寻找能及时有效地检测肾功能损伤的分子标志物逐渐成为研究热点。

肾前性氮质血症(pre-renal azotemia,PRA)、急性肾小管坏死(acute tubular necrosis,ATN)和 HRS 是肝硬化患者 AKI 最常见类型,然而确立准确的鉴别诊断相当困难。由于其治疗原则不同,故准确区分 AKI 临床类型极为重要。同时,符合上述这些标准的 AKI 患者仍需与肾小管损伤鉴别,新的尿生物标志物有助于肝硬化不同类型 AKI 的鉴别诊断。近年发现了几种肾小管损伤的尿生物标志物,如中性粒细胞明胶酶相关脂质运载蛋白(NGAL)、肾损伤分子-1(KIM-1)、IL-18、肝型脂肪酸结合蛋白(liver type fatty acid binding protein,L-FABP)等。尿 NGAL 有助于对肝硬化患者氮质血症的鉴别诊断。来自欧洲、美国的初步研究显示,NGAL 和(或)NGAL,KIM-1,IL-18,L-FABP 和蛋白尿等尿生物标志物的联合应用有助于肝硬化 AKI 的鉴别诊断。Belcher 等进行了多中心、前瞻性的队列研究,发现 NGAL,IL-18,KIM-1 和 L-FABP 在几种常见类型 AKI 中有显著差异,ATN 患者显著高于 PRA 和 HRS 患者,表明上述尿生物学标志物对肝硬化患者 ATN 型 AKI 有很好的诊断作用,对准确指导临床治疗有重要意义,但 HRS 的特异性生物学标志物仍需进一步研究。Ariza 等分析了一组尿生物学标志物与肝硬化患者 AKI 鉴别诊断及与预后的关系。发现有些生物学标志物有助于 ATN 与其他类型 AKI 的鉴别诊断,其中 NGAL 是诊断 ATN 最准确的生物学标志物,其他有意义的生物学标志物有 IL-18 及三叶草因子 3 等,而 β_2-微球蛋白、钙结合蛋白、胱抑素 C 及 KIM-1 等对诊断 ATN 的准确性较差。胱抑素 C 是一种非糖基碱性蛋白,可自由通过肾小球滤过,肾是其唯一清除的器官,不受肾外因素影响,是临床常用的检测指标。目前认为血清 CysC 是评价肝硬化患者是否发生 AKI 的较灵敏指标。同时,研究显示血清 CysC 水平对 HBV 相关慢加急性肝衰竭(HBV-ACLF)患者急性肾损伤有早期诊断意义。多因素 Logstic 回归分析结果显示,只有血清 CysC 水平是 HBV-ACLF 患者发生 AKI 的独立风险因素,当 SCr 正常时,基于 CysC 的 GFR 估计值更能早期反映患者的轻到中度肾损伤。

四、展望

AKI 是肝硬化失代偿期患者的常见并发症,肝硬化合并 AKI 患者预后极差,早期诊断极其重要。国际腹水俱乐部(ICA)提出的新的肝硬化患者 AKI 的定义、诊断标准(ICA-AKI 标准),采纳 KDIGO 定义标准的 SCr 值动态改变的概念,在确定 AKI 的过程中从 HRS 诊断标准中去除固定不变的血肌酐临界值,而目前 HRS 诊断标准中其余的所有标准维持不变,其优点在于能够对 1 型 HRS 患者进行更早的治疗,患者能有一个比现行方法更好的转归。ICA-AKI 标准是否更适合临床应用,尚需进一步临床研究。新的生物学标志物可以促进 AKI 准确、快速诊断,对预后的判断也有较高价值,但这些仍需要进行进一步的研究证实。总之,关于肝硬化 AKI 的诊治仍然存在很多困惑,需要不断的研究和探索。

(臧　红　万志红　辛绍杰)

参 考 文 献

左璐,孙凤霞,王宪波,等.2014.298 例乙型肝炎肝硬化患者合并肾功能不全情况分析[J].中华肝脏病杂志,22
　　(7):504-508.

Angeli P,Gatta A,Caregaro L,et al.1990.Tubular site of renal sodium retention in ascitic liver cirrhosis evalua-
　　ted by lithium clearance.Eur J Clin Invest,20(1):111-117.

Angeli P,Gines P,Wong F,et al.2015.Diagnosis and management of acute kidney injury in patients with cirrho-
　　sis:revised consensus recommendations of the International Club of Ascites.Gut,64(4):531-537.

Angeli P,Rodríguez E,Piano S,et al.201.Acute kidney injury and acute-on-chronic liver failure classifications in
　　prognosis assessment of patients with acute decompensation of cirrhosis.Gut,64(10):1616-1622.

Ariza X,Solà E,Elia C,et al.2015.Analysis of a Urinary Biomarker Panel for Clinical Outcomes Assessment in
　　Cirrhosis.PLoS One,10(6):e0128145.

Arroyo V,Gines P,Gerbes AL,et al.1996.Definition and diagnostic criteria of refractory ascites and hepatorenal
　　syndrome in cirrhosis .Hepatology,23:164-176.

Belcher JM,Sanyal AJ,Peixoto AJ,et al.2014.Kidney biomarkers and differential diagnosis of patients with cir-
　　rhosis and acute kidney injury.Hepatology,60(2):622-632.

Bellomo R,Ronco C,Kellum JA,et al.2004.Acute renal failure-definition,outcome measures,animal models,
　　fluid therapy and information technology needs:the Second International Consensus Conference of the Acute
　　Dialysis Quality Initiative(ADQI)Group.Crit Care,8(4):R204-212.

Davenport A.2011.Difficulties in assessing renal function in patients with cirrhosis:potential impact on patient
　　treatment.Intensive Care Med,37(6):930-932.

Fagundes C,Pépin MN,Guevara M,et al.2012.Urinary neutrophil gelatinase-associated lipocalin as biomarker
　　in the differential diagnosis of impairment of kidney function in cirrhosis.J Hepatol,57(2):267-273.

Garcia-Tsao G,Parikh CR,Viola A.2008.Acute kidney injury in cirrhosis.Hepatology,48(6):2064-2077.

Huang Z,Lin C,Jiankai Fang J,et al.2015.Acute kidney injury in hepatitis B-related acute-on-chronic liver fail-
　　ure without preexisting liver cirrhosis.Hepatol Int,9:416-423.

Khwaja A.2012.KDIGO Clinical Practice Guidelines for Acute Kidney Injury.Nephron Clin Pract,120(4):
　　c179-184.

Mehta RL,Kellum JA,Shah SV,et al.2007.Acute Kidney Injury Network:report of an initiative to improve outcomes in acute kidney injury.Crit Care,11(2):R31.

Obermüller N,Geiger H,Weipert C,et al.2014.Current developments in early diagnosis of acute kidney injury. Int Urol Nephrol,46(1):1-7.

Salerno F,Gerbes A,Gines P,et al.2007.Diagnosis,prevention and treatment of the hepatorenal syndrome in cirrhosis.Gut,56(9):1310-1318.

Verna EC,Brown RS,Farrand E,et al.2012.Urinary neutrophil gelatinase-associated lipocalin predicts mortality and identifies acute kidney injury in cirrhosis.Dig Dis Sci,57(9):2362-2370.

Wan ZH,Wang JJ,You SL,et al.2013.Cystatin C is a biomarker for predicting acute kidney injury in patients with acute-on-chronic liver failure.World J Gastroenterol,19(48):9432-9438.

Wong F,O'Leary JG,Reddy KR,et al.2013.New consensus definition of acute kidney injury accurately predicts 30-day mortality in patients with cirrhosis and infection.Gastroenterology,145(6):1280-1288.

第九节 肝衰竭预后的早期预测

肝衰竭是一组多种原因导致肝严重损害的临床症候群,预后极差,肝移植是挽救生命的最有效方法。但由于供体短缺及其他社会经济等原因,严重阻碍了肝移植的应用,且肝移植术后1年存活率为60%～70%,存活病人需要长期免疫抑制药维持治疗,其潜在危险也不容忽视。因此,肝衰竭预后早期、准确的评估对临床决策、挽救病人的生命及维持病人的长期生存质量极为重要。因急性(亚急性)肝衰竭与慢加急性肝衰竭发病特点有所不同,我们将分别进行论述。

一、肝衰竭预后早期预测模型与影响因素

(一)急性(亚急性)肝衰竭预后的预测模型与影响因素

急性(亚急性)肝衰竭病死率高,预后难以准确预测,影响因素包括性别、年龄、肝功能状态、凝血功能、肾功能及并发症等,但其预测价值尚有争议。因此预后评估系统如英国皇家医学院医院(King's College Hospital,KCH)标准和Clichy标准,被认为能比较可靠地预测急性肝衰竭预后。目前被普遍接受并应用最为广泛的是KCH标准,该模型于1989年提出,主要针对欧美国家最常见的急性药物性肝衰竭,主要包括临床和生化常用指标,如病因、年龄、黄疸持续时间、胆红素水平、凝血酶原时间、动脉血pH及血清肌酐水平等,这些都是临床常规检查项目,所有这些指标都能在入院后几小时内获得。但有结果显示,KCH标准对非对乙酰氨基酚引起的暴发性肝衰竭的阴性预测值不足。Clichy标准主要用于病毒性肝炎所致急性肝衰竭的预后判断,根据患者年龄分为:<30岁患者Ⅴ因子活动度<20%及出现Ⅰ～Ⅳ级肝性脑病即为肝移植指征,而年龄>30岁患者Ⅴ因子活动度<30%即提示预后不良。但因其依赖的Ⅴ因子检测成本高限制了应用。

终末期肝病(model for end-stage liver disease,MELD)评分系统最初是用于肝硬化门静脉高压患者经颈静脉肝内门体静脉分流术治疗后短期预后的评价。该模型能够反映肝残余功能,可应用于多种原因的终末期肝病预后评估,给肝衰竭患者提供了一个有效的评价指标。MELD评分系统主要由国际标准化比值(INR)、血清总胆红素(TBil)和血清肌酐(CRE)水平、病因组成,$R=3.8\times\ln[胆红素(mg/dl)]+11.2\times\ln(INR)+9.6\times\ln[肌酐(mg/dl)]+6.4\times$(病因:胆汁性或酒精性0,其他1),$R$值越高,其风险越大,生存率越低。目前MELD评分系

统被很多地区和国家用于肝移植供体分配系统。

但迄今为止,这些评分系统的共同特点是敏感性高而特异性较差,能够较好预测死亡而对存活的预测较差,这可能是肝衰竭患者入院时脑水肿的程度以及病因两个关键因素导致的。Kumar 等的最新研究表明,急性肝衰竭早期动态(ALFED)模型优于 KCH 标准和 MELD 评分,该研究分析肝衰竭组的危险因素,且这些危险因素超过截点的时间必须持续 3d 以上,最终得出 4 个因素:动脉血氨、TBil、INR 和 Ⅱ 级以上肝性脑病。随着该模型风险评分的增加,病死率逐渐上升,说明该模型能较好地判断预后,但尚缺乏对病因的考虑。针对病因研究分析发现对乙酰氨基酚、甲型肝炎病毒感染及缺血性所致急性肝衰竭非肝移植的生存率为 54%~67%,乙型肝炎病毒感染、自身免疫性、其他药物性及不明原因性肝衰竭非肝移植生存率为 24%~30%。因此,尽可能地针对每种病因的肝衰竭分别建立预后评估模型,才有可能准确预测预后。

(二)慢加急性肝衰竭预后的预测模型与影响因素

影响慢加急性肝衰竭预后的因素包括并发症、年龄、基础肝病的严重程度(代偿或失代偿)等。MELD 评分作为终末期肝病预后判定方法已被广泛接受并应用于评估和确定肝移植的优先顺序,此后在 MELD 模型基础上又陆续提出了 MELD-Na,iMELD 等模型,MELD-Na 分值=MELD+1.59×(135-Na),iMELD 分值=MELD+0.3×年龄(岁)-0.7×Na+100。但上述模型存在缺乏并发症及生化指标纳入少等不足。亚洲是 HBV 感染高流行地区,我国北方地区一项 10 年 3916 例肝衰竭患者病因研究显示,HBV 相关慢加急性肝衰竭占 87.3%,虽近年有下降趋势,由 86.5%下降至 69.2%,但仍然是我国北方地区肝衰竭的主要病因。这与欧洲国家在病因构成上有很大不同,在发病基础及诊断标准等方面也与西方国家差别较大,影响该类患者近期预后的因素尚未十分明确。既往对 204 例成人 HBV 相关慢加急性肝衰竭患者回顾性研究,3 个月病死率为 57.8%,MELD 评分能够很好地预测 3 个月病死率,多因素回归显示,肝肾综合征、肝硬化、HBeAg、白蛋白、凝血酶原时间活动度是死亡的危险因素,多因素回归模型更能准确预测预后。继而有学者动态观察了 HBV 相关慢加急性肝衰竭患者 MELD 评分的变化,发现在 2 周时 MELD 评分上升的幅度以及 4 周时下降的情况能够很好预测患者的严重程度和预后。

病情危重的肝衰竭患者需进行重症监护,因此,欧美国家部分学者应用序贯器官衰竭评估(sequential organ failure assessment,SOFA)及急性生理和慢性健康评分(the acute physiology and chronic health evaluation,APACHE Ⅱ/Ⅲ)系统评估慢加急性肝衰竭患者的病情及预后。SOFA 评分系统用于器官功能不全或衰竭的分级系统,包括呼吸、肝、凝血、心血管、神经及肾等系统,评分>12 分时提示预后不良,具有良好的评估器官衰竭严重程度及判断预后的功能。APACHE Ⅱ/Ⅲ 评分是由急性生理学评分、年龄、慢性健康状态评分三部分组成。此两种评分系统都是从 ICU 发展而来的,应用于肝衰竭的研究较少,尚需进一步评估。

此外,很多学者先后制订了评价慢加急性肝衰竭患者预后的危险因素和数学模型,但一些模型由于本身较为复杂而不易被临床采用,另一些模型由于存在样本量少、资料不完全、仅为回顾性分析、病种构成复杂等问题而难以得到公认。因此,明确适合我国 HBV 相关慢加急性肝衰竭患者近期预后的危险因素并制订数学模型十分必要。

二、肝衰竭预后早期预测的新兴生物学标志

由于目前临床和实验室检查尚不能确切预测肝衰竭预后,许多学者致力于研究发现其他一些与肝损伤和肝细胞再生相关的生物学标志作为预后的标志物。血浆 Gc-球蛋白又称维生素 D 结合蛋白,主要由肝合成,是转运维生素 D 代谢产物的主要载体蛋白。Gc-球蛋白最重要的功能是作为肌动蛋白清除系统的一部分,清除从坏死肝细胞释放的肌动蛋白以减少对机体的损伤,国外研究暴发性肝衰竭患者血清 Gc-球蛋白的水平是显著降低的。最近研究显示,非结合肌动蛋白片段的 Gc-球蛋白能更好反映预后。血清非结合肌动蛋白片段 Gc-球蛋白≤124mg/L 对死亡预测的敏感性为 92%,特异性为 71.4%,持续降低与并发症的发生和死亡密切相关。超氧化蛋白被认为是目前新发现的氧化应激精确标志,急性肝衰竭病人氧化应激水平升高,超氧化蛋白参与单个核细胞和中性粒细胞的活化,加重炎症反应并通过线粒体功能障碍引起肝损伤,对慢加急性肝衰竭预后有预测价值,但尚需更多临床研究证实。血清 α-甲胎蛋白(AFP)与肝再生有关,美国 ALF 研究小组发现 AFP 绝对值的升高与预后的改善无明显相关,但 AFP 比值(入院第 3 天/入院时)升高,预后良好,表明急性肝衰竭患者 AFP 存在动态改变,在入院后的前 3 天 AFP 水平升高常预示生存。治疗前中性粒细胞/淋巴细胞值(neutrophil-lymphocyte ratio,NLR)反映机体炎症状态,既往回顾性研究了 216 例 HBV 相关慢加急性肝衰竭患者,结果显示,NLR≤2.36 预示病死率低(敏感性 91.6%,阴性预测值 86.0%),NLR>6.12 强烈预示高病死风险(特异性 90.1%,阳性预测值 80.3%)。NLR 是慢加急性肝衰竭患者预后很好的预测指标,但尚需进一步验证。其他新的预后标志物还包括血乳酸水平、可溶性 CD-163 等,但都没达到 KCH 标准。

三、肝衰竭病人急性肾损伤对预后早期预测的影响

急性肝衰竭的预后依赖于肝再生、脑水肿及多器官衰竭等多因素的相互影响,而目前多数预后因素均与肝损伤相关。肾是肝衰竭发生时最先累及的器官,急性肾损伤在急性肝衰竭患者中的发生率高达 40%~80%,反映严重肝功能不全,与肝衰竭不良预后密切相关。肝肾综合征是慢加急性肝衰竭患者的严重并发症,一项研究表明肝肾综合征是影响 HBV 相关慢加急性肝衰竭患者预后的独立危险因素。肾损伤最常用的标志物是肌酐,但肌酐容易受肾外因素如高黄疸、年龄、肌肉质量及蛋白摄入量等影响,且不敏感,当肾小球滤过率下降到正常的50% 以上才能检测到肌酐升高,因此寻找早期肾损伤标志物极为重要。血清胱抑素 C 能够通过肾小球自由滤过,肾是其唯一清除的器官,不受肾外因素影响,轻中度肾功能损伤即可升高,是早期诊断肾损伤的理想标志物。其他生物标志还有 N-乙酰葡萄糖苷酶、白细胞介素-18 以及人肾损伤分子-1 等,但这些标志在判断肝衰竭预后中的确切意义尚需进一步研究。

总之,影响肝衰竭患者预后的因素复杂多样,早期预后评估意义重大,目前使用最多的为 KCH 标准和 MELD 评分,需根据肝衰竭不同类型选择合适的预后模型。肝衰竭的发病机制复杂,它的预后取决于肝细胞坏死程度和再生能力,仅凭预后模型或生物标志物来确定患者预后尚存在一定局限性,需综合利用这些预后评估系统或指标,建立适合我国各类型肝衰竭患者的近期预后预测模型,以提高肝衰竭患者的生存率。

(臧　红　辛绍杰)

参 考 文 献

Bagchi A,Kumar S,Ray PC,et al.2014.Predictive value of serum actin-free Gc-globulin for complications and outcome in acute liver failure.J Viral Hepat,22(2):192-200.

Betrosian AP,Agarwal B,Douzinas EE.2007.Acute renal dysfunction in liver diseases.World J Gastroenterol,13(42):5552-5559.

Bismuth H,Samuel D,Castaing D,et al.1996.Liver transplantation in Europe for patients with acute liver failure.Semin Liver Dis,16(4):415-425.

Cholongitas EB,Betrossian A,Leandro G,et al.2006.King's criteria,APACHE Ⅱ,and SOFA scores in acute liver failure.Hepatology,43(4):881.

Gregory B,Larson AM,Reisch J,et al.2010.Acetaminophen dose does not predict outcome in acetaminophen-induced acute liver failure.J Investig Med,58(5):707-710.

Huang K,Hu JH,Wang HF,et al.2011.Survival and prognostic factors in hepatitis B virus-related acute-on-chronic liver failure.World J Gastroenterol,17(29):3448-3452.

Kumar R,Shalimar,Sharma H,et al.2012.Prospective derivation and validation of early dynamic model for predicting outcome in patients with acute liver failure.Gut,61:1068-1075.

Lee WM.2012.Acute liver failure.Semin Respir Crit Care Med,33(1):36-45.

Liu H,Zhang H,Wan G,et al.2014.Neutrophil-lymphocyte ratio:a novel predictor for short-term prognosis in acute-on-chronic hepatitis B liver failure.J Viral Hepat,21(7):499-507.

Moore JK,Love E,Craig DG,et al.2013.Acute kidney injury in acute liver failure:a review.Expert Rev.Gastroenterol Hepatol,7(8):701-712.

O'Grady JG,Alexander GJ,Hayllar KM,et al.1989.Early indicators of prognosis in fulminant hepatic failure.Gastroenterology,97(2):439-445.

Schiødt FV,Ostapowicz G,Murray N,et al.2006.Alpha-fetoprotein and prognosis in acute liver failure.Liver Transpl,12(12):1776-1781.

Shakil AO,Kramer D,Mazariegos GV,et al.2000.Acute liver failure:clinical features,outcome analysis,and applicability of prognostic criteria.Liver Transpl,6(2):163-169.

Sun QF,Ding JG,Xu DZ,et al.2009.Prediction of the prognosis of patients with acute-on-chronic hepatitis B liver failure using the model for end-stage liver disease scoring system and a novel logistic regression model.J Viral Hepat,16(7),464-470.

Wan ZH,Wang JJ,You SL,et al.2013.Cystatin C is a biomarker for predicting acute kidney injury in patients with acute-on-chronic liver failure.World J Gastroenterol,19(48):9432-9438.

Wiesner R,Edwards E,Freeman R,et al.2003.Model for End-Stage Liver Disease(MELD)and allocation of donor livers.Gastroenterology,124(1):91-96.

Xiol X,Gines P,Castells L,et al.2009.Clinically relevant differences in the model for end-stage liver disease and model for end-stage liver disease-sodium scores determined at three university-based laboratories of the same area.Liver Transpl,15(3):300-305.

You SL,Rong YH,Xin SJ,et al.2013.Changing etiology of liver failure in 3916 patients from northern China:a 10-year survey.Hepatol Inter,7(2):714-720.

Zheng YB,Huang ZL,Wu ZB,et al.2013.Dynamic changes of clinical features that predict the prognosis of acute-on-chronic Hepatitis B liver failure:a retrospective cohort study.Int J Med Sci,10(12):1658-1664.

第十节　乙型肝炎病毒相关慢加急性肝衰竭前期的诊疗

慢性乙型肝炎病毒(HBV)感染严重影响人类健康,可导致慢性乙型病毒性肝炎、乙型肝炎肝硬化、原发性肝癌等一系列肝疾病,其中 HBV 相关肝衰竭是一类特殊类型的疾病状态,可导致肝合成、解毒、排泄和生物转化等功能发生严重障碍或失代偿,出现以凝血功能障碍、黄疸、肝性脑病、腹水等为主要表现的一组临床症候群。该疾病具有致病因素复杂、病情进展急促、病死率高等特点。如果能在患者发生肝衰竭之前,对其进行早期预警、早期干预、早期治疗,不但具有减少患者死亡风险的临床意义,还具有合理分配肝移植资源的社会意义。基于上述需求,近些年国内外学者对此提出了"肝衰竭前期"这一概念,并对相关患者进行临床研究,鉴于我国肝衰竭以慢加急性肝衰竭为主体,本节旨在对 HBV 相关慢加急性肝衰竭前期患者的诊断、治疗进展进行归纳总结。

一、HBV 相关慢加急性肝衰竭的诊断、预后及治疗

如何定义慢加急性肝衰竭前期患者,需要从慢加急性肝衰竭患者入手。2006 年中华医学会制定了我国首部《肝衰竭诊疗指南》,随着医学水平的进步,2012 年该指南进行了更新。2012 年《肝衰竭诊治指南》指出肝衰竭根据病理组织学特征和病情发展速度,可分为急性肝衰竭、亚急性肝衰竭、慢加急性肝衰竭(ACLF)和慢性肝衰竭四种,ACLF 是我国最主要的肝衰竭类型,HBV 是发生 ACLF 最重要的病因,HBV 相关 ACLF 是我国肝病最常见的死亡原因。我国指南对于 ACLF 的定义为:在慢性肝病基础上,短期内发生急性肝功能失代偿的临床症候群,表现为:①极度乏力,有明显的消化道症状;②黄疸迅速加深,血清 TBil 大于正常值上限10 倍或每日上升≥17.1μmol/L;③出血倾向,PTA≤40%(或 INR≥1.5),并排除其他原因者;④失代偿性腹水;⑤伴或不伴肝性脑病。根据临床表现的严重程度,ACLF 可分为早、中、晚三期。国际上众多学者也对 ACLF 这一疾病状态进行不断探索,例如,2009 年我国所在的亚太肝脏研究协会(APASL)推出了《慢加急性肝衰竭共识》,共识中 ACLF 定义为:慢性肝病基础上发生的严重急性肝功能失代偿状态,其诊断标准为:①既往有慢性肝病史或组织学有慢性肝损害存在;②TBil≥85.5μmol/L(5mg/dl);③PTA＜40%或 INR≥1.5;④此次急性发病后 4 周内出现腹水和(或)肝性脑病;⑤慢性肝病包括肝硬化、慢性肝炎、非酒精性脂肪性肝炎、胆汁淤积性肝病及代谢性肝病,不包括单纯性脂肪肝。两种诊断标准对比可见我国指南对 ACLF 患者的 TBil 指数要求更高。此外,欧洲肝病研究学会下属慢性肝衰竭学组(EASL-CLIF)通过对 1343 例肝硬化、急性失代偿肝硬化患者发生器官衰竭情况、28d 病死率等方面进行研究,制订出 ACLF 诊断标准,并将其分为 4 个等级,该标准更加强调器官衰竭,与我国及亚太地区指南差距甚大。公认的 HBV 相关 ACLF 治疗方案主要包括内科综合治疗、抗病毒治疗、人工肝治疗及肝移植治疗,糖皮质激素治疗尚存在争议。目前对 HBV 相关 ACLF 患者的诊疗难度较大,首先,我国慢加急性肝衰竭诊断标准及病因组成与国际指南存在较大差异;其次,部分 HBV 相关 ACLF 患者对常规药物治疗应答欠佳,往往需要短期内接受人工肝、肝移植等治疗;再次,影响该类患者预后的危险因素尚未十分明确。针对终末期肝病患者国外学者陆续提出了 MELD,MELD-Na,iMELD 等模型,但上述模型未涵盖并发症及其他重要生化指标,一项对 327 例 HBV 相关 ACLF 患者的回顾性研究显示,包括 MELD,MELD-Na, iMELD 在内的 6 种评分体系均不能对该类患者预后进行准确性预测,我们既往的研究也表明 MELD,MELD-Na,iMELD 3 种模型对患者 12 周预后预测的 ROC 曲线下面积分别为 0.731,0.735,0.773,敏感性均在 0.7 以下。为了更好地预测患者预后,众多学者研究得出评价 ACLF 患者预后的危险因素及数学模型,但一些模型由于本身较为复杂而不易被临床采用,另一些模型由于存在样本量少、资料不完全、仅为回顾性分析、病种构成复杂等问题,而难以得到公认。我中心对 338 例 HBV 相关 ACLF 患者进行前瞻性临床随访,研究发现年龄、乙型肝炎家族史、肝性脑病、肝肾综合征、WBC、PLT、INR、TBil、TBA、CHE、CRE、血清 Na、HBV DNA 载量、HBeAg 阳性与否,是预测该类患者近期预后(12 周)的独立危险因素,并以此建立了预测模型,<3 分的患者其病死率在 12% 以下,而 >6 分的患者其病死率高达 96%。因此,HBV 相关 ACLF 患者需要根据病情严重程度进行有效区分,病情重、预测模型分值高的患者应给予更加积极有效的救治,如果我们能在患者发生 ACLF 之前将其筛选出进行干预、治疗,很可能会得到事半功倍的效果,最终对减少 ACLF 患者病死率产生重要的临床意义。

二、慢性乙型病毒性肝炎严重急性发作的诊断及治疗

国外及我国香港、台湾地区的学者对肝衰竭前期患者关注较早,他们认为有部分慢性乙型病毒性肝炎患者在病程中可能出现严重急性发作,存在进展至慢加急性肝衰竭甚至死亡的风险,其发病机制与多种因素相关,有研究显示 HBV 基因型、HBV 基因组前核心和核心启动子在该病发病过程中发挥重要作用,C 基因型慢性乙型病毒性肝炎患者发生严重急性发作的概率较 B 基因型更高,当慢性乙型病毒性肝炎患者出现 T1753V(C/A/G),A1762T,G1764A,G1896A,G1899A 等基因突变位点时,其发生严重急性发作的概率明显增加。该类患者主要表现为血清氨基转移酶明显升高,同时伴有黄疸和肝功能失代偿,被称为慢性乙型病毒性肝炎严重急性发作(severe acute exacerbation of chronic hepatitis B),是发生肝衰竭之前的一种疾病状态,即为肝衰竭前期,其每年发生率约占慢性乙型病毒性肝炎患者总体的 10%~30%。其临床诊断标准一般被定义为:①ALT≥10×ULN;②TBil≥3×ULN;③肝功能有失代偿表现;④尚未达到肝衰竭标准。该疾病状态与急性乙型病毒性肝炎存在较为相似的临床表现,极易误诊,可通过表 6-6 中的指标进行鉴别,其中病史、抗-HBc IgM 滴度、HBV DNA 水平、组织

表 6-6　区分慢性乙型病毒性肝炎严重急性发作与急性乙型病毒性肝炎的影响因素

影响因素	慢性乙型病毒性肝炎严重急性发作	急性乙型病毒性肝炎
病史	有慢性乙肝病史;有慢性乙肝家族史	近期存在经血液、皮肤、性行为等途径接触 HBV 的风险
抗-HBc IgM 滴度	阴性或低滴度(<1:1000)	高滴度(≥1:1000)
HBV DNA 水平	高水平(≥100 000copies/ml)	低水平(<100 000copies/ml)
组织学	慢性化证据	无慢性化证据
6 个月随访 HBsAg 情况	阳性	超过 95% 为阴性
基础核心启动子突变	存在	无
前核心终止密码子突变	存在	无
症状及体征	前驱症状;黄疸和瘙痒;腹部不适	前驱症状;黄疸和瘙痒;腹部不适
ALT 水平	非常高	非常高

学和 6 个月随访 HBsAg 情况为主要鉴别因素。相关研究表明 TBil 升高、PLT 降低、白蛋白降低、凝血时间延长、存在肝硬化基础、存在腹水、Child-Pugh 分值高是影响慢性乙型病毒性肝炎严重急性发作患者生存的独立性预测因素。

该类患者的治疗应比普通肝炎患者更加积极,在保肝、退黄等内科治疗基础上,可给予血浆、人血白蛋白、营养支持等综合治疗,早期联合激素治疗可能有效,对于重症化患者适时可考虑人工肝、肝移植治疗。对于该类患者是否运用核苷类似物抗病毒治疗、运用何种药物抗病毒治疗,目前仍存在争议。早期研究多选用拉米夫定进行抗病毒治疗,来自中国香港和日本的学者得出了相似的结论,即拉米夫定不能改善该类患者的近期预后,中国台湾学者将该类患者进一步分层,发现 TBil 低于 $342\mu mol/L(20mg/dl)$ 的患者服用拉米夫定抗病毒治疗可以改善近期预后,而 TBil 超过 $342\mu mol/L(20mg/dl)$ 的患者则不能改善近期预后,说明部分患者由于肝细胞坏死严重、免疫反应强烈等原因导致病情过重,即使给予抗病毒治疗也不能降低近期死亡风险。另一些长期随访研究显示,运用拉米夫定抗病毒治疗,该类患者存在良好的病毒学应答及相对较低的拉米夫定耐药率。近期研究多纳入恩替卡韦进行抗病毒治疗,并与拉米夫定相比较。中国香港学者入组 154 例该类患者进行为期 48 周的研究,其中 36 例选用恩替卡韦抗病毒治疗,另外 117 例选用拉米夫定抗病毒治疗,结果显示恩替卡韦组患者 30d、48 周病死率均显著高于拉米夫定组,多因素分析提示恩替卡韦组具有更高的死亡风险(hazard ratio＝4),此外恩替卡韦组患者发生肝衰竭、肝性脑病、腹水的比例也显著高于拉米夫定组,ALT 复常率、HBeAg 血清学转换率与拉米夫定组相当,但恩替卡韦组具有更好的 HBV DNA 抑制率。另一项研究通过分层分析发现,HBV DNA 高于 10^5 copies/ml 且 TBil 低于 $256.5\mu mol/L(15mg/dl)$ 的患者,恩替卡韦组的近期病死率明显高于拉米夫定组,多因素分析也提示恩替卡韦组具有更高的死亡风险(hazard ratio＝8.286)。不过,中国台湾学者近期的一项研究结果却得到了不同的结论,该学者入组 215 例恩替卡韦组患者、107 例拉米夫定组患者进行 48 周研究,单因素分析显示 24 周时拉米夫定组患者死亡率高于恩替卡韦组,而多因素分析显示运用何种抗病毒药物并不是导致患者死亡的危险因素,恩替卡韦组 24 周、48 周 HBV DNA 转阴率均高于拉米夫定组,对于 HBeAg 阳性的该类患者,拉米夫定组患者累积 HBeAg 消失率及阴转率均高于恩替卡韦组。遗憾的是上述 3 项研究并未完全解决两抗病毒组间年龄、病情轻重、研究时期、非随机设计等差异所致的偏倚。随着替诺福韦的上市,也有该类患者应用替诺福韦抗病毒治疗的相关报道,一项来自中国台湾的前瞻性研究显示,慢性乙型病毒性肝炎严重急性发作患者在分别服用替诺福韦、恩替卡韦的 24 周内取得了相似的临床疗效,治疗过程中均出现肾小球滤过率轻度下降,COX 比例风险回归模型显示运用何种抗病毒药物不是导致患者死亡的危险因素。

三、HBV 相关慢加急性肝衰竭前期患者的诊断及治疗

我国大陆地区对于慢性乙型肝炎加急性肝衰竭的定义、诊断标准均与亚太、欧美地区存在较大差异,因此对于尚未到达 HBV 相关 ACLF 而又有可能进展至肝衰竭的这部分患者的界定也存在不同。2012 年《肝衰竭诊治指南》提出了肝衰竭前期的概念,临床特征为:①极度乏力,并有明显厌食、呕吐和腹胀等;②黄疸升高(TBil $\geqslant 51\mu mol/L$,$\leqslant 171\mu mol/L$),且每日上升 $\geqslant 17.1\mu mol/L$;③有出血倾向,$40\% < PTA \leqslant 50\%$(或 $1.5 < INR \leqslant 1.6$)。国内也有学者根据所在地区、医院及临床经验等实际情况,提出了相应的慢性乙型肝炎加急性肝衰竭前期诊断标

准,并进行了相关研究。西南医院专家对于慢性乙型肝炎加急性肝衰竭前期诊断标准为:①极度乏力,有明显的消化道症状;②黄疸迅速加深,TBil 每天升高≥2×ULN 或 TBil≥10×ULN;③血清 ALT≥10×ULN;④40%<PTA<60%。该院学者对符合上述诊断标准的 114 例患者进行研究,70.2%(80/114)的患者在 8 周内进展至慢性乙型肝炎加急性肝衰竭,对 50 例患者的回顾性研究表明,PT 变化速率是该类患者是否发生肝衰竭的重要影响因素,回归方程为 Logit(P)=−2.414+7.687×PT 延长速率,即肝衰竭发生概率 $P=1/[1+e^{-(-2.414+7.687×PT \text{延长速率})}]$,PT 延长速率 OR 值达 2179,方程预测率为 87%。该院学者入组 170 例符合上述诊断的患者,按照 1:2 比例,将 56 例患者随机入组至地塞米松组,其余患者为对照组,两组均接受拉米夫定抗病毒等综合治疗,此外,地塞米松组患者还接受每日 10mg,为期 5d 的地塞米松治疗。研究发现地塞米松组患者较对照组进展至 ACLF 风险明显降低(8.9% vs 70.2%)、生存率明显增高(96.4% vs 52.6%),其肝性脑病及腹水发生率有所下降,TBil 下降幅度也更为明显,地塞米松治疗还是患者死亡风险的独立保护性预测因素(OR 值=0.055),患者在运用地塞米松治疗的过程中未对 HBV DNA 水平产生明显影响,也未发生严重的不良反应。浙江大学附属第一医院专家对于慢性乙型肝炎加急性肝衰竭前期诊断标准为:①在慢性肝病基础上出现急性加重;②极度乏力,伴有诸如食欲下降、腹胀、恶心、呕吐等严重消化道症状;③短时间内出现胆红素进行性上升,85.5μmol/L≤TBil≤171μmol/L,或者 TBil 每日上升速度≥17.1μmol/L;④40%≤PTA≤60%,或者 1.28≤INR≤1.50。该院学者选取符合上述诊断标准的患者以及 HBV 相关 ACLF 患者进行研究,结果显示该类患者在 12 周、24 周的病死率与早期 ACLF 患者无明显差异,但显著低于中期、晚期 ACLF 患者,MELD 分值、年龄、肝性脑病、三酰甘油水平、PLT 计数是影响慢性乙型肝炎加急性肝衰竭前期患者生存的独立预测因素。虽然我国目前存在 3 种不同的肝衰竭前期定义,但治疗方案基本统一,均强调在内科综合治疗基础上给予积极支持、对症治疗。

综上所述,目前越来越多的学者开始重视 HBV 相关肝衰竭前期患者,并对该类患者进行了初步的探索性研究,由于疾病定义存在差异,国外及我国香港、台湾等地区的学者将慢性乙型病毒性肝炎严重急性发作患者定义为肝衰竭前期患者,而我国大陆学者则根据实际情况制订了各自的慢性乙型肝炎加急性肝衰竭前期诊断标准。但我国目前对慢性乙型肝炎加急性肝衰竭前期患者的诊断标准尚未形成统一意见,《肝衰竭诊治指南》、第三军医大学附属西南医院、浙江大学附属第一医院先后提出了 3 种不同的诊断标准,3 种诊断标准均强调患者存在严重消化道症状及凝血功能障碍,主要在 TBil 方面存在争议,西南医院诊断标准更强调 TBil 上升速度,且考虑了 ALT 因素,2012 年《肝衰竭诊治指南》及浙江大学附属第一医院诊断标准则对 TBil 制订了相对明确的参考范围。我们在长期的临床观察中注意到,一些 TBil 介于 171~342μmol/L(10~20mg/dl),每日 TBil 上升速度介于 17.1~34.2μmol/L(1~2mg/dl),PTA 介于 40%~60% 的慢性乙型病毒性肝炎患者最终也进展为慢性乙型肝炎加急性肝衰竭,而上述 3 种诊断标准并不能有效涵盖此类患者。因此,在今后工作中需要进行更加深入的研究,首先明确慢性乙型肝炎加急性肝衰竭前期患者的临床特征,其次明确该类患者发生 ACLF 的影响因素,再次制订判断该类患者近、远期预后的预测模型,最后通过大规模前瞻性、回顾性研究制订出符合我国临床实际需要的慢性乙型肝炎加急性肝衰竭前期诊断标准。

(李　晨　游绍莉　辛绍杰)

参 考 文 献

李晨,吕飒,朱冰,等.2016.乙型肝炎病毒相关慢加急性肝衰竭患者近期预后危险因素的研究.中华肝脏病杂志,24(3):207-213.

李晨,游绍莉,刘鸿凌,等.2014.基线 MELD,MELD-Na,iMELD 3 种模型对乙型肝炎病毒相关慢加急性肝衰竭患者近期预后的评估价值.中华危重病急救医学,26(8):6-10.

林贤丰,李凌菲,俞燮琰,等.2012.MELD 相关评分体系对乙型肝炎相关慢加急性肝衰竭患者预后的预测价值.中华临床医师杂志(电子版),6(19):5853-5857.

刘明,邓国宏,谭顺,等.2012.慢加急性肝衰竭前期临床常规预警指标研究.第三军医大学学报,34(8):772-775.

刘明,张绪清,毛青.2012.慢加急性肝衰竭前期的概念及预警模型.临床肝胆病杂志,28(10):732-734.

骆欣,朱国献,刘惠敏,等.2011.753 例重型肝炎病原学及预后相关因素分析.医学研究杂志,40(2):96-98.

汤伟亮,赵钢德,董志霞,等.2011.肝衰竭预后危险因素及预后模型建立的研究.传染病信息,24(3):159-162.

汪萌,聂青和.2012.糖皮质激素治疗重型肝炎肝衰竭患者的疗效及并发症临床荟萃分析.临床肝胆病杂志,28(10):764-770.

吴晓庆,万红.2013.肝衰竭预后的危险因素分析.临床肝胆病杂志,29(4):294-296.

杨晓鲲,徐贵森.2013.糖皮质激素治疗乙型肝炎病毒相关性肝衰竭疗效的 Meta 分析.解放军医学杂志,38(7):581-585.

叶佩燕,杨宗国,陈晓蓉,等.2013.HBV 相关慢加急性肝衰竭不同分期的预后评价及影响因素分析.临床肝胆病杂志,29(4):270-275.

中华医学会肝病学分会,感染病学分会.2010.慢性乙型肝炎防治指南(2010 年版).中华肝脏病杂志,19(1):13-24.

中华医学会感染病学会分会肝衰竭与人工肝学组,中华医学会肝病学分会重型肝病与人工肝学组.2012.肝衰竭诊疗指南(2012 年版).中华临床感染病杂志,5:321-327.

Biggins SW,KimWR,TerraultNA,et al.2006.Evidence-based incorporation of serum sodium concentration into MELD.Gastroenterology,130(6):1652-1660.

Chan HL,Tsang SW,Hui Y,et al.2002.The role of lamivudine and predictors of mortality in severe flare-up of chronic hepatitis B with jaundice.J Viral Hepat,9(6):424-428.

Chan HL,Wong VW,Hui AY,et al.2006.Long-term lamivudine treatment is associated with a good maintained response in severe acute exacerbation of chronic HBeAg-negative hepatitis B.Antivir Ther,11(4):465-471.

Chen CH,Lin CL,Hu TH,et al.2014.Entecavir vs.lamivudine in chronic hepatitis B patients with severe acute exacerbation and hepatic decompensation.J Hepatol,60(6):1127-1134.

Chien RN,Lin CH,Liaw YF.2003.The effect of lamivudine therapy in hepatic decompensation during acute exacerbation of chronic hepatitis B.J Hepatol,38(3):322-327.

European Association For The Study of The Liver.2012.EASL clinical practice guidelines:management of chronic hepatitis B virus infection.J Hepatol,57(1):167-185.

Fujiwara K,Yasui S,Okitsu K,et al.2010.The requirement for a sufficient period of corticosteroid treatment in combination with nucleoside analogue for severe acute exacerbation of chronic hepatitis B.J Gastroenterol,45(12):1255-1262.

Fujiwara K,Yasui S,Yonemitsu Y,et al.2008.Efficacy of combination therapy of antiviral and immunosuppressive drugs for the treatment of severe acute exacerbation of chronic hepatitis B.J Gastroenterol,43(9):711-719.

Garg H，Kumar A，Garg V，et al. 2013. Hepatic and systemic hemodynamic derangements predict early mortality and recovery in patients with acute-on-chronic liver failure. J Gastroenterol Hepatol，28（8）：1361-1367.

Hung CH，Hu TH，Lu SN，et al. 2015. Tenofovir versus entecavir in treatment of chronic hepatitis B virus with severe acute exacerbation. Antimicrob Agents Chemother，59（6）：3168-3173.

Kamath PS，Wiesner RH，Malinchoc M，et al. 2001. A model to predict survival in patients with end-stage liver disease. Hepatology，33（2）：464-470.

Luca A，Angermayr B，Bertolini G，et al. 2007. An integrated MELD model including serum sodium and age improves the prediction of early mortality in patients with cirrhosis. Liver Transpl，13（8）：1174-1180.

Mao Q，Zhang HY，You JP，et al. 2012. Severe acute exacerbation of chronic hepatitis B during pegylated interferon treatment and early intervention with corticosteroid. Virol J，9：136.

Moreau R，Jalan R，Gines P，et al. 2013. Acute-on-chronic liver failure is a distinct syndrome that develops in patients with acute decompensation of cirrhosis. Gastroenterology，144（7）：1426-1437.

Sarin SK，Kumar A，Almeida JA，et al. 2009. Acute-on-chronic liver failure：consensus recommendations of the Asian Pacific Association for the study of the liver（APASL）. Hepatol Int，3（1）：269-282.

Tsai WL，Chiang PH，Chan HH，et al. 2014. Early entecavir treatment for chronic hepatitis B with severe acute exacerbation. Antimicrob Agents Chemother，58（4）：1918-1921.

Tsai WL，Sun WC，Cheng JS. 2015. Chronic hepatitis B with spontaneous severe acute exacerbation. Int J Mol Sci，16（12）：28126-28145.

Tsubota A，Arase Y，Suzuki Y，et al. 2004. Benefit of lamivudine therapy and factors associated with clinical outcome in spontaneous severe acute exacerbation of chronic hepatitis B virus infection. Intervirology，47（6）：335-341.

Tsubota A，Arase Y，Suzuki Y，et al. 2005. Lamivudine monotherapy for spontaneous severe acute exacerbation of chronic hepatitis B. J Gastroenterol Hepatol，20（3）：426-432.

Wong VW，Chan HL. 2009. Severe acute exacerbation of chronic hepatitis B：a unique presentation of a common disease. J Gastroenterol Hepatol，24（7）：1179-1186.

Wong VW，Wong GL，Tsang SW，et al. 2008. Long-term follow-up of lamivudine treatment in patients with severe acute exacerbation of hepatitis B e antigen（HBeAg）-positive chronic hepatitis B. Antivir Ther，13（4）：571-579.

Wong VW，Wong GL，Yiu KK，et al. 2011. Entecavir treatment in patients with severe acute exacerbation of chronic hepatitis B. J Hepatol，54（2）：236-242.

Xia Q，Dai X，Zhang Y，et al. 2013. A modified MELD model for Chinese pre-ACLF and ACLF patients and it reveals poor prognosis in pre-ACLF patients. PLoS One，8（6）：e64379.

Xu X，Liu X，Ling Q，et al. 2013. Artificial liver support system combined with liver transplantation in the treatment of patients with acute-on-chronic liver failure. PLoS One，8（3）：e58738.

Yu S，Jianqin H，Wei W，et al. 2013. The efficacy and safety of nucleos（t）ide analogues in the treatment of HBV-related acute-on-chronic liver failure：a meta-analysis. Ann Hepatol，12（3）：364-372.

Yuen MF，Sablon E，Hui CK，et al. 2003. Prognostic factors in severe exacerbation of chronic hepatitis B. Clin Infect Dis，36（8）：979-984.

Zhang XQ，Jiang L，You JP，et al. 2011. Efficacy of short-term dexamethasone therapy in acute-on-chronic pre-liver failure. Hepatol Res，41（1）：46-53.

Zheng Z，Li X，Li Z，et al. 2013. Artificial and bioartificial liver support systems for acute and acute-on-chronic hepatic failure：a meta-analysis and meta-regression. Exp Ther Med，6（4）：929-936.

第十一节　重症肝病的生物治疗与细胞治疗

重症肝病(包括终末期肝病及肝衰竭)病死率高,预后差,目前最有效的治疗选择仍是原位肝移植,但由于供体短缺、费用昂贵等因素,仅有少数患者能够接受肝移植,因此,以细胞为基础的治疗被认为是有可能替代肝移植的潜在治疗方法,并已成为新的研究热点。目前体外肝灌注系统作为肝移植的桥梁已取得一定疗效,组织工程生物人工肝替代治疗尚处于实验和临床研究阶段,应用肝细胞移植、间充质干细胞移植及异种器官移植、整体器官组织工程等新技术亦处于不同的研究阶段,在未来终末期肝病治疗中可能具有广阔的应用前景。

一、体外生物人工肝支持系统

体外人工肝支持系统分为非生物人工肝支持系统和生物人工肝支持系统,前者是包括活性炭、白蛋白吸附或其他利用浓度梯度改变对肝衰竭患者进行血液净化的装置;后者是应用动物或人肝细胞构成的体外生物肝灌注系统,但经过近30年的研究至今尚未成功应用于临床。目前较为成熟的是 HepatAssist 生物人工肝支持系统和体外人工肝辅助装置(extracorporeal liver assist device,ELAD)生物人工肝支持系统。HepatAssist 系统应用猪肝细胞构建中空纤维反应器,是全球第一个进行多中心Ⅱ/Ⅲ期临床试验的生物人工肝支持系统,研究结果证明安全性良好。但这些生物人工肝支持系统中应用的猪肝细胞仍有潜在传播疾病的风险。ELAD 生物人工肝支持系统应用人 C3A 细胞系,2007 年我们在国内首次引进并应用 ELAD 生物人工肝支持系统治疗慢加急性肝衰竭 5 例,其中 3 例存活,无严重不良反应发生。随后我们建立了永生化肝细胞系应用中空纤维构建生物反应器,具有良好的生物学功能。最近我们采用转染人肝再生增强因子的 HepG2 细胞为生物材料,构建混合型生物人工肝系统治疗 HBV 相关慢加急性肝衰竭,结果显示其有一定的疗效和安全性。但应用人肝细胞的生物人工肝系统有潜在的致癌风险等,仍需进行充分的临床对照研究。

二、肝细胞移植与间充质干细胞移植

近年针对重症肝病的细胞治疗成为研究热点,随着细胞分离技术的发展,肝细胞移植被认为是危重肝病的一种潜在治疗方法,造血干细胞和间充质干细胞已初步应用于肝硬化和肝衰竭的治疗研究,但其临床应用还面临许多问题。

1. 肝细胞移植　与肝移植相比,肝细胞移植过程相对简单,包括肝细胞的制备分离及将分离好的肝细胞通过门静脉直接注入肝或脾,这种方法造成的损伤程度较肝移植要小得多,在危重患者中应用也是安全的。实验研究表明,分离的肝细胞可以移植入肝或肝外其他部位,纠正肝不同代谢缺陷甚至逆转肝衰竭;临床研究也证明了肝细胞移植的长期安全性,但其仅仅能够部分纠正代谢缺陷,肝细胞移植成功并不能有效避免肝移植。因此目前肝细胞移植仍只是作为患者过渡至肝移植期间实验治疗的一种选择,而人肝供体的严重短缺、肝细胞冻融后活力降低、免疫排斥等因素的制约也是限制这项技术推广应用的重要因素。

2. 间充质干细胞移植　肝细胞移植面临许多实际问题,在这种背景下各国学者将目光转向以干细胞为基础的细胞疗法,特别是骨髓造血干细胞和间充质干细胞被广泛作为有前景的肝再生研究的细胞来源。1999 年 Petersen 等在大鼠肝损伤模型上首先证明肝干细胞可以来

源于骨髓,后续研究提示骨髓来源的肝细胞不仅通过直接分化,也可以通过细胞融合产生,最近我们的研究结果证明,在慢加急性肝衰竭时存在 CD34$^+$ 细胞的自发动员,而 CD34$^+$ 细胞被认为具有分化为肝细胞的潜能。

体外研究证明,间充质干细胞可以向肝系细胞分化。间充质干细胞分化的肝细胞和间充质干细胞都能通过脾内或静脉途径移植进入受体肝并分化为有功能的肝细胞,静脉途径移植较脾内移植在肝衰竭救治中更为有效。目前只有少数间充质干细胞治疗乙型肝炎、丙型肝炎或酒精相关性终末期肝病的临床研究,结果显示耐受性良好、有一定的临床疗效。应用脐带间充质干细胞静脉输入治疗乙型肝炎慢加急性肝衰竭 24 例,也显示出良好疗效,48 周和 72 周生存率明显提高,安全性好。

间充质干细胞的治疗作用有许多不同机制,包括分化为有功能的肝细胞、分泌生长因子和细胞因子抑制炎症反应、减少肝细胞凋亡、提高肝细胞功能、逆转肝纤维化和免疫调节作用等。尽管间充质干细胞移植取得了一些可喜结果,但仍无确切证据表明间充质干细胞能够在体内分化为有功能的肝细胞,且由于尚不能监测移植细胞的体内过程,缺乏标准的临床治疗方案,限制了其在临床的应用。

3. 整体器官肝组织工程 20 世纪 90 年代随着组织工程这一独立学科的出现,肝成为最常选择进行组织工程研究的器官,其最早研究是将肝细胞在可生物降解的海绵或支架上培养,然后再移植到小鼠体内。在早期研究中,支架所用的材料多为生物相容性良好且便于使用的缝合材料、塑料及纺织材料,这些早期研究方法的局限是缺乏血管系统,难以滋养和维持种植的肝细胞生长至类器官大小,使得种植后第 1 周内(宿主血管生长和种植组织血管化的大概时间)肝细胞的存活率非常低,仅有一小部分肝细胞存活,目前这一难点已经通过促进血管生成和增加细胞活力的生长因子得以解决。此外,肝细胞在支架上种植效率的改善,以及特定环境培养生物反应器的改进,都有助于早期肝样结构肝细胞功能的改善。近 10 年来很多研究应用不同的方法、不同的血管生成生物材料和细胞组合,改善肝细胞的存活率和肝功能,研究显示间质细胞与肝细胞共培养能够提高肝细胞的功能。

早期应用肝生物工程方法合成支架的重要局限之一,是缺少肝细胞生长分化的肝索,其微结构的特性必须要改进。近几年随着组织和整体器官去细胞化研究取得进展,肝生物工程方法成为一项很有前景的技术。最初去细胞的方法应用的是薄组织,继而接种新鲜的小鼠肝细胞,体外培养显示出良好的细胞活力及白蛋白和尿素的表达,然而由于缺乏真正的三维环境,肝细胞在去细胞化的三维支架中培养白蛋白和尿素的合成产量要比 I 型胶原凝胶夹心法肝细胞培养的产量少。最近,Ott 等建立了制备整体器官支架的灌注去细胞化新方法,应用这一方法,可以制备去细胞化整体心脏、肝、胰腺及小肠襻,保留完整的自然血管网,这些去细胞化的器官可以很容易地应用新鲜分离的细胞再细胞化,并在细胞生物反应器中保持增殖、分化和细胞功能,新方法极大地改进了器官生物工程研究。更重要的是,这些生物支架保留了自身肝的微结构和完整的血管网,可以迅速应用含有不同细胞的培养基灌注而再细胞化。研究证明去细胞的白鼬肝支架能够种植人胎儿肝祖细胞和上皮细胞,并且能够在生物反应器中分化为胆管上皮细胞,形成胆管和肝细胞团,这些肝结构能够进一步产生一些重要的肝功能,而且这种无细胞的肝生物支架也能够移植至大鼠。即便如此,目前尚不能预测这种技术未来的结果及其在真正移植中的价值。特别需要注意的是,选用何种动物的器官去细胞化,如何选择适当的细胞来源和生物工程方法构建器官,其临床应用及这些材料和人宿主免疫系统的相互作用等仍需进一步研究。

　　综上所述,近年来生物及细胞治疗重症肝病在基础及临床研究中已取得较大进展,但仍不能很好地替代活体肝的功能,其临床应用尚缺乏足够的经验和证据。我们相信,随着技术水平的不断提高和完善,生物及细胞治疗在重症肝病中将发挥重要作用。

(臧　红　游绍莉　万志红)

参 考 文 献

游绍莉,刘鸿凌,荣义辉,等.2013.混合型生物人工肝治疗 HBV 相关慢加急性肝衰竭患者的初步探讨.临床肝胆病杂志,29(9):685-688.

Baptista PM,Siddiqui MM,Lozier G,et al.2011.The use of whole organ decellularization for the generation of a vascularized liver organoid.Hepatology,53(2):604-617.

Carpentier B,Gautier A,Legallais C.2009.Artificial and bioartificial liver devices:present and future.Gut,58(12):1690-1702.

Dhawan A,Puppi J,Hughes RD,et al.2010.Human hepatocyte transplantation:current experience and future challenges.Nat Rev Gastroenterol Hepatol,7(5):288-298.

di Bonzo LV,Ferrero I,Cravanzola C,et al.2008.Human mesenchymal stem cells as a two-edged sword in hepatic regenerative medicine:engraftment and hepatocyte differentiation versus profibrogenic potential.Gut,57(2):223-231.

Kharaziha P,Hellstrom PM,Noorinayer B,et al.2009.Improvement of liver function inliver cirrhosis patients after autologous mesenchymal stem cell injection:a phase Ⅰ-Ⅱ clinical trial.Eur J Gastroenterol Hepatol,21(10):1199-1205.

Kuo TK,Hung SP,Chuang CH,et al.2008.Stem cell therapy for liver disease:parameters governing the success of using bone marrow mesenchymal stem cells.Gastroenterology,134(7):2111-2121.

Lin P,Chan WC,Badylak SF,et al.2008.Assessing porcine liver-derived biomatrix for hepatic tissue engineering,et al.Perfusion-decellularized matrix:Using nature's platform to engineer a bioartificial heart.Nat Med,14(2):213-221.

Linke K,Schanz J,Hansmann J,et al.2007.Engineered liver-like tissue on a capillarized matrix for applied research.Tissue Eng,3(11):2699-2707.

Mooney DJ,Kaufmann PM,Sano K,et al.1994.Transplantation of hepatocytes using porous,biodegradable sponges.Transplant Proc,26(6):3425-3426.

Mooney DJ,Sano K,Kaufmann PM,et al.1997.Long-term engraftment of hepatocytes transplanted on biodegradable polymer sponges.J Biomed Mater Res,37(3):413-420.

Petersen BE,Bowen WC,Patrene KD,et al.1999.Bone marrow as a potential source of hepatic oval cells.Science,284(5417):1168-1170.

Shi M,Zhang Z,Xu R,et al.2012.Human mesenchymal stem cell transfusion is safe and improves liver function in acute-on-chronic liver failure patients.Stem Cells Transl Med,1(10):725-731.

Soto-Gutierrez A,Zhang L,Medberry C,et al.2011.A whole-organ regenerative medicine approach for liver replacement.Tissue Eng Part C Methods,17(6):677-686.

Wan Z,You S,Rong Y,et al.2013.CD34[+] hematopoietic stem cells mobilization,paralleled with multiple cytokines elevated in patients with HBV-related acute-on-chronic liver failure.Dig Dis Sci,58(2):448-457.

Wang X,Willenbring H,Akkari Y,et al.2003.Cell fusion is the principal source of bone-marrow-derived hepatocytes.Nature,422(6934):897-901.

Zhang Y,Cai W,Huang Q,et al.2014.Mesenchymal stem cells alleviate bacteria-induced liver injury in mice by inducing regulatory dendritic cells.Hepatology,59(2):671-682.

第十二节　干细胞移植治疗肝衰竭的细胞来源与干细胞归巢的分子机制

近年来随着细胞生物学尤其是干细胞生物学的迅速发展,细胞治疗在基础研究领域取得了重大进展。细胞治疗是指将干细胞或由其分化产生的功能细胞直接或经体外遗传技术处理后,置入病变部位,使干细胞在组织中生长分化,以代替丧失功能的病变细胞,重构损伤组织,恢复器官功能。有研究证实干细胞在治疗肝疾病的实验中已取得不错的疗效。干细胞移植具有供体细胞来源丰富、手术损伤小、免疫排斥少、可重复使用、费用低等优点,有望成为替代疗法的新选择,为肝衰竭治疗开辟新的途径。

一、干细胞移植的细胞来源

干细胞以多种形式存在于人体内,他们具有的共同特点是增殖能力极强并且可以分化为其他多种细胞。自细胞治疗技术发展以来,治疗细胞从最初的同种异体成熟肝细胞,发展到异种肝细胞、胎肝细胞、骨髓干细胞、脐血干细胞、外周血干细胞、胚胎干细胞、诱导型多能干细胞等。

1. 胚胎干细胞(embryonic stem cell,ESC)　属于全能干细胞,其分化潜能高于干细胞家族中任何一种细胞,可经诱导分化为外、中、内胚层的多种细胞,从而成为一个身体组织或器官的细胞,包括肝细胞。因此,从理论上讲,它们可用于肝再生。胚胎干细胞目前的研究工作大多数集中在探索有效的方法来诱导其分化,使胚胎干细胞分化成有功能的肝细胞,并科学、客观地确定这种分化的完整性。Touboul 等应用激活素、成纤维细胞生长因子(fibroblast growth factor,FGF)-2、骨形态生成蛋白-4、磷酸肌醇-3 激酶(phosphoinositide-3kinase,PI-3K)抑制药和 FGF-10,维 A 酸、激活素受体拮抗药分两步诱导 ESC 分化,并成功获得了肝细胞。胚胎干细胞分化的判断标准是一个非常重要的工作。现在,确定是否成功诱导分化出有功能的肝细胞,不仅在于白蛋白的合成和分泌,也在于吲哚菁绿的吸收和释放、糖原储存、细胞色素 P450 氧化代谢功能等。当这些从人类胚胎内胚层分化而来的胚胎干细胞移植给急性肝损伤小鼠后,它们可以在小鼠体内分化成肝细胞,完成肝细胞的功能。但是,ESC 作为肝干细胞移植的种子细胞还存在一些限制,例如,它的获得需要克服伦理的障碍,而且移植后又有致畸胎瘤的潜在风险。

2. 骨髓干细胞(bone marrow stem cell,BMSC)　是现在干细胞研究的重点及热点,原因可能是无论体内实验还是体外实验,骨髓干细胞的获得都相对更加容易。骨髓干细胞主要有以下两种,即可生成各种血细胞的造血干细胞及位于骨髓间质的间充质细胞,它们都具有在一定条件下可以诱导分化为其他细胞的能力,因此理论上在特定的条件及环境诱导下,它们一定可以逐步分化为肝再生所需的细胞,帮助受损肝完成功能,达到治疗目的,且不涉及医学伦理。Petersen 等于 1999 年首先报道,用 2-AFF(2-acetvlamin of luorene)阻断大鼠肝细胞增殖,CCl₄ 造成肝细胞损伤后,进行性别交叉骨髓细胞移植或者全肝移植,在肝中发现来源于骨髓的肝细胞。Theise 等又报道了女性患者接受男性供体的骨髓移植后,受体的一些肝细胞和胆管上皮细胞核内含有 Y 染色体。两者均证明了骨髓干细胞能够在肝内转化为肝卵圆细胞甚至成熟的肝细胞和胆管细胞。

(1)造血干细胞(Hematopoietic stem cells,HSC):是人类发现最早的一种干细胞,也是目前研究最多的一种干细胞,已广泛应用于细胞替代治疗、基因治疗及组织工程,体外分离、纯化技术也最成熟。HSC 表面抗原标志主要有:$CD34^+$,$CD34^-$ Lin^-,$CD133^+$,KDR^+ 等,来源于多种组织,如骨髓、脐血、外周血和胎肝等,以骨髓中所占比例最高。有研究证实,高度纯化的造血干细胞不仅能补充多种造血系统成分,还可以在添加酪氨酸的肝损伤动物模型中分化为肝细胞,治疗肝衰竭。目前,国内外已开展了多项骨髓来源的 HSC 治疗肝衰竭的临床试验,结果显示,接受 HSC 治疗的患者体内可检测到肝细胞再生,并伴有血清 TBil 下降、ALB 升高及凝血功能改善。另外,多个研究中心也开展了外周血 HSC 治疗肝病的研究。如 Di Campli 等用 G-CSF 动员急性肝衰竭患者 HSC,证实外周血 $CD34^+$ 细胞数量增加。国内的 Yan 等采用外周血 HSC 治疗 HBV 相关的慢性肝衰竭,1 周后患者的 ALB 明显升高,ALT,AST 和 TBil 下降,随访 1 年,患者 Child-Turcotte-Pugh 评分明显改善。Gordon 等采用先予 G-CSF 动员,再从外周血中提取出 $CD34^+$ 细胞,体外培养扩增后回输的治疗方法,患者症状缓解、肝功能改善,所有患者在治疗 1 年后仍存活,生化指标持续改善。李楠等开展的外周血 HSC 治疗慢性肝衰竭也有相似的结果。

(2)间充质干细胞(mesenchymal stem cell,MSC):这是一种具有多向分化潜能的非造血干细胞,可分化为肝细胞、库普弗细胞、胆管细胞及肝窦内皮细胞等多种肝组成细胞。MSC 最初是从骨髓中分离得到的,为造血干细胞的发育分化提供必需的微环境,之后又从皮肤、胰腺、脐带及脂肪等多种组织中分离得到,来源丰富。研究发现 MSC 具有多种细胞表面抗原,但无特异性,一般认为表达 CD13,CD29,CD44,CD54,CD73,CD90,CD105,CD166,Stro-1 等,不表达 CD11b,CD14,CD31,CD34,CD45,CD79a,HLA-DR 等。MSC 可以在体外大量扩增和长期培养,不仅可作为肝干细胞移植的种子细胞,而且易于接受外源基因的导入,用作基因治疗的靶细胞。在目前已发表的 BM-MSCs 移植试验中,大部分应用单纯骨髓间充质干细胞移植的方法,总体疗效良好,有较高的安全性。Miyazaki 等通过切除动物肝的 90% 建立 ALF 模型,并体外诱导 BM-MSCs 向肝样细胞分化后治疗动物,取得了良好的效果。BM-MSCs 除了部分分化为相应组织细胞如肝细胞外,同时可合成多种生长因子,对肝内局部微环境产生营养性旁分泌作用,包括抗炎、刺激内源性细胞增殖和血管增生等。Suganuma 等应用 BM-MSCs 移植治疗肝衰竭大鼠,发现 BM-MSCs 能够分泌多种生长因子和细胞因子,促进肝血管再生及肝细胞增殖,抑制免疫细胞向肝迁移,调节肝衰竭大鼠肝及全身免疫炎症反应,提高了大鼠的生存率。研究还表明,BM-MSCs 分泌的因子能够逆转急性组织损伤,可能与其上调 IL-10 水平有关。此外还有研究发现,损伤的肝组织可以通过分泌细胞因子的方式促进干细胞向肝细胞分化。随着骨髓间充质干细胞再生研究的深入,骨髓间充质细胞迁徙至有损伤或者炎症病变部位的能力,以及参与组织再生的能力已经得到认可,但确切作用机制还没有得到完全清楚的阐述。近年来,有关此方面的研究已经逐步向临床试验开展。Pietrosi 等分析了全世界 27 例肝衰竭患者 BM-MSCs 移植术后的临床资料,结果显示,大部分患者病情有不同程度的好转。Peng 等进行的自体骨髓间充质干细胞移植的临床研究,选取 53 例终末期乙型肝炎患者为治疗组,选择同期 105 例终末期乙型肝炎患者作为对照组,经过随访观察,证实治疗组肝功能、

Meld 评分等指标改善均明显优于对照组，未发现严重不良反应及并发症。以上一系列研究表明，自体 BM-MSCs 移植安全有效，对于肝疾病的恢复具有较好的治疗作用。

然而，并不是所有的研究都很乐观，近期一些机构的研究就曾证实，由骨髓干细胞分化而来的肝细胞样细胞没有像所预期的那样拥有理想的自我复制能力。更有研究指出，一定概率下骨髓干细胞可以分化为可生成胶质纤维的肝星状细胞和成纤维细胞，使肝内生成了无法逆转的瘢痕样组织。所以，其移植到患者体内后，有可能促进肝纤维化的发展。

3. 脐血干细胞（umbilical cord blood stem cell，UCBSC）　脐血中含有无限制成体干细胞、间充质干细胞、造血干细胞等多种干细胞成分。脐血中干细胞比例明显高于成人骨髓及外周血。与骨髓干细胞相比，UCBSC 更为原始，免疫原性较弱，不表达主要组织相容性复合基因（MHC）Ⅱ类分子和死亡因子配体（FasL），不表达 MHC-Ⅰ类分子，也不表达白细胞分化因子 7-1（B7-1），B7-2，CD40，CD40L 等分子，可以逃避免疫监视，来源广泛，数量多，分化能力强，易于采集和保存，脐血受胎盘屏障的保护，被病毒、细菌污染的概率低，并且没有伦理学的限制。目前，UCBSC 分化为肝细胞的可行性及其移植的疗效也已经得以证实。

4. 诱导多能干细胞（induced pluripotent stem cell，iPSC）　2006 年，Takahashi 从 24 种与细胞多能性相关的基因中筛选出了 4 个转录基因（Oct4，Sox2，Klf4 和 c-Myc，OSKM），利用反转录病毒载体将这些因子转染到小鼠的成体细胞（小鼠胚胎成纤维细胞和成体尾巴成纤维细胞），让这些细胞重新编程，利用另一个多能性标记分子 Fbx15 的表达对转染后的细胞进行筛选，得到了类似小鼠胚胎干细胞特性的多潜能干细胞，这就是诱导多能干细胞。2007 年，Takahashi 利用 OSKM 四种基因转录因子将人皮肤的成纤维细胞重新编程为 iPSC。自此不同种属、不同组织来源、不同年龄、不同疾病病人的细胞均可诱导产生 iPSC。iPSC 像胚胎干细胞一样具有多向分化潜能，在体内可以分化为 3 个胚层来源的所有细胞，进而参与形成机体某种组织和器官，如肝。从理论上讲，iPSC 也可能发育为胚胎，重新孕育生命。Sullivan 等证实 iPSC 可分化为肝内胚层细胞，且有效分化率为 70%～90%，iPSC 源性肝细胞可表达肝细胞核因子（hepatocyte nuclear factor，HNF）-4α，并合成 ALB，AFP，细胞色素（cytochrom P450，CYP）-7A1 等肝功能性蛋白。iPSC 的建立为获得多潜能性干细胞提供了一个相对简易、可靠的新方法，而且个体特异来源的 iPSC 不会引起免疫排斥反应，更为重要的是，iPSC 细胞的建立不需要卵细胞，也不需要破坏胚胎发育，避免了伦理上的限制，但仍存在重编程效率低、编程基因致癌风险高、细胞增殖分化不可控等问题。

二、肝干细胞归巢的分子机制

移植后的干细胞需要向肝迁移，进而在肝定植、增殖及分化，称为归巢。炎症损伤的肝能表达多种细胞因子和炎症介质，通过与干细胞表面的相应受体结合，再经过一系列复杂的细胞内信号通路介导干细胞归巢。研究显示，MSC 归巢的数量与疗效紧密相关，但其归巢的数量与移植的数量却不呈正相关。因此，干细胞的特异性归巢与置入靶组织的能力和效率是其治疗疾病的关键。

目前关于归巢的干细胞在终末期肝病治疗中的作用机制尚无定论，主要有 3 种假说：①细胞转分化学说，认为归巢的干细胞在体内分化为功能性肝细胞，替代肝原有功能。②细胞融合学说，认为归巢的干细胞与原有肝细胞融合成为含两套或多套染色体的细胞，再经减数分裂形成"中间细胞"，从而发挥作用。③旁分泌学说，目前被大多数学者所接受，该学说认为归巢的干细胞通过分泌各种细胞因子,如 IL-6、TNF-α、HGF 等,一方面作用于已损伤的肝细胞,改善其功能状态;另一方面抑制局部免疫反应、增加血管再生,促进干细胞归巢并减少其凋亡,延缓纤维化进展。

虽然干细胞归巢的机制尚未完全阐释,但从已有的报道来看,干细胞归巢行为和所涉及的一系列分子与白细胞趋化过程十分相似。业已证实,一些趋化因子和黏附因子参与归巢。

1. 趋化因子及其受体　基质细胞衍生因子 1(stromal cell derived factor-1,SDF-1)又称 CXCL12,与其配体 CXCR4 组成的 SDF-1/CXCR4 轴在干细胞归巢中发挥重要作用。

(1)SDF-1/CXCR4 轴促进干细胞向肝组织迁移:当组织损伤时,SDF-1 表达上调,局部 SDF-1 浓度升高,趋化表达 CXCR4 的干细胞沿 SDF-1 的浓度梯度到达损伤部位,参与组织修复。Bhakta 等用 transwell 迁移实验证明,SDF-1 能促进干细胞迁移。Kitaori 等研究表明,干细胞的迁移能力与 SDF-1 的浓度相关。Ryu 等证实 SDF-1 可以以剂量依赖的方式趋化干细胞迁移,并推测该趋化作用可能通过蛋白激酶 B(protein kinase B,PKB,即 AKT)、细胞外信号调节激酶(extracellular signal-regulated kinase,ERK)1/2 及 p38 促分裂原活化蛋白激酶(mitogen activated protein kinase,MAPK)信号转导通路发挥作用。肿瘤坏死因子(tumor necrosis factor,TNF)-α、白细胞介素-8 可上调 SDF-1 的表达水平,而胰岛素样生长因子(insulin like growth factor,IGF)-1 可增加 CXCR4 的表达,三者均通过 SDF-1/CXCR4 轴的作用促进干细胞的迁移。另外,SDF-1 作为干细胞向肝迁移的诱导因子,还可通过改变干细胞的细胞骨架蛋白结构,加快干细胞的迁移速度。

(2)SDF-1/CXCR4 轴促进干细胞向肝组织渗透:干细胞表面表达有各种黏附分子,如整合素(integrin,IN),可在 SDF-1 的作用下发生活化,与血管内皮细胞表面的相应受体及细胞外基质蛋白结合,促进干细胞的黏附及穿透。

(3)SDF-1/CXCR4 轴促进干细胞增殖,抑制干细胞凋亡:SDF-1 与 CXCR4 结合后,还可以通过增加胞内第二信使 Ca^{2+} 内流,改变下游信号传导,促进干细胞增殖;通过上调 Bcl-2/Bax 的比率,抑制干细胞凋亡。

2. 与干细胞归巢有关的其他因子及受体

(1)生长因子(growth factor,GF)/受体轴:干细胞的表面表达多种 GF 的受体,如肝细胞生长因子(hepatocyte growth factor,HGF)受体、表皮生长因子(epidermal growth factor,EGF)受体、血小板源性生长因子(platelet derived growth factor,PDGF)受体、血管生成素-1 受体等,这些受体可通过与相应配体的相互作用而诱导干细胞归巢。在肝存在炎症损伤时 HGF 表达水平增高,通过与干细胞表面的 c-met 受体结合发挥趋化作用,且该趋化作用可被 c-met 受体特异性封闭剂 K-252a 阻断。粒细胞集落刺激因子作为一种生长因子,不仅具有骨髓干细胞动员的作用,还能强效地诱导骨髓干细胞归巢,而广泛应用于临床。粒细胞集落刺激因子的骨髓动员作用的机制可能与其增加骨髓微环境中 SDF-1 水解酶的释放,从而产生骨髓与外周血之间 SDF-1 由低到高的浓度梯度有关。

(2)溶血磷脂酸(lysophosphatidic acid,LPA)和 LPA1 轴:LPA 是存在于炎症组织中的一种具有生物学活性的小分子磷脂,而 LPA1 是干细胞表面的一种 G 蛋白耦联受体,两者相互作用,可趋化干细胞归巢,且该趋化作用可被 LPA 受体拮抗药 Ki16425 阻断。目前认为 LPA 主要通过 RhoA-Rho 信号通道发挥作用。

(3)酶:既往研究显示,干细胞分泌的多种酶也对干细胞归巢起重要作用。基质金属蛋白酶（matrix metalloproteinase，MMPs）可以调节内皮细胞基膜并降解胞外基质，在归巢过程中调控干细胞迁移。体外实验表明，干细胞跨内皮迁移过程受基质金属蛋白酶 2（matrix metalloproteinase-2，MMP-2）和金属蛋白酶组织抑制药（tissue inhibitor of metalloproteinase-3，TIMP-3）调控，用抗体阻断 MMP-2 后，干细胞迁移能力显著降低。另外，干细胞分泌的纤溶酶能降解纤维蛋白凝块，使干细胞进入受损靶组织并参与修复重建，这些酶包括组织型纤溶酶原激活物、尿激酶型纤溶酶原激活物及其受体、纤溶酶原激活物抑制因子等。

（4）炎症因子：试验证实多种炎症因子也参与了干细胞的归巢，如 TNF-α，巨噬细胞游走抑制因子、单核细胞趋化蛋白-1 及 IL-8 等。

三、问题及展望

肝干细胞移植已经初步应用于临床，但是作为一种新兴的疗法，目前仍存在一些技术问题：①干细胞本身生理特性的研究还需要进一步加深，阐明干细胞移植治疗的作用机制及干细胞诱导分化机制，对后续研究非常重要；②对干细胞体外分离、培养、鉴定等技术需要进一步简化；③培养、分化过程中需要预防干细胞向肿瘤细胞分化；④移植细胞数量和疗效之间的关系目前也未阐明，动物实验中移植数量多为 $10^6 \sim 10^7$ 个，而据推算，移植于人体的干细胞数量约需 10^9 个，确切的移植数量还需要大量研究来确定；⑤肝衰竭患者体内的免疫状态、内毒素、高胆红素使自身肝细胞呈大块或亚大块坏死而难以生存，干细胞的生存及功能状态如何维持？对此，我研究中心尝试采用人工肝治疗改善机体内环境后再进行干细胞移植的方法，以期使干细胞更好地向受损肝归巢，发挥组织修复功能；⑥移植时机、移植途径及细胞发挥出功能的时间也是值得研究的问题；⑦目前临床上仍只能通过移植后功能检测来评价干细胞移植后的疗效，无法真正显示干细胞的分布，因此需要寻求无创、简便、有效的示踪手段加以监测；⑧干细胞与体内组织细胞的相互作用机制及影响仍有待进一步研究；⑨干细胞移植治疗肝衰竭的疗效还需要得到设计严格的临床试验的验证。

尽管存在上述一些问题，但干细胞移植仍为肝衰竭患者提供了一条新的治疗途径。虽然其具体作用机制仍亟待深入研究和探讨，且干细胞真正应用于临床治疗肝衰竭还有漫长的道路要走，但相信不久的将来，干细胞移植技术必将发挥更加重要的作用。

（吴贻琛）

参 考 文 献

陈海鸥，胡小宣，刘洪娟，等.2010.脐血干细胞移植治疗肝硬化的疗效观察.中华肝脏病杂志，(7)：537-538.

陈丽敏.2005.脐血干细胞分化为肝细胞的试验与临床.实用肝脏病杂志，(3)：187-190.

代红胜，高静韬，张彤雯，等.2009.小鼠肿瘤坏死因子 α 增强造血干/祖细胞归巢效率的机制研究.中华血液学杂志，30(2)：97-102.

李楠，石玉玲，李娜，等.2010.经门静脉外周血干细胞移植治疗肝硬化失代偿期的疗效研究.中国全科医学，13(3B)：852-854.

姚鹏，胡大荣，王帅，等.2005.人自体骨髓干细胞移植治疗慢性肝功能衰竭的研究.中华肝脏病杂志，13(12)：941-942.

叶一农，高志良.2009.乙型肝炎肝衰竭发生机制中的三重打击.传染病信息，22(5)：276-279.

中华医学会感染病学分会肝衰竭与人工肝学组，中华医学会肝病学分会重型肝病与人工肝学组.2012.肝衰竭诊治指南.中华临床感染病杂志,5(6):321-327.

Bhakta S,Hong P,Koc O.2006.The surface adhesion molecule CXCR4 stimulates mesenchymal stem cell migration to stromal cellderived factor-1 in vitro but does not decrease apoptosis under serum deprivation.Cardiovasc Revasc Med,7(1):19-24.

Bishi DK,Mathapati S,Cherian KM.et al.2014.In vitro hepatic trans-differentiation of human mesenchymal stem cells using sera from congestive/ischemic liver during cardiac failure.PLoS One,9(3):e92397.

Cantz T,Manns M P,Ott M.2008.Stem cells in liver regeneration and therapy.Cell Tissue Res,331(1):271-282.

Chen Y,Xiang LX,Shao JZ,et al.2010.Recruitment of endogenous bone marrow mesenchymal stem cells towards injured liver.J Cell Mol Med,14:1494-1508.

Cho KA,Ju SY,Cho SJ,et al.2009.Mesenchymal stem cells showed the highest potential for the regeneration of injured liver tissue compared with other subpopulations of the bone marrow.Cell Biol Int,33:772-777.

Connick P,Kolappan M,Crawley C,et al.2012.Autologous mesenchymal stem cells for the treatment of secondary progressive multiple sclerosis:an open-label phase 2a proof-of-concept study.Lancet Neurol,11:150-156.

Davatchi F,Abdollahi BS,Mohyeddin M,et al.2011.Mesenchymal stem cell trerapy for knee osteoarthritis.Preliminary report of four patients.Int J Rheum Dis,14:211-215.

Deng CQ,Qin A,Zhao WF,et al.2014.Up-regulation of CXCR4 in rat umbilical mesenchymal stem cells induced by serum from rat with acute liver failure promotes stem cells migration to injured liver tissue.Mol Cell Biochem,396(1-2):107-116.

Di Campli C,Zocco MA,Saulnier N,et al.2007.Safety and efficacy profile of G-CSF therapy in patients with acute on chronic liver failure.Dig Liver Dis,39(12):1071-1076.

Dianat N,Steichen C,Vallier L,et al.2013.Human pluripotent stem cells for modelling human liver diseases and cell therapy.Current gene therapy,13(2):120-132.

Dominci M,Le Blanc K,Mueller I,et al.2006.Minimal criteria for defining multipotent mesenchymal stromal cells.The International Society for Cellular Therapy position statement.Cytotherapy,8(4):315-317.

Elkhafif N,Elbaz H,Hammam O,et al.2011.CD133(+)human umbilical cord blood stem cells enhance angiogenesis in experimental chronic hepatic fibrosis.APMIS,119(1):66-75.

Ezzat TM,Dhar DK,Newsome PN,et al.2011.Use of hepatocyte and stem cells for treatment of postresectional liver failure:are we there yet.Liver Int,31:773-784.

Fiore EJ,Bayo JM,Garcia MG,et al.2015.Mesenchymal stromal cells engineered to produce IGF-1 by recombinant adenovirus ameliorate liver fibrosis in mice.Stem Cells Dev,24:791-801.

Fischer-Valuck BW,Barrilleaux BL,Phinney DG,et al.2010.Migratory response of mesenchymal stem cells to macrophage migration inhibitory factor and its antagonist as a function of colony-forming efficiency.Biotechnol Lett,32(1):19-27.

Golse N,Bucur P O,Adam R,et al.2013.New paradigms in post-hepatectomy liver failure.Journal of Gastrointestinal Surgery,17(3):593-605.

Gordon MY,Levicar N,Pai M,et al.2006.Characterization and clinical application of human CD34 + stem/progenitor cell populations mobilized into the blood by granulocyte colony-stimulating factor.Stem Cells,24:1822.

Hashemi SM,Ghods S,Kolodgie FD,et al.2008.A placebo controlled,dose-ranging,safety study of allogenic mesenchymal stem cells injected by endomyocardial delivery after an acute myocardial infarction.Eur Heart J,29(2):251-259.

Karp JM, Leng Teo GS. 2009. Mesenchymal stem cell homing: the devil is in the details. Cell Stem Cell, 4(3): 206-216.

Kharaziha P, Hellström PM, Noorinayer B, et al. 2009. Improvement of liver function in liver cirrhosis patients after autologous mesenchymal stem cells injection: a phase I-II clinical trial. Eur J Gastroenterol Hepatol, 21: 1199-1205.

Kitaori T, Ito H, Schwarz EM, et al. 2009. Stromal cell-derived factor 1/CXCR4 signaling is critical for the recruitment of mesenchymal stem cells to the fracture site during skeletal repair in a mouse model. Arthritis Rheum, 60(3): 813-823.

Lee KD. 2008. Applications of mesenehymal stem cells: an updated review. Chang Gung Med J, 31: 228-236.

Lee MJ, Jeon ES, Lee JS, et al. 2008. Lysophosphatidic acid in malignant ascites stimulates migration of human mesenchymal stem cells. J Cell Biochem, 104(2): 499-510.

Li M, Yu J, Li Y, et al. 2010. CXCR4 positive bone mesenchymal stem cells migrate to human endothelial cell stimulated by ox-LDL via SDF-1alpha/CXCR4 signaling axis. Exp Mol Pathol, 88(2): 250-255.

Li Y, Yu X, Lin S, et al. 2007. Insulin-like growth factor 1 enhances the migratory capacity of mesenchymal stem cells. Biochem Biophys Res Commun, 356(3): 780-784.

Liu X, Duan B, Cheng Z, et al. 2011. SDF-1/CXCR4 axis modulates bone marrow mesenchymal stem cell apoptosis, migration and cytokine secretion. Protein Cell, 2(10): 845-854.

Mahiwal R, Kumar A, Sarin SK. 2013. Liver regeneration during acute-on-chronic liver failure using growth factors: vivo indulgence of bone mar row. Gastroenterology, 8(21): 296-304.

Mathieu E, Lamirault G, Toquet C, et al. 2011. Intramyocardial delivery of mesenchymal stem cell-seeded hydrogel preserves cardiac function and attenuates ventricular remodeling after myocardial infarction. PLoS One, 7: e51991.

Milwid JM, Ichimura T, Li M, et al. 2012. Secreted factors from bone marrow stromal cells upregulate IL-10 and reverse acute kidney injury. Stem Cells Int, 2012: 392050.

Miyazaki M, Hardjo M, Masaka T, et al. 2007. Isolation of a bone marrow-derived stem cell line with high proliferation potential and its application for preventing acute fatal liver failure. Stem Cells, 25: 2855-2863.

Mohamadnejad M, Alimoghaddam K, Bagheri M, et al. 2013. Randomized placebo-controlled trial of mesenchymal stem cell transplantation in decompensated cirrhosis. Liver International, 33(10): 1451-1453.

Navarro-Alvarez N, Soto-Gutierrez A, Kobayashi N. 2010. Hepatic stem cells and liver development. Methods Mol Biol, (640): 181-236.

Neuss S, Schneider RK, Tietze L, et al. 2010. Secretion of fibrinolytic enzymes facilitates human mesenchymal stem cell invasion into fibrin clots. Cells Tissues Organs, 191(1): 36-46.

O'Grady J. 2012. Liver transplantation for acute liver failure. Best Pract Res Clin Gastroenterol, 26: 27-33.

Peng L, Xie DY, Lin BL, et al. 2011. Autologous bone marrow mesenchymal stem cell transplantation in liver failure patients caused by hepatitis B: short-term and long-term outcomes. Hepatology, 54: 820-828.

Petersen BE, Bowen WC, Patrene KD, et al. 1999. Bone marrow as a potential source of hepatic oval cells. Science, 284: 1168-1170.

Picinich SC, Glod JW, Banerjee D. 2010. Protein kinase C zeta regulates interleukin-8-mediated stromal-derived factor-1 expression and migration of human mesenchymal stromal cells. Exp Cell Res, 316(4): 593-602.

Pietrosi G, Vizzini GB, Gruttadauria S, et al. 2009. Clinical applications of hepatocyte transplantation. World J Gastroenterol, 15: 2074-2077.

Ren H, Zhao Q, Cheng T, et al. 2010 No contribution of umbilical cord mesenchymal stromal cells to capillarization and venularization of hepatic sinusoids accompanied by hepatic differentiation in carbon tetrachloride-induced mouse liver fibrosis.Cytotherapy,12:371-383.

Robinton DA,Daley GQ.2012.The promise of induced pluripotent stem cells in research and therapy.Nature,481(7381):295-305.

Ryu CH,Park SA,Kim SM,et al.2010.Migration of human umbilical cord blood mesenchymal stem cells mediated by stromal cell-derived factor-1/CXCR4 axis via Akt,ERK,and p38 signal transduction pathways.Biochem Biophys Res Commun,398(1):105-110.

Steingen C,Brenig F,Baumgartner L,et al.2008.Characterization of key mechanisms in transmigration and invasion of mesenchymal stem cells.J Mol Cell Cardiol,44(6):1072-1084.

Sullivan GJ,Hay DC,Park IH,et al.2010.Generation of functional human hepatic endoderm from human induced pluripotent stem cells.Hepatology,51(1):329-335.

Takahashi K,Tanabe K,Ohnuki M,et al.2007.Induction of pluripotent stem cells from adult human fibroblasts by defined factors.Cell,131(5):861-872.

Takahashi K,Yamanaka S.2006.Induction of pluripotent stem cells from mouse embryonic and adult fibroblast cultures by defined factors.Cell,126(4):663-676.

Tan J,Wu W,Camillo R,et al.2012.Induction therapy with autologous mesenchymal stem cells in living-related kidney transplants:a randomized controlled trial.JAMA,307:1169-1177.

Terai S,Ishikawa T,Omori K,et al.2006.Improved liver function in patients with liver cirrhosis after autologous bone marrow cell infusion therapy.Stem Cells,24(10):2292-2298.

Theise ND,Nimmakayalu M,Gardner R,et al.2000.Liver from bone marrow in humans.Hepatology,32:11-16.

Touboul T,Hannan NR,Corbineau S,et al.2010.Generation of functional hepatocytes from human embryonic stem cells under chemically defined conditions that recapitulate liver development.Hepatology,51(5):1754-1765.

Vosough M,Omidinia E,Kadivar M,et al.2013.Generation of functional hepatocyte-like cells from human pluripotent stem cells in a scalable suspension culture.Stem cells and development,(4):455-498.

Wang L,Li Y,Chen J,et al.2002.Ischemic cerebral tissue and MCP-1 enhance rat bone marrow stromal cell migration in interface culture.Exp Hematol,30(7):831-836.

Yagi H,Parekkadan B,Suganuma K,et al.2009.Long-term superior performance of a stem cell/hepatocyte device for the treatment of acute liver failure.Tissue Eng Part A,15:3377-3388.

Yan L,Han Y,Wang JB,et al.2007.Peripheral blood monocytes from patients with HBV related decompensated liver cirrhosis can differentiate into functional hepatocytes.Am J Hematol,82(11):945-954.

Yovchev MI,Xue Y,Shafritz DA,et al.2014.Repopulation of the fibrotic/cirrhotic rat liver by transplanted hepatic stem/progenitor cells and mature hepatocytes.Hepatology,59:284-295.

Yu Q,Chen L,You Y,et al.2011.Erythropoietin combined with granulocyte colony-stimulating factor enhances MMP-2 expression in mesenchymal stem cells and promotes cell migration.Mol Med Rep,4(1):31-36.

第十三节　干细胞移植治疗肝衰竭的临床应用

　　肝衰竭患者的治疗一直是该领域的重大难题,目前的治疗方法主要包括内科治疗、人工肝治疗和肝移植治疗。内科治疗以支持治疗为主,辅助以病因治疗和免疫调节治疗。人工肝治疗采用物理或生物的方法代替或部分代替肝的解毒、生物合成和转化功能,为肝细胞再生创造条件。肝移植治疗是晚期肝衰竭患者最有效的治疗手段,但由于供体的不足和高昂的费用难以惠及大部分患者。干细胞技术是肝衰竭治疗的新生技术,其安全性、有效性需要进一步论证。

　　肝衰竭的组织病理学表现为肝细胞大面积坏死导致严重肝功能障碍。正常情况下,如肝部分切除术后,肝内的干细胞可主导肝的修复,但在肝衰竭的病理状态下,肝内源性地干细胞不足以修复肝,即肝细胞坏死和修复之间失衡。此时,干细胞治疗可外源性地补充肝内干细胞,加强肝细胞的再生,减轻炎症反应,改善肝组织内的免疫状态,干细胞治疗肝衰竭理论上是可行的。而且,初步的临床研究证实了干细胞治疗肝衰竭不仅安全,还有一定的疗效。

一、干细胞来源

　　肝干细胞可分为肝源性肝干细胞和非肝源性肝干细胞。肝源性肝干细胞来源于前肠内胚层,在胚胎发育过程中以胚胎肝细胞形式存在,在成年哺乳动物中以胆管源性肝卵圆细胞形式存在,包括肝卵圆细胞(HOC)、成熟肝细胞和小肝细胞等。非肝源性肝干细胞包括骨髓间充质干细胞(bone marrow derived mesenchymal stem cells,BM-MSC)、骨髓造血干细胞(bone marrow derived hematopoietic stem cells,BM-HSC)、脂肪间充质干细胞(adipose tissue-derived mesenchymal stem cells,AT-MSC)、脐带间充质干细胞(umbilical cord mesenchymal stem cell,UC-MSC)、胚胎干细胞(embryonic stem cells,ESC)及诱导的多能干细胞(induced pluripotent stem cells,iPSC)等。这些干细胞的研究状况各异,用于治疗肝衰竭也各有优缺点。

　　人胚胎干细胞具有多向分化、无限增殖的能力,是增殖能力最强的全能干细胞,是一种高度未分化细胞,能诱导分化为 3 个胚层的各种细胞,ESC 的临床应用因为受伦理医学的影响,获取较为困难。脐带间充质干细胞因起源于中胚层,可以分化为中胚层的间质组织而得名,具备干细胞的两个重要特征,即自我更新和多向分化潜能。其来源较丰富,取材更方便,分离培养也较容易,对孕妇和婴儿无任何痛苦和风险,因此在临床上得到重视。

　　骨髓干细胞是存在于骨髓中的具有高度自我更新和多向分化潜能的干细胞群体。目前已经证明骨髓中某些干细胞具有向肝系细胞分化的潜能,于是出现了“骨髓源性肝干细胞”这一概念。骨髓中造血干细胞、间充质干细胞均可作为肝细胞的起源细胞。骨髓来源的造血干细胞和骨髓间充质干细胞在分离、培养方面有较大进展,因此,在临床上开展较普遍,但取材相对稍困难。

　　造血干细胞是指存在于骨髓、外周血、脐带血、胎盘以及其他有造血组织的器官中的一类细胞,占正常成人骨髓有核细胞的 $0.35\% \sim 1.71\%$。目前,临床上通过注射粒细胞集落刺激因子(G-CSF)使骨髓池里的干细胞释放到外周血后进行采集,因此取材也相对简便,而且容易达到采集所要求的数量,具有较大的应用前景。

二、肝干细胞移植的理论基础与机制

　　肝衰竭是大部分肝细胞急性坏死或肝细胞功能严重急剧损害所引起的临床综合征。肝衰竭通常伴随大量肝细胞死亡,并且肝细胞的代偿再生未能弥补细胞的损失,因此在治疗肝衰竭的过程中抑制细胞死亡、刺激内源性肝细胞再生是关键。van Poll 等以 D-氨基半乳糖诱导的急性肝损伤大鼠为实验模型,注射骨髓 MSC,结果显示可以显著提高存活率,阻止肝损伤标志物释放。MSC 治疗组肝细胞死亡率降低 90%,增殖率提高 3 倍。Parekkadan 等对骨髓 MSC-CM 治疗肝衰竭后的肝组织进行病理学分析发现,它可以显著减少白细胞浸润和肝细胞死亡。

目前认为干细胞通过以下三种途径在肝修复过程中起作用：①转化为肝细胞发挥作用；②为肝内的干细胞生长提供细胞因子和生长因子，对肝内干细胞的组织修复提供支持；③改善肝的纤维化。

在肝受损后，如果各种原因引起成熟肝细胞的再生发生障碍时，一种小的胆管上皮细胞可以从汇管区移出并分化为肝细胞，称之为卵圆细胞或肝干细胞。最先提出肝干细胞假说的是Wilsol 和 Ledu。两位研究者（1958 年）观察到严重肝损害时肝仍然存在再生，因而提出此假说。此后，大量源自啮齿类动物的研究表明肝中存在肝干细胞，并认为此种肝干细胞/卵圆细胞位于 Hering 管中或终末小胆管周围。肝干细胞亦存在多种细胞亚群，可以向肝实质细胞、胆管上皮细胞、肠上皮细胞和胰腺上皮细胞等不同细胞系分化。同时，随着研究的进展发现不仅是肝源性干细胞，非肝源性干细胞也具有转化为肝细胞的功能。

Petersen 等和 Schwartz 等研究结果表明，MSC 在体内、外均可分化为有功能的肝样细胞，并可改善急性肝损伤小鼠的肝功能。骨髓干细胞移植后随血液循环到肝局部，附着在血管内皮细胞上，然后穿出血管归巢至肝实质中，最后与肝小叶融为一体。Kollet 等研究发现，肝受损时会产生大量的信号分子来诱导骨髓干细胞转移和分化，修复受到损害的肝细胞，这些信号分子有肝细胞生长因子（HGF）、基质金属蛋白-9（MMP-9）和基质细胞衍生因子（SDF-1）。骨髓干细胞一旦感知 SDF-1 从肝发出的信号，便会不断产生并释放出来，然后转移到肝。有研究者在体外成功诱导脐带 MSC 向肝样细胞分化，并表达肝细胞的标志，如白蛋白（ALB）、甲胎蛋白（AFP）、细胞角蛋白 19 的片段、连接蛋白；而且表现出肝细胞样形态，储藏肝糖原，产生尿素等。将人的脐带 MSC 移植到切除肝的重度联合免疫缺陷病的小鼠的肝内，移植后的第 2、4、6 周，小鼠的肝脏内表达人的白蛋白和甲胎蛋白。干细胞进入肝转化为肝细胞的机制目前尚不清楚，有两种不同的观点：横向分化（Transdifferentiation）或融合（Fusion）的方式。融合是指两个以上的细胞形成 1 个或多个细胞，融合后的细胞包含了融合前细胞的染色体，而转化是指一种细胞分化成另外功能和表型的细胞。Newsome 等提出，干细胞转化为肝细胞不是通过融合而是通过转化的方式。他们将人脐带血干细胞输入到 NOD/SCID 小鼠，在小鼠肝内可检测到干细胞来源的成熟肝细胞，但通过检测人和鼠的细胞核 DNA，在 14 例小鼠的肝内均未发现细胞融合现象。但 Vassilopoulos 等则提出细胞融合的概念，在 FAH⁻ 大鼠接受骨髓移植后，肝内再生结节内的肝细胞内可同时检测到供者和受者的 DNA。而 Thorgeirsson等证实，两种方式均存在。在人体内，两种方式是否并存需要进一步研究。随着 20 世纪末对造血干细胞生物学特点的深入研究，人们发现在一定条件下，造血干细胞可以向上皮细胞、内皮细胞和成纤维细胞等非髓系/淋巴细胞系分化，如骨骼肌细胞、心肌细胞、神经细胞及肝细胞等。这一发现立即掀起了"造血干细胞定向分化"的研究热潮。目前已证实造血干细胞能够多向分化，在肝这一特殊环境内，移植进入肝内的造血干细胞不但会分化成肝细胞，而且还能分泌多种细胞因子来帮助修复受损的细胞，而这个过程既促进了肝内的干细胞转化为肝细胞，同时也外源性地补充干细胞使之分化成肝细胞，可帮助患者度过急性肝衰竭期，逐渐恢复肝功能。

过去认为，BMSC 治疗肝疾病的机制为 BMSC 趋向并定居于受损的肝区域后分化成肝细胞或肝卵圆细胞修复受损组织，但越来越多的研究提示 BMSC 分化成靶细胞可能并不起决定性作用。由于许多肝疾病都涉及炎性反应和免疫损伤，BMSC 可通过免疫调节发挥抗炎、抑制过度免疫反应作用，主要表现为移植的 BMSC 可游走至损伤的肝组织，减少淋巴细胞、DC 及巨噬细胞等炎性细胞的浸润与活化，抑制 IL-1，TNF，IFN，IL-12 等促炎因子的生成，增加 IL-

10 等抗炎因子,抑制损伤区域的链式炎性反应,有利于炎性反应范围的局限。Parekkadan 等证明 MSCs 分泌的物质具有抗炎作用,可以改变白细胞迁移,减少白细胞浸润,而且抑制肝细胞死亡。Hoek 等发现,MSCs 分泌胰岛素样生长因子和 IL-6 而抑制肝细胞凋亡,刺激肝细胞再生。van Poll 等收集骨髓间充质干细胞分泌的细胞因子治疗肝衰竭大鼠,发现其可以促进肝细胞再生,提高肝衰竭大鼠的生存率。研究表明 MSC 分泌的多种细胞因子可以作用于周围细胞发挥旁分泌作用,参与移植治疗后的免疫调节,调节炎症反应,促进细胞增殖,抑制功能细胞凋亡,促进前体细胞的分化和增殖,并参与新生血管形成,改善损伤组织的微循环,发挥重要的病理生理作用。

Abdel 等认为 MSC 可以抑制胶原沉着,其在体内不仅可以分化为肝细胞,同时可对抗慢性肝病的纤维化进程。研究表明对肝纤维化大鼠进行 BMSC 移植治疗可以有效抑制四氯化碳诱导形成的肝纤维化。另临床研究,从肝硬化患者身上取得骨髓培养 MSC 进行自体移植治疗并取得了抗纤维化效果。TNF,IFN,IL-1 等促炎因子能激活肝星状细胞成为 SMA 阳性的成纤维细胞,导致肝纤维化甚至肝硬化,BMSC 通过抑制上述促炎因子,并且促进肝细胞生长素等细胞因子生成和干扰 LPS-Toll 样受体等,抑制肝星状细胞活化。总之,越来越多的证据表明 MSC 的移植治疗可以诱导肝星状细胞凋亡或抑制其激活,减少细胞外基质沉积,促进组织胶原的降解,抑制肝炎、肝损伤向肝纤维化、肝硬化的发展。

三、干细胞移植治疗肝衰竭的临床应用

目前应用干细胞治疗终末期肝病的临床研究较多(表 6-7),但专门针对肝衰竭的研究较少。国内许多单位开展了干细胞移植治疗肝疾病的临床研究。西京医院韩英等对两例乙型肝炎肝硬化患者行粒细胞集落刺激因子(G-CSF)动员后,分离外周血单个核细胞,该细胞经诱导后发现能表达肝细胞特有生物标志物,证实外周血干细胞能转化为肝细胞。同时该研究小组把 1 例乙型肝炎肝硬化患者经动员分离的单个核细胞行裸鼠尾静脉移植后,发现裸鼠肝内有人肝细胞出现,证实外周血干细胞能迁移至肝转化为肝细胞。他们进一步应用乙型肝炎肝硬化患者行 G-CSF 动员后,分离外周血的干细胞经过肝动脉移植,证实患者肝功能较对照组明显升高,没有明显不良反应发生,证实了外周血干细胞移植治疗晚期肝病患者的有效性和安全性。解放军第 309 医院李楠等经门静脉外周血干细胞移植治疗肝硬化患者 37 例,术后患者肝功能明显好转,未发现明显相关不良反应。

表 6-7　部分干细胞治疗肝衰竭或者肝硬化患者的临床研究情况

作者	干细胞类型	患者数目	干细胞治疗后病情改善情况
间充质干细胞(MSC)			
Zhang,et al. J Gastroenterol hepatol,2012	UC-MSC	治疗 30 人 对照 15 人	肝功能改善、MELD 评分值降低,腹水减少
Shi M,et al. Stem Cell Transl Med,2012	UC-MSC	治疗组 24 人 对照组 19 人	肝功能改善、MELD 评分值降低,但是存活率降低
MoHamadnejad M,et al. Arch Iran Med,2007	BM-MSC	原因不明 3 人 自身免疫性肝炎 1 人	MELD 评分值降低

作者	干细胞类型	患者数目	干细胞治疗后病情改善情况
Kharaziha P, et al. Eur J Gastro enterol Hepatol, 2009	BM-MSC	乙肝4人,丙肝1人,酒精性肝炎1人,原因不明2人	肝功能改善、MELD评分值降低
Peng, et al. Hepatology, 2011	BM-MSC	治疗组53人 对照组105人	白蛋白、总胆红素和MELD均改善
骨髓前体细胞(bone marrow-derived precursors)			
Lyra AC, et al. World J Gastro-enterol, 2007	BMNC	丙肝3人,乙醇性肝炎3人,原因不明4人	总胆红素、INR值下降,白蛋白升高
Amer, et al. Eur J Gastroenterol Hepatol, 2011	BMNC	20个治疗组 对照组20人	MELD评分值降低,腹水减少
Terai s, et al. Stem cell, 2006	BMNC	丙肝5人,乙肝3人,原因不明1人	Child分级、白蛋白改善
Kim JK, et al. Cell Transpl, 2012	BMNC	乙肝10人	肝体积增大、Child-Pugh评分值增加
Saito T, et al. Stem Cell Dev, 2011	BMNC	治疗组5人 对照组5人	白蛋白、凝血酶原时间、Child分级均改善
Lyra AC, et al. Gut, 2007	BMNC	治疗组15人 对照组15人	Child分级、白蛋白改善
造血干细胞(hematopoietic stem cells)			
Gordon MY, et al. StemCells, 2006	CD34$^+$	治疗组5人	白蛋白改善
MoHamadnejad M, et al. World J Gastroenterol, 2007	CD34$^+$	乙肝1人,自身免疫性肝炎1人,PBC 1人,原因不明1人	MELD评分改善
Pai M, et al. Am J Gastroenterol, 2008	CD34$^+$	9人接受治疗	Child分级、白蛋白改善
Garg V, et al. Gastroenterol, 2012	CD34$^+$	治疗组23人 安慰剂组24人	存活率增加,MELD评分值降低
Han Y, et al. Cytotherapy, 2008	单个核细胞	治疗组20人 安慰剂组20人	Child分级、白蛋白改善
Salama H, et al. World J Gastro-enterol, 2010	CD34$^+$ CD133$^+$	终末期肝病 治疗组90人 对照组50人	对改善肝功能有效 无明显副作用

MSC. 间充质干细胞(mesenchymal stem cells);BMNC. 骨髓有核干细胞(bone marrow nucleated cell)

应用干细胞移植治疗肝病时,患者炎症越重,干细胞转化为肝细胞的比例越高;相反,没有肝损伤,干细胞转化的效率则明显降低。因此,肝衰竭患者如果应用干细胞治疗,干细胞转化为肝细胞的效率可能较肝硬化更高,理论上治疗可行性较好。Peng等对肝衰竭患者进行骨髓间充质干细胞移植治疗,其中53例患者进行移植治疗,105例患者匹配进入对照组。每个患者采集 120ml 骨髓进行分离,然后经肝固有动脉输入肝,患者 100% 进行了成功移植,无严重的不良反应或并发症。2~3 周后移植组白蛋白水平、总胆红素、凝血酶原时间和 MELD 评分与对照组相比有明显差异。在 192 周随访时,肝细胞性肝癌(HCC)发病率两组没有显著差异,同时移植组患者中 HCC 及病死率在肝硬化及非肝硬化患者中也无差异。

　　解放军第 302 医院也积极开展了该领域研究,生物治疗中心开展了脐带间充质干细胞输注治疗慢性乙型肝炎加急性肝衰竭的临床研究,共有 43 例 HBV 相关慢性乙型肝炎加急性肝衰竭患者纳入研究,其中 24 例患者接受干细胞静脉输注治疗,19 例对照。UC-MSC 治疗在 4 周内间断性治疗 3 次。结果显示,治疗过程中没有观察到明显的不良反应,在有效性方面,患者 MELD 评分、生存率、血清白蛋白等方面优于对照组,认为脐带间充质干细胞输注在临床上开展有较好前景。

　　解放军第 302 医院肝衰竭诊疗与研究中心自主创新开展人工肝联合自体外周血干细胞移植治疗肝衰竭的研究。人工肝,特别是血浆置换是目前治疗肝衰竭患者的重要手段之一,它通过血浆交换可快速清除患者体内芳香族氨基酸、胆酸、胆红素、内毒素、吲哚类、硫醇、酚类等物质,同时快速补充人体所需要的白蛋白、凝血因子、补体等生物活性物质,治疗肝衰竭患者疗效明确,安全性也较好,是目前国内广泛开展的治疗技术。两种治疗的结合在理论上将提高肝衰竭患者的治愈率,优于单项治疗。

　　与采集骨髓后分离干细胞相比,外周血干细胞的采集有许多优势:①用 G-CSF 动员骨髓中的 HSC 释放入血后富集的方法更简单,采集细胞数量更多;②采集 PBSC 可以避免采集骨髓干细胞时的麻醉;③可避免采髓穿刺的痛苦,同时采集骨髓时容易产生红细胞的混入而影响干细胞的纯度及功能。将血浆置换过程与外周血干细胞采集过程同时进行,一方面减少了患者反复大针穿刺的痛苦,节约治疗时间,也节约医疗成本;另一方面,由于采用深静脉穿刺,血流量稳定,采集效率较外周浅静脉采集提高,患者在 3h 内同时完成人工肝治疗和干细胞的采集。血浆置换联合外周血干细胞移植的优势不仅在于采集干细胞的优点,同时在血浆置换后进行干细胞移植,这时肝衰竭患者的内环境得到明显改善,一方面患者的治疗耐受性可提高,有利于细胞移植的顺利进行;另一方面也有利于干细胞在肝内的定植与存活。目前该研究已在解放军第 302 医院肝衰竭诊疗中心开展,初步疗效优良。

(游绍莉　宋芳娇)

参 考 文 献

李楠,石玉玲,李娜,等.2010.经门静脉外周血干细胞移植治疗肝硬化失代偿期的疗效研究.中国全科医学,13:852-854.

中华医学会感染病学分会肝衰竭与人工肝学组,中华医学会肝病学分会重型肝病与人工肝学组.2006.肝衰竭诊疗指南.中华内科杂志,45:1053-1056.

Abdel AMT,Atta HM,Mahfouz S,et al.2007.Therapeutic potential of bone marrow-derived mesenchymal stem cells on experimental liver fibrosis.Clin Biochem,40(12):893-899.

Assmus B,Tonn T,Seeger FH,et al.2010.Red blood cell contamination of the final cell product impairs the efficacy of autologous bone marrow mononuclear cell therapy.J Am Coll Cardiol,55:1385-1394.

Khan AA,Parveen N,Mahaboob VS,et al.2008.Safety and efficacy of autologous bone marrow stem cell transplantation through hepatic artery for the treatment of chronic liver failure:a preliminary study.Transplant

Proc,40:1140-1144.

Kimura M,Yamada T,Iwata H,et al.2010.Preoperative granulocyte-colony stimulating factor(G-CSF) treatment improves congested liver regeneration.J Surg Res,158:132-137.

Lan L,Chen Y,Sun C,et al.2008.Transplantation of bone marrow-derived hepatocyte stem cells transduced with adenovirus-mediated IL-10 gene reverses liver fibrosis in rats.Transpl Int,21(6):581-592.

Mark AL,Sun Z,Warren DS,et al.2010.Stem cell mobilization is life saving in an animal model of acute liver failure.Ann Surg,252:591-596.

Mark AL,Sun Z,Warren DS,et al.2010.Stem cell mobilization is life saving in an animal model of acute liver failure.Ann Surg,252:591-596.

Peng L,Xie DY,Lin BL,et al.2011.Autologous bone marrow mesenchymal stem cell transplantation in liver failure patients caused by hepatitis B:short-term and long-term outcomes.Hepatology,54(3):820-828.

Shi M,Zhang Z,Xu R,et al.2012.Human mesenchymal stem cell transfusion is safe and improves liver function in acute-on-chronic liver failure patients.Stem Cells Transl Med,1(10):725-731.

van Poll D,Parekkadan B,Cho CH,et al.2008.Mesenchymal stem cell-derived molecules directly modulate hepatocellular death and regeneration in vitro and in vivo.Hepatology,47(5):1634-1643.

Y Han,L Yan,G Han,et al.2008.Controlled trials in hcpatitis B virus-related decompensate liver cirrhosis:peripheral blood monocyte transplant versus granulocyte-colony-stimulating factor mobilization therapy.Cytotherapy,10(4):390-396.

Yan L,Han Y,Wang J,et al.2008.Peripheral blood monocytes from the decompensated liver cirrhosis could migrate into nude mouse liver with human hepatocyte-markers expression. Biochemical and Biophysical Research Communications,371(4):635-638.

第十四节　生物人工肝支持系统

　　肝衰竭在临床上十分常见,因其大部分肝细胞发生变性、坏死、功能衰竭,一般对症支持疗法难以使其病情逆转,大多数患者预后极差,病死率很高。肝移植是治疗晚期肝病最有效的治疗手段,然而由于其供肝数量有限,治疗费用高昂以及术后排斥反应等方面的问题,限制了在临床上的广泛应用。近年来,包括血浆置换、生物人工肝等在内的各种人工肝支持系统,能给肝衰竭患者提供肝功能代偿和治疗作用,从而为提高此类患者的救治成功率带来了新的希望。目前我国开展最多、较为成熟和肯定的人工肝疗法为血浆置换术,但该疗法的缺陷是:需消耗大量新鲜冷冻血浆,易发生人类免疫缺陷病毒、肝炎病毒等的经血传播。

　　生物人工肝支持系统又称生物人工肝(bioartificial liver,BAL),是以将体外培养的肝细胞置于特殊的生物反应器内,利用体外循环装置将肝衰竭患者的血液或血浆引入生物反应器,通过反应器内的半透膜与肝细胞进行物质交换与生物作用,从而暂时部分性替代肝的功能,从而辅助治疗肝衰竭的方法,可以有效地为肝衰竭患者的康复及移植手术争取宝贵的时间。近年来,国外大力研究的生物型人工肝,由于应用了培养肝细胞为材料,不仅为肝衰竭患者代偿肝的解毒、生物合成功能以及稳定内环境、阻断恶性循环提供了可能,而且为具有强大再生能力的肝组织再生提供了条件和时间,因而成为国际人工器官和肝衰竭治疗研究的热点,现已基本完成了动物实验,进入Ⅱ~Ⅲ期临床试验阶段。该生物人工肝支持系统无论是在肝衰竭动物模型研究中,还是在对肝衰竭患者的临床支持治疗方面均取得了令人瞩目的成绩。

一、生物人工肝的组成

（一）用于生物人工肝的细胞

肝细胞是生物人工肝的核心生物材料，从生物学角度看，用于 BAL 的理想肝细胞应具备以下特征：①人源性；②具有肝细胞的正常表型；③容易获得；④易于培养且能迅速生长至高密度；⑤能保持良好分化状态数天至数周；⑥具有成熟肝细胞特征的所有代谢功能。理论上原代人肝细胞是 BAL 系统中最理想的细胞材料，但来源匮乏，目前用于临床试验研究的细胞主要有 C3A 细胞和猪肝细胞。由于其包括细胞功能的不完善、免疫因素及仪器本身的问题，导致目前没有一家生物人工肝装置被美国 FDA 批准。近年来，干细胞移植被应用于重症肝病及肝衰竭的救治取得重要进展，但获取数量有限，建系困难。肝细胞的研究主要类型见表 6-8。

表 6-8　生物人工肝装置的细胞来源

	来源	合成	代谢	解毒	作者
永生化细胞					
C8-B	Rat、SSR69（SV40T、HSV0-TK、nexR、LoxP)	$+_m$Alb	NR	$+_m$uGT1	Cai 等
HepZ	人、PCMV、pSV2neo	$+_m$Alb	NR	+P450 1A2	Werner 等
OUMS-29，NKNT-3	人胎、pSV2neo 或 SSR69	$+_m$Alb	+尿素，+mGS	$+_m$GST	Kobayashi 等
HepLiu	猪	$-_p$Alb	-尿素	+P450	Liu 等
Yoon	人胎	$-_p$Alb	-尿素	-P450 2D6	Yoon 等
HH25，HHY41	人（自发）	$+_p$Alb，$+_m$AFP	+mG6Pase	-P4501A	Kono 等 Roberts 等
肿瘤源性					
Hep G2	成肝细胞瘤	$+_p$AFP，$+_m$Alb	$+_m$PK，-尿素	-P450	Kelly 等
C3A	成肝细胞瘤	$+_p$AFP，$+_m$Alb	+尿素	P450（+IA1，-3A4)	Nyberg 等 Wang 等
HuH6、JHH-2	成肝细胞瘤	$+_m$AFP，$+_m$Alb	$+_m$OCT	$+_m$ADH	Kobayashi 等

$+_m$. mRNA 表达；Alb. 白蛋白；NR. 未报道；uGT1. 尿苷二磷酸-葡萄糖醛酸酰转移酶 1；P450. 细胞色素 P450；GS. 谷胱甘肽合成酶；GST. 谷胱甘肽-S-转移酶；OCT. 鸟氨酸氨基酰转移酶；ADH. 乙醇脱氢酶

1. 原代肝细胞　目前 BAL 最常用、最实用的肝细胞成分是猪肝细胞。猪肝细胞的解毒功能与人肝细胞具有相容性。猪肝细胞代谢能力高于其他动物肝细胞，与人肝细胞的代谢能力最接近。研究显示，猪肝细胞在解毒、代谢、合成及转化功能方面可以代替人肝细胞。表明猪肝细胞是一种良好的细胞材料。Nyberg 等报道培养猪肝细胞的 PERV 在模拟体外生物人工肝的情况下，即使暴露于暴发型肝衰竭患者血清中，也并不能感染人工肝细胞，近来正在进行能合成人肝细胞的使用转基因猪进行肝衰竭治疗的研究。国内也有相关报道，该项研究有着很好的发展前景。

2. 肝细胞系 20 世纪 90 年代中期,人们将人肝细胞系 NH25,HHY41 用于人工肝装置治疗肝衰竭取得了一定疗效,但是细胞系不能发挥正常人肝细胞的全部功能。之后,人们又相继应用 C8-B,Hep2,OUMS-29,NKNT-3 等永生化细胞用于人工肝治疗肝衰竭的研究,同样取得了一定效果,亦因安全性原因,致使应用受限。起源于肿瘤细胞的细胞系如 HepG2,C3A,HuH6,JHH2-2 等也被试用于肝衰竭的实验及临床研究,但因该细胞系来源于肿瘤细胞,存在危害人体的因素,故临床应用仍有顾虑。

3. 干细胞 诱导性多能干细胞(iPSC)是将四种转录因子(Oct4,Sox2,Klf4 和 c-Myc,或 Oct4,Sox2,NANOG 和 Lin28)的组合转入体细胞中,使其重编程为类似胚胎干细胞的一种细胞类型。它与胚胎干细胞同样具有自我更新、增殖和分化的全能性,却绕开了胚胎干细胞研究一直面临的伦理和法律等诸多障碍,可成为治疗终末期肝衰竭新的细胞来源。目前已有研究表明 iPSC 可以诱导成多种体细胞,包括心肌细胞、血管平滑肌细胞、神经细胞、胰腺细胞及造血细胞等;2010 年,两位科学家成功将 iPSC 诱导成为成熟肝细胞,该细胞具有完全的肝细胞功能,包括合成白蛋白和尿素、储存糖原等;Iwarmuro 等将大鼠 iPSC 培养在孔径 $0.2\mu m$ 的生物反应器中长达 7d,结果发现 iPSC 逐步诱导为肝样细胞,细胞质内线粒体和糖原丰富,白蛋白的 mRNA 表达增加,培养液中尿素和白蛋白水平也逐渐上升,证明 iPSC 能在孔径 $0.2\mu m$ 的生物反应器中逐步诱导至肝样细胞,并保持良好的肝细胞活性。

(二)生物反应器

生物反应器是体外人工肝中肝细胞与肝衰竭病人血液/血浆进行物质交换,发挥人工肝代谢支持作用的关键部位。早期的生物反应器直接借鉴血液透析的原理,将血液透析器中的透析液换为活的肝细胞,因此俗称"肝细胞透析"。随着生物人工肝研究的不断深入,生物反应器亦在不断发展与改进。但不管反应器的形状、材料及大小等如何改变,始终围绕着两个基本功能,一是为肝细胞提供良好的生长、代谢环境;二是为肝衰竭患者血液或血浆与肝细胞相互作用、进行物质交换提供理想的场所。

生物反应器选用的膜材料有:铜仿膜、醋酸纤维素膜、聚砜膜、聚丙烯膜等。研究显示经纤维蛋白修饰的聚砜膜最有利于肝细胞的贴壁生长。根据生物反应器的形状、结构及肝细胞的培养或放置方法可将其分为平板型、中空纤维型、灌流床式/支架型和包裹/悬液型 4 个型别,每一型又有多种不同的培养技术及应用方法,见表 6-9。

表 6-9 各种反应器的优缺点及应用

种类	平板单层培养型	中空纤维型	灌流床式/支架型	细胞包裹/悬液型
优点	细胞分布及微环境一致	有黏附表面和免疫阻隔作用,细胞活性良好,受切剪力作用小	容易放大,可促进三维立体培养,物质转运与交换良好	容易放大,微环境一致
缺点	放大复杂,存在无效腔,细胞暴露于剪切力之下,表面积与体积之比下降	细胞分布不均,膜及凝胶对物质转运有阻碍	灌流不均,剪切力较大易阻塞	悬浮细胞稳定性差,包裹细胞物质传输受影响,时间过长微囊可降解,细胞受剪切力作用大

续表

种类	平板单层培养型	中空纤维型	灌流床式/支架型	细胞包裹/悬液型
研究与应用方式	细胞悬液透析	外腔微载体培养细胞	辐射状灌流玻璃微载体培养肝细胞	喷管灌流包裹型球形体
	平板膜三明治培养	外腔培养 C3A 细胞	微孔聚氨基甲酸乙酯包裹球形体	海藻酸盐包裹细胞
	多层平板单层培养	内腔胶原固定细胞	聚乙烯树脂接种细胞	膜灌流仓放置细胞悬液与药用炭
	氧合膜单层混合培养	结合中空纤维氧合	包裹球形体	多成分微囊化兔肝细胞
	胶原凝胶三明治培养	循环肝细胞透析	辐射状灌流聚酯纤维细胞支架	细胞悬浮于集中型旋转滤器内

1. 中空纤维反应器　该反应器有内腔及外腔,常将肝细胞黏附于中空纤维的外腔,根据不同来源的细胞选择给予合适分子 cut-off 值的生物膜,以避免发生异种细胞产物所引起的免疫反应,但肝细胞在生物反应器中分布不均,易造成细胞活力下降。

2. 平板单层生物反应器　系将细胞种植在平板上培养,其优点是细胞分布均匀,微环境一致,但表面积与体积之比下降。

3. 灌注床式/支架型生物反应器　该生物反应器系将肝细胞种植在灌注床或支架上,其优点是与细胞直接接触,而增加了物质的转运,也促进三维结构的形成,同时也容易扩大细胞容量,其缺点是灌注不均匀,易堵塞。

4. 包裹/悬液型生物反应器　该生物反应器系将肝细胞材料包裹,制成多孔微胶囊,然后进行灌注培养。其优点是所有细胞均有相同的微环境及大量细胞培养空间,并可减少免疫反应的发生。缺点是稳定性差,物质交换能力受限。

(三)反应器的辅助装置

生物反应器通过由管路、蠕动泵、储存池及培养液等共同组成的闭合循环系统既可用于生物反应器制备,也可用于反应器的性能评价。为了更好地保证反应器内肝细胞活性与功能,该闭合循环系统往往还要加上氧合器、加热器、pH 监测装置等。而此时,整个系统实际上就成为了体外生物人工肝装置,可用于动物实验,也可进一步辅以安全控制系统、自动报警、暂停系统及自动化控制系统等用于临床研究。

在上述所有辅助装置中,氧合系统越来越引起重视,原因就在于一般情况下,原代培养的肝细胞对氧的需求很大,而氧在中空纤维反应器内的径向转运效率往往很低(由于半透膜本身在一定程度上限制了物质的双向转运),实际应用时如果不提高患者血浆的流速,氧供就不能满足需要。

二、生物人工肝的临床研究

生物人工肝最核心的技术是细胞分离、培养技术和中空纤维技术。目前多数中心仍然应用猪肝细胞进行研究。动物实验和早期的临床试验证明混合型生物人工肝可安全有效暂时替代肝衰竭患者的肝功能。1997 年 Demetriou 报道应用混合型生物人工肝治疗暴发性肝衰竭,存活率为 17/18(94%),其中 16 例成功等到肝移植。目前一些欧美国家正在开展对混合型生物人工肝的Ⅱ/Ⅲ期临床试验,其功效也被越来越多的临床资料所证明。1998年美国FDA批准了关于混合型人工肝的进一步随机的多中心的临床试验。目前国际上用于临床试验的体外生物人工肝装置有4种(表6-10)。

表6-10 用于临床试验的体外生物人工肝装置

公司	装置	试验阶段	组成
Charite Virchow Clinic,Berlin	MELS(模拟体外肝系统)	Ⅰ/Ⅱ	原代猪肝细胞连续治疗,编织型中空纤维生物反应器,血浆灌流
Circe Biomedical	Hepat Assist	Ⅱ/Ⅲ	冻存的微载体固化培养的猪肝细胞,间歇性治疗碳柱血浆灌流
Excorp Medical	BLSS(生物人工肝支持系统)	Ⅰ/Ⅱ	原代猪肝细胞,间歇治疗,全血灌注
Vitagen	ELAD(体外肝辅助装置)	Ⅲ	C3A细胞系,连续治疗血浆灌流

鉴于国际上生物人工肝的迅猛发展及良好的治疗效果,国内生物人工肝的研究也迅速发展,国内王英杰、段钟平、李兰娟等进行了肝细胞培养、生物反应器构建等方面的研究并开展了对非生物型人工肝与生物型人工肝相结合的混合型人工肝的动物及临床试验研究。解放军第302医院辛绍杰等利用能表达人肝再生增强因子的HepG2细胞,建立离线型生物人工肝支持系统,并对10例HBV相关的慢加急性肝衰竭患者进行治疗,结果7例好转,明显高于对照组。

(刘鸿凌 刘婉姝)

参 考 文 献

孙超,范建高.2012.诱导多能干细胞在肝脏疾病中的研究进展.上海交通大学学报(医学版),32(5):667-669.

王英杰.2001.生物人工肝脏.北京:人民卫生出版社,481-497.

游绍莉,刘鸿凌,荣义辉,等.2013.混合型生物人工肝治疗HBV相关慢加急性肝衰竭患者的初步探讨.临床肝胆病杂志,29(9):685-688.

张耿林,彭亮,高志良.2011.干细胞移植在乙肝肝衰竭中的研究及应用.内科急危重症杂志,17(6):333-336.

Bodin A,Bharadwaj S,Wu S,et al.2010.Tissue-engineered conduit using urine-derived stem cells seeded bacterial cellulose polymer in urinary reconstruction and diversion.Biomaterials,31(34):8889-8901.

Chistiakov DA,Chistiakov PA. 2012. Strategies to produce hepatocytes and hepatocyte-like cells from pluripotent stem cell.Hepatology Research,42:111-119.

Dimos JT,Rodolfa KT,Niakan KK,et al.2008.Induced pluripotent stem cells generated from patients with ALS can be differentiated into motor neurons.Science,321(5893):1218-1221.

Guilak F,Cohen DM,Estes BT,et al.2009.Control of stem cell fate by physical interactions with the extracellular matrix.Cell Stem Cell,5:17-26.

Hickey RD,Lillegard JB,Fisher JE,et al.2011.Efficient production of fah-null heterozygote pigs by chimeric adeno-associated virus-mediated gene knockout and somatic cell nuclear transfer. Hepatology,54(4):1351-1359.

Iwamuro M,Shiraha H,Nakaji,et al.2012.A preliminary study for constructing a bioartificial liver device with induced pluripotent stem cell derived hepatocytes.BioMedical Engineering,11:93.

Iwata H，Ueda Y，Sajiki T，et al.2000.Preparation of bioartificial liver using hollow fibers with four different cut-off molecular weights.Transplant Proc,32:1107-1108.

Liu HL，You SL，Rong YH，et al.2013.The newly established human liver cell line:a potential cell source for the bioartificial liver in the future.Human Cell,26:155-161.

Miyoshi H，Ehashi T，Ema H，et al.2000.Long-term culture of fetal liver cells using a three-dimensional porous polymer substrate.ASAIO J,46:397-402.

Nagaki M，Miki K，Kim YI，et al.2001.Development and characterization of a hybrid bioartificial liver using primary hepatocytes entrapped in a basement membrane matrix.Dig Dis Sci,46:1046-1056.

Ordovas L，Park Y，Verfaillie CM.2010.Stem cells and liver engineering.Journal of Hepatology,53:738-751.

Riordan S，Williams R.1997.Bioartificial liver support:developments in hepatocyte culture and bioreactor design.Br Med Bull,53:730-744.

Saliba F，Camus C，Durand F，et al.2013.Albumin Dialysis with a non-cell artificial liver support device in patients with acute liver failure.Annals of Internal Medicine,159(8):522-530.

Soto-Gutiérrez A，Kobayashi N，Rivas-Carrillo JD，et al.2006.Reversal of mouse hepatic failure using an implanted liver-assist device containing ES cell-derived hepatocytes.Nat Biotechnol,24:1412-1419.

Takahashi K，Yamanaka S.2006.Induction of pluripotent stem cells from mouse embryonic and adult fibroblast cultures by defined factors.Cell,126(4):663-676.

Tilles AW，Baskaran H，Pay P，et al.2001.Effects of oxygenation and flow on the viability and function of rat hepatocytes co-cultured in a microchannel flat-plate bioreactor.Biotechnol Bioeng,73:379-389.

Wu S，Liu Y，Bharadwaj S，et al.2011.Human urine-derived stem cells seeded in a modified 3D porous small intestinal submucosa scaffold for urethral tissue engineering.Biomaterials,32(5):1317-1326.

Yu Y，Liu H，Ikeda Y，et al.2012.Hepatocyte-like cells differentiated from human induced pluripotent stem cells:relevance to cellular therapies.Stem Cell Res,9(3):196-207.

第十五节　诱导性多能干细胞与肝疾病

诱导性多能干细胞(iPSC)是将转录因子转入体细胞中,使其重编程为类似胚胎干细胞的一种细胞类型。它与胚胎干细胞同样具有自我更新、增殖和分化的全能性,却绕开了胚胎干细胞研究一直面临的伦理和法律等诸多障碍,可能成为细胞替代治疗新的研究热点。此外从病人体细胞获得的 iPS 细胞,可以了解遗传性疾病的发病机制和临床疾病表现的关系,以利于筛选新的治疗药物和发现药物新的药理作用。

一、iPS 细胞的发展历史

2006 年 8 月,Takahashi 和 Yamanaka 通过在分化的胎鼠成纤维细胞中表达某些特定转录因子 Oct4,Sox2,c-Myc 和 Klf4(也称为 Yamanaka 因子),诱导体细胞的重编程而获得与 ES 细胞相似的细胞。这些细胞可不断自我更新和具有发育多潜能性,因此被命名为诱导性多能性干细胞(iPS 细胞)。2007 年 11 月,他们又利用 4 种同样的转录因子将人的皮肤成纤维细胞诱导为 iPS 细胞。2007 年 12 月 Yu J 等筛选出了另外一套用于诱导的基因组合——Oct4,Sox2,Nanog 和 Lin28 建立人 iPS 细胞。

2009 年,多个科研小组先后报道了通过四倍体囊胚注射 iPS 细胞可以获得存活并具有繁殖能力的 iPS 小鼠,证实通过表达 Yamanaka 因子可诱导分化细胞形成具有真正发育多潜能性的干细胞。在建立小鼠 iPS 细胞后,应用相似的方法,也很快地建立了人 iPS 细胞。日本东京大学研究人员证明用 iPS 细胞培育人类红细胞和白细胞都是可以实现的。Nagy 研究组和 Kaji 小组采用转座子介导的方法高效率制备了 virus-free 鼠 iPS 细胞,获得 iPS 细胞后,又成功将先前导入的转录因子基因从 iPS 细胞中移除。Jaenisch 小组将移除外源基因的人 iPS 细胞成功诱导成多巴胺神经元,且神经元细胞的基本功能不受影响。目前,除了小鼠和人的 iPS 细胞,猴、大鼠和猪的 iPS 细胞也已成功建立。

我国干细胞研究发展迅速,在 iPS 研究的多个领域也取得了重大突破。2008 年邓宏魁研究组首次报道建立了恒河猴 iPS 细胞系,第二年该小组成功地将人 iPS 细胞高效地分化成能分泌胰岛素的成熟胰岛细胞。随后又成功地将人 iPS 细胞分化成肝细胞。2009 年中国科学院生化细胞所肖磊研究员的实验室报道建立了大鼠 iPS 细胞系和猪 iPS 细胞系。裴端卿教授的实验室报道建立了西藏小型猪的 iPS 细胞系。由于猪的许多生理指标更接近于人类,因此这两项研究具有极大的应用前景。中国科学院健康科学研究所金颖研究员的实验室发现,利用人成纤维细胞作为滋养层细胞,在不添加白血病抑制因子(leukemia inhibitory factor,LIF)的情况下,诱导神经前体细胞重编程为 iPS 细胞。接着该课题组利用人羊水来源的细胞作为重编程的起始细胞,报道了一种高效快速建立 iPS 细胞系的方法。2009 年 9 月,中国科学院北京生命科学研究所高绍荣研究员的实验室成功建立了 β-珠蛋白生成障碍性贫血病人的 iPS 细胞系,为该病发病机制的研究、治疗药物的筛选及细胞移植治疗提供了有力的工具。同年,该小组和中国科学院动物研究所周琪研究员的课题组同时报道获得了世界上第一次获得完全由 iPS 细胞制备的活体小鼠,有力地证明了 iPS 细胞具有真正的全能性。

二、iPS 细胞诱导方法及提高诱导效率措施

在最开始的研究中,人们以反转录病毒为载体将 Yamanaka 因子导入分化细胞中,进一步诱导 iPS 细胞的产生。但是这些方法存在如下问题:①筛选的多潜能性分子标记的启动子活性需要转入报告基因系统,耗费时间较长,并且可能引入突变;②因为反转录病毒需要整合到分化细胞的基因组 DNA 中,有可能导致插入突变,所以如果应用在临床治疗中,无法保证安全性;③重编程因子中的 c-Myc 是致癌基因,Klf4 也具有一定的促癌作用,因此 iPS 细胞的成瘤风险较高;④建系效率较低。

人们开始尝试利用其他的小分子基因转染的方法。Stadtfeld 等利用腺病毒载体成功诱导了小鼠 iPS 细胞的产生,Hochedlinger 等用腺病毒瞬时表达 Oct4,Sox2,Klf4 和 c-Myc 因子,诱导鼠的成纤维细胞和肝细胞成为 iPSC,过程中无病毒整合发生。虽然用这些技术可以成功产生无外源基因整合的 iPS 细胞,但是诱导效率很低,对于腺病毒介导的细胞重编程过程,往往需要几轮转染才能完成。因此,为了获得无外源基因整合的 iPS 细胞系,需要建立大量的候选细胞株。而且,为了排除可能存在的病毒整合,用这种方法产生的 iPS 细胞需要进一步评估。

近年来,研究发现可以在无 c-Myc 和 Klf4 因子的条件下,采用其他的因子组合从小鼠和人成纤维细胞成功诱导出多能干细胞。Huangfu 等发现在诱导人 iPS 细胞产生的过程中,仅仅需要转染 OCT4 和 SOX2 两个基因就可以成功获得 iPS 细胞。这种无须反转录病毒载体诱导 iPS 细胞的策略避免了使用反转录病毒载体所带来的基因插入、整合、突变等问题。

最初 iPS 细胞诱导的效率很低,只有 0.01% 左右。为了提高诱导效率,研究者发现在诱

导过程中,如果在培养基中添加一些小分子化合物,如 2-丙基戊酸(valproicacid,VPA)、5-氮杂胞苷(5-AZA)、G9a 组蛋白甲基化转移酶抑制药(BIX01294)、钙通道激动药(BayK8644)等,能够促进受体细胞的重编程,显著地提高 iPS 细胞的诱导效率。这些小分子提高诱导效率的方式有:①通过抑制基因组甲基化作用,直接提高受体细胞被诱导的效率;②通过影响特定的信号通路,使诱导过程中产生的中间过渡型细胞和部分重编程的细胞转化为稳定的完全的多能干细胞。添加小分子化合物的诱导方法,使一些低效率的诱导技术,如蛋白质因子诱导 iPS细胞的克隆形成率明显提高。小分子化合物诱导剂的出现,显著推动了 iPS 技术走向临床应用。

　　为了避免病毒和外源基因对得到的 iPS 细胞产生的影响,科学家们也在不断探索其他导入方法诱导 iPS 细胞,包括蛋白转导途径和小分子化合物-蛋白复合体技术,但因其转导效率低而致 iPS 细胞产量低下。蛋白转导结构域(protein-transduction domain,PTD)的研究有望解决蛋白导入细胞效率低的问题。PTD 能把与之共价相连的蛋白质、核酸和化合物等,以浓度依赖的方式快速地转导进入培养细胞(15min 内)或动物体内几乎所有细胞(2h 内)。目前已发现多种 PTD,其中转导效率最高、研究最多的是 HIV-1 TAT 蛋白的转导结构域(tans-activator transcription,TAT),它仅由 11 个氨基酸组成(YGRKKRRQRRR)。在最近报道的研究中,与之相连的多种蛋白质(MW 15～120kDa)都被成功地转导进了哺乳细胞或动物体内,并产生了相应的生物活性。如果使用 PTD 介导转录因子蛋白进入细胞,较将载体转化进细胞有以下优点:①简便:只需将融合蛋白加入细胞培养基即可。②快速。③可通过调节使用量准确控制细胞内的蛋白浓度,并可在细胞培养中随时添加蛋白量。④安全:不必将 DNA 引入体内,因此不必担心由此产生的安全问题。但是由于蛋白质在细胞内不稳定,不能持续作用,因此需要对受体细胞进行多次的蛋白处理。Zhou 等采用隔天多次将受体细胞与外源蛋白进行共培养的方法,通过特定的信号转导肽将其运送至受体细胞核内发挥作用,通过 4 轮蛋白因子的处理,再结合 VPA 的辅助,才最终成功诱导得到 iPS 克隆。而 Kim 等则采用稳定表达四因子融合蛋白的 HK293 细胞的裂解产物诱导人成纤维细胞,可最初连续 6d 的诱导处理却引起受体细胞的死亡;随后通过 16h 的蛋白诱导处理与新鲜培养液培养 6d 相结合,进行反复 6 轮诱导之后才最终得到了 iPS 克隆。

　　在 Yamanaka 因子诱导的基础上加入对 RNA 翻译水平起特定调控作用的 siRNA 也同样能提高 iPS 的诱导效率,2009 年 9 月,Hong 等研究发现,去除 c-Myc 基因后,应用 siRNA阻断一个名为"p53"的基因(人类中称为" TP53",鼠类中称为"Trp53")的路径,可以将皮肤细胞转化为 iPS 细胞的成功率提高至 10% 左右,大约是原有转化率的 100 倍。研究证明,p53 是调控细胞程序重排的关键因子,它与转化效率的高低有关。通过 DNA 芯片的分析结果发现,人和小鼠的成纤维细胞中与 p53 调节有关的基因有 34 个,对这些基因的功能分析表明,通过阻断 p53-p21 通路可以使 iPS 细胞的转化效率提高,同时可以降低 iPS 细胞的致癌性。更为重要的是,沉默 p53 基因可以同时应用于病毒载体诱导技术、质粒或是蛋白诱导转化的技术。

三、iPS 细胞的临床应用

　　与胚胎干细胞类似,iPS 细胞能够分化成内、外、中 3 个胚层来源的任一种成熟的体细胞,并且它不涉及胚胎毁损等伦理学问题,同时特异个体来源的 iPS 细胞在进行移植时不会产生免疫排斥反应,因此它在细胞替代治疗的应用前景广泛。iPS 细胞在临床治疗上应用的基本模式:在获得了病人特异性的 iPS 细胞之后,首先在 iPS 细胞中通过同源重组将致病基因修复为野生型基因,然后将修复后的 iPS 细胞分化为所需的特定类型的细胞,最后将分化细胞移植到病人体内从而达到治疗效果。虽然现在 iPS 细胞还未应用到病人的治疗上,但它在细胞替代治疗中的价值已在动物模型中得到了验证。

现有研究已经证实 iPSC 可以分化为神经元、心肌细胞、胰岛细胞、内皮细胞、血细胞等。目前在动物实验中已经报道 iPSC 可以用于修复受损的组织,如将小鼠 iPSC 心肌内植入,进而可以改善小鼠梗死心肌的收缩功能,通过向帕金森病大鼠的纹状体内植入 iPSC 分化的多巴胺神经元,进而改善动物的旋转行为等。2007 年 12 月,Hanna 等用 iPS 细胞成功治疗了小鼠的镰状红细胞贫血症。2009 年初,Xu 等用从 iPS 细胞诱导来的内皮前体细胞和内皮细胞成功治疗血友病 A。他们的研究虽然是在小鼠中进行的,但是这些成果验证了 iPS 细胞在基因治疗中的可行性,为人类单基因遗传病治疗奠定了理论和实践上的基础。同时,对于人类细胞的研究也取得了一定的进展。Raya 等对遗传修饰后的 Fanconi 贫血症患者的成纤维细胞进行重编程,并获得了特异性 iPS 细胞,而且这些 iPS 细胞能够进一步分化形成具有正常表型的髓系和红细胞系的造血干细胞,这项研究进一步显示了 iPS 细胞在临床治疗上具有巨大的潜力。Lu 等建立了将 iPS 细胞高效诱导成红细胞的系统,这一系统在诱导过程中排除了病毒 DNA 的干扰,可应用于患者身上,对于治疗某些血液疾病患者有重要意义,并且可以为罕见血型患者提供血细胞。

iPS 细胞对于医学领域最重要的贡献还在于为疾病的研究提供了体外模型,以便更好地研究疾病发病的机制,筛选和开发新的药物治疗方法。疾病特异性 iPS 细胞是研究疾病发生机制的重要工具。继 2008 年 Dimos 等首次把来自于 80 多岁的肌萎缩侧索硬化症患者的皮肤细胞诱导为 iPS 并分化成运动神经元后,Park 等将 10 种不同遗传病患者的细胞诱导为患者特异性的 iPS 细胞系。2009 年 8 月,利用 iPS 细胞治疗罕见疾病初露曙光,美国斯隆-凯特林研究所的 Lee 等研究人员首次用 iPS 细胞建立了家族性自主神经功能不全症(familial dys-autonomia,FD)的细胞模型。该疾病是一种周围神经疾病,十分罕见,但预后不良,往往是致命的,其发病原因为编码在转录生长中涉及的一个蛋白的基因 IKBKAP8 所发生的一个突变引起。研究人员从 FD 患者身上获取皮肤细胞,然后以病毒为载体导入外源基因,建立 iPS 细胞系。这些重组细胞的行为类似于胚胎干细胞,也能转化成所有类型的细胞。接着,研究人员将那些未分化的细胞诱导为特定的细胞类型,如神经嵴细胞(它能产生受 FD 影响的神经元)。研究人员目前正利用这一疾病模型来筛选可以治疗 FD 的特异性药物。他们还发现,这些细胞在分化成神经元的能力上是具有缺陷的,利用此种差异来衡量三种药物的疗效,这几种药已被提议作为治疗 FD 的候选药物,其中一种药物就是激动素。该技术首次提供了对来自患者的疾病相关细胞类型进行检视的能力,也首次表明激动素能改善神经细胞疾病病情,为使用激动素进行长期治疗可能有益于 FD 患者的观点提供了最好的证据。

四、iPS 细胞与肝疾病研究进展

1. iPS 细胞分化为肝细胞　应用类似诱导胚胎干细胞(ESC)分化为肝细胞的方法,鼠和人的 iPS 细胞已经被证实可以分化为功能性肝细胞。Si-Tayeb 等发现,由 iPS 细胞分化出的胚胎与含有肝细胞、内皮细胞和窦间隙细胞的胎肝细胞相似,可以表达同样水平的肝特定基因和标志物。此外,他们发现人类包皮成纤维细胞通过转导携带 OCT3/4,SOX2,Nanog 和

LN28 的慢病毒产生的 iPS 细胞可通过 4 个步骤,在低氧的环境下实现向肝细胞分化的能力。进一步研究结果证实,这些由 iPS 诱导分化的肝细胞移植到小鼠体内可增殖 7d。Song Z 等报道人的 iPS 细胞向功能性肝细胞的分化可能为多阶段的过程,60% 分化的肝细胞可产生 AFP 和白蛋白,与 hESC 分化为肝细胞类似。Sullivan 等通过携带 OCT4,SOX2,KLF4 和 c-Myc 反转录病毒诱导成纤维细胞获得了三株人 iPS 细胞系,所有细胞株可以分化为具有产生白蛋白和上皮细胞钙黏蛋白、表达甲胎蛋白、表达肝细胞核因子-4A 和细胞色素 P450 7A1 为特点的肝胚层。最近,Shi 等从人毛囊来源的间充质干细胞诱导出 iPS 细胞,并进一步诱导出肝细胞样细胞,为从体细胞诱导肝细胞提出了新的细胞来源。最新的研究表明,iPS 细胞诱导为肝细胞样细胞的最合适的环境为转录因子 CCAAT/增强子结合蛋白 α(CEBPA),CCAAT 增强子结合蛋白 β(CEBPB),FOXA1 和 FOXA3 在 WE 中培养。而转导转录激活因子 5(ATF5),CCAAT 增强子结合蛋白 α(C/EBPα)和 prox1 等转录因子,可以使诱导的肝细胞样细胞增强肝细胞样功能。

经典的 iPSC 分化为成熟肝细胞通常需要 3～4 周的诱导过程,一般分为 3 个阶段,分别为:①向内胚层分化;②内胚层向肝细胞发展;③肝细胞成熟阶段。在不同阶段需要添加不同的诱导因子,包括细胞因子、生长因子及化学因子等。其中激活素 A 和 Wnt3a 蛋白作用于诱导 iPSC 向内胚层细胞分化阶段;HGF,BMP,FGF,OSM 和二甲亚砜(dimethyl sulfoxide,DMSO)等诱导肝细胞的分化和成熟。

通常,类似肝细胞样细胞可以通过其形态、肝特异的 mRNA,蛋白标志物、分化的每一阶段特异性的标志物的功能性的表现来识别。通常应用 HNF3b,AFP 和转甲状腺素蛋白(TTR)的表达来鉴定衍生的原代肝细胞。肝细胞生成的中间阶段用肝细胞核因子 1α(HNF1α),肝细胞核因子 4α(HNF4α),白蛋白和细胞角蛋白 18(CK18)来鉴定。最后,成熟肝细胞通过色氨酸氧化酶(TO)、酪氨酸氨基转移酶 t(TAT)、CCAAT/增强子结合蛋白 α(C/EBPα)、特异的细胞色素 P450 超家族(CYPs)和无唾液酸糖蛋白受体 1(AGPR1)等标志物来鉴定。肝细胞功能检测通过细胞糖原染色、尿素合成功能检测低密度脂蛋白的摄取、吲哚菁绿的摄取和排出及油红 O 脂类染色等方法药物代谢能力和丙型肝炎病毒(hepatitis C virus,HCV)的侵染能力,也被用于评估诱导后细胞的功能。

2. iPS 细胞在肝疾病模型建立中的应用 动物模型常常用于疾病模型的建立和疾病机制的研究。许多用于疾病病理生理机制研究的动物模型是通过基因改造产生的,而人和动物的生物差异性限制了这些模型在临床上的应用。通过诱导患者特异性 iPS 细胞成为疾病相关体细胞可以提供关于疾病更全面的新的信息,使对疾病的病理生理机制的研究更有意义,以利于新药的筛选和药物毒性的评价。目前已经从某些神经系统疾病和青少年糖尿病患者中获得 iPS 细胞来研究疾病的致病机制。肝是许多代谢过程的起始器官,从遗传代谢性疾病患者中获得 iPS 细胞,并且将其分化为肝细胞受到特别关注。Rashid 等从 α1 抗胰蛋白酶缺乏症(A1ATD)、1A 型糖原贮积病(GSD1a)、家族性高胆固醇血症患者(FH)、1 型 crigler-najjar 综合征和遗传性高酪氨酸血症患者的成纤维细胞中获得 iPS 细胞,然后 iPS 细胞系通过 3 个步骤分化为肝细胞,这些分化的肝细胞具有相应疾病表型的具体属性。这种 iPS 源性肝细胞与疾病的相关性表明:遗传性疾病的表型特征只有在其他相关细胞类型的特定蛋白质背景下才能显现。因此,如何将这些细胞的基因表达谱与人肝细胞的基因表达谱进行比较是非常重要的。针对 A1ATD,作者证明多聚合的 AAT 蛋白在家族性高胆固醇血症患者的肝细胞内质网累积,通过免疫荧光和流式分析,iPS诱导的肝细胞可以降低低密度脂蛋白(LDL)的摄取;对于糖原贮积病1a,iPS源性肝细胞可产生高水平的细胞内糖原、脂肪和乳酸。作者进一步阐明,通过胰高血糖素的刺激,标准的胰高血糖素靶基因表达上调。这项研究是第一次从肝的代谢紊乱疾病中创建的iPS细胞系,未来的研究需要关注更多体外肝疾病模型的建立。

家族性淀粉样多发性神经病(FAP)由一种遗传性淀粉样变性的淀粉样蛋白(ATTR)导致。因为血清中大多数转甲状腺素蛋白(TTR)是由肝合成的,肝移植(LT)是今天可以阻止FAP发展唯一的治疗方法,但肝移植仍存在许多问题需要解决。FAP的详细发病机制尚不清楚;Isono K等成功利用仙台病毒载体混合物含有四个转录因子(Oct3/4,SOX2,Klf4和c-Myc)将来自FAP患者皮肤的成纤维细胞重编程为iPS细胞。这种诱导的iPS细胞具有分化为潜在的肝样细胞并表达ARRT的属性。FAP特异性的iPS细胞可以作为一种疾病模型,将有助于了解FAP的发病机制,有助于研究FAP的治疗方法。

丙型肝炎病毒(HCV)可引起慢性肝炎、肝硬化和肝细胞癌等肝疾病。原代人肝细胞作为病毒研究的宿主受到组织供应短缺的制约。HCV基因型2a(JFH-1)一直使用Huh7来源肝细胞建立。其他基因型病毒不能在Huh7,Huh7.5和Huh7.5.1细胞中传播。Sa-Ngiamsun-torn等应用来源于正常人iPS细胞诱导的肝细胞样细胞感染HCV,建立HCV感染模型。这种模型细胞可以表达各个基因型的HCV核心抗原、NS5A,NS5B,NS3和HCV负链RNA。被感染的肝细胞样细胞培养上清液可以感染肝细胞样细胞和Huh7细胞。应用INF-α和利巴韦林处理感染的肝细胞样细胞可以使细胞部分和培养基中的HCV RNA水平均下降。这种应用肝细胞样细胞作为宿主细胞培养HCV感染的细胞模型,为研究HCV生命周期、HCV相关肝癌的发展和筛选新的抗HCV药物提供了一个有效的模型。Zhang等在体外培养中,从肝癌患者的纤维细胞可有效地建立稳定iPS细胞系,这对中晚期肝癌的治疗方法提供了研究手段。

3. iPS细胞在细胞替代治疗中的应用　各种原因所致的肝功能不全与肝衰竭严重威胁着人类的健康,病死率高。目前认为最理想的人工肝为生物人工肝(bioartificial liver,BAL),它不仅具有解毒功能,由于引入肝细胞,尚具有代谢和合成能力,但目前全世界尚未有一套成熟的生物人工肝装置上市,其发展受限的瓶颈问题就是肝细胞来源问题。iPSC与胚胎干细胞同样具有自我更新、增殖和分化的全能性,却绕开了胚胎干细胞研究一直面临的伦理和法律等诸多障碍,可以避免目前常用的异种及肿瘤肝细胞应用于生物人工肝的主要缺点,可能成为治疗终末期肝衰竭新的细胞来源。理论上,可以从同一个病人身上获得iPS细胞,并用于器官移植或基因治疗。目前,以iPS为基础的细胞治疗已经建立了许多动物病理模型,并获得了令人鼓舞的结论,并且人源的iPS细胞已经证明可和ESCs一样具有向肝细胞系分化的潜质。然而,使用传统的移植方法,即脾内或静脉注射,很难控制植入效率和避免肝移植前细胞送入血液循环意外引起细胞植入其他器官。最近,Nagamoto Y等应用细胞片工程技术,将人iPS细胞诱导的肝细胞样细胞包被在肝损伤小鼠肝脏表面。与脾内移植比较,这种方法减少了意外移植入其他器官的比例。同时,与脾内注射小鼠相比,人血清白蛋白水平明显升高,提示这种方案肝细胞移植效率更高。此外,这种方法可以明显改善四氯化碳诱导的致死性的急性肝衰竭小鼠的肝功能,iPS细胞诱导的肝细胞样细胞提高肝生长因子的分泌在挽救肝继续衰竭中起重要作用。

hiPSC和hESC的致瘤性仍是制约其临床应用的主要障碍,主要问题是再生细胞应用的安全性。其他问题,例如,如何确定一个人源细胞是不具备致瘤性的,什么风险是可以接受的,如何判定一种分化细胞系是与任何一种早期的祖细胞是不同的,这些问题都需要解决。另一个需要解决的问题是,细胞高度分化后就失去了增殖能力。这就提出了一个问题,究竟多少数量的由 hESCs 或 hiPSCs 衍生的肝细胞样细胞在进行细胞移植时能起到临床效果。另一个需要解决的问题是,正在分化的哪一阶段的细胞可以用于细胞移植? 是在快速增殖的早期祖细胞阶段,还是在发育成熟、几乎不会增殖的成熟细胞阶段进行细胞移植? 这些问题需要进一步研究。

综上所述,iPS 衍生的肝细胞在研究代谢性肝病的病理生理学、发现新的药物和制订再生组织的策略方面有巨大的应用潜能。iPS 分化的肝细胞应用于肝疾病的治疗仍是很有希望的。但目前仍存在一些问题需要解决,如 iPS 细胞的诱导方法和产率;如何提高 iPS 细胞来源肝细胞的功能(如白蛋白表达水平、P450 表达水平等);移植细胞的定植、分化及功能等。毫无疑问,严峻的挑战仍然存在,然而在不远的将来,通过研究者的努力,在 iPS 细胞技术研究方面的进展会提高我们对肝疾病的了解,开发新的治疗措施。

(王建军)

参 考 文 献

Boland MJ,Hazen JL,Nazor KL,et al.2009.Adult mice generated from induced pluripotent stem cells.Nature, 461(7260):91-94.

Dimos JT,Rodolfa KT,Niakan KK,et al.2008.Induced pluripotent stem cells generated from patients with ALS can be differentiated into motor neurons.Science,321(5893):1218-1221.

Espejel S,Roll GR,McLaughlin KJ,et al.2010.Induced pluripotent stem cell-derived hepatocytes have the functional and proliferative capabilities needed for liver regeneration in mice.J Clin Invest,120(9):3120-3126.

Esteban MA,Xu J,Yang J,et al.2009.Generation of induced pluripotent stem cell lines from tibetan miniature pig.J Biol Chem,284(26):17634-17640.

Esteban MA,Xu JY,Yang JY,et al.2009.Generation of induced pluripotent stem cell lines from Tibetan miniature pig.J Biol Chem,284(26):17634-17640.

himoji K,Yuasa S,Onizuka T,et al.2010.G-CSF promotes the proliferation of developing cardiomyocytes in vivo and in derivation from ESCs and iPSCs.Cell Stem Cell,6(3):227-237.

Huangfu D,Osafune K,Maehr R,et al.2008.Induction of pluripotent stem cells from primary human fibroblasts with only Oct4 and Sox2.Nat Biotechnol,26(11):1269-1275.

Isono K,Jono H,Ohya Y,et al.2014.Generation of familial amyloidotic polyneuropathy-specific induced pluripotent stem cells.Stem Cell Res,12(2):574-583.

Kaji K,Norrby K,Paca A,et al.2009.Virus-free induction of pluripotency and subsequent excision of reprogramming factors.Nature,458(7239):771-775.

Kang L,Wang J,Zhang Y,et al.2009.iPS cells can support fullterm development of tetraploid blastocyst-complemented embryos.Cell Stem Cell,5(2):135-138.

Kim D,Kim CH,Moon JI,et al.2009.Generation of human induced pluripotent stem cells by direct delivery of reprogramming proteins.Cell Stem Cell,4(6):472-476.

Kim HM,Kim JW,Choi Y,et al.2016.Xeno-sensing activity of the aryl hydrocarbon receptor in human pluripotent stem cell-derived hepatocyte-like cells.Sci Rep,6:21684.

Kiskinis E,Eggan K.2010.Progress toward the clinical application of patient-specific pluripotent stem cells.J

Clin Invest,120:51-59.

Li WL,Wei W,Zhu SY,et al.2009.Generation of rat and human induced pluripotent stem cells by combining genetic reprogramming and chemical inhibitors.Cell Stem Cell,4(1):16-19.

Liao J,Cui C,Chen S,et al.2009.Generation of induced pluripotent stem cell lines from adult rat cells.Cell Stem Cell,4(1):11-15.

Liu H,Zhu F,Yong J,et al.2008.Generation of induced pluripotent stem cells from adult rhesus monkey fibroblasts.Cell Stem Cell,3(6):587-590.

Liu HS,Zhu FF,Yong J,et al.2008.Generation of induced pluripotent stem cells from adult rhesus monkey fibroblasts.Cell Stem Cell,3(6):587-590.

Massa MG,Gisevius B,Hirschberg S,et al.2016.Multiple sclerosis patient-specific primary neurons differentiated from urinary renal epithelial cells via induced pluripotent stem cells.PLoS One,11(5):e0155274.

Mikkelsen TS,Hanna J,Zhang X,et al.2008.Dissecting direct reprogramming through integrative genomic analysis.Nature,454(7200):49-55.

Nagamoto Y,Takayama K,Ohashi K,et al.2016.Transplantation of a human iPSC-derived hepatocyte sheet increases survival in mice with acute liver failure.J Hepatol,64(5):1068-1075.

Negoro R,Takayama K,Nagamoto Y,et al.2016.Modeling of drug-mediated CYP3A4 induction by using human iPS cell-derived enterocyte-like cells.Biochem Biophys Res Commun,472(4):631-636.

Park IH,Arora N,Huo HG,et al.2008.Disease-specific induced pluripotent stem cells.Cell,134(5):877-886.

Rashid ST,Corbineau S,Hannan N,et al.2010.Modeling inherited metabolic disorders of the liver using human induced pluripotent stem cells.J Clin Invest,120(9):3127-3136.

Rayaá,Rodríguez-Pizàl,Guenechea G,et al.2009.Disease-corrected haematopoietic progenitors from Fanconi anaemia induced pluripotent stem cells.Nature,460(7251):53-59.

Sa-Ngiamsuntorn K,Wongkajornsilp A,Phanthong P,et al.2016.robust model of natural hepatitis C infection using hepatocyte-like cellsderived from human induced pluripotent stem cells as a long-term host.Virol J,13(1):59.

Si-Tayeb K,Noto FK,Nagaoka M,et al.2010.Highly efficient generation of human hepatocyte-like cells from induced pluripotent stem cells.Hepatology,51(1):297-305.

Soldner F,Hockemeyer D,Beard C et al.2009.Parkinson's disease patient-derived induced pluripotent stem cells free of viral reprogramming factors.Cell,136(5):964-977.

Song ZH,Cai J,Liu YX,et al.2009.Efficient generation of hepatocyte-like cells from human induced pluripotent stem cells.Cell Res,19(11):1233-1242.

Stadtfeld M,Nagaya M,Utikal J,et al.2008.Induced pluripotent stem cells generated without viral integration.Science,322(5903):945-949.

Takahashi K,Tanabe K,Ohnuki M,et al.2007.Induction of pluripotent stem cells from adult human fibroblasts by defined factors.Cell,131(5):861-872.

Takahashi K,Yamanaka S.2006.Induction of pluripotent stem cells from mouse embryonic and adult fibroblast cultures by defined factors.Cell,126(4):663-676.

Takayama K,Mitani S,Nagamoto Y,et al.2016.Laminin 411 and 511 promote the cholangiocyte differentiation of human induced pluripotent stem cells.Biochem Biophys Res Commun,474(1):91-96.

Tian L,Deshmukh A,Ye Z,et al.2016.Efficient and controlled generation of 2D and 3D bile duct tissue from human pluripotent stem cell-derived spheroids.Stem Cell Rev,12(4):500-508.

Woltjen K,Michael IP,Mohseni P,et al.2009.piggybac transposition reprograms fibroblasts to induced pluripotent stem cells.Nature,458(7239):766-770.

Wu Z,Chen J,Ren J,et al.2009.Generation of pig induced pluripotent stem cells with a drug-inducible system.J Mol Cell Bio,1(1):46-54.

Yu J,Vodyanik MA,Smuga-Otto K,et al.2007.Induced pluripotent stem cell lines derived from human somatic cells.Science,318(5858):1917-1920.

Zhang DH,Jiang W,Liu M,et al.2009.Highly efficient differentiation of human ES cells and iPS cells into mature pancreatic insulin-producing cells.Cell Res,19(4):429-438.

Zhao XY,Li W,Lv Z,et al.2009.iPS cells produce viable mice through tetraploid complementation.Nature,461(7260):86-90.

Zhou H,Wu S,Joo JY,et al.2009.Generation of induced pluripotent stem cells using recombinant proteins.Cell Stem Cell,4(5):381-384.

第十六节　HBV 感染终末期肝病抗病毒治疗的管理

　　HBV 感染是一个全球性的公共卫生问题,目前全球有大约 3.5 亿慢性 HBV 感染者,我国现有的慢性 HBV 感染者约 9300 万,其中慢性乙型肝炎患者约 2000 万,如不及时治疗,约 20%的慢性 HBV 感染者将发展为肝硬化,而每年约 60 万人死于肝硬化或肝细胞癌(HCC)。终末期肝病主要包括失代偿肝硬化、HCC 及肝衰竭等。引起终末期感染的主要原因为 HBV 感染。HBV 感染终末期肝病患者肝功能极差,病情复杂多变,病死率高。目前治疗终末期肝病最有效的方法是肝移植,但由于供体器官来源有限,移植手术费用和移植后的后续治疗费用高昂等,大多数患者只能接受内科非手术治疗。失代偿肝硬化患者的抗病毒治疗,能够使许多患者有效恢复肝功能,达到很好的代偿状态。因此,抗病毒治疗是 HBV 感染终末期肝病管理的核心内容,对改善患者的预后极为重要。

一、HBV 感染终末期肝病的原因

　　HBV 持续复制是 HBV 感染终末期肝病进展的重要决定因素,应进行积极有效的抗病毒治疗。既往一项研究显示,代偿期肝硬化患者 HBeAg 阳性率为 60.4%~62.5%,HBV DNA ≥5 $\log_{10}$ copies/ml 者占 84.6%(203/240),HBV DNA 为(6.9±1.3)$\log_{10}$ copies/ml。失代偿期肝硬化患者 HBeAg 阳性率为 49.1%(27/55),HBV DNA 为 5.70~6.28 $\log_{10}$ copies/ml。HBV 复制水平与肝硬化进展、HCC 和肝衰竭发生有密切关系。既往一项对 3653 例 HBsAg 阳性的 HBV 感染者进行平均 11.4 年随访的研究显示,HBV DNA<300copies/ml 者 HCC 累积发生率为 1.3%,而 HBV DNA>1 000 000copies/ml 者 HCC 累积发生率为 14.9%,血清 HBV DNA≥10 000copies/ml 是 HCC 发生的独立危险因素。HBV DNA 阳性患者发生肝硬化失代偿的风险是 HBeAg 阴性或 HBV DNA 阴性患者的 4 倍。积极有效的抗病毒治疗,能够抑制病毒复制和肝炎活动,避免肝功能失代偿、HCC 复发和肝衰竭的发生。在美国,自从第一个核苷类抗病毒药物被批准应用于 HBV 抗病毒治疗以来,列入等待肝移植名单的 HBV 感染终末期肝病患者的数量明显减少。

二、HBV 感染终末期肝病抗病毒治疗的目标和适应证

　　1. 抗病毒治疗的目标　对于代偿期肝硬化患者,抗病毒治疗的目标是防止肝功能失代偿和 HCC 的发生,甚至逆转肝硬化;对于失代偿期肝硬化和肝衰竭患者,目标是逆转肝衰竭,降

低病死率,减少肝移植的需要;对于需要肝移植的患者,目标是防止肝移植术后 HBV 感染复发。要达到这些目标,须要持续抑制 HBV 的复制。

2. 抗病毒治疗的适应证   美国肝病研究学会(AASLD)和亚太肝脏研究学会(APASL)指南建议,对于代偿期肝硬化患者,HBV DNA>2000U/ml 时,无论 ALT 水平高低,都应开始抗病毒治疗。而欧洲肝脏研究学会(EASL)建议所有代偿期肝硬化患者,不论血清 HBV DNA 水平高低,只要能检测出 HBV DNA,都应开始抗病毒治疗。下调可以开始进行抗病毒治疗的 HBV DNA 水平,是因为研究发现 HBV DNA>2000U/ml 是肝硬化和 HCC 的较强预测指标。

一项对失代偿期肝硬化患者的非随机对照研究结果显示,抗病毒治疗能够改善生化指标、稳定病情并过渡到肝移植,有些患者肝硬化并发症好转,从而避免了肝移植,改善了预后。因此,AASLD、APASL 和 EASL 指南一致建议,对所有失代偿期肝硬化患者,无论 HBV DNA 和 ALT 水平高低,均给予抗病毒治疗。终末期肝病患者对于病毒激活的耐受性较差,容易导致病情恶化甚至死亡,所以对肝硬化患者即使缺乏病毒复制的依据仍有学者主张给予抗病毒治疗。

三、HBV 感染终末期肝病抗病毒治疗的药物与选择

目前被批准用于慢性乙型肝炎抗病毒治疗的药物有 7 种,包括干扰素 2 种(普通干扰素和聚乙二醇干扰素)及核苷(酸)类药物 5 种(拉米夫定、替比夫定、恩替卡韦、阿德福韦酯和替诺福韦酯)。这些药物能够有效抑制 HBV 复制,减轻肝组织炎症,使升高的 ALT 恢复正常。干扰素能够提高宿主对 HBV 感染的反应,间接清除 HBV,同时能直接抑制肝星状细胞活化。临床研究显示干扰素能够促进病毒清除,防止肝硬化进展及 HCC 的发生。但干扰素可增加肝细胞表面组织相容性抗原的表达,加重细胞毒性 T 细胞对肝细胞的杀伤,因此即使小剂量应用于终末期肝病患者,也可能具有加速肝硬化失代偿和肝衰竭的发生、增加细菌感染等潜在风险。因此,对失代偿肝硬化和肝衰竭患者应禁用干扰素治疗。核苷(酸)类药物的优点是对病毒抑制作用强、安全性好,能够促进 HBV 感染者肝脏组织学改善,延缓疾病进展,稳定甚至逆转肝功能失代偿和肝衰竭。抑制病毒强度和耐药性是选择核苷(酸)类药物的主要参考指标。HBV 感染终末期肝病患者病情危重,必须迅速且持久地抑制病毒复制,5 种核苷(酸)类药物均有各自的优缺点,因此应全面考虑各自药物的特点,根据患者的情况选择最合适的抗病毒药物。有效的抗病毒治疗能明显降低终末期肝病患者的病死率。

1. 核苷(酸)类药物的特点

(1)拉米夫定:是第一个被批准应用于 HBV 抗病毒治疗的核苷类药物,但其主要缺点是耐药率高,5 年耐药率达 70%,耐药导致的病毒学突破,可引起肝炎发作、肝功能失代偿甚至死亡。因此,目前已不再应用拉米夫定单药治疗。近期两项研究显示,随访 29 个月,拉米夫定能明显降低失代偿期肝硬化的死亡率。

(2)恩替卡韦:抑制病毒高效、耐药率低、安全性好,可作为 HBV 感染终末期肝病的首选药物。研究显示,应用恩替卡韦治疗失代偿患者 12 个月,终末期肝病模型(MELD)评分、Child-Pugh-Turcotte 评分、血清 ALB 和 TBIL 水平及 PTA 等,均较基线显著改善。初治患者 6 年累计耐药率为 1.2%。但对于拉米夫定耐药的经治患者,单用恩替卡韦治疗 1 年耐药率为 7%,5 年耐药率达 51%。乳酸酸中毒是核苷类抗病毒药物的已知不良反应之一,也可能是菌

血症的并发症。近期对 16 例连续治疗患者的观察发现,有 5 例在应用恩替卡韦 4～240d 时出现乳酸酸中毒(乳酸 40～200mg/dl,pH 7.02～7.35),其中三例 pH<7.3,这 5 例基线时肝损伤明显,MELD 评分均≥20 分,而在 MELD 评分≤18 分的患者中并无乳酸酸中毒发生。目前尚无其他恩替卡韦治疗中发生乳酸酸中毒的报道。在一项对 112 例失代偿肝病患者(Child-Pugh-Turcotte 评分≥7 分)的随机对照研究中,3 组患者分别接受替诺福韦酯/恩曲他滨、替诺福韦酯和恩替卡韦治疗 48 周,并未发现乳酸酸中毒及血清 CRE 升高等不良事件。另有研究报道,190 例失代偿患者(Child-Pugh-Turcotte 评分≥7 分)分别接受恩替卡韦 1mg/d 和阿德福韦酯 10mg/d 治疗 24 周,恩替卡韦抗病毒作用优于阿德福韦酯,两组患者耐受性均良好,恩替卡韦组乳酸酸中毒发生率为 3%,阿德福韦酯组为 5%;恩替卡韦组血清 CRE 升高 0.5mg/dl 的比例为 17%,阿德福韦酯组为 24%。但这些研究中很少有患者 MELD 评分>20 分。对于肾损伤的失代偿肝硬化患者,由于 CRE 清除率下降而恩替卡韦的清除作用减少,建议调整剂量。

(3)替比夫定:治疗 HBeAg 阳性或阴性的患者,均较拉米夫定有更强的抗病毒活性,但其耐药率亦较高(1 年耐药率为 5%,2 年耐药率为 25%),与拉米夫定有交叉耐药,限制了其在治疗慢性 HBV 感染中的应用。一项使用替比夫定和拉米夫定对 232 例失代偿肝硬化患者进行随机、双盲、对照的临床研究显示,替比夫定组对病毒的抑制作用较拉米夫定组强,对生存率的改善也好于拉米夫定组,重要的是替比夫定组肾小球滤过率明显改善,无乳酸酸中毒发生,这为肾损伤患者的治疗提供了可选择的依据。

(4)阿德福韦酯:阿德福韦酯是第一个被批准应用于 HBV 抗病毒治疗的核苷酸类抗病毒药物,对拉米夫定耐药的肝硬化患者,能够抑制病毒,改善临床指标及 MELD 评分,有些患者甚至能够避免肝移植,能够提高 Child-Pugh-Turcotte 评分 B 或 C 级患者的生存率。尽管其抗病毒活性较弱,但耐药率较拉米夫定低,5 年耐药率为 30%,主要发生于治疗 48 周仍未达到病毒抑制的患者。阿德福韦酯与拉米夫定及其他核苷酸类抗病毒药物无交叉耐药。在对 226 例曾应用拉米夫定治疗并被列入肝移植名单的患者中,应用阿德福韦酯治疗,Child-Pugh-Turcotte 评分 B 或 C 级患者评分减少 2 分,但有 6% 的患者血清 CRE 升高 0.5mg/dl。

(5)替诺福韦酯:是第二个被批准应用于 HBV 抗病毒治疗的核苷酸类抗病毒药物,比阿德福韦酯更安全、有更强的抗病毒活性,可单药或联合其他药物(如恩曲他滨)治疗单纯 HBV 感染、HBV/HIV 合并感染或拉米夫定耐药的 HBV 感染。尽管替诺福韦酯对肾毒性较阿德福韦酯小,但在治疗 HIV 感染者时有肾损伤的报道。目前,其治疗失代偿肝硬化患者的资料有限,对拉米夫定或阿德福韦酯耐药患者的挽救治疗,取得了一定疗效。欧洲的一项多中心研究结果显示,恩替卡韦联合替诺福韦酯作为多重耐药患者的挽救治疗,安全、有效、耐受性良好,其中的肝硬化患者均未进展为失代偿肝硬化。有研究结果显示,对 426 例患者应用替诺福韦酯治疗,仅 2 例发生 HBV 多聚酶反转录酶区变异,但均未出现病毒学突破。一项随机对照研究显示,对 26 例慢性乙型肝炎加急性肝衰竭患者随访观察 1 年,替诺福韦能明显降低患者病死率。有 4 项观察性研究结果显示,对慢性乙型肝炎加急性肝衰竭患者随访观察 26 个月,抗病毒治疗能明显降低患者死亡率。多项研究显示,拉米夫定、恩替卡韦和替比夫定均能明显降低患者病死率。

2. 核苷(酸)类药物的联合用药与挽救治疗　曾有学者提出对失代偿肝硬化患者应当初始联合核苷(酸)类药物治疗,以达到快速抑制病毒、减少耐药风险的目的。但尚无证据表明,对失代偿 HBV 肝硬化患者,联合用药治疗比单药治疗 HBeAg 血清转换率更高,血清 HBV DNA 水平下降更快,或者临床改善更快。恩替卡韦与阿德福韦酯的对照研究显示,恩替卡韦治疗能更快抑制病毒复制,但 Child-Pugh-Turcotte 和 MELD 评分及生存率的改善与阿德福韦酯治疗组相似,该研究提示,更快的病毒抑制并不能达到更快的临床改善,且快速的病毒抑制还可能不利于病情的恢复。虽有学者建议,对于失代偿肝硬化患者为避免耐药发生,应当首选联合用药,但对这类患者的联合治疗尚需进一步研究,没有证据表明核苷(酸)类药物二重联合治疗能够增加临床疗效,也许是因为两种药物可能存在相互竞争。

四、HBV 感染终末期肝病抗病毒治疗的监测与管理

1. 一般治疗管理　首先应加强营养支持治疗,同时针对并发症采取积极有效的综合治疗措施和预防措施。AASLD 建议,每 6~12 个月进行 1 次超声检查,或同时检测 AFP,如果不能进行超声检查,至少也应检测 AFP,及时发现 HCC 并进行积极的治疗。尽管抗病毒治疗能够阻断甚至逆转肝功能失代偿,但对于明显的肝硬化失代偿患者应当考虑肝移植。对未行甲型肝炎疫苗免疫的患者推荐接种甲型肝炎疫苗。

2. 抗病毒治疗管理

(1)抗病毒药物的选择:对于 HBV 感染者特别是终末期肝病患者,高耐药屏障药物如恩替卡韦和替诺福韦酯应当作为一线药物。应仔细询问患者病史及治疗反应,选择最恰当的治疗方案。有些 HBV 感染终末期肝病患者先前可能曾接受核苷类抗病毒药物,由于检测技术的限制,此前可能存在的耐药变异未能检测出来,如果再次应用同一药物或耐药特性相似的药物,就可能很快出现耐药。

(2)抗病毒治疗过程的监测:HBV 感染终末期肝病患者对耐药病毒激活的耐受性很差,容易导致病情恶化甚至死亡,对这类患者应当定期检测耐药情况。如能早期识别并及时进行挽救治疗,就能够避免因耐药而导致的抗病毒治疗失败,避免病情恶化和肝移植。这些患者的治疗依从性对保持持续病毒抑制极为重要,一旦开始使用核苷类药物,通常应终身服用。

(3)抗病毒治疗药物剂量个体化:肝硬化和肝衰竭患者由于多种原因造成急性肾损伤,包括肝肾综合征。对于肾损伤的失代偿肝硬化患者,由于 CRE 清除率下降而药物清除减少,应当根据 CRE 清除率酌情调整核苷(酸)类药物的剂量。对于肝损伤本身及性别、种族和年龄的差别,无须调整剂量。由于老年患者肾损伤较常见,应当根据肾功能调整剂量。

综上所述,对于 HBV 感染终末期肝病患者,应重视抗病毒药物的选择,仔细询问患者病史及治疗反应,制订最恰当的治疗方案,并且定期检测耐药情况,以达到减少肝硬化并发症及 HCC 发生的风险,改善预后,提高生存率的抗病毒治疗目标。

(柳芳芳)

参 考 文 献

牛莉娅,刘金霞,孙殿兴.2009.终末期肝病营养不良的研究进展.传染病信息,22:301-316.

田地,徐小元.2013.终末期肝病患者的营养支持.传染病信息,26:268-271.

Chan HL,Chen YC,Gane EJ,et al.2012.Randomized clinical trial:efficacy and safety of telbivudine and lamivudine in treatment-naïve patients with HBV-related decompensated cirrhosis.J Viral Hepat,19:732-743.

Chen CJ,Yang HI,Su J,et al.2006.Risk of hepatocellular carcinoma across a biological gradient of serum hepatitis B virus DNA level.JAMA,295:65-73.

Cui YL,Yan F,Wang YB,et al.2010.Nucleoside analogue can improve the long-term prognosis of patients with hepatitis B virus infection-associated acute on chronic liver failure.Dig Dis Sci,55:2373-2380.

Das K,Das K,Datta S,et al.2010.Course of disease and survival after onset of decompensation in hepatitis B virus-related cirrhosis.Liver Int,30:1033-1042.

European Association for the Study of the Liver.2012.EASL clinical practice guidelines:management of chronic hepatitis B virus infection.J Hepatol,57:167-185.

Garg H,Sarin SK,Kumar M,et al.2011.Tenofo-vir improves the outcome in patients with spontaneous reactivation of hepatitis B presenting as acute-on-chronic liver failure.Hepatology,53:774-780.

Hadziyannis SJ, Tassopoulos NC, Heathcote EJ, et al. 2006. Long-term therapy with adefovir dipivoxil for HBeAg-negative chronic hepatitis B for up to 5 years.Gastroenterology,131:1743-1751.

Izzedine H,Isnard-Bagnis C,Hulot JS,et al.2004.Renal safety of tenofovir in HIV treatment-experienced patients.AIDS,18:1074-1076.

Keating GM.2011.Entecavir:a review of its use in the treatment of chronic hepatitis B in patients with decompensated liver disease.Drugs,71:2511-2529.

Keeffe EB,Dieterich DT,Han SH,et al.2008.A treatment algorithm for the management of chronic hepatitis B virus infection in the United States:2008 update.Clin Gastroenterol Hepatol,6:1315-1341.

Kim CH,Um SH,Seo YS,et al.2012.Prognosis of hepatitis B-related liver cirrhosis in the era of oral nucleos (t)ide analog antiviral agents.J Gastroenterol Hepatol,27:1589-1595.

Kim WR,Terrault NA,Pedersen RA,et al.2009.Trends in waiting list registration forliver transplantation for viral hepatitis in the United States.Gastroenterology,137:1680-1686.

Lai CL,Gane E,Liaw YF,et al.2007.Telbivudine versus lamivudine in patients with chronic hepatitis B.N Engl J Med,357:2576-2588.

Lai CL,Leung N,Teo EK,et al.2005.A 1-year trial of telbivudine,lamivudine,and the combination in patients with hepatitis B e antigen-positive chronic hepatitis B.Gastroenterology,129:528-536.

Lange CM,Bojunga J,Hofmann WP,et al.2009.Severe lactic acidosis during treatment of chronic hepatitis B with entecavir in patients with impaired liver function.Hepatology,50:2001-2006.

Liaw YF,Gane E,Leung N,et al.2009.2-Year GLOBE trial results:telbivudine is superior to lamivudine in patients with chronic hepatitis B.Gastroenterology,136:486-495.

Liaw YF,Lee CM,Akarca US,et al.2009.Interim results of a double-blind,randomized phase 2 study of the safety of tenofovir disoproxil fumarate,emtricitabine plus tenofovir disoproxil fumarate,and entecavir in the treatment of chronic hepatitis B subjects with decompensated liver disease.Hepatology,50(Suppl 4):409A.

Liaw YF,Raptopoulou-Gigi M,Cheinquer H,et al.2011.Efficacy and safety of entecavir versus adefovir in chronic hepatitis B patients with hepaticdecompensation:a randomized,open-label study.Hepatology,54:91-100.

Liaw YF,Sheen IS,Lee CM,et al.2011.Tenofovir disoproxil fumarate(TDF),emtricitabine/TDF,and entecavir in patients with decompensated chronic hepatitis B liver disease.Hepatology,53:62-72.

Lin B,Pan CQ,Xie D,et al.2013.Entecavir improves the outcome of acute-on-chronic liver failure due to the acute exacerbation of chronic hepatitis B.Hepatol Int,7:460-467.

Lok AS,McMahon BJ,Brown RS Jr,et al.2016.Antiviral therapy for chronic hepatitis B viral infection in adults:a systematic review and meta-analysis.Hepatology,63:284-306.

Lok AS,McMahon BJ.2009.Chronic hepatitis B:update 2009.Hepatology,50:661-662.

Manolakopoulos S, Karatapanis S, Elefsiniotis J, et al. 2004. Clinical course of lamivudine monotherapy in patients with decompensated cirrhosis due to HBeAg negative chronic HBV infection. Am J Gastroenterol，99：57-63.

Marcellin P，Heathcote EJ，Buti M，et al. 2008. Tenofovir disoproxil fumarate versus adefovir dipivoxil for chronic hepatitis B. N Engl J Med，359：2442-2455.

Mutimer DJ，Lok A. 2012. Management of HBV-and HCV-induced end stage liver disease. Gut，61（Suppl 1）：i59-i67.

Osborn MK，Han SH，Regev A，et al. 2007. Outcomes of patients with hepatitis B who developed antiviral resistance while on the liver transplant waiting list. Clin Gastroenterol Hepatol，5：1454-1461.

Peters MG. 2009. Special populations with hepatitis B virus infection. Hepatology，49（5 Suppl）：S146-S155.

Petersen J，Lutgehetmann M，Zoulim F，et al. 2009. Entecavir and tenofovir combination therapy in chronic hepatitis B：rescue therapy in patients with advanced fibrosis and multiple previous treatment failures. Results from an international multicenter cohort study. Hepatology，50：496A.

Ratziu V，Thibault V，Benhamou Y，et al. 2006. Successful rescue therapy with tenofovir in a patient with hepatic decompensation and adefovir resistant HBV mutant. Comp Hepatol，5：1.

Schiff E，Lai CL，Hadziyannis S，et al. 2007. Adefovir dipivoxil for wait-listed and post-liver transplantation patients with lamivudine-resistant hepatitis B：final long-term results. Liver Transpl，13：349-360.

Shim JH，Lee HC，Kim KM，et al. 2010. Efficacy of entecavir in treatment-naïve patients with hepatitis B virus-related decompensated cirrhosis. J Hepatol，52：176-182.

Sun LJ，Yu JW，Zhao YH，et al. 2010. Influential factors of prognosis in lamivudine treatment for patients with acute-on-chronic hepatitis B liver failure. J Gastroenterol Hepatol，25：583-590.

Sung JJ，Lai JY，Zeuzem S，et al. 2008. Lamivudine compared with lamivudine and adefovir dipivoxil for the treatment of HBeAg-positive chronic hepatitis B. J Hepatol，48：728-735.

Taltavull TC，Chahri N，Verdura B，et al. 2005. Successful treatment with tenofovir in a Child C cirrhotic patient with lamivudine-resistant hepatitis B virus awaiting livertransplantation. Post-transplant results. Transpl Int，18：879-883.

Tenney DJ，Rose RE，Baldick CJ，et al. 2009. Long-term monitoring shows hepatitis B virus resistance to entecavir in nucleoside-naïve patients is rare through 5 years of therapy. Hepatology，49：1503-1514.

Van Bömmel F，Zöllner B，Sarrazin C，et al. 2006. Tenofovir for patients with lamivudine-resistant hepatitis B virus（HBV）infection and high HBV DNA level during adefovir therapy. Hepatology，44：318-325.

Wong VW，Wong GL，Yiu KK，et al. 2011. Entecavir treatment in patients with severeacute exacerbation of chronic hepatitis B. J Hepatol，54：236-242.

Xu Q-h，Chen L-b，Xu Z，et al. 2009. The short-term efficacy of antiviral treatment in patients with acute-on-chronic hepatitis B liver failure.［in Chinese］Zhonhua Shi Yan He Lin Chuang Bing Du Xue Za Zhi，23：467-469.

Yoshitsugu H，Sakurai T，Ishikawa H，et al. 2011. Pooled model-based approach to compare the pharmacokinetics of entecavir between Japanese and non-Japanese chronic hepatitis B patients. Diagn Microbiol Infect Dis，70：91-100.

Zhang JM，Wang XY，Huang YX，et al. 2006. Fatal liver failure with the emergence of hepatitis B surface antigen variants with multiple stop mutations after discontinuation of lamivudine therapy. J Med Virol，78：324-328.